"十四五"职业教育国家规划教材

供护理、助产专业使用

护理学基础

（第四版）

U0266615

主　编　付能荣　吴姣鱼

副主编　冉国英　周小菊　曹梅琴　何春秀

编　者　（按姓氏汉语拼音排序）

曹梅琴（山西省晋中市卫生学校）

付能荣（四川护理职业学院）

何春秀（广西河池市卫生学校）

霍婷照（山西省太原市卫生学校）

贾　媛（山西省吕梁市卫生学校）

蒋羽霏（广西桂林市卫生学校）

李成莲（山西省大同市卫生学校）

李　娜（开封大学医学部）

李颖娟（广西医科大学附设护士学校）

李　泽（安徽省淮南卫生学校）

马　燕（新疆石河子大学护士学校）

冉国英（重庆市医药卫生学校）

石翠英（山西省阳泉市卫生学校）

孙雯婕（南昌市卫生学校）

王　琼（昆明卫生职业学院）

王一晨（吉林卫生学校）

吴姣鱼（山西省长治卫生学校）

杨翠红（广东省连州卫生学校）

周小菊（广西梧州市卫生学校）

科学出版社

北　京

内 容 简 介

全书共十八章，包括绪论，护理程序，护理安全与防护，医院和住院环境，患者入院和出院的护理，卧位和安全的护理，医院感染的预防与控制技术，清洁护理技术，生命体征的评估及护理，饮食护理，排便和排尿护理，冷、热疗技术，给药技术，静脉输液和输血技术，标本采集技术，危重患者的护理及抢救技术，临终患者的护理，医疗护理文件的书写与保管等。本书内容丰富，语言活泼，逻辑严密，图文并茂，是一本实用性较强的教材。

本书供中职护理、助产专业学生使用。

图书在版编目 (CIP) 数据

护理学基础 / 付能荣，吴姣鱼主编 . —4 版 . —北京: 科学出版社，2017.1

"十四五"职业教育国家规划教材

ISBN 978-7-03-050973-4

Ⅰ. 护… Ⅱ. ①付… ②吴… Ⅲ. 护理学 – 中等专业学校 – 教材 Ⅳ. R47

中国版本图书馆 CIP 数据核字（2016）第 299797 号

责任编辑：池　静 / 责任校对：李　影
责任印制：赵　博 / 封面设计：张佩战

科 学 出 版 社 出版

北京东黄城根北街 16 号
邮政编码：100717
http://www.sciencep.com

北京汇瑞嘉合文化发展有限公司 印刷

科学出版社发行　各地新华书店经销

*

2004 年 9 月第 一 版　开本：787×1092　1/16
2017 年 1 月第 四 版　印张：24 1/2
2024 年 1 月第四十次印刷　字数：581 000

定价：**79.80 元**

（如有印装质量问题，我社负责调换）

中等职业教育数字化课程建设项目
教材出版说明

　　为贯彻《国家中长期教育改革和发展规划纲要（2010—2020）》、《教育信息化十年发展规划（2011—2020）》等文件精神，落实教育部最新《中等职业学校专业教学标准（试行）》要求；为调动广大教师参与数字化课程建设，提高其数字化内容创作和运用能力，结合最新数字化技术促进职业教育发展，科学出版社于2015年9月正式启动了中等职业教育护理、助产专业数字化课程建设项目。

　　科学出版社前身是1930年成立于上海的龙门联合书局，1954年，龙门联合书局与中国科学院编译局合并组建成立科学出版社，现隶属中国科学院，员工达1200余名，其中硕士研究生及以上学历者627人（截至2016年7月1日），是我国最大的综合性科技出版机构。依托中国科学院的强大技术支持，我社于2015年推出最新研发成果："爱医课"互动教学平台（见封底）。该平台可将教学中的重点内容以视频、语音及三维模型等方式呈现，学生用手机扫描常规书页即可免费浏览书中配套3D模型、动画、视频、护考模拟试题等教学资源。

　　本项目分数字化教材建设与资源建设两部分。数字化课程建设项目与"爱医课"互动教学平台进行的首次有益结合而成的教材，是我国中等职业层次首套数字化创新教材。2015年10月开展了建设团队的全国遴选工作，共收到全国62所院校575位老师的申请资料，于2016年1月在湖北武汉召开了项目启动会及教材编写会。

（一）数字化教材的编写指导思想

　　本次编写充分体现了职业教育特色，紧紧围绕"以就业为导向，以能力为本位，以发展技能为核心"的职业教育培养理念，遵循"理论联系实际"的原则，强调"必需、够用"的编写标准，以数字化课程建设为方向，以创新教材为呈现形式。

（二）本套数字化教材的特点

　　1. 按照专业教学标准安排课程结构　本套数字化教材严格按照专业教学标准的要求设计科目、安排课程。全套教材分公共基础课、专业技能课、专业选修课及综合实训四类，共计39种，体系完整。

　　2. 紧扣最新护考大纲调整内容　本套系列教材参考了"国家护士执业资格考试大纲"的相关标准，围绕考试内容调整学习范围，突出考点与难点，方便学生的在校日常学习与护考接轨，适应护理职业岗位需求。

　　3. 呈现形式新颖　"数字化"是未来教育的发展方向，本项目39种教材均将传统纸质教材与"爱医课"教学平台无缝对接，形式新颖。它能充分吸引职业院校学生的学习兴趣，提高课堂教学效果。使学生用"碎片化时间"学习，寓教于乐，乐中识记、乐中理解、乐中运用，为翻转课堂提供了有效的实现手段。

（三）本项目出版教材目录

　　本项目经中国科学院、科学出版社领导的大力支持，获年度重大项目立项。39种教材具体情况如下：

中等职业教育数字化课程配套创新教材目录

序号	教材名	主编	书号	定价（元）
1	《语文》	孙琳 王斌	978-7-03-048363-8	39.80
2	《数学》	赵明	978-7-03-048206-8	29.80
3	《公共英语基础教程（上册）》（双色）	秦博文	978-7-03-048366-9	29.80
4	《公共英语基础教程（下册）》（双色）	秦博文	978-7-03-048367-6	29.80
5	《体育与健康》	张洪建	978-7-03-048361-4	35.00
6	《计算机应用基础》（全彩）	施宏伟	978-7-03-048208-2	49.80
7	《计算机应用基础实训指导》	施宏伟	978-7-03-048365-2	27.80
8	《职业生涯规划》	范永丽 汪冰	978-7-03-048362-1	19.80
9	《职业道德与法律》	许练光	978-7-03-050751-8	29.80
10	《人际沟通》（第四版，全彩）	钟海 莫丽平	978-7-03-049938-7	29.80
11	《医护礼仪与形体训练》（全彩）	王颖	978-7-03-048207-5	29.80
12	《医用化学基础》（双色）	李湘苏 姚光军	978-7-03-048553-3	24.80
13	《生理学基础》（双色）	陈桃荣 宁华	978-7-03-048552-6	29.80
14	《生物化学基础》（双色）	赵勋靡 王懿 莫小卫	978-7-03-050956-7	32.00
15	《医学遗传学基础》（第四版，双色）	赵斌 王宇	978-7-03-048364-5	28.00
16	《病原生物与免疫学基础》（第四版，全彩）	刘建红 王玲	978-7-03-050887-4	49.80
17	《解剖学基础》（第二版，全彩）	刘东方 黄嫦斌	978-7-03-050971-0	59.80
18	《病理学基础》（第四版，全彩）	贺平泽	978-7-03-050028-1	49.80
19	《药物学基础》（第四版）	赵彩珍 郭淑芳	978-7-03-050993-2	35.00
20	《正常人体学基础》（第四版，全彩）	王之一 覃庆河	978-7-03-050908-6	79.80
21	《营养与膳食》（第三版，双色）	魏玉秋 戚林	978-7-03-050886-7	28.00
22	《健康评估》（第四版，全彩）	罗卫群 崔燕	978-7-03-050825-6	49.80
23	《内科护理》（第二版）	崔效忠	978-7-03-050885-0	49.80
24	《外科护理》（第二版）	闵晓松 阴俊	978-7-03-050894-2	49.80
25	《妇产科护理》（第二版）	周清 刘丽萍	978-7-03-048798-8	38.00
26	《儿科护理》（第二版）	段慧琴 田洁	978-7-03-050959-8	35.00
27	《护理学基础》（第四版，全彩）	付能荣 吴姣鱼	978-7-03-050973-4	79.80
28	《护理技术综合实训》（第三版）	马树平 唐淑珍	978-7-03-050890-4	39.80
29	《社区护理》（第四版）	王永军 刘蔚	978-7-03-050972-7	39.00
30	《老年护理》（第二版）	史俊萍	978-7-03-050892-8	34.00
31	《五官科护理》（第二版）	郭金兰	978-7-03-050893-5	39.00
32	《心理与精神护理》（双色）	张小燕	978-7-03-048720-9	36.00
33	《中医护理基础》（第四版，双色）	马秋平	978-7-03-050891-1	31.80
34	《急救护理技术》（第三版）	贾丽萍 王海平	978-7-03-048716-2	29.80
35	《中医学基础》（第四版，双色）	伍利民 郝志红	978-7-03-050884-3	29.80
36	《母婴保健》（助产，第二版）	王瑞珍	978-7-03-050783-9	32.00
37	《产科学及护理》（助产，第二版）	李俭 颜丽青	978-7-03-050909-3	49.80
38	《妇科护理》（助产，第二版）	张庆桂	978-7-03-050895-9	39.80
39	《遗传与优生》（助产，第二版，双色）	潘凯元 张晓玲	978-7-03-050814-0	32.00

注：以上教材均配套教学 PPT 课件，在"爱医课"平台上提供免费试题、微视频等多种资源，欢迎扫描封底二维码下载

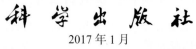

科学出版社

2017 年 1 月

前　言

党的二十大报告对新时代新征程上推进健康中国建设作出了新的战略部署，提出"把保障人民健康放在优先发展的战略位置"。这凸显了以人民为中心的发展思想，是推进中国式现代化的重要内涵。这对医药卫生事业提出了更高要求。贯彻落实党的二十大决策部署，积极推动健康事业发展，离不开人才队伍建设。"培养造就大批德才兼备的高素质人才，是国家和民族长远发展大计。"教材是教学内容的重要载体，是教学的重要依据、培养人才的重要保障。本次教材修订旨在贯彻党的二十大报告精神，坚持为党育人、为国育才。

《护理学基础》是护理教育体系中的主干课程，对护理专业学生职业能力的培养起着至关重要的作用。它是从事护理工作必备的基本理论、基本知识和基本技能。

本教材编写的内容是以"必须、够用"为原则，与国家护士执业资格考试大纲保持一致，坚持思想性、科学性、先进性、启发性、实用性原则，突出基本理论、基本知识、基本技能。在编写过程中，本教材坚持"以服务为宗旨、以就业为导向、以岗位需求为标准"的中等职业教育的培养目标，本着"贴近大纲、贴近教学、贴近岗位、贴近考试"的编写原则。在编写内容上，基本实现与临床"零距离"，既有临床新技术、新方法，又保留了一些基层医院仍在广泛应用的经典技术、方法。在编写体例上，为了适应中专学生（含初中起点五专高职生）的学习特点，方便教学活动，提高教学效率，本教材采用了新颖的编写风格，每章设有引言、案例分析、链接、考点提示、护考链接、自测题；全部教学内容有配套课件。全书以彩色印刷，提高了教材的品质及内容的表现力，增强了可读性，本教材的编写与数字化课程建设同步进行，编写中进行了数字化课程设计，师生借用"爱医课"互动教学平台，可实现免费在线使用书中的操作视频，并进行互动，使教和学变得更便捷、高效。

本教材适用于三年制中职护理、助产、五年高职护理（初中起点）等相关专业教学使用，也可供其他护理人员参考使用。

本教材是在《护理技术》（上册）第三版的基础上修订的。在此，特向参与第三版编写工作的陈玉华、丁仁艳、梁党、刘珍、苗泓丽、汤杜娟、颜萍、赵妤聪、周葵、周艳萍老师表示诚挚的谢意！

本教材的编写得到了各参编学校领导的大力支持，参编老师的通力合作，以及四川护理职业学院基础护理教研室的汤杜娟、苗泓丽、周菊、邓清红老师的大力支持。在此，由衷地表示感谢！

由于考虑该课程是护理专业核心课程，内容有一定的深度和广度，有部分内容是针对五年高职的，因此各校在使用本教材时，可根据实际情况对教学内容和学时做适当调整。

由于编者的能力和水平有限，书中难免有疏漏之处，恳请使用本教材的师生给予指正。

编　者

2023 年 6 月

目　　录

第一章 绪 论

护理学是一门自然科学与社会科学相结合的综合性应用学科，研究维护和增进人类健康的护理理论和技术，对人类的生存和发展起到了积极的作用。随着时代的不断进步，科学的飞速发展，人们对健康的需求不断增加，护理学的研究内容、范畴和任务随之不断地深入和发展。

第一节 护理学的发展史

案例 1-1

王同学，女，16 岁，初中毕业了，她报考了中专护理专业。拿到录取通知书，她有点兴奋，也有点好奇：护理专业就是打针吗？会碰到死人吗？如何掌握护理学的相关知识呢？

问题：1. 护理学是一门什么学科？

2. 护理学是怎样形成和发展的？

一、西方护理学的形成与发展

护理学的形成和发展与人类文明的进步和科学的发展息息相关。

（一）古代的医护活动

人类为了生存，在同自然界斗争的过程中经常会有外伤发生，最初人们使用抚摸、按压或简单的舔、吸、吹、抓、揉等动作来解除不适和痛苦，慢慢形成早期的"自我治疗、自我照料"式的医护照顾。

后来，人们为了抵御恶劣的生活环境和天灾人祸，逐渐聚居，并按照血缘关系组成以家族为中心的母系氏族公社，开始定居并组成家庭。男人从事渔猎和耕种，妇女则担负起料理家务、哺育子女、照料伤病者的责任。用一些原始的治疗护理方法，如包扎伤口，冷、热敷，按摩等为伤病者减轻痛苦，形成了原始社会"家庭式"的医疗照顾。

由于当时人类对自然界的变化、人体的基本生理现象、生病原因无法解释，缺乏科学的认识，他们认为人的生死存亡、健康和患病都是神的旨意，而无法抗拒，把疾病看成灾难，于是产生迷信和宗教，巫师也应运而生。他们采用祈祷，念咒，画符，捶打，冷、热水浇浸等方法，帮助患者减轻痛苦。与此同时也有些人在祈祷和施巫术之外，应用草药、石针等方法治病。巫术、宗教与医药共存相当一段时期，医护照顾与宗教和迷信活动长期联系在一起，这就是早期的"宗教护理"。

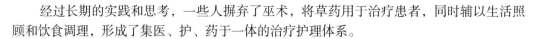

经过长期的实践和思考，一些人摒弃了巫术，将草药用于治疗患者，同时辅以生活照顾和饮食调理，形成了集医、护、药于一体的治疗护理体系。

（二）中世纪的医护活动

公元初年基督教兴起，教徒们在传播宗教信仰、广建修道院的同时，开展了医疗、济贫等慈善事业，建立了医院。最初为收容徒步朝圣者的休息站，后来发展为治疗精神病、麻风等疾病的医院及养老院。一些献身于宗教事业的妇女，工作闲暇参与对老弱病残的护理，是早期护理的雏形，对护理事业的发展起着良好的作用。

中世纪的欧洲，由于政治、经济、宗教的发展，战争频繁，疾病流行，迫切需要大量的医生、护士和医院，这对护理工作的发展，起到了一定的促进作用，护理逐渐由"家庭式"转向了"社会化和组织化的服务"，形成了宗教性、民俗性及军队性的护理社团。十三四世纪，欧洲各国建立了数以百计的大小医院，当时医院条件很差，担任护理工作的多为修女，她们缺乏护理知识，又无足够的护理设备，更谈不上护理管理，护理工作多限于简单的生活照料。

（三）文艺复兴时期的医护活动

西方国家把文艺复兴时期称之为科学新发现时代。此时期，医学科学发展迅速，涌现了许多著名的先驱者。如近代解剖学之祖维萨利亚斯（A.Vesalius，1510—1590 年）；生理学家威廉·哈维（William Harvey，1578—1675 年）；手术精湛的外科医生阿巴拉斯·帕里（Ambroise Pare，1510—1590 年）等。人们逐渐揭开了疾病的本质，对疾病的治疗也有了新的依据。但此时护理工作的发展却与医学的进步极不相称，其主要原因是：①人们在观念上重男轻女，妇女得不到良好的教育。②教会的腐败，导致教会和修道院受到摧毁，医院被迫停办，男女修士离开医院，不再照顾患者。③工业革命带动了经济繁荣，人们的价值观发生了改变，参与公益性社会福利事业的人员减少。④社会结构的变化，导致护理工作由那些为谋生又找不到其他工作的人来担任，这些人，既无护理经验又未经过培训，致使护理质量大大落后于迅猛发展的医学科学，护理工作停滞达 200 年之久。

考点：护理专业形成的时间、经历的阶段及其历史过程

（四）近代护理学的诞生

随着科学的发展，人类医学的进步，社会对护理的迫切需求，以及妇女的解放，护理业务逐渐进步，护理工作的地位有所提高。1836 年，德国牧师塞奥多·弗里德（TheodorFliedner）在德国凯撒威斯（Kaiserswerth）城建立医院和护士训练所，招收年满 18 岁、身体健康、品德优良的妇女，给予专门的护理训练，这就是最早的具有系统化组织的护士训练班。1850 年，弗罗伦斯·南丁格尔（Florence Nightingale）曾在此接受训练。

19 世纪中叶，南丁格尔在工作实践中开创了科学的护理专业，使护理学迈步走上了科学的发展道路，也使护理工作成为一种职业，是护理学发展的一个重要转折点。因此，南丁格尔被誉为近代护理教育的创始人和奠基人，毕生奉献于护理事业，被尊为现代护理的鼻祖。她对护理事业发展的主要贡献有以下几个方面。

1. 创建世界上第一所护士学校　克里米亚战争中的护理实践使南丁格尔更加深信护理是科学的事业，护士必须具有专业知识，而且要成为品德优良、有献身精神的高尚的人。1860 年，她在英国圣托马斯医院创办了世界上第一所正式的护士学校，为现代护理教育奠定了基础。从 1860 年到 1890 年共培养学生 1005 名，她们遍布英国本土及殖民地和欧洲各国。自圣托马斯医院护士学校建立后，欧美各国南丁格尔式护士学校便如雨后春笋般纷纷成立，受过训练具有专业知识的护士不断增加，使护理工作有了崭新的面貌，护理事业得以迅速发展。这个时期也被称为护理发展史上的"南丁格尔时代"。

2. 撰写著作指导护理工作　1857 年后，南丁格尔根据她的护理实践经验撰写多篇护理论著。其中《影响英军健康、效率与医院管理问题摘要》的报告被认为是当时医院管理最有价值的文献。她撰写的《英军的死亡率》，运用科学的统计方法、图表、并用数字列举了军中护理工作的成效，是护理研究的开端。1858—1859 年撰写《护理札记》及《医院札记》，前者被认为是护士必读的经典著作。《医院札记》则阐述了她对改革医院管理及建筑方面的意见、想法和构思。南丁格尔的论著奠定了近代护理专业的理论基础，时至今日，她的理论和思想对护理实践仍有其指导意义。

3. 开创了科学的护理专业　南丁格尔对护理事业的杰出贡献，在于她使护理从医护合一的状态中成功地分离，让护理最终走向科学的专业化轨道，成为一门独立的学科。她认为："护理是一门艺术，需要有组织性、实务性及科学为基础"，同时提出"护士是内科、外科及健康方面的技术服务者，而不是医生的技术辅佐者"，她以克里米亚的成功护理实践经验，对护理专业及其理论的精辟论述，提出心理护理的理念等，形成了护理学知识体系的雏形，奠定了近代护理理论基础，确立了护理专业的社会地位和科学地位，推动护理学成为了一门独立的学科。

4. 创立了护理制度　南丁格尔主张"护理人员应由护理人员来管理"。要求医院设立护理部，护理部负责全院护理管理工作，护理要采用系统化的管理方式，让护士担负照顾患者的责任，也授予护士适当的权利。此外，她很注重环境对疾病的影响，也制定了一些医院设备、环境方面的管理要求，这些都极大地促进了护理工作质量的提高。

为了纪念她，在英国伦敦和意大利佛罗伦萨城都铸有她的铜像。1907 年，英国国王授予她最高国民荣誉勋章，这是英国妇女中第一位受此殊荣的。1912 年，国际护士会建立了南丁格尔国际护士基金会，设立奖学金奖励各国优秀护士进修学习之用，并将她的生日 5 月 12 日定为国际护士节。同年，国际红十字会在华盛顿召开的第九届大会上正式确定设立南丁格尔奖章，作为各国优秀护士的最高荣誉奖，每两年颁发一次。

考点：南丁格尔的业绩、国际护士节的由来

（五）现代护理学的发展

从护理学的实践和理论研究来看，现代护理学的发展经历了三个阶段，即以疾病为中心、以患者为中心、以人的健康为中心的护理阶段。

1. 以疾病为中心的护理阶段　20 世纪前半叶，自然科学的不断发展，使医学科学逐渐摆脱了宗教和神学的影响，各种科学学说不断涌现并纷纷建立。在解释健康与疾病的关系上，人们认为疾病是由于细菌或外伤等袭击人体后所引起的机体组织结构改变和功能异常，从而形成了"以疾病为中心"的医学指导思想。因此，一切医疗行为都围绕着疾病进行，并局限在医院进行，以消除病灶为基本目标。受这一思想的影响，协助医生诊断和治疗疾病成为这一时期指导和支配护理工作的基本理论观点。

此时期护理特点：①护理已成为一个专门的职业，护士从业前需要经过专门的训练。②护理从属于医疗，护士是医生的助手。③护理工作的主要内容是执行医嘱、进行各项护理技术操作，对不能自理的患者进行照顾。④护理工作虽然观察病情，但关心的是人体局部的病灶，没有从生物、心理、社会多个层面为患者提供健康需求，忽视了人的整体性。⑤护理还没有形成单独的理论体系，护理教育类同于医学教育课程，护理知识涵盖较少，护理研究领域十分局限，护理专业的发展受到一定限制。

2. 以患者为中心的护理阶段　20 世纪中叶，系统论、人的基本需要层次论、人和环境的相互关系等许多理论和学说的相继提出和确立，为人们提供了重新认识人类疾病和健康的基础。1948 年，世界卫生组织（WHO）提出了新的健康定义："健康不仅仅是没有躯

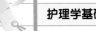

体疾病，还要有完整的生理、心理状态和良好的社会适应能力"。1955年，美国护理学者莉迪亚·海尔（LHall）首次提出了"护理程序"这一概念，用系统论的观点解释护理工作，使护理有了科学的工作方法，护理专业有了革命性的发展。1977年，美国医学家恩格尔（G.L.Engel）提出"生物—心理—社会医学模式"。这一新的医学模式引起了健康科学领域认识观的根本性变革，对所有与健康相关的专业都产生了深远的影响，护理也发生了根本性的变革，从"以疾病为中心"开始转向"以患者为中心"的模式。

此时期的护理特点：①强调护理是一个专业。护理逐步建立了自己的专业理论基础。②护士不再是单纯被动地执行医嘱和护理技术操作，而是按护理程序的工作方法对患者实施系统的整体护理，满足患者的身、心、社会等全方位的健康需求。③医护双方为合作伙伴关系。④护理教育开始摆脱了类同医学教育课程设置的模式，形成了独立的学科知识体系，建立了"以患者为中心"的护理教育和护理临床实践。⑤此阶段护理工作的范围仍局限于患者，工作场所仍局限于医院。

3. 以人的健康为中心的护理阶段 随着医学科学技术的日新月异、社会经济的快速发展，人们生活水平的不断提高，过去威胁人类健康的一些细菌性疾病得到了很好的控制，但与人的行为、生活方式相关的疾病，如心脑血管病、恶性肿瘤、糖尿病、精神病、意外伤害等成为威胁人类健康的主要问题。随着疾病谱的变化，人们的健康观念也发生了转变，加深了对健康与疾病关系的理解与认识，对主动寻求健康的行为非常认同。"2000年人人享有卫生保健"的战略目标是WHO在1977年提出的，这一目标成为各国医护人员努力的方向，也推动护理工作向"以人的健康为中心"发展。

此时期的护理特点：①护理工作的范畴从原有的对患者的护理，扩展到对人的生命全过程的护理、从个体到群体的护理。②护理的工作场所从医院扩展到家庭和社区。③护理教育内容包括了自然科学、社会科学理论和护理自身独有的理论与护理技术操作。④护士角色多元化，护士不仅是医生的助手，还是护理计划的制定者、实施者、照顾者、教育者、患者的代言人等。⑤护理研究覆盖了预防、治疗、保健、康复、计划生育、健康教育、健康促进等多学科领域，护理逐步成为现代科学体系中一门独立的、综合自然科学与社会科学的、为人类健康服务的应用性科学，护理事业得到快速地发展。

案例 1-1 分析

护理学在人们头脑中的印象与实践工作有一些区别，它是一门自然科学与社会科学相结合的综合性应用学科，研究、维护和增进人类健康的护理理论和技术，对人类的生存和发展起到了积极的作用。其形成与发展和人类的发展进步分不开。19世纪中叶，南丁格尔在工作实践中开创了科学的护理专业，也使护理工作成为一种职业，同时发展成为具有独特护理理论体系的专门学科。

二、我国护理事业的发展

（一）祖国传统医学与护理

中医学伴随着人类社会的发展而不断发展，一直保持着医、药、护不分的传统医学与状况。传统医学中的"三分治，七分养"，"养"就是护理。在古代，护理寓于医学之中，但是有关护理理论与技术的记载却非常丰富。春秋时代名医扁鹊提出的"切脉、望色、听声、写形、言病之所在"，就是护理观察病情的具体方法；秦汉时期出版的我国最早的一部医学经典《黄帝内经》记载了许多护理原则，如"病热少愈，食肉则复，多食则遗，此其禁

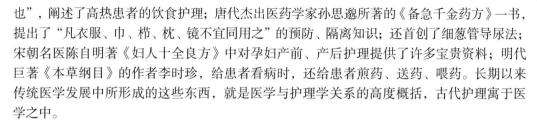

也"，阐述了高热患者的饮食护理；唐代杰出医药学家孙思邈所著的《备急千金药方》一书，提出了"凡衣服、巾、栉、枕、镜不宜同用之"的预防、隔离知识；还首创了细葱管导尿法；宋朝名医陈自明著《妇人十全良方》中对孕妇产前、产后护理提供了许多宝贵资料；明代巨著《本草纲目》的作者李时珍，给患者看病时，还给患者煎药、送药、喂药。长期以来传统医学发展中所形成的这些东西，就是医学与护理学关系的高度概括，古代护理寓于医学之中。

（二）近代护理的形成

1. 护理专业队伍的形成　我国近代护理学的形成和发展，一方面受西方护理学的影响，另一方面也和中国护理界前辈的不懈努力息息相关。当时医院的环境、护士的服装、护理操作规程、教科书和护理的宗旨均带有西方文化色彩。

鸦片战争前后，随着各国军队、宗教和西方医学的进入，我国的护理事业渐渐兴起。1835 年，美国传教士在广州开设了第一所西医院，两年后医院即以短训班的方式培训护理人员。1884 年，美国妇女联合会派到中国的第一位护士麦克尼（Mckechnie.E）在上海妇孺医院推行"南丁格尔"护理制度。1888 年，美籍约翰逊女士（Johnson.E）在福州医院开办了我国第一所护士学校。1900 年，随着外国传教士、医生、护士陆续来到中国，并在各大城市开办了许多教会医院等慈善机构，各地相继开设护士训练班或护士学校，为中国培养了最早的护理人员，并逐渐形成了我国的护理专业队伍。

2. 护理工作的发展　我国近代史上杰出的妇女民主革命活动家秋瑾，1907 年从日本归国后，非常重视护理教育，翻译了大量的日本《看护学教程》，她把护理工作看作是妇女解放运动独立就业的一个方面，对我国的护理工作发展具有现实的指导意义。

1909 年，中国护理界的群众性学术团体"中华护士会"在江西牯岭正式成立（1936 年改为中华护士学会，1964 年改为中华护理学会），学会的主要任务是制订护理教学计划、编译及修订教材、办理全国护士学校的注册、组织全国护士统一毕业会考和颁发执照、编辑出版护理书籍等。

1914 年担任"中华护士会"副理事长的钟茂芳将"nurse"一词译为"护士"，她认为从事护理工作的人员应具有必要的科学知识。

1920 年，《护士季报》创刊，这是我国第一份护理专业报刊。

1922 年，中华护士会加入国际护士会，成为国际护士会第十一个会员国。

1930 年，毛泽东同志授意傅连暲医生于 1931 年在江西汀州开办了中央红色护士学校，共有学生 60 名，于 1932 年毕业，朱德同志亲自参加了毕业典礼。1932 年，政府开办的中央护士学校在南京成立，成为我国第一所公立学校。1934 年，成立中央护士教育委员会，成为中国护士教育的最高行政机构，办理学校登记及会考事项，制定课程设置标准、教材、教学大纲及立案须知等法规。

1941 年 5 月 12 日在延安成立了"中华护士学会延安分会"。1941 年和 1942 年的护士节，毛泽东同志先后亲笔题词"护士工作有很大的政治重要性""尊重护士，爱护护士"，深深地激励着广大护理工作者冒着枪林弹雨为抢救伤员出生入死、英勇战斗。战争时期护理人员的英勇事迹为我国近代护理史写下了光辉的一页。据统计，至 1949 年，全国共建立护士学校 183 所，培养护士 32 800 人。

考点：我国护理事业的兴起及发展

（三）现代护理的发展

1. 护理实践活动逐渐扩展　护理实践是从事护理职业的人们所进行工作的具体内容。

新中国成立后我国的护理实践有了很大的发展，主要表现在基础护理和专科护理两方面。基础护理内容从满足患者的治疗需要发展到满足患者的生理、心理需要；专科护理的内容从协助医生诊治疾病发展到主动收集患者的有关资料，找出健康问题，解决健康问题。护理技能有了进一步的提高。改革开放政策的实施，国内外护理学术交流非常频繁，借此机遇，我国护理工作者们积极汲取国内外先进的护理理念和经验，积极探索，由传统单一的以疾病为中心的功能制护理逐步转变为系统化整体护理模式。与此同时，医学新技术的发明和应用也得到了广泛的应用和普及推广，重症监护、器官移植、介入治疗等专科护理也在迅速发展。随着人们健康观念的更新，护理工作的范围扩展到家庭和社区，中西医结合护理、老年护理、社区护理和家庭护理等也得到了迅猛发展，促进了护理实践活动的扩展，加快了我国护理专业与国际接轨的步伐，推动了护理实践的发展。

2. 护理教育体制日趋完善 ① 1950 年，国家卫生部召开了第一届全国卫生工作会议，将护理教育列为中专教育之一，纳入正规教育体系，制订全国统一教学计划和编写统一教材。1966 年起，护理教育遭受重创，处于停顿状态。1980 年 2 月，国家卫生部颁发的关于《中等卫生学校三年制医生、护士、药剂专业学生基本技能训练项目（草案）》，推动了护理教育事业的发展。② 1983 年天津医学院率先在国内开设了五年制护理本科专业，毕业授予学士学位。1984 年 1 月，卫生部和教育部联合召开了全国高等护理专业教育座谈会，讨论了护理教育的层次、规格、学习年限及教学大纲，明确了高等护理教育的地位和作用。③ 1985 年，全国 11 所医学院校设立了护理本科专业。④ 1992 年，北京、上海等地开始了护理硕士研究生的教育。⑤ 1996 年，中国协和医科大学成立了护理学院，由此完善了中专、大专、本科、硕士、博士等多个教育层次，形成了完整的护理教育体系。⑥ 1997 年，卫生部继续教育委员会护理学组成立，同年，中华护理学会制定了护理继续教育的规章制度及学分授予办法，使护理继续教育开始走向制度化、规范化、标准化。

3. 护理科研水平不断提高 随着高等护理教育的恢复和发展，以及多层次、多规格护理教育的开展，护理人员的科研能力、学术水平不断增强。护理科学研究在选题的先进性、方法的科学性、结果的准确性、讨论的逻辑性等方面均有较大进展。护理期刊相继创刊，护理论著、护理教材相继出版，护理研究和护理科普文章如雨后春笋般涌现，标志着护理学已成为一门独立的学科。1993 年，中华护理学会设立了护理科技进步奖，每两年评选一次，通过此项活动，使护理人员的科研能力和学术水平不断提高，护理学科的发展迈入了健康发展的轨道。

4. 护理管理体制逐步健全

（1）建立健全护理指挥系统：国家卫生部医政司设立了护理处，制定有关政策法规，负责全国的护士管理；各省、市、自治区卫生厅（局）于医政处下设专职护理干部，负责管辖范围内的护理管理。300 张以上床位的医院设立护理部，实行护理三级管理制；300 张床位以下的医院由总护士长负责，实行护理二级管理制。

（2）建立晋升考核制度：1979 年，国务院批准卫生部颁发的《卫生技术人员职称及晋升条例（试行）》，明确规定了护士的技术职称为"主任护师""副主任护师""主管护师""护师"和"护士"。根据这一条例，各省、市、自治区制定了护士晋升考核的具体内容和方法，使护士的社会地位和待遇得以不断提高。

（3）建立护士执业注册制度：为与国际护理接轨并与国际护理发展保持同步。1993 年，国家卫生部颁发了新中国成立以来第一个关于护士执业和注册的部长令《中华人民共和国护士管理办法》。1995 年 6 月全国举行首届护士执业考试，考试合格者获护士执业证书方可申请注册。2008 年，国务院颁布了《中华人民共和国护士条例》，卫生部颁发了《护士执业注册管理办法》，并于 2008 年 5 月 12 日起施行，护士执业管理正式走上法制轨道。

5. 护理学术交流日益增多　1950 年以后，中华护理学会积极开办各种专题讲座，组织国内的学术交流。1980 年以后，中华护理学会与许多国家建立了良好的学术联系，采取互访交流、互派讲学、培训师资等方式进行有效的沟通。1985 年全国护理中心在北京成立，进一步取得世界卫生组织对我国护理学科发展的支持。1986 年，英国皇家护理学院授予原中华护理学会理事长王琇瑛荣誉校友证章、证书。1989 年，美国密苏里州堪萨斯市大学授予原中华护理学会理事长林菊英"人文学科荣誉博士"学位。2000 年 12 月，林菊英再次荣获美国密执安州立大学"荣誉博士"学位。以表彰她们对国际护理做出的卓越贡献。2009 年，中华护理学会百年庆典活动在北京召开，期间举办了护理发展高峰论坛，邀请到世界卫生组织、国际护士会及各国护理专家做专题发言，还举办了《高级临床护理实践研讨会》《首届全国护理学专业院（校）长论坛》《护理管理改革创新高层论坛》和《首届中日韩护理学术交流会》，与会代表从不同视角对临床护理、护理教育、护理管理等领域展开了论述、交流。通过国际学术交流活动，开阔了视野，活跃了学术氛围，增进了我国护理界与世界各国护理界的友谊，架起了中国护理与国际先进护理沟通交流的桥梁，搭建以护理学术探究为基础的护理学术大舞台，给中国护理事业带来了新的发展契机。

第二节　护理学的性质、任务、范畴及工作方式

一、护理学的性质

护理学是一门生命科学中综合自然、社会和人文科学的应用性科学，是医学科学领域的一门独立的学科。它包含了自然科学，如生物学、物理学、化学、解剖学、生理学等知识。护士只有通过学习这些知识，才能认识解剖部位和分辨生理、病理的变化，才能及时观察病情和准确无误地执行医嘱，如为危重患者观察病情、注射药物、鼻饲流质等。

同时，护理学还包含了社会及人文科学知识，例如心理学、伦理学、社会学、美学等知识。护士通过学习这些知识，才能认识个体心理需求和社会环境对人的健康的影响，为服务对象提供心理护理、创造良好的环境，促进服务对象健康。

护理学也是一门应用学科，实践性较强，它结合了自然科学与社会科学理论，形成了护理的理论体系与护理技术操作。

因此，护理学是医疗科学中的一门独立学科，它与医学、药学、营养学等共同组成了整个医学领域。在卫生保健事业中，与临床医学、预防医学起着同等重要的作用。

二、护理学的任务

护理学随着医学科学的不断发展，护理的对象也在发生变化。护理工作的范围也超越了原来的疾病护理，扩展到人的生命全过程的护理，这也促使护理学任务发生了深刻的变化。护理学任务就是在尊重人的需要和权利的基础上，"促进健康、预防疾病、恢复健康、减轻痛苦"，提高人的生命质量。

（一）促进健康

促进健康的目标是帮助服务对象维持最佳的健康水平或健康状态。这类活动包括发挥人的主动性让服务对象自己对自己的健康负责、建立健康的生活方式、合理平衡膳食、适当运动和休息、定期检查身体等。

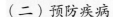

（二）预防疾病

预防疾病的目标是通过预防措施帮助护理对象达到最佳的健康状态。这类护理实践活动包括开展妇幼保健的健康教育、增强服务对象机体的免疫力、帮助服务对象预防各种传染病、向服务对象提供疾病自我监测的技术、临床和社区的保健设施等。目的是避免或延迟疾病的发生发展，阻止疾病的进一步恶化，减少残疾，促进康复。

（三）恢复健康

恢复健康是帮助服务对象在患病后或出现了有影响健康的问题后，改善其健康水平和状况。这类护理实践活动包括为服务对象直接提供护理，例如执行医嘱为服务对象进行药物治疗、生活护理、进行生命体征测量等；也包括和其他医技人员一起对服务对象进行康复活动、帮助服务对象改善健康状况，并力争达到最佳境界。

（四）减轻痛苦

减轻痛苦就是运用所学的护理知识和技能在工作中帮助处于疾病状态的服务对象解除身心痛苦，从而让他们战胜疾病。这类活动包括帮助服务对象尽可能舒适地带病生活、提供必要的支持以帮助他们应对功能减退或丧失、直到安静地面对死亡，让其有尊严地走完人生旅程。

三、护理学的范畴

随着医学模式的转变，护理服务从医院扩大到社会人群，护理技术由个人操作发展到集体协作，护理业务内容由单一技术性服务发展为包括心理与社会因素在内的综合性服务，对护士提出了更高的要求。护理学研究的范畴随着护理观念的转变将不断更新。护理学研究的范畴涉及自然、社会、文化、教育和心理等因素对人体健康的影响，是健康科学的重要组成部分，它包含理论与实践两大体系。

（一）护理学的理论范畴

护理学的理论研究对护理专业的发展起着重要作用。护理理论主要包括护理的基本概念、护理模式和护理学发展中引用的其他学科的理论，如社会学、伦理学、心理学、美学、教育学、管理学等。这些理论用科学的方法解释护理现象，从科学的角度说明护理工作的性质，表明护理知识的范围和体系，确立以理论为基础的护理理念和价值观，为护理专业的发展指明了方向。

（二）护理学的实践范畴

1. 临床护理　包括基础护理和专科护理。基础护理是专科护理的基础。

（1）基础护理：它是应用护理学的基本理论、基本知识和基本技能的基础，结合患者生理、心理特点和治疗康复的需求，满足患者的基本需要，如基本护理技能操作、生活护理、饮食与营养护理、病情观察、配合医生进行各项诊断检查等。

（2）专科护理：以护理学及相关学科理论为基础，结合临床专科特点及诊疗要求，对患者进行身心整体护理。分内科、外科、妇产科、儿科、五官科、皮肤科、神经科、精神科护理及中医护理等。近年来，我国开展了断肢再植、烧伤、心血管外科、整形外科、器官移植、重症监护及康复等专科护理。根据各专科的特点，实施不同的技术操作，如从事呼吸系统疾病护理时，要熟练掌握呼吸机的使用、更加有效的给氧方法等技能。在一些护理学比较发达的国家，还有很多专科护理，如心理护理、家庭护理、老年护理、残疾及弱智儿童护理、临终关怀护理等。

2. 社区护理 服务对象是一定范围内的居民和社会群体。护士要走出医院，走向家庭和社区，提供促进健康、预防疾病、早期诊断、早期治疗、减少残障等服务，提高社区人群的健康水平，包括疾病预防、妇幼保健、家庭护理、健康教育、健康咨询、预防接种和防护灭菌等工作。社区的护理实践属于全科性质，是针对整个社区人群实施连续性、动态性的健康服务。

3. 护理教育 分为基本护理教育、毕业后护理教育和继续护理教育三大类。①基本护理教育：包括中专教育、专科教育和本科教育；②毕业后护理教育：包括研究生教育、规范化培训；③继续护理教育：是对从事护理工作的在职人员，提供以学习新理论、新知识、新技术、新方法为目的的终生教育。

4. 护理管理 运用管理学理论和方法，对护理工作的诸要素进行科学的计划、组织、指挥、协调、控制。主要指医院和病区的护理组织管理和技术管理。

(1) 护理质量的控制和保证，防止院内交叉感染，以及护理技术操作的统一与水平的提高。

(2) 在职人员的继续教育与实习护生临床实习的安排。

(3) 人力、物力、财力的统一调配和使用，以发挥这些资源的最大作用。如果护士在医院以外的医疗保健机构工作时，还必须善于协调和自己有关单位之间的工作，如医院、防疫站、疗养院、民政部门等，以取得这些单位的支持。

5. 护理科研 是用科学的方法探索未知，回答和解决护理领域的问题，直接或间接地指导护理实践的过程。包括护理理论、护理新技术和新方法的科学研究等。护理科研是推动护理学科发展，促进护理理论知识、技能更新的有效措施。护理研究多以人为研究对象，其目的是促进人的健康、减轻患者痛苦、挽救危重者生命。

四、护理工作方式

护理工作方式是护理人员在护理工作过程中，人员的组织形式和工作任务的分配方式。护理人员要采用一定的护理工作方式来完成护理工作任务，在这个过程中护理工作方式又得到发展和完善。临床护理工作方式有个案护理、功能制护理、小组制护理、责任制护理和系统化整体护理。

1. 个案护理 即专人负责，由一名护士护理一位患者，全程对患者进行个体化护理的方式。主要适用于危重患者或一些特殊患者及临床教学需要。优点：①责任明确，护士负责患者的全部护理活动，能全面掌握患者的病情，能够及时满足患者的各种需求；②患者能够得到全方位护理；③护士能充分发挥自己的才能，与患者之间能够建立良好的护患关系。缺点：耗费人力，护士只能在上班时间内负责，不能实施连续性的护理。

2. 功能制护理 护士以完成医嘱和执行各项护理常规的基础护理内容为主要工作内容，护士们被分为"治疗护士、主班护士"等。护士对患者进行流水作业。优点：每名护士的分工明确、节省人力。缺点：护士工作单一、机械重复、易出现疲劳，同时不能对患者进行身心整体护理，护士与患者之间也不能建立良好医患关系，护士工作得不到患者的认可和尊重。

3. 小组制护理 将护士进行分组，由不同级别的护理人员组成小组，组长负责制订护理计划和措施，安排成员对患者进行整体护理，完成工作任务。优点：①能够发挥团队合作精神；②能调动护理人员的潜能，为患者提供综合性的服务；③护士能得到患者尊重。缺点：护士个人的责任感相对不强，各个护士在分组后，工作中要花相当多的时间进行沟通和磨合。

4. 责任制护理 以患者为中心，每位患者由一名责任护士负责，对患者实行 8 小时在岗，24 小时负责制。优点：①责任护士自主性增强，对患者进行全面的评估，确定护理诊断，制定护理计划，实施护理措施，并能评价护理效果。②对患者能够提供连续性的、整体性的、个性化护理。缺点：护士工作的心理压力和风险较大，对责任护士的能力水平要求较高，24 小时对患者要进行全面负责也很难实现。

5. 系统化整体护理 是一种以护理对象为中心，根据护理对象的需求和特点，为护理对象提供生理、心理、社会等全面的帮助和护理，为护理对象解决现存的或潜在的健康问题，达到恢复健康、增进健康的护理实践活动。是在责任制护理的基础上对护理方式进一步完善。优点是：①护士的个人主动性、潜能性、积极性得到发挥；②护士在工作中要运用所学知识对遇到的护理问题进行评判性、创造性的思考，不能盲目的、被动的执行医嘱，必须与患者进行良好的沟通，才能完成工作；③患者得到优质的服务；④体现了护士的自身价值。缺点：需要的护士多，护士自身的素质要求高、知识要求丰富全面。

第三节 护理的基本概念

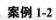

案例 1-2

护理的基本概念影响和决定护理实践，对护理的基本概念的研究和描述构成了护理学的基本要素和总体理论框架，决定护理工作的任务和方向。

问题：1. 护理的基本概念是什么？

2. 基本概念的之间如何相互联系？

3. 什么是整体护理？

一、基本概念

随着现代医学模式的发展，在对护理学的认识逐步深化的基础上形成了护理的基本概念，即人、健康、环境、护理，这四个概念构成了护理学的总体理论框架，护理理论家对四个概念的不同理解形成了各自不同的理论。

（一）关于人的概念

人是护理服务的对象，对人的认识是护理理论、护理实践的核心和基础，决定了护理工作的任务和性质。

1. 人是一个整体 人是由生理、心理、社会等综合因素组成的整体的人，各因素之间相互联系、相互依赖、相互作用。任何一个组成部分的不适或失调都会影响到其他部分甚至整体。

2. 人是一个开放系统 人不是孤立存在的。人不仅与周围环境之间不断地进行着物质、能量和信息的交换，同时人体内部各个系统之间也不断地进行物质、能量和信息的交换。人的基本目标是保持机体内环境的平衡，以适应外环境的不断变化。人既受环境的影响，又可以影响环境。因此，护理要创造适合患者休养的环境，促进患者身心向健康方向发展。

3. 人有基本需要 人的基本需要包括生理的需要、安全的需要、爱与归属的需要、尊重的需要、自我实现的需要，但不同年龄组的人在各自不同的发展阶段，其基本需要的内容是不相同的。护理服务的对象是各个年龄阶段的人，因此，护士在提供护理服务时，要根据人的不同年龄和发展特点，运用不同的方法满足其基本需求，使护理对象处于最佳的身心状态。

4. 人有自理能力并对自己的健康负有责任　人有不同程度的自我护理能力，因此，人不是被动地等待治疗和护理，而是主动寻找有关健康的信息，积极参与维护健康的过程。恢复、维护和促进健康是每个人的责任，护士应充分调动人的主观能动性，帮助护理恢复或增强自理能力，从而提高人的健康生存质量。

（二）关于环境的概念

环境是人类赖以生存的周围的一切事物，包括内环境和外环境。内环境指人的生理和心理变化。外环境指自然环境和社会环境，自然环境包括空气、树木、水等；社会环境包括人的社会交往、风俗习惯及政治、经济、法律、宗教制度等。

1. 人与环境相互依存　人的一切活动离不开环境，人与环境相互依存、相互受益。人类不仅从环境得到生存的空间，获得维持生命必需的食物、空气和水，还要对环境中气候调节、废物处理等进行服务。人可以通过自身力量来改变环境，以利于生存。因此，人类必须与环境和谐相处。

2. 环境对人的健康的影响　人可以改变环境，但也受环境的影响。环境作为压力源对人类健康产生重要的影响。良好的环境能够帮助患者康复，促进人的健康；不良的环境则给人的健康造成危害。人类所患的疾病中不少是由环境中的致病因素引起。因此，护士应掌握环境与健康有关的知识，为患者创造良好的生活、休养环境。

（三）关于健康的概念

对健康的认识，不同的历史条件，人们的认识是不同。1948 年世界卫生组织（WHO）对健康的定义：健康不仅是没有躯体疾病，还要有完整的生理、心理状态和社会适应能力。

1. 健康是动态的过程　健康是不断变化的，健康与疾病没有明显的界限，健康是相对的，不是绝对的。如将人的健康比作一根轴，轴的一端是最佳健康状态，另一端是死亡，一个人在健康与疾病轴上的位置，随时都在变化，不是静止不动的（图 1-1）。健康与疾病在一定条件下可以相互转化。护理工作范围包括健康的全过程，即从维护最佳健康状态到帮助濒临死亡的人平静、安宁、有尊严地死去。

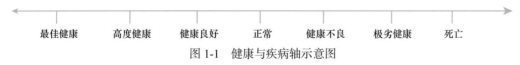

图 1-1　健康与疾病轴示意图

2. 健康是一个整体概念　从 WHO 的健康定义可以看出，人的健康包括了身体、心理、社会等各方面，健康是一个整体概念，人的任何一方面出现不正常均会影响整体的健康状态。例如，某些人虽然没有身体疾病，但长时间处于精神不愉快、抑郁、人际关系紧张等状态，最终会导致出现不健康。护士应针对每个服务对象的不同健康状态，通过正确评估实施整体护理措施。

3. 健康受多方面因素影响　由于每个人的信念、社会背景、经济水平、文化观念等不同，对健康的理解和认识也存在不同，并影响其维护和促进健康所采取的行动及生活方式。影响健康的因素：①生理因素，如生长、发育、遗传等因素。②心理因素，如情绪、性格、自我观念、期望等。③社会因素，如生活方式、个人信仰、社会支持、人际关系等。因此，帮助人们建立正确的健康观，采取健康的生活方式，促进健康的行为，是护士应尽的职责。

护考链接

A_1 型题

对于健康和疾病的认识，正确的是（　　）

A.健康是绝对的，疾病是相对的　　　　　　B.健康是相对的，疾病是绝对的

C.健康是相对的，疾病也是相对的　　　　　D.健康是静态的，疾病是动态的

E.健康是动态的，疾病是静态的

分析：健康是动态变化的过程，健康与疾病没有明显的界限，健康是相对的，不是绝对的。没有绝对的健康，也没有绝对的疾病，健康是因人而异的。正确答案是C。

考点：健康的概念

（四）关于护理的概念

护理的概念随着护理专业的形成和发展而不断地认识、变化和发展的。1980年美国护士学会（ANA）对护理的定义：护理是诊断和处理人类对现存的或潜在的健康问题的反应。

1. 护理是科学与艺术的结合　护理是在科学指导下进行的活动，其科学指导来源于自然科学和社会科学知识。护理工作又是充满创造性的艺术，正如南丁格尔指出："护理使千差万别的患者能达到治疗和康复需要的最佳身心状况，这本身就是一种最精细的艺术。"

2. 护理是助人的活动　护理是帮助人们获得最大限度健康的活动，对于有不同需要的患者，帮助的形式和方法有所不同。对于完全没有能力照顾自己的人，护理就是帮助他们满足一切生存的需要；对于自我照顾有缺陷的人，护理就是帮助、协助他们满足基本的需要；对于有能力照顾自己的人，护理就是提供必要的知识、技能，帮助他们保持健康、预防疾病。

3. 护理是一个过程　护理活动是一个过程，是与医务人员、服务对象及其家属互动的过程，过程中的各个方面相互影响、相互作用。护理过程具备的特点：①护理是一种有目的的活动；②护理是一种有组织的活动；③护理是一种持续不断的创造性的活动。因此，护理的工作方法是护理程序。

4. 护理是一个专业　由于护理学的不断发展，护理已从一门职业或单纯的一门技术逐渐发展成为一个专业，特点有：①具有专门的知识体系，且通过科学研究可不断扩展。②在高等院校教育培养本专业人员。③在制定本专业政策和控制本专业行为或活动方面有较强的自主性。④在专业应遵循的伦理和道德的范围内发展。⑤吸引那些将工作视为生命的一部分并愿意通过为他人服务而对社会有所贡献的专业人员。⑥通过提供继续发展的机会或经济保障等手段奖励或酬劳本专业人员。

护理人员应用专业人员的标准来要求自己，并应努力促进本专业的不断完善和发展。

考点：护理的概念

案例 1-2 分析 1

护理的基本概念是人、环境、健康、护理。四个概念的内容详见正文。

二、基本概念的相互联系

人、环境、健康、护理是护理的基本概念，这四个概念之间相互联系、相互作用，缺一不可。

（1）人是护理的服务对象，人的健康是护理的中心。

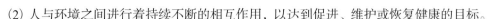

（2）人与环境之间进行着持续不断的相互作用，以达到促进、维护或恢复健康的目标。

（3）人的内环境和外环境影响人的健康状态，如果环境的变化超出了人的代偿能力，人的健康就会向不良的方向发展。护理的任务是创造良好的环境并帮助护理对象适应环境，从而达到最佳健康状态。

案例 1-2 分析 2

基本概念之间的相互联系：人是护理的服务对象，人的健康是护理的中心；人与环境之间进行着持续不断的相互作用，以达到促进、维护或恢复健康的目标；如果环境的变化超出了人的代偿能力，人的健康就会向不良的方向发展；护理的任务是创造良好的环境并帮助护理对象适应环境，从而达到最佳健康状态。

考点： 护理学的基本概念有哪些

三、整体护理

整体护理是一种新的护理工作模式，护士除了应加强对患者自身的关注外，还需要把注意力放到患者所处的环境、心理状态、物理因素等对疾病康复的影响因素上。整体护理的思想是护理学的基本概念框架之一，它始终贯穿于研究和发展护理理论及相关护理概念的过程中，也是我们解决复杂的健康保健问题的指导思想。

（一）整体护理的概念

整体护理是以人为中心，以现代护理观为指导，以护理程序为基础框架，并且把护理程序系统化地运用到临床护理和护理管理中去的指导思想，整体护理的目标是根据人的生理、心理、社会、文化、精神等方面的需要，提供适合人的最佳护理。

案例 1-2 分析 3

整体护理是以人为中心，以现代护理观为指导，以护理程序为基础框架，并且把护理程序系统化地运用到临床护理和护理管理中去的指导思想，整体护理的目标是根据人的生理、心理、社会、文化、精神等方面的需要，提供适合人的最佳护理。

考点： 整体护理的概念

（二）整体护理的发展背景

1. 现代医学模式对护理的要求　医学模式是人类对健康和疾病的本质与特点的抽象概括，反映一定历史时期医学研究的对象、方法和范围。医学模式经历了自然哲学医学模式、生物医学模式、现代医学模式（生物—心理—社会医学模式）。医学模式的演变标志着人类对生命、健康、疾病的认识水平不断提高。

现代医学模式要求护理以患者为中心，实行整体护理，重视心理护理和环境调节，强调护患关系的和谐和患者的主观能动性。

2. 系统论的渗透　整体护理思想的形成很大程度上受系统论的影响。系统论最基本原则是整体性原则。它要求把人作为一个开放系统来研究，从整体的角度考虑系统中各部分的相互关系与作用，重视整体与部分的关系。系统论的基本观点构成了整体护理的理论核心。

3. 现代护理学的发展　现代护理学的发展主要体现在护理学科、护理思想、护理实践的发展上。①现代科学交叉综合发展及向护理的渗透，促进了护理学的学科建设。②护理学基本概念的更新促进了护理思想的变革。③护理工作从疾病护理开展到对社会人群的健康保健，护理人员从被动执行者转变为独立的决策者。因此，护理学作为一门独立的学科，必然要求有新的思维方式和方法论与其相适应，整体护理成为现代护理学发展的必然趋势。

（三）整体护理的思想内涵

1. 把人视为一个整体 护理服务的对象是健康人群，护理服务的范围是人生命的全过程。整体护理把人看作是一个整体，即从生理、心理、社会等方面考虑人类现存或潜在的健康问题，并按护理程序解决问题。同时，整体护理要求为护理对象提供全方位护理时，要考虑个体发育的不同阶段和不同层次的需求。

2. 把护理工作视为一个整体 整体护理体现了将临床护理、护理管理、护理教育、护理科研等方面整合于一体的护理思想，使护理工作各个环节，以及护理人员之间、护理人员与护理对象之间、护理人员与医务人员之间紧密联系、环环相扣，整体协调一致，通过科学的管理方法解决护理工作中的问题，不断提高护理质量。

3. 把护理与环境视为一个整体 护理工作是一个开放系统，它是整个社会大系统中的一个子系统。护理的发展受到外部各种环境因素的影响。整体护理从政治、法律、经济、科学文化、社会环境等方面把护理与外环境作用所产生的问题视为一个整体综合考虑，并通过一些决策和手段来解决这些问题。

（四）整体护理的实践特征

1. 以现代护理观为指导 在护理工作中为满足患者的身心需要，促进身体和精神的健康，确立了"以人的健康为中心"的现代护理观，为整体护理的开展奠定了实践基础。

2. 以护理程序为核心 整体护理是以护理程序为核心，把临床护理与护理哲理、护士的职责与行为评价、人员的组织结构、标准护理计划和教育计划、护理表格制作与作用、护理质量控制等各个环节有机地结合在一起，做到紧密联系、协调一致，确保护理人员在临床护理和护理管理中自觉运用护理程序的科学思维方式和行为方式进行工作，从而促进护理专业的发展和护理质量的进一步提高。

3. 主动实施护理工作 整体护理从本质上摒弃了传统的机械执行医嘱和常规的被动护理工作形式，取而代之的是以全面评估、科学决策、系统实施、客观评价的主动调控过程，充分显示护理专业的独特性和护士的自身价值。

4. 体现护患合作过程 整体护理非常重视患者及家属的自护潜能，强调通过健康教育，提高患者及家属的自护能力，并提供机会让其参与自身的治疗、护理、康复活动，从而促进护患关系良好发展。

┃ 小结 ┃

现代护理学的发展经历了以疾病为中心、以患者为中心、以健康为中心的护理阶段。南丁格尔创建了世界第一所护士学校；著书立说，奠定了近代护理专业的理论基础；确立了护理专业的社会地位和科学地位，推动护理学成为一门独立的学科。我国护理事业的发展与传统的医学、西方文化的影响、卫生工作方针有关，在新中国成立后进入了崭新时期。护理的基本概念：人、环境、健康、护理，构成了现代护理的框架，这四个基本概念引导人们科学认识护理学的内涵，形成了"以人为中心"的现代护理观，明确了护理的宗旨是通过整体护理帮助护理对象改善和适应环境，从而达到最佳的健康状态。

自 测 题

A₁ 型题

1. 世界上第一所正式护士学校创建于（ ）
   A. 1860 年，英国 B. 1888 年，伦敦
   C. 1809 年，英国 D. 1860 年，德国
   E. 1890 年，圣多马

2. 南丁格尔著作有（ ）
   A.《护理》杂志 B.《中华护理》杂志
   C.《医院札记》 D.《护理研究》杂志
   E.《护士进修》杂志

3. 护理专业化开始形成于（ ）
   A. 医院护理 B. 自我护理
   C. 近代护理 D. 家庭护理
   E. 现代护理

4. 我国第一所护士学校建立的时间和地点为
   （ ）
   A. 1887 年，上海 B. 1921 年，北京
   C. 1912 年，江西 D. 1888 年，福州
   E. 1835 年，广东

5. 中华护士会成立于（ ）
   A. 1835 年，广东 B. 1888 年，福州
   C. 1909 年，江西 D. 1921 年，北京
   E. 1922 年，上海

6.《中华人民共和国护士管理办法》规定开始实
   施护士执业考试和注册制是在（ ）
   A. 1979 年 B. 1984 年
   C. 1985 年 D. 1992 年
   E. 1995 年

7. 自 1964 年起，中国护理界的群体性学术团体
   改名为（ ）
   A. 中华护理学会 B. 中华护士学会
   C. 中华护士会 D. 中国护士学会
   E. 中国护士会

8. 1948 年，WHO 对健康的定义不包括下列哪项
   （ ）
   A. 躯体没有疾病 B. 有完整的生理状态
   C. 有完整的心理状态 D. 有一定的劳动力
   E. 有社会适应能力

9. "生物—心理—社会医学模式"的提出者是
   （ ）
   A. 罗伊 B. 恩格尔 C. 奥瑞姆
   D. 马斯洛 E. 莉迪亚

10. 在克里米亚战争中，由于南丁格尔的努力，
    使伤兵的死亡率从 42% 下降到（ ）
    A. 4% B. 2.2% C. 4.4%
    D. 5% E. 2%

11. 国际红十字会首次颁发南丁格尔奖是在
    （ ）
    A. 1907 年 B. 1910 年 C. 1920 年
    D. 1953 年 E. 1912 年

12. 国际护士节定于（ ）
    A. 南丁格尔创办世界上第一所护士学校时间
    B. 南丁格尔诞生日
    C. 南丁格尔获奖时间
    D. 南丁格尔去世时间
    E. 以上都不是

13. 中医理论"三分治、七分养"中的七分养实
    质上是（ ）
    A. 护士 B. 护理 C. 护理患者
    D. 护理教育 E. 护理改革

14. 明代巨著《本草纲目》的作者是（ ）
    A. 扁鹊 B. 李时珍 C. 孙思邈
    D. 陈自明 E. 华佗

15. 我国护理事业的兴起是在（ ）
    A. 抗日战争时期 B. 五六十年代
    C. 鸦片战争前后 D. "五四"运动前后
    E. 解放战争时期

16. 唐代孙思邈所著的《千金方》，宣传和首创
    了（ ）
    A. 消毒技术 B. 饮食技术
    C. 导尿术 D. 观察病情
    E. 以上都对

17. 南丁格尔建立第一所护士学校的时间和地点
    是（ ）
    A. 1872 年，英国 B. 1854 年，俄国

C. 1860 年，英国　　　D. 1864 年，俄国

E. 1907 年，英国

18. 以疾病为中心的护理特点是（　　）

A. 医护双方是合作的伙伴

B. 重视整体、忽视局部

C. 重视高等护理教育

D. 护理从属于医疗

E. 实施整体护理

19. 以患者为中心的护理特点是（　　）

A. 贯彻责任制护理工作方法

B. 护士是医生的助手

C. 护理教育类同高等医学教育

D. 护理方法是执行医嘱的常规护理

E. 系统化地贯彻护理程序

20. 以人的健康为中心的护理特点是（　　）

A. 护理教育开始摆脱类同高等医学教育

B. 忽视人的整体性

C. 开始强调护理是一门专业

D. 护理工作必须按常规护理进行

E. 护理对象是所有人

21. 护理四个基本概念的核心是（　　）

A. 人　　　　　B. 环境　　　　　C. 健康

D. 护理　　　　E. 疾病

22. 护理的对象是（　　）

A. 患病的人　　　　　B. 健康的人

C. 所有的人　　　　　D. 有残疾的人

E. 有心理障碍的人

（杨翠红　舟国英）

2

第二章　护理程序

护理程序是临床护理中一个完整的工作过程，是一种科学地确认问题和系统解决问题的工作方法，它给予护理对象身心全面的高质量的整体护理。

第一节　护理程序概述

案例 2-1

患者，男，31岁。车祸致右侧腰腹部受伤局部疼痛伴血尿3小时入院。体检：体温36.5℃，脉搏110次/分，呼吸24次/分，血压80/50mmHg。神萎，表情痛苦，面色苍白，四肢湿冷。右侧腰腹部疼痛拒按，有轻度肌紧张和反跳痛。B超示右肾裂伤伴腹膜后巨大血肿。尿镜检：红细胞满视野。

问题：1. 请列出现存的主要护理问题。

2. 首优护理问题是什么？

3. 针对首优护理问题，提出3条主要护理措施。

一、护理程序概念

护理程序是以促进和恢复人的健康为目标所进行的一系列有目的、有计划的护理活动，是一个综合的、动态的、具有决策和反馈功能的过程，对护理对象进行主动、全面的整体护理，使其达到最佳健康状态。

所谓综合，指护理手段要综合多方面的有关知识来处理人的健康问题；所谓动态，指护理工作是根据患者整个病程各个阶段的不同护理而变动的；所谓决策，指护理措施是针对患者存在的护理问题而决定；所谓反馈，指采取护理措施后的结果又反过来影响和决定下一步的决策措施。因此，护理程序是一种系统的、科学的确认问题、解决问题的工作方法和思想方法。 **考点：**护理程序的概念

二、护理程序的理论基础

护理程序的理论基础来源于与护理有关的各学科理论，目前普遍认为有系统论、人的基本需要论、信息交流论和解决问题论等，各个理论相互关联，互相支持。系统论组成了护理程序的工作框架；人的基本需要论为估计患者健康状况、预见患者的需要提供了理论基础；信息交流论赋予护士与患者交流能力和技巧知识，从而确保护理程序的最佳运行；解决问题论为确认患者的健康问题，寻求解决问题的最佳方案及评价效果奠定了方 **考点：**组成护理程序的框架

法论的基础。

第二节 护理程序的步骤

护理程序由评估护理对象的健康状况、列出护理诊断、制订护理计划、实施护理措施和评价护理效果五个步骤组成（图 2-1）。

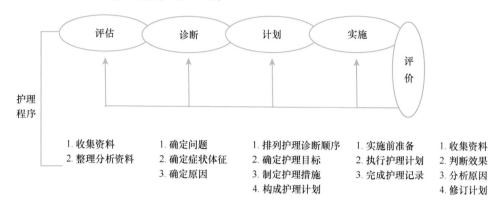

图 2-1 护理程序的基本步骤

一、评 估

评估是系统地、连续地收集、整理、核实和记录服务对象的健康资料的过程。评估是护理程序的开始，是提供高质量的个体化护理的基础，为确定患者的护理诊断、制定目标、实施护理计划和评价护理效果提供了依据。因此收集资料十分重要。如果评估不准确，将导致护理诊断、计划的错误及预期目标的失败。

（一）收集资料的目的

（1）建立患者健康状况的基础资料。

（2）护士提出护理诊断以评估所得的资料为基础，在对资料进行分析、判断之后做出相应的护理诊断。

（3）为评价护理效果提供依据。

（4）为护理科研积累资料。

（二）资料的来源

1. 直接来源 患者是资料的直接来源和主要来源。可通过患者的主诉和对患者的体格检查获得资料。

2. 间接来源

（1）与患者有关的人员：如亲属、朋友、同事。

（2）其他医务人员：如医师、营养师、心理医师或其他护理人员。

（3）病案记录及实验室检查报告。

（4）医疗和护理的有关文献资料。

（三）资料的种类

1. 主观资料 即患者的主诉，包括患者的经历，对疾病的感觉、态度、愿望及需要等。

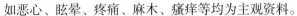

如恶心、眩晕、疼痛、麻木、瘙痒等均为主观资料。

2. 客观资料 即医护人员通过观察、测量、体格检查或借助医疗仪器和实验室检查所获得的资料，如给患者测量的身高、体重、血压，观察到的表情、面色等都是客观资料。

（四）资料的内容

1. 患者的一般资料 主要有患者的姓名、性别、年龄、民族、职业、文化程度、婚姻状态、家庭住址、宗教信仰等。

2. 现在健康状况 包括此次发病情况、住院目的、入院方式及医疗诊断等。

3. 既往健康状况 包括既往患病史、家族病史、过敏史、住院史、手术史、婚育史等。

4. 生活状况及自理程度 如饮食、睡眠或休息、排泄、清洁卫生、自理能力、活动方式等。

5. 护理体检 包括身高、体重、生命体征、意识、瞳孔、皮肤、口腔黏膜、四肢活动度、营养状况及心、肺、肝、肾的主要阳性体征。

6. 心理状况 如性格特征、情绪状态、对疾病的认识和态度、康复信心、对护理的要求、希望达到的健康状态、应对能力等。

7. 社会状况 工作环境、医疗保健待遇、经济状况、家属成员对患者患病的态度及对疾病的了解和认识等。

8. 近期的应激事件 如失业、丧偶、离婚、家人生病等。

> 考点：护理程序的步骤；资料的来源、种类、内容。

（五）收集资料的方法

通过交谈、护理体检及查阅有关记录等方法收集护理对象健康状况的资料。

1. 交谈 交谈是护士与患者沟通思想和了解治疗信息的有效方法。

（1）交谈目的：有助于获得可靠、全面的患者健康资料；沟通感情，建立良好的护患关系；及时向患者反馈有关病情、检查、治疗、康复等方面的信息；为患者提供心理支持。

（2）交谈方式：有正式交谈和非正式交谈。①正式交谈：是指按预先拟定的计划进行的交谈。常用于入院评估时的病史采集。②非正式交谈：是在日常工作中与患者进行的随机交谈。此方式可使人感到轻松、自然，有助于护士了解患者的真实感受。

（3）交谈要点：①交谈环境舒适、安静，有利于保护患者的隐私。②向患者说明谈话的目的和所需的时间。③抓住主题，引导交谈。护士可事先列好提纲，引导患者按顺序讲出，开放式提问与封闭式提问灵活应用。④注意倾听，及时反馈，如点头、微笑。⑤语句表达清晰，语意明确，语速适当。⑥交谈完毕做一小结并向患者致谢。

2. 护理体检 护理体检是收集客观资料的方法之一。护士运用视、触、叩、听、嗅或借助简单诊疗器械等方法，按照身体各系统顺序对患者进行全面的体格检查，为确定护理诊断提供依据。

（1）视觉观察：通过视觉观察，了解患者的眼神、营养状况、意识状态、面容、表情、姿势、步态、四肢活动度、皮肤黏膜颜色、呼吸，以及分泌物、呕吐物、排泄物的性状、颜色、量等。

（2）触觉观察：通过手的触觉，可以感觉到患者的皮肤温度、湿度、弹性，脉搏变化，脏器的外形、大小、活动度，肿块大小，局部有无压痛等。

（3）叩诊观察：是指通过手指叩击或手掌击拍被检查部位体表，使之震动而产生音响。根据震动和音响，了解被检查部位的大小、形状、位置及密度，如确定心界大小、有无腹水及腹水的量等。

（4）听觉观察：可以是直接听到的，也可以利用听诊器或其他仪器听取患者身体各个部位发出的声音。包括心音、呼吸音、肠鸣音、咳嗽声、语气、语调等。

（5）嗅觉观察：利用嗅觉来观察患者的各种气味，包括皮肤、呼吸、分泌物、呕吐物、排泄物等的气味，以了解患者的健康状况。

护士与患者的初次见面就意味着观察的开始。在整个住院期间，护士始终要保持警觉状态，对患者进行连续观察，有意识地收集一些支持或否定护理诊断的资料，以及观察执行护理措施后的效果等。

3. 阅读资料　指护士阅读患者的医疗病历、护理病历、各种辅助检查结果等有关记录及医疗护理文献等资料，以帮助了解患者的健康状况。

（六）资料的整理分析及记录

将收集到的资料按一定的方法进行分类，并检查有无遗漏，做好记录。在记录过程中应注意以下几点。

考点：收集资料的方法、主客观资料的记录要求

（1）记录应及时、全面、真实、准确，避免错别字。

（2）记录主观资料应尽量用患者的原话，并加上引号，尤其是心理社会方面的资料。

（3）记录客观资料应用医学术语，语言简练、书写清楚，不带有护士的主观判断和结论。

（4）观察到的客观资料可用主观资料来证实。

（5）避免使用无法衡量的词，如好、坏、佳、尚可等。

二、护 理 诊 断

（一）护理诊断的概念

北美护理诊断协会（简称 NANDA）1990 年将护理诊断定义为：护理诊断是有关个人、家庭、社区对现存的或潜在的健康问题或生命过程的反应的一种临床判断，是护士为达到预期目标（预期结果）选择护理措施的基础，而预期目标是由护士负责制定的。

考点：护理诊断的概念

护理诊断的定义表明护理的内涵和实质是诊断和处理人类对现存的和潜在的健康问题的反应，护理服务对象不仅是患者，也包括健康人，范围从个体扩展到家庭和社区。另外，护理诊断不仅关注服务对象现有的问题，同时也关注尚未发生的潜在的问题，反映出护理的预见性。

（二）护理诊断的组成

每项护理诊断由四个部分组成：名称、定义、诊断依据及相关因素。

1. 名称　名称是对护理对象的健康状态或疾病反应的概括性描述。分为以下类型。

（1）现存的：是对个体、家庭或社区已出现的健康问题或生命过程的反应所做的描述。如"腹泻　与饮食不当有关"等。

（2）潜在的：指有危险因素存在，若不采取护理措施，就会在将来发生问题。如"有受伤的危险　与视力障碍有关"等。

（3）健康的：是对个体、家庭或社区具有向更高健康水平发展潜能的描述。如"母乳喂养有效"。

2. 定义　定义是对护理诊断名称的一种清晰、正确的描述，并以此与其他诊断做鉴别。如"体温过高"的定义为"个体体温高于正常范围的状态"。

3. 诊断依据　诊断依据是做出护理诊断的临床判断标准，通常是相关的症状、体征及有关病史。

（1）主要依据：做出特定诊断必须具备的症状、体征及有关病史，是护理诊断成立的必备条件。

（2）次要依据：做出特定诊断可能存在的症状或体征，是护理诊断成立的辅助条件。

4. 相关因素　相关因素是导致护理对象出现健康问题的直接因素、促发因素或危险因素。同一个护理诊断可以有许多相关因素。如"清理呼吸道无效：痰液难以咳出　与术后切口疼痛，不敢咳嗽有关""清理呼吸道无效：痰液难以咳出　与痰液黏稠有关"。相关因素可来自以下几个方面。

（1）病理生理因素：如"体液过多"的相关因素可以是右侧心力衰竭；"体液量不足"的相关因素可以是上消化道出血；"疼痛"的相关因素可以是冠状动脉粥样硬化，血管腔狭窄致心肌缺血、缺氧。

（2）治疗因素：如行气管插管上呼吸机的患者可以出现"语言沟通障碍"，白血病患者化疗期间可以出现"有感染的危险"。

（3）情境因素：即涉及环境、有关人员、生活经历、生活习惯、角色等方面的因素。如"营养失调：高于机体需要量"的相关因素可以是不良的饮食习惯如晚餐进食过多、饱餐后静坐或饮食结构不合理、脂类物质摄入过多等。

（4）年龄因素：是指与年龄相关的各方面，包括认知、生理、心理、社会、情感的发展状况。如老年人发生便秘，常与活动少、肠蠕动减慢有关。

（三）护理诊断的陈述

护理诊断的陈述方式包括三个要素：P 健康问题（problem），即护理诊断的名称；S 症状与体征（signs and symptoms）；E 相关因素（etiology）。简称 PSE 公式。

1. 三部分陈述　三部分陈述即 PSE 公式，由 P、S、E 三部分组成。一般用于现存的护理诊断的陈述。

例如：气体交换受损：发绀、呼吸困难　与肺气肿有关
　　　　　　　　　P　　　　　　S　　　　　　　E

活动无耐力：活动后气急、心悸、头晕　与心功能不全，心排出量减少有关
　　P　　　　　　S　　　　　　　　　　　　　　　　　E

2. 二部分陈述　二部分陈述即 PE，只包含诊断名称和相关因素。一般用于潜在性护理诊断叙述。因危险目前尚未发生，没有症状和体征。此类诊断的描述一般为"有……的危险"；也可用于现存的护理诊断。

例如：有体液不足的危险　与频繁呕吐有关
　　　　　　P　　　　　　　E
有皮肤完整性受损的危险　与长期卧床有关
　　　　　　P　　　　　　　　E

3. 一部分陈述　只有 P，这种陈述方式用于健康的护理诊断。

例如：寻求健康行为
　　　　　　P
母乳喂养有效
　　　P

（四）护理诊断与医疗诊断的区别

由于护理诊断和医疗诊断所研究的对象、方法及结论性质的不同，故两者具有不同的含义（表 2-1）。

考点：护理诊断的组成、陈述方式。

表 2-1 护理诊断与医疗诊断的区别

项目	护理诊断	医疗诊断
诊断内容	护理对象对健康问题/生命过程问题的反应	对患者病理生理变化的一种临床判断
决策者	护理人员	医疗人员
职责范围	在护理职责范围内进行	在医疗职责范围内进行
适用对象	个体、家庭、社区	个体
稳定性	随护理对象反应的变化而不断变化	一般在疾病中保持不变

考点： 护理诊断与医疗诊断的区别

 链接

医护合作性问题

合作性问题又称潜在并发症（Potential complication，简称 PC）：医生和护士共同合作才能解决的问题属于合作性问题。多指由于脏器的病理生理改变所致的潜在并发症。

对于合作性问题护理的重点主要在监测和预防问题的发生和变化，以及协助医生共同处理，减少并发症的出现。

合作性问题有固定的陈述方式，即"潜在并发症　××××"或"PC　××××"。如"潜在并发症　出血性休克"；"PC　心律失常"；"PC　肠穿孔"。在书写合作性问题时，应注意不要漏掉"潜在并发症"，否则就无法与医疗诊断相区别。

（五）书写护理诊断注意事项

（1）护理诊断需采用 NANDA 认可的名称。

（2）每一个护理诊断要找出明确的相关因素。

（3）所列护理诊断是护理职责范畴内措施能够解决。

（4）同一护理诊断可因相关因素不同而采取不同的护理措施。

（5）护理诊断的描述不应有易引起法律纠纷的陈述。

 护考链接

A_2 型题

患者，女，50 岁。患甲状腺功能减退症 2 年。家属诉患者记忆力严重减退、反应迟钝，经常猜疑别人，家人都无法和其进行交流和相处。该患者目前存在的主要心理问题是（　　）

A. 焦虑　　　　　　　　B. 恐惧　　　　　　　　C. 社交障碍

D. 角色紊乱　　　　　　E. 自我形象紊乱

分析："家人都无法和其进行交流和相处"的描述，体现了"社交障碍"。故答案是 C

案例 2-1 分析 1

根据该患者的临床表现和辅助检查，列出以下 3 个主要护理问题。

①组织灌注量改变　与创伤、肾裂伤引起的出血等有关。

②疼痛　与软组织及肾实质损伤、尿外渗、腹膜后血肿形成有关。

③有感染的危险　与血肿、尿外渗、组织坏死有关。

三、护理计划

护理计划是针对护理诊断制定的具体护理措施，是护理活动的指南。包括以下四个步骤。

（一）排列护理诊断的顺序

将所作出的护理诊断按轻、重、缓、急确定先后次序，以保证护理工作高效、有序地进行。

1. 排列顺序

（1）首优问题：指直接威胁患者生命、需要立即采取行动去解决的问题，多是有关生命体征方面的问题，如心排出量减少、清理呼吸道无效等。

（2）中优问题：虽不直接威胁患者的生命，但给其精神上或躯体上带来极大痛苦，严重影响其健康的问题。如皮肤完整性受损、疼痛等。

（3）次优问题：指人们在应对发展和生活变化时所产生的问题，在护理过程中可稍后再解决。如知识缺乏、焦虑等。

2. 排序原则

（1）优先解决危及生命的问题。

（2）按照马斯洛需要层次理论排序，优先解决低层次需要的问题。

（3）在与治疗、护理原则无冲突的情况下，患者主观上迫切需要解决的问题，可优先解决。

案例 2-1 分析 2

本病例的首优护理问题如下。

组织灌注量改变 与创伤、肾裂伤引起的出血等有关。

分析：首优问题指直接威胁患者生命、需要立即采取行动去解决的问题，多是有关生命体征方面的问题，本例中"创伤、肾裂伤引起的出血"导致组织灌注量改变，已经危及到患者的生命。

 链接

常见的首优问题

1. 清理呼吸道无效 支气管扩张合并大量脓痰、颅脑损伤合并昏迷。

2. 疼痛 心肌梗死、骨质疏松症。

3. 体液不足或有体液不足的危险 异位妊娠、产后大出血、上消化道大出血。

4. 体液过多 右侧心力衰竭出现水肿、急性肾小球肾炎。

5. 体温过高 肺炎链球菌肺炎。

6. 有窒息的危险 支气管扩张合并咯血、肺结核咯血、破伤风、子痫、癫痫、维生素D缺乏性手足搐搦症出现抽搐，吸入性烧伤、口底颌下蜂窝织炎出现喉头水肿。

（二）设定预期目标

预期目标是指护理对象接受护理后，期望达到的健康状态，即最理想的护理效果。

1. 目标分类

（1）短期目标：在几小时或几天内可实现的目标叫短期目标（一般1周以内）。

（2）长期目标：需较长时间才能实现的目标叫长期目标（一般1周以上）。

2. 目标陈述 目标的陈述有五个部分，即主语、谓语、行为标准、条件状语和时间状语。

（1）主语：主语是护理对象，在陈述中也可省略；主语也可以是护理对象的生理功能或其身体的一部分，如体温、体重、皮肤等。

(2) 谓语：指护理对象将能够完成的行为，该行为必须是可观察到的。

(3) 行为标准：指护理对象完成该行为所要达到的程度。

(4) 条件状语：是护理对象完成该行为所必须具备的条件，并非所有目标陈述均有此项。

(5) 时间状语：指护理对象完成该行为所需的时间。

例如：患者　　　　3 天后　　　借助双拐　　　行走　　　100m

　　　　主语　　　　时间状语　　　条件状语　　　谓语　　　行为标准

护士 2 天内帮助患者拄着拐杖行走 100m。（错误）

3. 制定护理目标的注意事项

(1) 目标应具有针对性和单一性，一个目标陈述来自一个护理诊断。

(2) 目标要可观察和测量，并有具体日期。

(3) 目标陈述必须是护理对象经过护理后的变化，而非护理活动本身，更不是护士的行为或护士采取的护理措施。

(4) 目标的制定应切实可行，是护理对象能够达到的。应考虑护理对象的身心状况和经济条件等。

(5) 鼓励护理对象积极参与目标的制定，充分发挥自我潜能，促进预期目标的实现。

考点：目标陈述、目标陈述的注意事项

(6) 目标应属护理工作范围之内。

(7) 护理目标应与医嘱保持一致，才能医护协作，利于患者康复。

（三）制定护理措施

护理措施是护士为帮助患者达到预定目标所需采取的具体方法。通常围绕导致患者健康问题的原因制定护理措施，因此，是一个决策的过程。

1. 护理措施的类型　护理措施可分为依赖性的、协作性的和独立性的三类。

(1) 依赖性护理措施：即护士遵医嘱执行的措施。如医嘱"每周测体重 3 次"。护士执行如下：每周一、三、五早餐前测体重。

(2) 协作性护理措施：指护士与其他医务人员合作完成的护理活动。包括了医、护、技、营养师、理疗师之间的合作。如护士与营养师一起制订符合糖尿病患者的饮食计划。

(3) 独立性护理措施：例如昏迷患者因自己不能翻身，存在"有皮肤完整性受损的危险"，护士须定时为患者翻身、按摩皮肤等；还因患者自己不能有效咳嗽，存在"清理呼吸道无效"，护士须及时为患者吸痰，以保持呼吸道通畅等。

2. 护理措施的内容　包括病情观察、基础护理、手术前后护理、心理护理、功能锻炼、健康教育与咨询、执行医嘱、症状护理等。

3. 制定护理措施的要求

(1) 协调性：护理措施应与医疗工作协调一致。

(2) 可行性：尽量考虑护理对象的情况、护理人员的构成情况、医院的设施设备三方面的情况。

考点：护理措施类型、制定护理措施的要求

(3) 安全性：所实施的护理措施应考虑患者的病情和耐受能力，并确保患者安全。

(4) 科学性：护理措施应有科学理论依据。

(5) 参与性：鼓励护理对象及其家属参与护理措施的制定过程，从而获得最佳的护理效果。

（四）护理计划成文

护理计划是将护理诊断、护理目标、护理措施等各种信息按一定格式组合而形成的护理文件。一份护理计划只对一位患者的护理活动起指导作用。护理计划应具有动态发展性。

案例 2-1 分析 3

针对首优护理问题，提出 3 条主要护理措施。

首优护理问题：组织灌注量改变 与创伤、肾裂伤引起的出血等有关

主要护理措施：

①维持水电解质及血容量的平衡：迅速建立静脉通道，遵医嘱及时输液、输血。

②采取适当体位，并减少搬动：采取仰卧中凹位或平卧位，保证重要脏器供血，尽量减少搬动，以免加重出血。

③密切观察病情：监测血压、脉搏及尿量、尿色的变化，并准备记录；及时向医师反映情况。

四、实　施

实施是为达到护理目标而将计划中各项措施付诸行动的过程。需要护士有丰富的专业知识、熟练的护理操作技能、良好的沟通能力和组织能力。护士在实施过程中扮演着多种角色，既是决策者、实施者，又是教育者、组织者。

（一）实施的方法

1. 直接为患者提供护理　如为昏迷患者进行口腔护理、翻身等。

2. 与其他医务人员合作　为保证患者得到连续、系统的整体护理，有些护理活动需要多名护士共同协作完成，有时需 24 小时连续执行，有的需与医生配合。

3. 教育护理对象与家属共同参与实施　预期目标的实现，需要护患双方相互配合、共同完成。应鼓励患者及家属积极参与，发挥其主观能动性，恢复自理能力。

（二）实施的步骤

实施计划的过程可分为以下三步骤。

1. 准备　合理安排、科学运用时间、人力和物力：检查和调整护理计划，分析所需要的护理知识和技术、人员等，以确保措施的可靠落实，并使护理行为与计划一致，保证患者的安全。

2. 执行　将计划内的护理措施进行分配、实施。在执行护理计划过程中，要充分发挥患者和家属的积极性，并与其他医护人员相互协调配合，熟练运用各项护理技术操作，努力使护理措施满足患者的生理、心理需要，促进疾病的康复。在实施中还需进行健康教育，以满足患者的学习需要。同时也要对患者的反应进行评估，并对护理效果进行评价。

3. 记录　实施各项护理措施后，应及时准确地进行记录。包括护理实施情况和患者的反应。具体记录内容即 PIO 方式。

P：患者的健康问题。

I：针对健康问题采取的护理措施。

O：护理结果，即患者的身心反应。

考点：实施的步骤

五、评　价

评价是将实施护理计划后患者的健康状况与预先确定的护理目标进行比较并做出判断的过程。评价是贯穿护理全过程的活动。

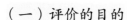

（一）评价的目的

主要是验证护理效果、调控护理质量。

（二）评价内容

1. 护理过程的评价 检查护士进行护理活动的行为过程是否符合护理程序的要求。

2. 护理效果的评价 是评价中最重要的部分。核心内容是评价患者的行为和身心健康状况的改善是否达到护理目标。

（三）评价方式

（1）护士自我评价。

（2）护士长评价。

（3）护理查房。

（4）医院质量控制委员会的评价。

（四）评价步骤

1. 收集资料 列出执行护理措施后患者的反应。

2. 判断效果 将患者目前的健康状态与预定目标进行比较，以判断目标是否实现。目标实现的程度有三种：目标完全实现；目标部分实现；目标未实现。

3. 分析原因 对目标部分实现和未实现的原因进行分析、探讨，可从以下几方面分析：收集原始资料是否准确、全面；护理诊断是否正确；目标是否切实可行；护理措施是否恰当；措施是否已执行；护理对象是否出现了新问题等。

4. 修订计划 根据目标实现的程度，修订计划有以下三种情况。

（1）完全达标者：护理计划停止。

（2）部分达标者：若护理诊断正确可继续执行护理计划。

（3）未达标者：重新评价后修改护理计划。对继续存在的健康问题，修正不适当的诊断、目标或措施；对出现的新问题，做出新的诊断和制定新的目标和措施，进行新一轮循环的护理活动，直至最终达到护理对象的最佳健康状态。

考点：评价的步骤

附1 155条护理诊断

一、健康促进

1. 执行治疗方案有效

2. 执行治疗方案无效

3. 家庭执行治疗方案无效

4. 社区执行治疗方案无效

5. 寻求健康行为（具体说明）

6. 保持健康无效

7. 持家能力障碍

二、营养

8. 无效性婴幼儿喂养型态

9. 吞咽障碍

10. 营养失调 低于机体需要量

11. 营养失调 高于机体需要量

12. 有营养失调的危险 高于机体需要量

13. 体液不足

14. 有体液不足的危险

15. 体液过多

16. 有体液失衡的危险

三、排泄

17. 排尿障碍

18. 尿潴留

19. 完全性尿失禁

20. 功能性尿失禁

21. 压力性尿失禁

22. 急迫性尿失禁

23. 反射性尿失禁

24. 有急迫性尿失禁的危险

25. 排便失禁

26. 腹泻

27. 便秘

28. 有便秘的危险

29. 感知性便秘

30. 气体交换受损

四、活动　休息

31. 睡眠型态紊乱

32. 睡眠剥夺

33. 有废用综合征的危险

34. 躯体活动障碍

35. 床上活动障碍

36. 借助轮椅活动障碍

37. 转移能力障碍

38. 行走障碍

39. 缺乏娱乐活动

40. 漫游状态

41. 穿着／修饰自理缺陷

42. 沐浴／卫生自理缺陷

43. 进食自理缺陷

44. 如厕自理缺陷

45. 术后康复延缓

46. 能量场紊乱

47. 疲乏

48. 心输出量减少

49. 自主呼吸受损

50. 低效性呼吸型态

51. 活动无耐力

52. 有活动无耐力的危险

53. 功能障碍性撤离呼吸机反应

54. 组织灌注无效（具体说明类型：肾脏、大脑、心、肺、胃肠道、外周）

五、感知／认识

55. 单侧性忽视

56. 认识环境障碍综合征

57. 感觉紊乱（具体说明：听觉、运动觉、味觉、触觉、嗅觉）

58. 知识缺乏

59. 急性意识障碍

60. 慢性意识障碍

61. 记忆受损

62. 思维过程紊乱

63. 语言沟通障碍

六、自我感知

64. 自我认可紊乱

65. 无能为力感

66. 有无能为力感的危险

67. 无望感

68. 有孤独的危险

69. 长期自尊低下

70. 情境性自尊低下

71. 有情境性自尊低下的危险

72. 身体意象紊乱

七、角色关系

73. 照顾者角色紧张

74. 有照顾者角色紧张的危险

75. 父母不称职

76. 有父母不称职的危险

77. 家庭运作中断

78. 家庭运作功能不全（酗酒）

79. 有亲子依恋受损的危险

80. 母乳喂养有效

81. 母乳喂养无效

82. 母乳喂养中断

83. 无效性角色行为

84. 父母角色冲突

85. 社交障碍

八、性

86. 性功能障碍

87. 无效性性生活型态

九、应对／应激耐受性

88. 迁居应激综合征

89. 有迁居应激综合征的危险

90. 强暴——创伤综合征

91. 强暴——创伤综合征隐匿性反应

92. 强暴——创伤综合征复合性反应

93. 创伤后综合征

94. 有创伤后综合征的危险

95. 恐惧

96. 焦虑

97. 对死亡的焦虑

98. 长期悲伤
99. 无效性否认
100. 预感性悲哀
101. 功能障碍性悲哀
102. 调节障碍
103. 应对无效
104. 无能性家庭应对
105. 妥协性家庭应对
106. 防卫性应对
107. 社区应对无效
108. 有增强家庭应对趋势
109. 有增强社区应对趋势
110. 自主性反射失调
111. 有自主性反射失调的危险
112. 婴儿行为紊乱
113. 有婴儿行为紊乱的危险
114. 有增强调节婴儿行为的趋势
115. 颅内适应能力下降
十、生活准则
116. 有增强精神健康的趋势
117. 精神困扰
118. 有精神困扰的危险
119. 抉择冲突
120. 不依从行为
十一、安全／防御
121. 有感染的危险
122. 口腔黏膜受损
123. 有受伤的危险
124. 有围术期体位损伤的危险
125. 有摔倒的危险
126. 有外伤的危险

127. 皮肤完整性受损
128. 有皮肤完整性受损的危险
129. 组织完整性受损
130. 牙受损
131. 有窒息的危险
132. 有误吸的危险
133. 清理呼吸道无效
134. 有外周神经血管功能障碍的危险
135. 防护无效
136. 自伤
137. 有自伤的危险
138. 有对他人施行暴力的危险
139. 有对自己施行暴力的危险
140. 有自杀的危险
141. 有中毒的危险
142. 乳胶过敏反应
143. 有乳胶过敏反应的危险
144. 有体温失调的危险
145. 体温调节无效
146. 体温过低
147. 体温过高
十二、舒适
148. 急性疼痛
149. 慢性疼痛
150. 恶心
151. 社交孤立
十三、成长／发展
152. 成长发展延缓
153. 成人身心衰竭
154. 有发展迟滞的危险
155. 有成长比例失调的

附2 临床常用护理诊断举例

（一）皮肤完整性受损

1. 定义 个体的皮肤处于受损的状态。

2. 诊断依据

（1）主要依据：表皮、真皮组织破损。

（2）次要依据：皮肤潮红、疼痛、瘙痒。

3. 相关因素

（1）病理生理因素：如某些风湿性疾病、传染病、心力衰竭、肝肾衰竭、出血性疾病、营养不良、肥胖、水肿、脱水、皮肤病等。

（2）治疗因素：如接受放射治疗、化疗药物，使用石膏、夹板、牵引固定等。

（3）情境因素：如排泄物、分泌物刺激；温度性损伤，如烫伤、烧伤、冻伤；日光晒伤等；健康知识缺乏。

（4）年龄因素：老年人活动力下降、皮肤弹性降低。

（二）疼痛

1. 定义　是指个体处于严重的痛苦不安和不舒适的状态。

2. 诊断依据

（1）主诉疼痛不适。

（2）血压和脉搏的变化，呼吸增快或减慢，瞳孔散大，出汗。

（3）呻吟、哭泣、烦躁不安、痛苦面容、求助言行。

（4）防卫性和保护性行为。

（5）注意力集中于自我，注意范围变窄（远离社交接触，对时间感知改变，思维过程改变）；肌张力改变。

其中（1）、（2）为主要依据。

3. 相关因素

（1）病理生理因素：烧伤、外伤、骨折等引起组织损伤、肌肉痉挛等。

（2）治疗因素：手术、静脉穿刺等引起组织损伤。

（3）情境因素：不活动、体位不当等。

（三）焦虑

1. 定义　个体因某种非特异的和不明确的因素而引起的一种模糊的忧虑不适感。

2. 诊断依据

（1）紧张、忧郁、无助感、自卑、退缩、缺乏自信、神经质、恐惧、易怒、心神不宁、过度兴奋、容易激动、缺乏主动性。

（2）失眠、坐立不安、手抖、面部紧张、声音发颤、心率加快、血压升高、出汗、瞳孔散大。

（3）注意力不集中，对外界事物不关心，思维紊乱、健忘、集中注意自己、警惕性增强。

3. 相关因素

（1）病理生理因素：有关生命的各种因素（如食物、空气、睡眠、休息、性、排泄等）的冲突。

（2）治疗因素：担心手术、治疗或检查发生意外等。

（3）情境因素：自我概念的威胁（如社会地位、事业、财物、道德伦理等）；健康的威胁；死亡的威胁；亲朋好友离别、失去的威胁；环境、人际关系的威胁。

（四）活动无耐力

1. 定义　个体在进行必需的或希望的日常活动时，处于生理上或心理上耐受能力降低的状态。

2. 诊断依据

（1）主诉疲乏或软弱无力。

（2）活动后有异常的反应，如心率或血压变化、呼吸困难、发绀、面色苍白、出汗，心电图示心肌缺血或心律失常。

3. 相关因素

（1）病理生理因素：供氧障碍性疾病，如心、肺疾病、贫血；慢性消耗性疾病。

（2）治疗因素：药物、手术影响。

（3）情境因素：长期卧床；地理或气候因素造成供氧不足；工作、生活负荷过重。

(4) 年龄因素：老年人。

（五）有感染的危险

1. 定义 个体处于易受病原体侵犯的危险状态。

2. 诊断依据 有下述危险因素存在。

(1) 第一道防线不完善，如皮肤损害、组织损伤、体液失衡、纤毛运动减弱、肠蠕动异常。

(2) 第二道防线不完善，如炎症反应受抑制、白细胞减少、红细胞减少。

(3) 免疫抑制、免疫缺陷、获得性免疫缺陷。

(4) 营养不良。

(5) 慢性疾病。

(6) 创伤性检查或治疗。

(7) 药物因素。

(8) 预防知识缺乏。

3. 相关因素 同诊断中危险因素。

（六）营养失调：低于机体需要量

1. 定义 个体处于摄入的营养物质不足以满足机体需要量的状态。

2. 诊断依据

(1) 体重较正常下降 20% 或更多。

(2) 每日摄入营养量低于每日需要量。

(3) 个体有引起摄入不足的因素存在，如吞咽和咀嚼能力下降、厌食、味觉障碍、口腔炎症、溃疡、腹痛、腹胀、腹泻。

(4) 个体有营养缺乏表现，如眼结膜和黏膜苍白，肌张力减弱，头发脱落，血管脆性增加等。

其中 (1)、(2) 为主要依据。

3. 相关因素

(1) 病理生理因素：各种疾病导致摄入食物困难，如咀嚼或吞咽困难；消化食物困难；营养物质吸收障碍，如慢性腹泻；代谢需要量增多，如甲状腺功能亢进、糖尿病等。

(2) 治疗因素：某些药物、手术影响食欲或食物摄入。

(3) 情境因素：厌食或食欲减退；缺乏饮食知识；节食减肥过度；异食癖。

(4) 年龄因素：婴幼儿喂养不当、老年人消化功能下降。

（七）体温过高

1. 定义 个体的体温高于正常体温范围的状态。

2. 诊断依据

(1) 体温高于正常范围。

(2) 皮肤温热、发红。

(3) 心率增快、呼吸增快。

(4) 痉挛或惊厥。

其中 (1) 为主要依据。

3. 相关因素

(1) 病理生理因素：如感染、外伤、代谢率增高等疾病。

(2) 治疗因素：药物、手术等。

(3) 情境因素：暴露在热的环境中；剧烈活动；衣着不当。

（八）清理呼吸道无效

1. 定义 个体处于不能清理呼吸道中的分泌物和阻塞物以维持呼吸道通畅的状态。

2. 诊断依据

（1）咳嗽无效或不咳嗽。

（2）无力排出呼吸道分泌物。

（3）肺部有啰音或痰鸣音。

（4）呼吸频率、深度异常。

（5）发绀。

其中（1）、（2）为主要依据。

3. 相关因素

（1）病理生理因素：呼吸道感染，分泌物多而黏稠；支气管阻塞，如平滑肌痉挛、误吸异物、肿瘤。

（2）治疗因素：药物（镇静药、麻醉剂）影响抑制咳嗽反射。

（3）情境因素：疼痛惧怕咳嗽；体质虚弱、疲乏而无力咳嗽；感知或认知障碍。

┃ 小结 ┃

> 护理程序是一种有目的、有计划进行的护理活动，它分为评估、护理诊断、计划、实施、评价五个步骤。五个步骤有序进行，相互联系，动态循环，以达到满足护理对象身心需要、促进和恢复健康的最终目标。
>
> 运用护理程序护理患者，要求系统、完整，能反映整个护理过程的记录，这就是护理病案的书写。书写要求记录详细、重点突出、主次分明、符合逻辑、文字清晰及正确应用医学术语。
>
> 护理记录以简化、实用为原则。主要包括入院护理评估单、护理记录单、出院评估单。

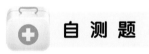

自 测 题

A₁ 型题

1. 关于护理程序的概念，描述正确的是（ ）

  A. 是一种护理工作的分工类型

  B. 是一种护理工作的简化形式

  C. 是一种系统地解决护理问题的方法

  D. 是一种操作的程序

  E. 是一种护理活动的动态过程

2. 护理程序的理论基础不包括（ ）

  A. 系统论　　　　　B. 解决问题论

  C. 压力适应论　　　D. 信息交流论

  E. 人的基本需要层次

3. 构成护理程序理论框架的是（ ）

  A. 角色理论　　　　B. 系统论

  C. 信息交流理论　　D. 适应模式

  E. 成长和发展

4. 护理程序的五个基本步骤依次为（ ）

  A. 评估、诊断、计划、实施、评价

  B. 诊断、评估、计划、实施、评价

  C. 评估、计划、诊断、实施、评价

  D. 诊断、评估、实施、计划、评价

  E. 计划、诊断、评估、实施、评价

5. 评估是护理程序的开始，应在（ ）

  A. 患者入院时

  B. 进行患者出院时进行

C. 遵医嘱进行

D. 患者要求是进行

E. 从入院开始到出院

6. 关于护理诊断下列哪项是错误的（ ）

A. 一项护理诊断可针对多个问题

B. 护理诊断以收集的资料为诊断依据

C. 护理诊断必须通过护理措施解决

D. 护理诊断是描述个体或群体对健康问题的反应

E. 护理诊断随病情变化而变化

7. 属于护理程序计划阶段的内容是（ ）

A. 分析资料

B. 提出护理诊断

C. 确定护理目标

D. 实施护理措施

E. 评价患者反应

8. 关于护理程序的概念陈述不妥的是（ ）

A. 是指导护士工作和解决问题的工作方法

B. 是以系统论为理论框架

C. 其目标是增进和恢复服务对象的健康

D. 是有计划、有决策与反馈功能的过程

E. 是由估计、诊断、计划、实施四个步骤组成

9. "有……危险"的护理诊断常用于下列哪种方式陈述（ ）

A. PSE 公式

B. PE 公式

C. ES 公式

D. PS 公式

E. P 公式

10. 护理程序的结构最基本的理论框架是（ ）

A. 系统论

B. 方法论

C. 信息交流论

D. 解决问题论

E. 基本需要论

11. PIO 记录法中的 I 指的是（ ）

A. 分类

B. 诊断名称

C. 临床表现

D. 护理措施

E. 护理结果

A₂ 型题

12. 患儿 2 岁，因支原体肺炎入院，平时由保姆照顾。此时收集资料的主要来源是指（ ）

A. 患儿母亲

B. 患儿自己

C. 患儿病历

D. 文献资料

E. 患儿保姆

13. 王女士，35 岁。发热待查入院诊治。护士小

闫对患者进行入院评估，下列资料中属于客观资料的是（ ）

A. 头晕 2 天

B. 体温 39.5℃

C. 睡眠不好多梦

D. 感到恶心

E. 对患病感到焦虑

14. 患者，李某，65 岁。冠心病，主述心前区疼痛，王护士欲列护理诊断。关于护理诊断和医疗诊断下列哪项是错误的（ ）

A. 护理诊断随病情的变化而变化

B. 护理诊断的决策者是护理人员

C. 护理诊断是对个体病理生理变化的一种临床判断

D. 医疗诊断的名称在病程中保持稳定

E. 医疗诊断描述一种疾病

15. 王先生，46 岁。因头晕进行住院诊治。张医生给患者进行诊疗检查未向患者解释而致患者紧张，此压力源属于（ ）

A. 不被重视

B. 丧失自尊

C. 缺少信息

D. 环境陌生

E. 疾病威胁

16. 患者，张某，在单位体检时发现患有肝癌，由于此前无任何思想准备，此时他容易产生的情绪表现为（ ）

A. 焦虑

B. 沮丧

C. 否认

D. 消极

E. 悲观

17. 患者，李某，女，65 岁。患"肺源性心脏病"，评估患者存在以下健康问题，你认为需优先解决的是（ ）

A. 活动无耐力

B. 皮肤完整性受损

C. 清理呼吸道无效

D. 便秘

E. 语言沟通障碍

18. 张先生，60 岁。因鼻咽癌进行头颈部放疗，唾液分泌减少，口干，颈部皮肤出现红斑有破损，该患者的护理诊断应确认为（ ）

A. 营养失调

B. 口腔黏膜改变

C. 皮肤完整性受损

D. 体温过高

E. 有白细胞减少可能

19. 患者，刘某，63 岁。因肺源性心脏病入院治疗。患者面色发绀，呼吸困难，吸烟近 40 年。护士应首先实施的护理措施是（ ）

A. 全面收集资料，进行评估

B. 为患者氧气吸入

C. 书写护理计划

D. 进行戒烟的健康教育

E. 热情接待，做好入院介绍

A₃/A₄ 型题

（20～21 题共用题干）

李某，男，39 岁。因为长期酗酒导致酒精性肝硬化、肝功能异常而入院治疗。

20. 你认为哪种因素影响其健康状况（　　）

A. 环境因素　　　　B. 心理因素

C. 生活方式　　　　D. 家庭因素

E. 医疗保健网络不健全

21. 患者积极配合治疗 2 周后，病情得到控制。由此，你认为健康与疾病的关系是（　　）

A. 呈动态变化　　　B. 彼此适应

C. 非此即彼　　　　D. 由环境决定

E. 可自身调节

（22～24 题共用题干）

李先生，75 岁。脑血管意外致半身不遂，发

热、咳嗽、咳痰 5 天。查体：体温 39.0℃，呼吸 28 次/分，肺部听诊有湿啰音，痰液黏稠，不易咳出，患者情绪紧张。

22. 该患者首选的护理诊断是（　　）

A. 气体交换受损　　B. 清理呼吸道无效

C. 恐惧　　　　　　D. 发热

E. 焦虑

23. 因患者不能自理，护士将为其进行口腔护理，首先应进行（　　）

A. 准备操作用物　　B. 安置患者体位

C. 解释操作目的　　D. 评估患者口腔情况

E. 选择合适漱口溶液

24. 患者不能自行翻身，"有皮肤完整性受损的危险"，此护理诊断属于（　　）

A. 现存的护理诊断　　B. 可能的护理诊断

C. 健康的护理诊断　　D. 合作性问题

E. 潜在的护理诊断

（吴姣鱼）

3

第三章　护理安全与防护

　　随着社会的进步和医疗事业的发展，人们对健康和医疗护理服务提出了更高的要求。护士是为人们提供健康服务的特殊职业群体，随着现代医学科学的迅速发展，护士的自我防护问题越来越受到关注。因此，护理人员应不断完善安全防范措施，及时解决安全隐患，是保证患者安全，预防护理职业性损伤的重要保证。

第一节　护理安全防范

案例 3-1

　　护士小陈在做治疗时，未进行"三查七对"，误将 8 床患者李某的青霉素 160 万 U 给 4 床患者王某静脉滴注，2～3 分钟后，4 床患者王某出现心前区不适、发绀、呼吸困难等过敏反应的表现，护士小陈立即报告医师进行抢救。4 床患者王某虽经全力抢救，但最终因抢救无效死亡。

　　问题：1. 护士小陈的行为属于什么？

　　　　　2. 护士小陈造成这种行为的原因是什么？

　　　　　3. 在护理职业过程中，如何预防这种行为的发生？

　　护理安全是衡量医院护理管理水平的重要标志，是防范和减少医疗事故及纠纷的重要环节，是保证患者得到良好护理和优质服务的基础，是提高患者满意度的指标。在护理工作中对各种不安全因素进行有效控制，可以保证患者身心健康，保障患者生命安全。因此，护理工作中增强安全意识，落实安全措施，做好安全监控，强化安全管理，是促进护理质量不断提高的保证。

一、概　　述

（一）护理安全的相关概念

　　1. 护理安全　是指在实施护理服务全过程中，患者不发生法律和法定的规章制度允许范围以外的心理、人体结构或功能上的损害、障碍、缺陷或死亡，也包括护理人员自身的安全。

　　2. 患者安全　是指在医疗护理过程中，采取必要的措施和手段，避免患者出现不良后果或受到伤害。

　　3. 护理差错　是指在护理工作中，由于责任心不强、工作疏忽、不严格执行规章制度或违反技术操作规程等原因，给患者造成精神和肉体的痛苦，或影响医疗护理工作的正常进行，但未造成严重后果和构成事故。

4. 护理事故　是指在护理工作中，由于护理人员的过失，直接造成患者死亡、残疾、组织器官损伤，导致功能障碍或明显人身损害的其他后果。

考点：护理安全、护理差错、护理事故的概念

（二）护理安全的意义

1. 有利于提高护理质量　护理质量直接影响到医疗的质量、患者的安危、医院的声誉。临床护理工作中的不安全因素不仅会使患者的病情加重，推迟患者恢复健康的进程，甚至还有可能给患者造成器官功能的障碍而导致残疾或死亡。由此可见，护理安全与护理质量密切相关，护理安全措施的落实，有利于提高护理质量。

2. 有利于创造和谐的医疗环境，提高社会效益和经济效益　护理安全措施是否有效，直接反映医院护理管理水平，影响护士在社会公众中的形象。护理不安全因素引发的后果会造成医疗护理纠纷，引发护患之间的矛盾和争执，甚至导致法律诉讼。因此，监督护理安全措施执行，控制护理差错事故发生，保障护理安全制度落实，不仅可以有效减少差错、事故发生的概率，为患者提供安全可靠的护理服务，赢得患者认同和信赖，同时还可以创造和谐的医疗环境，树立护士在社会公众中的良好形象，有利于提高医院的社会效益和经济效益。

3. 有利于保护护理人员的自身安全　普及护士安全护理及对职业危害的防护知识，提高护理风险管理水平，保证患者合法权益及护士自身安全不受伤害。护士不断学习安全知识，强化安全意识，遵守安全管理制度及操作规程，对职业行为中的有害因素进行科学性的有效保护，可以减少职业暴露机会，避免职业伤害，保护自身安全，减轻职业疲惫感，稳定护理队伍。

二、护理安全的影响因素

（一）护理人员因素

护理人员是护理措施的实施者，因而护理人员素质和数量是影响护理职业安全的主要原因。当前，护理专业人员素质和数量仍不能满足社会的需求，如果不能及时地根据护理专业发展的情况进行调整，通过有效途径和方法提高人员素质和人力资源的数量，影响护理职业安全将越来越显著。当护士素质达不到护理职业要求，护士数量不足而超负荷工作时，就有可能造成言语、行为不当或过失，给患者身心造成不良后果。此外，护理人员法律意识淡薄，不认真执行操作规程，忽视患者的权益，在治疗和护理过程中，不经意地泄漏了患者的隐私；对"举证倒置"认识不足，缺乏自我保护意识等也是护理职业安全的隐患。

（二）技术因素

主要指由于护理人员技术水平低或不够熟练，特别是低年资护士，由于临床经验不足，技术操作不娴熟，操作时发生失误，专业知识相对贫乏，对患者的病情变化也无法及时发现并做出准确判断；缺乏预见性和主动性，对病情变化不能及时处理，延误抢救和失去治疗的良好时机；缺乏应激处理的经验等均可对患者的安全造成威胁。特别是当今医学科学技术的迅猛发展，新技术、新项目大量引进，护理工作中复杂程度高、技术要求高的内容日益增多，不仅增加了护理工作的压力，而且导致护理工作中技术方面风险加大，影响护理职业安全。

（三）管理因素

护理管理制度不健全、管理措施乏力、对护理人员缺乏有效的职业道德教育，医院人

力资源配置不当，管理者无预见性和洞察力，在管理中缺乏公平公正的管理模式，是影响护理安全的主要因素。不重视护理业务技术培训，业务技术水平差；不强化相关法律知识、法律意识淡薄；对工作存在的不安全环节缺乏预见性，未采取相应措施或采取措施不及时；护理人员排班不合理；护理工作责任界定不清晰，团队缺乏凝聚力等都会构成护理职业安全隐患。

（四）环境因素

医院中不安全的环境因素包括以下几个方面。

1. 医院的基础设施，病区物品配置方面　如地面过滑可导致患者跌伤；床旁无床挡可造成患者坠床；药品及用品质量是否合格、有无失效、变质；护理物品数量是否充足、质量有无瑕疵；设备性能是否完善、配套，能否达到规范标准等。

2. 环境污染　如医院环境卫生差，虫媒增多，被昆虫叮咬导致过敏性伤害，以及引发的传染性疾病等。

3. 医用危险品使用不当　如氧气、乙醇、汽油等可导致烧伤；各种电器如烤灯、高频电刀等可导致灼伤；高压氧舱治疗不当导致气压伤；放射性治疗导致放射性皮炎、皮肤溃疡坏死，甚至导致死亡等。

4. 病区治安管理不严　如有可能失窃等犯罪活动的发生，给患者造成经济上的损失和精神上的不安全感等。

（五）患者因素

护理是一项护患双方共同参与的活动，护理活动的正常开展有赖于患者的密切配合及支持。患者的心理素质、对疾病的认识程度及承受能力、家庭经济状况等都将影响患者的情绪，进而影响患者的行为及对医嘱的依从性，形成护理安全隐患。如擅自改变输液滴速、不按医嘱服药、不遵医嘱控制饮食、不定期复查、不配合护理操作、擅自离院外出等。一旦发生意外，患者家属的不合作引起纠纷，也将会增加诸多的护理安全隐患。

三、护理职业安全的防范措施

（一）加强护理安全和法制教育，提高安全和法律意识

重视护理安全教育，提高全体护理人员的安全意识，是保证护理安全的基础。通过经常性的安全知识教育和法制教育，树立"安全第一、质量第一"的观念，提高护理人员的风险意识，增强护理安全工作的自觉性，使护理人员培养良好的职业道德，严格执行规章制度是护理安全的重要保证。护理安全和法律有着密切的关系，增强法律意识，强化法制观念，自觉遵守法律法规，以防范由于法制观念不强所造成的护理事故。护理不安全因素引发的后果，常依据法律手段给予解决，学会运用法律武器维护自身合法权益，强化依法施护和自我保护意识。

（二）科学配置人力资源，加强人员培训

护理人员配置不足，护士长期超负荷工作是导致护理安全隐患的重要因素。因此，科学配置护理人力资源，构建人才梯队，合理排班，做到最大限度地发挥各级护理人员专长，保障护士正常工作秩序，保证护理安全。临床上发生技术性护理事故的基本原因多是由于护理人员的理论知识不够扎实，不够全面，临床经验不足，技术操作有误而引起的。因此，提高护理人员的业务素质，是保障护理安全的重要环节。对各级护理人员有目的、有计划

地加强系统化的培训，注重"三基"理论及技能的训练和考核，合理安排护理人员参加国内外护理专题会议，学习新知识、新观念和新的服务理念，多接受相关知识的学习，不断拓宽知识面，不断提高护理人员的专业水平，才能从根本上防止技术性护理差错、事故的发生，促进护理安全各项工作的落实。

（三）建立健全各项规章制度，提高系统安全性和有效性

提高护理安全防范，预防护理差错、事故的发生，应从提高整个护理系统运行的安全和应对有效性角度入手。完善、有效的安全管理制度是减少护理差错或纠纷的良好保障，为此，护理部应根据医院实际制定一套科学、安全、规范的护理管理制度及相关职责、工作流程，并组织护理人员学习，不定期考核，在实践中不断修订完善，从而保证了护理工作安全、有序开展。如各科室设立缺陷登记本，以制度规范约束护理行为，建立风险管理告知制度，将护理操作中高风险的项目归类成册，将可能出现的问题告知患者；完善签字记录，从入院至出院，护士依照程序把需要做的护理内容和目的告知患者，告知时要注意语言艺术，使其感到可靠和信任，从而自愿接受和配合医疗护理工作；健全医疗报告系统，设立全国性强制性报告系统，鼓励参与自愿报告系统，识别医疗错误并从中吸取教训；合理应用护理标识；建立"危急值（像）"报告制度，并认真执行报告程序；建立职业保险制度，鼓励购买职业保险。

（四）注重关键环节管理，提高管理水平

（1）医院应实行"护理部—科护士长—病区护士长"三级目标管理责任制度，护理部设立安全领导小组，科室成立安全监控小组，各司其职。对于新护士和在职护理人员加强教育和培训，开展"一帮一"的带教形式和以点带面的培训模式，进行全方位持续的在职培养。

（2）监督检查护理物品的质量、性能等是否符合安全，是否对患者、操作人员及社会构成潜在危险，检查物品有无商标、厂址、合格证书等，防止购入假冒伪劣商品。

（3）对有可能影响全局或最容易出问题的环节应重点监控。如手术室、急诊科、ICU、供应室，风险大、涉及广、影响大的工作区域应该给予足够的重视并加强监督。

（五）增强责任感，提高服务意识

护理工作的性质决定了每一项护理活动绝不是一个简单的过程，而是包含着许多复杂环节，每一个环节都有着科学、严谨的规律和规程。护理人员只有严格按照护理操作规程执行各项护理工作，熟悉各类医疗仪器的性能和常规操作，增强工作责任感，提高服务意识，确保护理安全。

（六）加强医院后勤服务，完善支持系统

本着"以患者为中心"的原则，强化医院分管后勤工作科室人员的服务意识，主动为临床工作服务，保证临床工作需要；设备、仪器、设施要有专人维护，定期检查，保持良好备用状态；医院环境清洁、空气质量良好；医院布局、设施和工作流程符合医院感染控制规范要求。

案例 3-1 分析

1. 护士小陈的行为属于护理事故。

2. 护士小陈造成护理事故的原因是未能严格执行护理技术操作规程。

3. 护理人员在进行各项护理活动中，预防护理事故的发生，应认真遵守各项规章制度，严格执行技术操作规程。

第二节　护理职业防护

案例 3-2

某手术室护士小张，在手术中传递器械时，不慎被已接触了患者血液的缝针刺破手套，并刺伤手指。

问题：1. 在护理职业过程中造成职业损伤的因素有哪些？

2. 护士小张被缝针刺伤属于哪方面因素引起的职业损伤？

3. 在护理职业过程中，护理人员如何做好防护？

护士在护理活动中，存在潜在性的职业危害，护士的工作环境及服务对象决定了护士职业的特殊性，她们在给人们带来健康的同时，自身也暴露于各种危险之中。因此，护士应具备对职业危害因素的认识、辨别和处理的基本知识和能力，增强对职业危害的防范意识，自觉做好护理职业防护。

一、概　　述

（一）相关概念

1. 护理职业暴露　是指护理人员工作在医院特定的环境中，在为患者提供服务过程中，经常暴露与感染患者的血液、体液及排泄物污染的环境中，如接触污染的注射器、针头、各种导管等，还有各种理化损伤因子如光、热、电磁辐射等，以及工作压力的影响，有感染某种疾病的危险，即称为护理职业暴露。

2. 护理职业危害　是指护理人员接触存在于医院特定职业环境中的各种有害的化学、物理、生物等因素，而影响人体的正常功能或引发各种各样的疾病。

3. 护理职业防护　是指在护理工作中采取多种有效措施，保护护士免受职业损伤因素的侵袭，或将其所受的伤害降到最低程度。

考点：护理职业暴露、护理职业防护的概念

4. 标准预防　是指认为患者的血液、体液、分泌物、排泄物均具有传染性，需进行隔离，不论是否有明显的血迹、污染，是否接触非完整的皮肤与黏膜，接触上述物质者，必须采取预防措施。

（二）护理职业防护的意义

1. 保障职业安全，维护护士健康　护理职业防护措施的有效实施，不仅可以避免职业卫生和职业安全对护士造成的机体损害，而且还可以控制环境和行为引发的不安全因素。通过职业防护可以维护护士的身体健康，减轻工作过程中的心理压力，增强社会适应能力，提高护士生命质量。

2. 规避职业风险，有效控制危险　护士通过对职业防护知识的学习和技能强化，可以提高护士执业防护的安全意识，使之严格遵守护理操作规程，自觉履行职业规范要求，有效控制职业危险因素，科学规避护理职业风险，减少护理差错、事故的发生，增加护理工作的安全感和成就感。

3. 减少职业损伤，增加经济效益　在进行护理活动时，护士未能按要求做好个人防护，造成自身伤害并需休养治疗时，不但影响工作，同时还需支付医疗费用等，从而影响到个人和医院的经济收入。反之，护士在进行护理活动时，严格执行个人防护，避免了伤害，以健康、饱满的状态投入工作，既能提高工作效率，又能增加经济效益。

4. 营造轻松和谐环境，焕发工作热情　良好安全的职业环境，不仅可以使劳动者产生愉悦的身心效益，而且可以增加护士执业满意度，促进健康的人际交流，使之获得对职业选择的积极认同。同时轻松愉快的工作氛围，可以减少护士工作的压力，改善护理人员的精神卫生状况，焕发职业工作的激情，提高护士的职业适应能力。

二、护理职业损伤危险因素

护理人员在职业工作环境中经常会暴露在各种职业危害中，直接威胁着护士的安全，这些危害因素主要包括生物因素、化学因素、物理因素和心理—社会因素。

（一）生物因素

生物危险因素是指在护理活动中，由于细菌、病毒等病原微生物侵袭，造成对护士身体的伤害因素。护士工作在医院的特殊环境中，每天与患者、患者的分泌物、排泄物、衣物和用具等密切接触，因而容易受到各种生物性有害因素的侵害。常见的有细菌和病毒。

1. 细菌　护理工作中常见的致病菌有链球菌、肺炎球菌、大肠埃希菌等，它们通过呼吸道、消化道、血液、皮肤等途径感染护理人员，导致疾病的发生。

2. 病毒　护理工作环境中最常见的病毒有肝炎病毒、艾滋病病毒、冠状病毒等，传播途径以呼吸道和血液传播较多。

（二）化学因素

在护理活动中，由于工作的需要，护士可通过各种途径接触到多种化学消毒剂或化疗药物，而导致护士受到不同程度的损伤。

常用的消毒剂有甲醛、过氧乙酸、戊二醛、含氯消毒剂等。

常用的化疗药物有环磷酰胺、氮芥、阿霉素、丝裂霉素、5-氟尿嘧啶、铂类等。

（三）物理因素

1. 机械性损伤　常见的机械性损伤有跌伤、扭伤等。临床护理人员在工作中，体力劳动较多，并且劳动强度较大，负重过度，特别是ICU、骨科、精神科、急诊等，需要搬运患者的机会较多，用力不当，不正确的弯腰等容易扭伤腰部，引发腰椎间盘突出，这是护士常见的运动性功能损伤。

2. 温度性损伤　常见的温度性损伤有热水瓶、热水袋烫伤；易燃易爆物品，如氧气、乙醇等所致的各种烧伤；各种电器使用，如烤灯、高频电刀所致的烧伤等。

3. 放射性损伤　在为患者进行放射性诊断和治疗的过程中，如果护理人员自我保护不当，可导致放射性皮炎、皮肤溃疡坏死，甚至会引起皮肤癌。尤其是护理人员在日常工作中，常需定期消毒病室，不可避免地会接触到紫外线，造成不同程度的皮肤红斑、紫外线性眼炎等不良反应。

4. 锐器伤　锐器伤是护理人员最容易且最频繁遭受的职业损伤因素之一。而感染的锐器伤是导致血源性传播疾病的主要因素。目前已证实有二十多种病原体可经过锐器伤直接传播，最常见、危险性最大的是乙型肝炎病毒、丙型肝炎病毒和艾滋病病毒。同时锐器伤对伤者还会造成较大的心理压力，产生焦虑、恐惧，并且引发不同程度的悲观情绪，甚至导致其放弃护理职业。

考点：感染的锐器伤是导致血源性传播疾病的主要因素

 链接

艾滋病职业暴露分级

一级暴露：①暴露源为体液、血液或含有体液、血液的医疗器械、物品；②暴露类型为暴露源沾染了有损伤的皮肤或黏膜，暴露量小且暴露时间短。

二级暴露：①暴露源为体液、血液或含有体液、血液的医疗器械、物品；②暴露类型为暴露源沾染了有损伤的皮肤或黏膜，暴露量大且暴露时间较长；③暴露类型为暴露源刺伤或割伤皮肤，但损伤程度较轻，为表皮擦伤或针刺伤。

三级暴露：①暴露源为体液、血液或含有体液、血液的医疗器械、物品；②暴露类型为暴露源刺伤或割伤皮肤，但损伤程度较重，为深部伤口或割伤物有明显可见的血液。

5. 噪声　噪声主要来源于监护仪、呼吸机的机械声、报警声、患者的呻吟声等。研究人员发现，从 1960 年开始，在世界范围内医院白天的平均声音强度从 57dB 上升到了今天的 72dB，而晚上的声音强度则从原来的 42dB 上升到了 60dB。远远超过 WHO 规定的医院噪音标准，即病房中的声音强度不应超过 35dB。护理人员长期处于这样的工作环境中，会引发多器官功能的改变，严重者可导致听力、神经系统等的损害。

（四）心理 - 社会因素

随着社会经济迅速发展和我国卫生保健体制的改革，人们对健康的标准有了新的要求，但由于护士的缺编，产生了供需失衡的现象，常引发患者和家属对护理工作的不满意、不理解，而导致护患之间矛盾激化，给护士带来极大的精神压力；频繁的夜班，紧张的工作环境，同时由于担心职业环境的风险性、安全性，再加上得不到领导、患者和家属的理解、支持和重视，这些因素在一定程度上也给护士造成很大的心理社会压力。此外，护士的心情常被患者的喜怒哀乐所影响，长期的情绪压抑，也影响到护士的身心健康。

三、护理职业损伤的防范措施

（一）病原微生物侵袭的职业防护

护士在各种护理操作中，应严格遵守消毒、隔离制度及技术操作规程，执行标准预防：如处理污染器械时，应做到先消毒后刷洗，一次性器械放入双层医用防渗漏垃圾袋单独处置，针头、刀片等锐器物品放入利器盒。同时加强个人防护，操作时衣帽整齐，接触患者的血液、体液、排泄物时要带手套，必要时带护目镜、防护面罩，操作完毕后立即洗手。

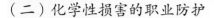

（二）化学性损害的职业防护

1. 化学消毒剂损伤的职业防护

（1）严格遵守使用原则：熟练掌握化学消毒剂的性能、功效、浓度、剂量及操作规程，保证安全。

（2）避免直接接触：在使用和配置化学消毒剂时，要带口罩、帽子和手套，化学消毒剂不慎溅到皮肤或眼时，应立刻用清水反复冲洗，防止造成损伤。

（3）防止环境污染：对易挥发的消毒剂，要阴凉通风，密封保存，防止挥发渗漏，造成环境污染。

（4）注意细节：如消毒剂浸泡的物品使用前需用无菌生理盐水冲净；环氧乙烷消毒的物品必须待气体散尽后方能使用；甲醛熏蒸空气消毒后，通风 2 小时后人员才能进入。

2. 化疗药物损害的职业防护

（1）提供安全的配药环境：条件允许应设专门化疗配药间，配有空气净化装置，在专用层流柜内配药，以保持洁净的配置环境；操作台面应覆以一次性渗透防护垫或吸水纸，以吸附溅出的药液，以免蒸发造成空气污染。

（2）配置药物前准备充分：配药之前用流动水洗手，佩戴一次性防护口罩、帽子、面罩、工作服外套、一次性防渗透隔离衣。操作过程中从呼吸道吸入化疗药物的危险性较大，因此必须带有效的一次性防护口罩。有些化疗药物对皮肤有刺激作用，接触后可直接被吸收，因此操作时必须选择合适的手套。如需要带双层手套时，应在其外面再戴一副乳胶手套。

（3）严格遵守配药时、执行时的操作要求：①割据安瓿前应轻弹其顶部，使附着的药粉降落至瓶底。掰开安瓿时应垫纱布，避免药粉、药液、玻璃碎片四处飞溅，并防止划破手套。②掰开粉剂安瓿溶解药物时，溶酶应沿瓶壁缓慢注入瓶底，待药粉浸透后再搅拌，防止粉末溢出。③瓶装药液稀释后立即抽出瓶内气体，以防瓶内压力过高药液从针眼处溢出。④从药瓶内吸取药液后，先用无菌纱布或棉球裹住瓶塞，再撤针头，防止拔出针头的瞬间药液外溢。⑤抽取药液时，以不超过注射器容量的 3/4 为宜，防止活塞从针筒中意外滑落。⑥操作完毕，脱去手套后用流动水和洗手液彻底洗手并行沐浴，减轻药物毒性作用。

（4）医疗垃圾的处理：①凡与化疗药物接触过的针头、注射器、输液管、棉球、棉签等，必须收集在专用的密封垃圾桶内，标注警示标志统一处理，不能作普通垃圾处理。②处理污物时，护士必须戴帽子、口罩及手套，处理完毕后应彻底洗手。

（三）锐器伤的职业防护

1. 增强自我保护意识 护士进行有可能接触患者的血液、体液的治疗和护理操作时，必须戴手套。操作完毕，脱去手套后应立即洗手，必要时进行手的消毒。如手部皮肤发生破损时，必须带双层手套。在进行侵入性诊疗、护理操作过程中，要保证充足的光线，器械传递要求娴熟规范，注意防止被针头、刀片等锐器刺伤。

2. 锐器使用中的防护 抽吸药液时必须使用无菌针头，抽吸后立即单手操作套上针帽。静脉加药时必须去除针头经三通管给予。使用安瓿制剂时，先用砂轮划痕再掰安瓿，可采取垫棉花或纱布以免割伤皮肤。

3. 严格管理医疗废物 使用后的锐器应直接放入防刺、防渗漏的利器盒中，以防止刺伤。护理工作中应使用便捷的符合国际标准的锐器回收器，严格执行医疗垃圾分类标准。锐器不应与其他医疗垃圾混放，须放置在特定的场所。封好的锐物容器在搬离病房前应有明确的标志，便于监督执行。

4. 纠正损伤的危险行为　①禁止双手回套针头帽；②禁止直接传递锐器；③禁止用手折弯或弄直针头；④禁止徒手携带裸露针头等锐器物；⑤禁止用双手直接接触使用后的针头、刀片等锐器；⑥禁止用双手分离污染的针头和注射器；⑦禁止消毒液浸泡针头；⑧禁止直接接触医疗垃圾。

5. 加强护士健康管理　建立护士健康档案，定期为护士进行体检，并接种相应的疫苗。建立损伤后登记上报制度；建立医疗锐器处理流程；建立受伤员工监控体系，追踪伤者健康状况。

6. 和谐沟通相互合作　为不合作或有昏迷躁动不安患者治疗时，易发生锐器伤害，因此必须请求其他人协助配合，尽量减少锐器误伤自己或患者。

7. 合理安排工作时间　根据工作性质，灵活机动的安排休息时间，使护士身心得以缓冲，减轻压力，焕发精神、提高工作效率，减少锐器伤，保证工作质量。

　链接

锐器伤紧急处理方法

1. 立即用健侧手从近心端向远心端挤压，排出伤口部位的血液，避免在伤口局部来回挤压。

2. 用肥皂水彻底清洗伤口并用流动净水冲洗伤口 5 分钟。

3. 用 2% 碘酊、75% 乙醇，0.5% 碘伏消毒伤口。

4. 向主管部门汇报并填写锐器伤登记表。

5. 请有关专家评估锐器伤并指导处理，根据患者血液中含病毒的多少和伤口的深度、暴露时间、范围进行评估，做相应的处理。

（四）运动性功能损伤的职业防护

常见的运动性功能性损伤有腰椎间盘突出、腰肌劳损和下肢静脉曲张。预防措施如下。

1. 正确运用人体力学原则　在护理活动中，正确运用人体力学原理，可指导护士操作中省力，避免肌肉紧张，提高工作效力。

2. 避免重复或静态的不良姿势　护士在工作中应该有意地变换自己的姿势和体态，以缓解肌肉、关节、骨骼肌疲劳，减轻脊柱负荷。

3. 科学使用保护具　护士在工作中可以佩戴腰围等保护用具以加强腰部的稳定性，保护腰肌和椎间盘不受损伤。但腰围仅在劳动时使用，否则可导致腰肌萎缩，产生腰背痛。对于已患腰椎间盘突出症的护士在佩戴腰围时应注意遵循以下规则：在急性期疼痛加重时坚持佩戴，于卧床休息时解下。

4. 促进下肢血液循环　护士由于工作性质的缘故，经常需长时间静立，导致下肢静脉血液回流受阻，静脉持久扩张，发生下肢静脉曲张，甚至引发严重后果。为了预防下肢静脉曲张发生，护士应避免长时间保持同一姿势，适当、轻微的活动，有助于促进下肢血液循环，减轻下肢静脉瓣膜承受的压力，防止静脉曲张。

5. 其他　加强锻炼、合理营养、增强体质。

（五）心理 - 社会性损伤的职业防护

1. 积极参加各种学习，提高自身综合素质　护士应积极参加继续教育和学术会议及其他形式的学习，增加对学科发展前沿和国内外专业情况的了解，以带来工作变革的方向和动力，扩展专业领域的视野，提高职业竞争力，降低职业风险，增强应对工作压力的能力。护理人员应与时俱进，正视挑战，提升自身综合素质，适应时代的需求。

2. 提高社会地位，重视自身价值感　随着时代的发展，赋予了护士多元化的角色，护士成为"维护和促进人类健康"的重要主力军，社会对护理工作的评价也需得到相应改善。提高护士社会地位，创造一个尊重护士的社会环境，有助于提高护士自我工作价值感，增强应对工作疲溃的动力。

3. 创建和谐的工作环境，培养乐观向上的精神　一个良好的职业环境，可以在一定程度上缓解工作和思想的压力。护士应培养自己的团队合作精神，友好沟通，宽容理解，发挥各自的特长和优势，在满足实现自身价值需要的同时，营造积极向上、和谐温馨、愉快健康的职业环境。积极乐观的精神，愉快的情绪，是战胜疲劳的基础和关键。面对困难和挫折调整心态，以开朗豁达的态度对待，可以缓解压力引起的身心反应，并可将压力转换成积极的动力，成为个人发展的机遇。

4. 进行生理、心理减压，疏导不良情绪影响　合理运用应对压力的技巧，积极疏导负面的躯体和心理反应，可以降低紧张感。同时培养轻松的业余爱好，养成锻炼身体的习惯等，都有助于摆脱焦虑、烦恼，焕发出充沛的精力。

案例 3-2 分析

1. 在护理职业过程中造成职业损伤的因素主要有生物因素、化学因素、物理因素、心理—社会因素。

2. 护士小张被缝针刺伤属于物理因素中的锐器伤。

3. 在护理职业过程中，应做好病原微生物侵袭、化学性损害、锐器伤、运动性功能损伤、心理—社会性损伤的职业防护。

护考链接

A₂ 型题

某医院感染病区护士小李，在工作中不慎被污染的锐器刺伤左手示指，下列通过锐器伤直接传播最常见、危险性最大的疾病是（　　）

A. 甲型肝炎　　　　　B. 乙型肝炎　　　　　C. 丁型肝炎

D. 梅毒　　　　　　　E. 伤寒

分析：锐器伤是护理人员最容易且最频繁受到的职业损伤因素之一。而感染的锐器伤是导致血源性传播疾病的主要因素。目前已证实有二十多种病原体可经过锐器伤直接传播，最常见、危险性最大的是乙型肝炎病毒、丙型肝炎病毒和艾滋病病毒，因此答案选 B。

小结

护理安全与防护越来越受到医护人员的关注，是我们需要探讨和研究的重要课题和社会责任。本文从护理安全防范、护理职业防护两大方面进行论述，在护理活动过程中掌握护理安全的影响因素、护理职业损伤危险因素，并采取护理职业安全的防范措施及护理职业损伤的防范措施，以保证患者安全及护理人员本身的职业健康，不断提高护理质量和护理职业生命质量。

自 测 题

A₁型题

1. 衡量医院护理管理水平的重要标志是（　　）
   A. 护理安全　　　　　B. 护理差错
   C. 护理缺陷　　　　　D. 护理风险
   E. 护理事故

2. 加强护理职业安全教育，应树立的观念是（　　）
   A. 教育第一　　　　　B. 安全第一
   C. 护理第一　　　　　D. 管理第一
   E. 医疗第一

3. WHO规定医院病房的声音强度不超过（　　）
   A. 40dB　　　　　　　B. 45dB
   C. 35dB　　　　　　　D. 60dB
   E. 57dB

4. 护士抽吸化疗药物时，药液应不超过注射器容量的（　　）
   A. 3/4　　　B. 1/2　　　C. 1/3
   D. 2/3　　　E. 1/4

5. 护理人员由于劳动强度大，负重过度，容易导致（　　）
   A. 机械性损伤　　　　B. 化学性损伤
   C. 温度性损伤　　　　D. 放射性损伤
   E. 锐器伤

6. 属于职业损伤危险因素的生物因素是（　　）
   A. 细菌、病毒　　　　B. 甲醛
   C. 机械性损伤　　　　D. 放射性损伤
   E. 锐器伤

A₂型题

7. 护士小陈不慎发生了锐器伤，伤口应用流动净水冲洗的时间是（　　）
   A. 3分钟　　　　　　B. 4分钟
   C. 5分钟　　　　　　D. 2分钟
   E. 10分钟

8. 护士小王为患者进行热疗时，不慎被热水袋烫伤手背，小王的损伤属于（　　）
   A. 化学性损伤　　　　B. 物理性损伤
   C. 社会性损伤　　　　D. 生物性损伤

E. 心理性损伤

9. 患者张某因肺结核住院接受治疗，在医院住院期间被蚊子叮咬，而感染疟疾。该医院的不安全因素属于（　　）
   A. 技术因素　　　　　B. 物质因素
   C. 患者因素　　　　　D. 人员因素
   E. 环境因素

10. 患者李某因急性阑尾炎入院，手术治疗后3天，未经医护人员同意，擅自出院，结果造成伤口感染。造成王某伤口感染的不安全因素是（　　）
    A. 患者因素　　　　　B. 环境因素
    C. 技术因素　　　　　D. 人员因素
    E. 物质因素

11. 李护士在护理操作过程中，下述操作错误的是（　　）
    A. 双手回套针头帽
    B. 污染器械分类消毒后洗刷
    C. 用留置针取代钢针
    D. 用过的针头放在利器盒内集中处理
    E. 操作完毕用流动水清洗

A₃/A₄型题

（12～13题共用题干）

护士小陈给患者注射青霉素时，未认真查对，误将3床患者王某的青霉素注射给1床患者李某，导致1床患者李某发生过敏性休克死亡。

12. 护士小陈在此项操作中出现过失的原因是（　　）
    A. 违反交接班制度
    B. 执行医嘱不完全
    C. 擅自使用护士权力
    D. 不认真执行查对制度
    E. 违反药物的配伍禁忌

13. 护士小陈的行为属于（　　）
    A. 护理安全　　　　　B. 护理差错
    C. 护理风险　　　　　D. 护理预防
    E. 护理事故

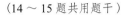

（14 ～ 15 题共用题干）

　　王护士给患者进行注射时，由于患者烦躁，不慎被针头刺伤自己的手指。

14. 导致王护士护理职业暴露的最直接原因是（　　　）

　　A. 患者家属的不理解

　　B. 患者对治疗的不配合

　　C. 护理培训的不到位

　　D. 技术水平的不专业

　　E. 直接接触感染患者

15. 王护士在采取紧急处理措施中，下述措施中错误的是（　　　）

　　A. 立即用健侧手从近心端向远心端挤压

　　B. 用 0.5% 碘伏消毒伤口

　　C. 用流动水冲洗伤口 5 分钟

　　D. 立即在伤口局部来回挤压

　　E. 向主管部门汇报并填写锐器伤登记表

（周小菊）

4

第四章　　医院和住院环境

医院是以诊疗疾病、照顾患者为主要目标的医疗机构，是对群众或特定人群进行防病治病的场所。医院环境与就诊者的身心感受、治疗效果和疾病康复，有着密切的关系。因此，医务人员应具有高尚的医德医风，运用科学的医疗技术和现代化的医疗设备，为就诊者提供高技术含量的医疗服务和完美的生活服务，使其在良好的环境中得到诊治（图 4-1）。

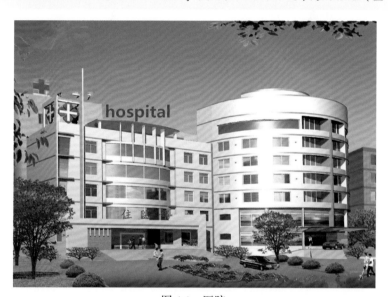

图 4-1　医院

案例 4-1

患者，刘某，女，48 岁，因肺炎住院。住院期间患者前往放射科拍摄 X 线片。

问题：1. 患者拍摄 X 线片时，病床应铺成什么床？

　　　2. 为患者调节病室内的温、湿度应维持在多少合适？

第一节　医院概述

一、医院的性质和特点

（一）性质

卫生部 1982 年 1 月 12 日颁布的《全国医院工作条例》中明确规定："医院是防病治病、

保障人民健康的社会主义卫生事业单位，必须贯彻党和国家的卫生工作方针政策，遵守政府法令，为社会主义现代化建设服务"。这是我国医院的基本性质。

（二）特点

医院是以患者和一定社会人群为主要服务对象，是以医学技术为基本服务手段，从而决定了医院工作的特点如下。

1. 必须以医疗工作为中心，一切为了患者 发扬救死扶伤、人道主义精神，强调医疗效果。

2. 科学性、技术性强 必须遵循生物、心理、社会医学模式去开展工作，既科学分工又强调科学的协作，成为有机的整体。

3. 显著的随机性与规范性 疾病种类多，病情千变万化，必须具有随机应变和应急的能力；同时任何医疗行为都关系到人的生命安全，务必严格规范，严肃认真执行技术操作规程与要求。将随机性与规范性有机地统一。

4. 时间性和连续性强 时间就是生命，在治疗与抢救患者过程中要争分夺秒；同时接受患者就诊、病情观察与治疗要求连续不间断，各种工作安排都应适应医疗工作连续性要求。

5. 具有社会性与群众性 医疗服务面广、四面八方、各行各业、男女老少，医院应尽量满足社会医疗要求；同时医院工作受到社会各种条件与环境的制约，也离不开社会各方面的支持，必须做好公关。

6. 要以社会效益为首位，使社会效益与经济效益有机统一 医院的公益性决定它必须坚持社会效益为首位；同时要讲经济效益，以增强医院实力，提高为患者服务的水平与效果。提高经济效益的根本途径在于提高医疗服务的水平与质量，注意投入与产出的合理比例。

二、医院的任务

随着医学科学的发展、医学模式的转变及人们对疾病与健康概念认识的深化，医院的任务已逐渐从单纯的诊疗、护理患者向疾病的预防和康复方面发展。卫生部颁布的《全国卫生工作条例》指出：医院的任务是"以医疗为中心，在提高医疗质量的基础上，保证教学和科研任务的完成，并不断提高教学和科研水平。同时做好扩大预防、指导基层和计划生育工作"。

1. 医疗工作 是医院的主要任务。医疗工作以诊治疾病和护理服务两大业务为主体，与医院医技部门密切配合，形成一个医疗整体为患者服务。

2. 教学工作 医学专业学生在经过学校教育后，必须进行临床实践教育。即使在职人员也需不断进行继续教育、更新知识和技术，才能熟练掌握各种医疗技能，提高医疗质量，以适应医学科学发展的需要和人民群众的健康需求。医院是进行医学临床教育的重要场所。

3. 科学研究 医院为医学科学工作者提供临床实践和科学研究的场所。许多临床上的难题，要通过科学研究来解决，以推动医学科学的发展，更好地服务于民众。因此，医院是促进医学科学发展的重要科研基地。

4. 预防和社区卫生服务 医院除医疗服务外，还需进行预防保健服务。为基层医院提供计划生育、疾病普查和健康咨询等指导。开展社区和家庭卫生保健服务，进行健康教育，倡导健康生活方式，增强人们健康意识，延长寿命，提高生活质量。

考点：医院的任务

三、医院的种类

根据不同的划分方法，可将医院划分为不同的类型（表4-1）。

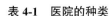

表 4-1　医院的种类

划分方法	医院类型
按收治范围划分	综合医院、康复医院、职业病医院、专科医院（传染病、结核病、精神病、肿瘤、口腔、妇婴、骨科医院的等）
按特定任务划分	军队医院、企业医院、医学院校附属医院、科研医院
按地区划分	城市医院（市、区、街道医院）、农村医院（县、乡、镇医院）
按运营目标划分	营利性医院（私立医院、股份制医院、股份合作制医院、中外合资医院）、非营利性医院（政府医院、企业医院、社区医院及民办医院）
按所有制划分	全民所有制医院、集体所有制医院、个体所有制医院、中外合资医院

医院分级管理是按照医院的功能、规模、技术力量、服务地域、管理机关及服务质量等综合水平，将其划分为一定级别和等次的标准化管理（表 4-2）。

表 4-2　医院的分级

级别	医院	功能
一级	农村乡、镇卫生院，城市街道医院	对人民群众提供一级预防，并进行多发病、常见病的管理，对疑难重症做好正确转诊，协助高层次医院搞好住院前后的服务
二级	一般市、县医院，省会城市、直辖市的区级医院和相当规模的厂矿、企事业单位的职工医院	提供医疗护理、预防保健和康复服务，参与指导对高危人群的监测，接受一级医院转诊，指导一级医院的业务，承担一定程度的教学和科研
三级	全国省、直辖市直属的省级大医院及医学院校的附属医院	提供全面连续的医疗护理、预防保健、康复服务和高水平的专科医疗服务，解决危重疑难病症，接受二级医院转诊，对下级医院进行指导和培训，并承担教学、科研任务

护考链接

A_1 型题

医院按收治范围分，可分为（　　）

A. 一级医院、二级医院和三级医院　　　　B. 军队医院和地方医院

C. 综合性医院和专科医院　　　　D. 全民医院、集体医院和民营医院

E. 非营利性医院和营利性医院

分析：医院按收治患者范围分类，可分为综合医院、专科医院、康复医院、儿童医院、职业医院。因此该题答案选 C。

四、医院的组织结构

根据我国医院的组织结构模式，医院大致由四大系统构成：诊疗部门、辅助诊疗部门、护理部门、行政后勤部门（图 4-2）。各部门之间既分工明确，各尽其责，又相互协调，相互合作。

诊疗部门：是医院为就诊者服务的第一线，也是医院的主要业务部门。

辅助诊疗部门：以专门技术和设备辅助诊疗工作，是现代医院的重要环节。

护理部门：是一个贯穿整个医院功能范围的综合性部门，由护理部统一领导。

行政后勤部门：是进行人、财、物保障的辅助部门。

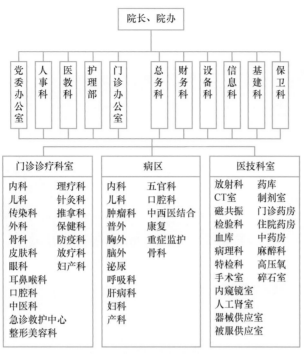

图 4-2 医院组织结构模式图

第二节 门诊部的设施及护理工作

门诊部是医院面向社会的窗口，是医疗工作的第一线，是直接对人民群众进行诊断、治疗、护理和预防保健的场所。门诊部的医疗护理工作质量直接影响公众对医院的认识和评价。门诊部包括门诊和急诊。

一、门 诊

（一）设置和布局

医院按不同部门分设门诊各科。门诊的候诊与就诊环境，应以方便患者为目的，突出公共卫生为原则，做到布局合理、卫生设施齐全、安静、整洁、美化、绿化，备有醒目的标志和路牌，以方便患者诊治疾病。

门诊部应设有预检分诊处、挂号处、收费处、药房、各医技科室、各科诊察室、综合治疗室及咨询处等（图 4-3）。诊察室内应有诊察床、桌子、洗手池等设施，各种检查用具及化验单、检查申请单、处方等放置有序，保持桌面整洁。综合治疗室内应设有必要的急救设备，如氧气瓶、电动吸引器、急救药品等。

（二）门诊护理工作

1. 预检分诊 现代医院门诊分科很细，患者难以准确选科就诊，因此应预检分诊，以提高医院工作效率，缩短患者就诊时间。预检工作需由实践经验丰富的护士担任，在扼要询问病史、观察病情的基础上，做出初步判断，给予合理的分诊指导和传染病管理，做到先预检分诊，后挂号治疗（图 4-4）。

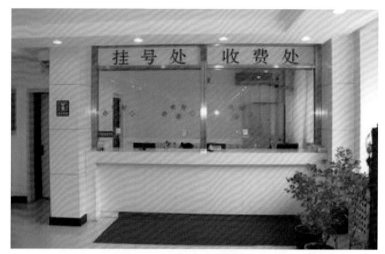

图 4-3　门诊部挂号处

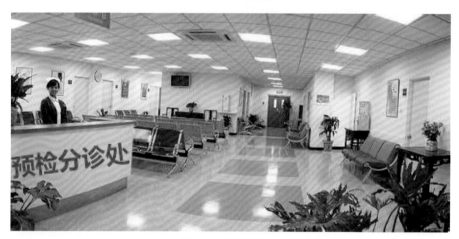

图 4-4　预检分诊处

2. 安排候诊与就诊　患者挂号后，分别到各科候诊室候诊。候诊室护士应做好以下护理工作。

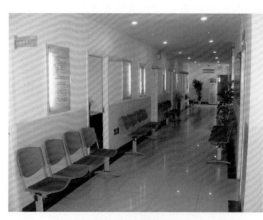

图 4-5　候诊处

（1）准备好各种检查器械、用物，保持良好的诊疗环境和候诊环境。

（2）分理初诊和复诊病案，收集整理化验单和检查报告单等。

（3）根据病情测量体温、脉搏、呼吸等，并记录在门诊病案上。

（4）按先后次序安排就诊。必要时护士应协助医生进行诊查工作。

（5）密切观察候诊患者病情，遇到高热、剧痛、呼吸困难、出血、休克等，应立即安排提前就诊或送急诊室处理；对病情较重或年老体弱者，可适当调整就诊顺序（图4-5）。

3. 健康教育　可利用候诊时间，采用口头、图片、黑板报、电视录像或赠送有关健康宣传手册等不同形式，开展健康教育。并对患者提出的问题给予适当的解答。

4. 治疗　对需在门诊进行的治疗，如注射、换药、导尿、灌肠、穿刺等，应严格执行操作规程，确保治疗安全、有效。

5. 消毒隔离　门诊工作具有来往人员多、病种杂、感染概率高等特点。因此，门诊的空间、地面、墙壁、桌椅、担架、推车及诊疗、护理所用的医疗器械等，应认真做好清洁、消毒、灭菌工作，防止交叉感染的发生。对传染病或疑有传染病者，应分诊到隔离门诊就诊，并做好疫情报告。

考点：①遇特殊患者就诊时护士应如何处理？②对传染病患者应安排到隔离门诊就诊

护考链接

A_2 型题

患者张某，56岁，因身体不适来院就诊，候诊时，突然出现腹痛难忍、面色苍白、出冷汗、呼吸急促，门诊护士应（　　）

A. 与患者沟通并给予安慰　　　B. 嘱患者平卧休息

C. 安排患者提前就诊　　　　　D. 请医生加快诊疗速度

E. 给予解痉镇痛药物

分析：密切观察候诊患者病情，遇到高热、剧痛、呼吸困难、出血、休克等，应立即安排提前就诊或送急诊室处理。所以答案选C。

 链接

门诊便民服务措施

1. 在门诊大厅设咨询台，配专职咨询员，对危重、行走不便的无助患者实行全程导诊。

2. 门诊前厅设有专家一览表及每日专家、专科出诊一览表，患者可点名挂号，全体医务人员接受社会公众监督。

3. 门诊设科室位置图，各种指示标识规范、明显、准确。

4. 门诊为行动不便的患者提供轮椅及担架车，各楼层设候诊椅，方便患者候诊。

5. 开辟绿色通道，实行24小时急诊，急危重患者可先抢救再办入院手续，急诊需手术患者30分钟内进入手术室。

6. 残疾人、孕妇、现役军人、70岁以上患者可优先安排就诊、检查等。

7. 收费处备有零钱找零，为老年人提供老花镜；增设收费、取药服务窗口，减少患者等候时间，免费为患者提供装药用塑料袋。

8. 门诊各层设有厕所，一层设有开水房，门诊大厅和输液室设有饮水机，24小时提供开水，备有一次性口杯，方便患者饮用，并设有注意安全标志。

9. 输液患者均设输液卡，护士每15分钟巡视一次。

10. 设立便民袋，内装针线、信纸、信封等，免费为患者提供服务。

11. 在规定的时间内完成各种检查、化验、急诊检查项目。放射科保证做到急诊床旁片随叫随到，普通平片半小时内出结果，平诊1小时内出结果。特急诊患者做CT以最快的速度出报告，必要时，医生直接到相关科室阅片。

12. 检查报告单有中文注释，注明正常项目值。

13. 在门诊前厅设有专门化验单存放处，专人负责查找化验单。外地患者免费邮寄检查报告单。

14. 70岁以上老年人免交挂号费。

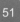

15. 向患者介绍两种以上相同功效不同价位的药品，以供患者选择。费用较高的大型医疗设备检查前必须先征求患者意见，并签署相关知情同意。

16. 在门诊前厅设有触摸屏及收费项目价格的宣传板块，公布收费项目价格，实行患者费用清单制，增加收费透明度，患者对收费有异议时，必须在7天内给予妥善解决，如发现多收费，除退还多收部分外，对多收的科室予以罚款。

17. 在门诊大厅及候诊楼道内设有宣传栏，向患者及家属宣传疾病的预防和治疗的相关知识，做好诊前指导。

18. 在门诊候诊大厅内备有手消毒设备，为前来就诊的人员提供免费手消毒。

二、急　诊

急诊科是医院接收和救治急、危、重症患者的场所，是抢救患者生命的第一线。对危及生命的患者和意外灾害事件，需立即组织人力、物力，按照急救程序进行抢救。急诊科的特点：患者病情急、周转快、时间性强；护理工作范围广、任务繁重而复杂；急诊科护士要求有良好的职业素质、严格的时间观念、高度的责任心、敏捷的动作、敏锐的临床思维、娴熟的抢救技术，才能胜任高质量、高效能地急救工作。因此，急诊科护理的组织和技术管理应达到标准化、程序化、制度化。

（一）急诊科的设置和布局

急诊科应设有独立的预检分诊处、诊疗室、治疗室、抢救室、监护室、观察室、清创室等，还应设药房、化验室、X线室、心电图室、挂号室及收费室等，有条件的要设立监护室、急诊手术室等。

急诊科环境要宽敞，光线明亮，空气流通，安静整洁。要有专用通道和宽敞的出入口，标志和路标应醒目，夜间有明显的灯光，并有电话等先进通讯设施，以方便急症患者就诊和最大限度缩短就诊时间，争取抢救时机。急诊科要保证24小时应诊。

（二）急诊护理工作

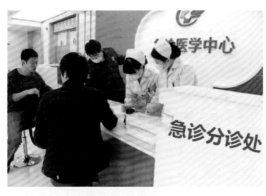

图 4-6　急诊分诊处

1. 预检分诊　急诊患者到达急诊科，应有专人负责出迎。预检护士要掌握急诊就诊标准，做到"一问、二看、三检查、四分诊"的顺序，初步判断疾病的轻重缓急，迅速将患者分诊到相应的诊室、抢救室进行诊治或抢救（图4-6）。遇有危重患者立即通知值班医生及抢救室护士；意外灾害事件应立即通知护士长及医务部；法律纠纷、刑事案件、交通事故等情况，应迅速报告医院保卫部门或直接与公安部门取得联系，请家属或陪送者留下以配合工作。

2. 抢救工作

（1）物品准备：备好各种急救药品和抢救设备是挽救患者生命的关键。急诊常用的抢救物品包括一般用物、无菌用物和急救包、急救设备、急救药品和通讯设备（表4-3）。一切抢救物品应做到"五定"，即定品种数量、定点安置、定人保管、定期消毒灭菌和定期检查维修。护士需熟悉抢救物品的性能和用法，并能排除一般性故障，使所有急救物品处于良好备用状态，急救物品完好率要求达 100%。

表 4-3　急诊常用的抢救物品

物品种类	物品名称
一般物品	血压计、听诊器、张口器、压舌板、舌钳、手电筒、止血带、输液架（或输液轨道）、氧气管、吸痰管、胃管等
无菌物品及急救包	各种型号注射器和针头、输液器、输血器、输液泵、静脉切开包、气管插管包、气管切开包、开胸包、导尿包、各种穿刺包、无菌手套及无菌敷料等
急救设备	中心供氧系统或氧气筒、中心吸引装置或电动吸引器、心电监护仪、除颤器、心脏起搏器、呼吸机、超声波诊断仪、洗胃机等，条件许可备移动式（手提）X 线机、手术床、多功能抢救床
急救药品	中枢兴奋药，升压、降压药，强心药，止喘药，抗休克和心律失常药，血管扩张和止血药，镇痛药，镇静药，解毒药，抗过敏药，抗惊厥药，脱水利尿药，激素，纠正水、电解素紊乱及酸碱平衡失调药，各种静脉液体、局部麻醉药及抗生素药等
通讯设备	设有自动传呼系统、专用电话、对讲机等

（2）配合抢救：抢救过程中医护人员协调一致、积极有效地配合，可以赢得宝贵的抢救时间，提高危重患者急救的成功率，降低伤残率和死亡率。

1）严格按抢救程序和操作规程实施抢救措施，做到争分夺秒：医生到达前，护士应根据病情做出初步判断，给予紧急处理，如测量血压、吸氧、吸痰、止血、配血、建立静脉通路、进行人工呼吸、胸外心脏按压等；医生到达后，立即汇报处理情况，积极配合抢救，正确执行医嘱，密切观察病情动态变化，为医生提供及时有效的信息。

2）做好抢救记录和查对工作：记录的内容包括：患者和医生到达的时间；抢救措施落实和停止的时间；执行医嘱的内容及病情的动态变化。要求字迹清晰、及时、准确。

3）严格执行查对制度：抢救过程中，凡口头医嘱必须向医生复述一遍，双方确定无误后尚可执行。抢救完毕后，请医生在 6 小时内补写医嘱和处方。各种急救药品的空安瓿需经 2 人核对后，方可弃去；输液袋、输血袋等用后均应统一放置，以便统计查对，核实与医嘱是否相符。

3. 病情观察　急诊科设有一定数量的观察床，收治已明确诊断但因各种原因暂时不能住院的患者，或暂时不能确诊的患者，或只需短时间观察，病情稳定后即可返家的患者。留观时间一般为 3～7 天。留观室护理工作包括以下内容。

（1）入室登记，建立病案，详细填写各项记录，认真书写病情报告。

（2）主动巡视和观察患者病情，及时执行医嘱，做好晨晚间护理及各项基础护理工作，加强心理护理。

考点：急诊的护理工作内容

（3）做好患者及家属的管理工作，保持观察室整洁安静。

 链接

急诊绿色通道管理范畴

需要进入急诊绿色通道的患者是指在短时间内发病，所患疾病可能在短时间内（＜6小时）危及生命的急危重症患者。这些疾病包括但不限于以下几种。

1. 急性创伤引起的体表开裂出血、开放性骨折、内脏破裂出血、颅脑出血、高压性气胸等及其他可能危及生命的创伤；急性心肌梗死、急性心力衰竭、急性脑卒中、急性颅脑损伤、急性呼吸衰竭等重点病种。

2.气道异物或梗阻、急性中毒、电击伤、溺水等。

3.急性冠脉综合征、急性肺水肿、急性肺栓塞、大咯血、休克、严重哮喘持续状态、消化道大出血、急性脑血管意外、昏迷、重症酮症酸中毒、甲状腺功能亢进危象等。

4.宫外孕大出血、产科大出血等。

5.消化性溃疡穿孔、急性肠梗阻等急腹症。

6.群体性（3人以上）伤、病、中毒等情况。

7.就诊时无姓名（不知姓名）、无家属、无治疗经费的"三无"人员也在绿色通道管理范畴内。

护考链接

A_1 型题

急救时口头医嘱正确的处理方法是（　　）

A.立即执行　　　　　　　　B.护士复诵一遍后即执行

C.待护士写到医嘱单上再执行　　D.护士复诵后，医护双方确认无误再执行

E.须在护士长监督下执行

分析：抢救过程中，凡口头医嘱必须向医生复述一遍，双方确定无误后尚可执行。因此该题答案选D。

第三节　病　区

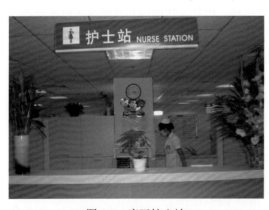

图4-7　病区护士站

病区（图4-7）是住院患者接受诊疗、护理及修养的场所，也是医护人员开展医疗、护理、预防、教学、科研活动的重要基地。

一、病区的设置和布局

病区设有病室、危重病室、抢救室、治疗室、护士办公室、医生办公室、配餐室、盥洗室、浴室、库房、洗涤间、厕所、医护值班室和示教室等。有条件的医院可设置学习室、娱乐室、会客室、健身室等。

病区的布局应科学合理，以方便治疗和护理工作。如护士办公室（或护士站）应设在病区的中心位置，与抢救室、危重病室及治疗室邻近，以便观察病情、抢救患者和准备物品。每个病区最好设30～40张病床，有条件的医院可设置中心供氧及中心吸引装置、呼叫系统、电视、电话、壁柜、卫生间等，或设立单人病室，病室布置温馨，充分体现医院人性化服务理念。

链接

重症监护病区（ICU）：冠心病监护病区（CCU）、新生儿监护病区（NICU）、肾透析病区（MOCU）等。ICU的平面布局的要求是：从中心监护台能观察到所有患者；病室排列宽敞，便于抢救；内分清洁区和非清洁区；有固定放置药物、仪器及其他医疗用品的场所。

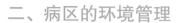

二、病区的环境管理

病区环境包括社会环境和物理环境。医护人员应创造一个良好的住院环境，以满足患者生理、心理及治疗的需要。

（一）社会环境

医院是社会的窗口，是社会环境的一个特殊组成部分。患者住进医院，对接触的人、陈设、规则、气味、声音等都会感到陌生和不习惯，难免产生焦虑、失落、恐惧等不良心理反应，护士应为患者创造和维持一个良好的社会环境，消除患者不良的心理反应，帮助患者尽快适应医院环境。

1. 建立良好的人际关系 影响住院患者身心康复的人际关系包括医患关系、护患关系和病友关系。帮助患者创建和维护良好的人际关系的措施如下。

（1）护士在进行医疗护理活动时，无论患者的年龄、性别、民族、信仰、文化程度、职位高低、远近亲疏，应做到一视同仁。

（2）护士要以端庄、沉着、热情、关注的仪表和神态，以护理操作时稳、准、快的行为和举止，以严肃认真、一丝不苟的工作态度和乐观开朗、积极向上的情绪，带给患者心理上的安慰，从而使之产生信任感、安全感，增强战胜疾病的信心。

（3）尊重患者的权利与人格。

（4）鼓励病友间相互帮助和照顾，以增进友谊与团结，消除陌生与不安情绪，营造融洽愉快的氛围。

2. 帮助患者遵守医院规则 医院为了保证医疗、护理工作的顺利开展及预防医院内感染等而制定各种规则，如入院须知、探视制度、陪护制度等，以便为患者提供良好的休息与睡眠环境，保证诊疗护理工作的正常进行，预防和控制医院感染的发生，促使患者早日恢复健康。院规既是对患者行为的指导，也是对患者的一种约束，会对患者产生一定的影响。因此，医院应制定合理的医院规则，并帮助患者适应，具体的措施如下。

（1）热情接待，耐心解释，取得患者的理解和配合：向患者及家属解释每一项院规的内容和执行各项院规的必要性，得到患者及家属的理解，使其主动配合，自觉遵守各项规章制度。

（2）在维护院规的情况下，让患者有一定的自主权：由于患者入院后，凡事都要遵从医生护士的安排和院规的约束，容易产生压抑和无从感。因此，在维护院规的前提下，尽可能让患者对个人环境拥有自主权，并对其居住空间表示尊重，如进门时先敲门；为患者服务时，先取得患者同意等。

（3）尊重探视人员，如探视时间和行为不恰当，劝阻和限制方法应适当。鼓励患者家属和朋友来探视，以减轻患者的孤独感。如果探视者不受患者的欢迎，或探视时间不适当，影响医疗护理工作，则要适当的劝阻和限制，并给予解释，取得患者、家属及探视者的谅解。

（4）及时向患者提供与其检查、治疗、护理等相关的信息，并鼓励患者参与护理计划的制订。

（5）尊重患者的隐私权，为患者做治疗护理时，应该适当地遮挡患者。护士有义务为患者的诊断、检查结果、治疗与记录等信息保密。

（6）做好患者的照顾。对于生活能力受限的患者，护士应主动巡视，及时帮助；同时鼓励患者参与自我照顾，帮助其恢复自信心和自护能力。

（二）物理环境

病区的物理环境是影响患者身心舒适的重要因素，对病区物理环境进行适当的调控，使其保持安静、整洁、舒适和安全，可促进患者疾病的痊愈和健康的恢复。

1. 安静 安静的医院环境可使患者减轻焦虑，得到充分的休息和睡眠，促进其早日康复。根据 WHO 规定的噪声标准，白天病区的噪声强度应控制在 35 ～ 40dB，若达到 50 ～ 60dB 则对患者的休养产生干扰。因此病区内应采取的具体的措施如下。

(1) 病区的桌椅脚应钉上橡胶垫，推车的轮轴、门窗合叶应定期滴注润滑油。

(2) 向患者及家属宣传保持病室安静的重要性，以取得他们的配合，共同创造一个安静的环境。

(3) 医护人员应做到"四轻"：走路轻、说话轻、操作轻、关门轻。

(4) 加强对患者及家属的宣传工作，共同保持病室安静。

链接

噪声的分类

0 ～ 20 分贝　很静、几乎感觉不到

20 ～ 40 分贝　安静、犹如轻声絮语

40 ～ 60 分贝　一般、普通室内谈话

60 ～ 70 分贝　吵闹、有损神经

70 ～ 90 分贝　很吵、神经细胞受到破坏

90 ～ 100 分贝　吵闹加剧、听力受损

考点：WHO 规定的噪声标准

100 ～ 120 分贝　难以忍受、呆一分钟即暂时致聋

120 分贝　以上极度聋或全聋

2. 整洁 主要指病区的护理单元和医疗护理操作环境应整洁。要求达到避免污垢积存，防止细菌滋生的目的。保持病区环境整洁的措施如下。

(1) 病区陈设齐全，规格统一，布局合理，摆放整齐，方便取用。做到物有定位，用后归位。

(2) 及时清理环境，病区内墙、地面及所有物品采用湿式清扫法。

(3) 治疗后的用物应立即撤去，排泄物、废弃物、污染物应及时清除。

(4) 患者的皮肤、头发保持清洁，被服、衣裤定期更换。

(5) 护理人员仪表端庄，服装整洁、大方得体。

3. 舒适 主要是指病室的温度、湿度、通风、光线、装饰等方面对患者的影响及调节。

(1) 温度：适宜的温度可使患者感到舒适、安宁，能减少能量消耗。室温过高会使神经系统受到抑制，干扰消化与呼吸功能，不利于机体散热，使患者感到烦躁；室温过低，会使患者畏寒，易受凉，肌肉紧张。一般病室内温度保持在 18 ～ 22℃为宜，新生儿、老年人、产房、手术室、重症监护室以 22 ～ 24℃为宜。因此，病室应备有室温计，随时观察室温

考点：病室内适宜的温度

并给予调节，可根据季节和条件采用不同的措施，此外，应根据气温变化适当增减患者的衣服和盖被，在执行治疗、护理操作时，应尽量避免暴露患者。

(2) 湿度：湿度会影响皮肤蒸发散热的速度，从而影响患者的舒适感。湿度过高，蒸发作用减慢，可抑制出汗，患者感到湿闷不适，尿量增加，加重肾脏负担；湿度过低，空气干燥，人体蒸发大量水分，患者感到呼吸道黏膜干燥、口干、咽痛，对气管切开或呼吸道感染患者尤为不利。病室的相对湿度以 50% ～ 60% 为宜。因此，病室应备有湿度计，以

便对湿度观察和调节，可根据季节和条件采用开窗通风、地面洒水、暖气上放置湿毛巾、使用加湿器或利用空调设备等措施调节室内湿度。

考点：病室内适宜的湿度

案例 4-1 分析 1

患者肺炎为一般患者，其病室内的温度应保持在 18～22℃为宜，湿度以 50%～60% 为宜。

（3）通风：通风换气可以调节室内温度和湿度，增加氧含量，降低二氧化碳浓度和微生物的密度，使患者感到舒适，避免产生烦躁、倦怠、头晕、食欲缺乏等症状，有利于患者康复。通风效果随通风面积（门窗大小）、室内外温度差、通风时间及室外气流速度而异。一般病室通风 30 分钟即可达到换气目的。通风时应避免对流风直吹患者，以免着凉。

（4）光线：病室内的光线亮度可影响患者的舒适感。适当的采光和照明可提供安全环境，有利于观察病情及治疗、护理操作的顺利进行。病室采光有自然光源和人工光源两种。

日光是维持人类健康的要素之一，适量的日光照射可使照射部位温度升高，血管扩张，血流增快，改善皮肤和组织的营养状况，使人食欲增加。另外，日光中的紫外线有强大的杀菌作用，并可促进机体内生成维生素 D。日光的照射还可减少患者与外界的隔离感。因此，病室应经常开启门窗，使阳光直接射入，或协助患者到户外接受阳光照射，以增进身心舒适感。但应注意避免阳光直射眼睛，以免引起目眩，午睡时应用窗帘遮挡光线。

人工光源常用于满足夜间照明及平时特殊检查、治疗和护理的需要。护理人员应根据不同需要对光线进行调节。楼梯间、治疗室、抢救室、监护室内的灯光要明亮；普通病室除一般吊灯外，还应有床头灯、壁灯或地灯，床头灯最好是光线可调节型，其开关应放置在患者易触及处。必要时，还可备有一定数量的鹅颈灯，以适用于不同角度的照明，为特殊诊疗提供方便。夜间使用壁灯或地灯，既可方便夜间的巡视工作，又不影响患者的睡眠。

（5）装饰：病室的装饰应以简洁美观，家庭化为主。环境色彩会影响人的情绪、行为和健康。以往病室及医务人员的工作服多采用白色，易使患者产生单调、恐惧感。现代医院多根据不同护理对象的需求而选择合适的色彩，如儿科护士服装采用粉红色，给人温馨亲切的感觉，减轻儿童的恐惧感；手术室选用绿色，给人安静舒适的感觉，增加患者的信任感，也有着"绿色生命通道"的寓意；浅蓝色使人心胸开阔，奶油色则给人以柔和、悦目、宁静感。病室墙壁上方选涂白色，下方选涂浅绿色或浅蓝色，以避免白色反光，引起患者疲劳。病床、桌、椅、窗帘、被套、床单等也趋向家居化，以满足患者的需要。绿色植物及鲜花可使人赏心悦目，并增添生机，给患者以美的享受，增强其战胜疾病的勇气和信心。可在病室内外及走廊上摆设鲜花和绿色盆景植物，在病室周围建设花坛、草坪，种植树木等，优化住院环境。

4. 安全 护理人员要及时评估影响个体及环境安全的因素，并积极采取措施进行防范。措施如下。

（1）避免医源性损伤：医源性损伤是指由于医务人员言语及行为上的过失造成患者心身的损害。给患者进行治疗护理操作时，应严格遵循操作规程和查对制度，防止差错事故发生；责任心强，语言、行为符合职业规范，以免造成患者生理和心理上的损伤。

（2）避免各种原因导致的意外损伤

1）机械性损伤：常见的有跌伤、撞伤、阻塞等损伤，对这些损伤要注意预防。对昏迷、神志不清、躁动不安的患者及婴幼儿可用床挡保护，必要时可用约束带，对年老体弱、行动不便、服用镇静药及长期卧床初次下床的患者应给予搀扶；病室地面应注意保持干燥、整洁，物品放置稳妥；患者常用物品应放在其容易拿取处；走廊、浴室、厕所应设置扶手，供患者活动不便时使用；浴室和厕所还应设置呼叫器，以利于患者必要时使用；在精神科病房，应注意将刀片、剪刀等锐器收好，不让患者接触到。

2）温度性损伤：常见的温度性损伤有热水袋、热水瓶所致的烫伤；易燃易爆危险品，如氧气、煤气、酒精、汽油等所致的各种烧伤；各种电器如烤灯、高频电刀等所导致的灼伤；应用冰袋等所导致的冻伤等。护理人员在应用冷、热疗法时，应严格掌握操作要求，注意观察局部皮肤变化，鼓励患者及时反映不适，小儿或容易受伤的患者在做热疗期间应有专人陪护；对易燃易爆的物品应妥善保存，对医院内各种电器设备应经常检查，及时维修。

3）压力性损伤：常见的有因骨隆突处长期受压及打石膏或夹板固定过紧，形成的局部压疮；因高压氧舱治疗不当所致的气压伤等。因此在工作中，须加强对危重患者或长期卧床患者的护理。

4）放射性损伤：各种放射性治疗（深部 X 射线、直线加速器等），虽是肿瘤的有效局部治疗手段，但如治疗过程中处理不当，可导致放射性皮炎、皮肤溃疡坏死，甚至死亡。因此，在使用 X 射线及其他放射性物质进行诊断或治疗时，要对当场人员采取适当的保护措施。如穿铅衣外套、手套等进行保护。对于接受放射性诊断或治疗的患者，应尽量减少患者身体不必要的暴露。保持照射野的标记，同时要正确掌握照射剂量和时间。

5）化学性损伤：应用各种化学性药物时，由于药物剂量过大或浓度过高，用药次数过多，用药配伍不当，甚至用错药等，均可引起化学性损伤。护理人员应具有一定的药理知识，掌握常用药物的保管原则和药疗原则；用药时，严格"三查八对"，注意配伍禁忌，用药后的反应。

6）生物性损伤：预防原则为控制感染源，切断传播途径，保护易感人群。具体措施为严格执行消毒隔离制度，遵守无菌技术操作原则，加强危重患者的护理，增强患者的体质。

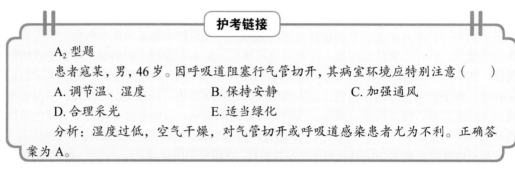

护考链接

A_2 型题

患者寇某，男，46 岁。因呼吸道阻塞行气管切开，其病室环境应特别注意（　　）

A. 调节温、湿度　　　　B. 保持安静　　　　C. 加强通风

D. 合理采光　　　　　　E. 适当绿化

分析：湿度过低，空气干燥，对气管切开或呼吸道感染患者尤为不利。正确答案为 A。

（3）避免医院内感染：病区应有严格的管理系统和措施，预防医院内感染。如操作中严格执行无菌技术操作原则和消毒隔离制度，定期对病室及各种设备进行清洁、消毒、灭菌等。

三、病床单位及其设备

床单位是指医院提供给患者使用的家具与设备。每个床单位应备有床、床垫、床褥、枕芯、棉胎或毛毯、大单、被套、枕套，需要时加一次性中单，还要有床旁桌及椅子（或装有床上桌）。床头墙壁上有照明装置、呼叫装置、供氧和吸引终端等设施（图 4-8）。床单位设备规格应统一，制作要符合要求（表 4-4）。

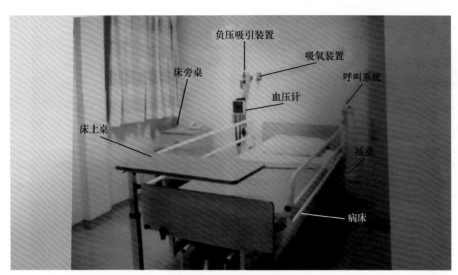

图 4-8　病床单位设置

表 4-4　病床、被服规格与要求

物品名称	规格	要求
床	长 200cm，宽 90cm，高 60cm	钢丝床：床头、床尾可支起或摇起，以调节体位。床脚装有小轮，便于移动
		可固定木板床：骨科患者多用。有的则在钢丝床上放一块木板
		电动控制多功能床：患者可通过按钮自行控制床的升降或改变体位
床垫	长宽与床规格相同，厚 9～10cm	用棕丝或海绵作垫芯，垫面选用牢固的布料制作
床褥	长宽与床规格相同	用棉花作褥芯，棉布作褥面
棉胎	长 210cm，宽 160cm	多用棉花胎，也可用人造棉或羽绒被
枕芯	长 60cm，宽 40cm	内装荞麦皮、木棉或高弹睛纶丝绵，以棉布作枕面
大单	长 250cm，宽 180cm	用棉布制作
被套	长 230cm，宽 170cm	用棉布制作，尾端开口处钉有系带
枕套	长 75cm，宽 45cm	用棉布制作
橡胶中单	长 85cm，两端各加白布40cm，宽 65cm	中间用橡胶制作，两端用棉布制作
中单	长 170cm，宽 85cm	用棉布制作

四、铺　床　法

病床是患者睡眠和休息的地方。由于疾病的限制和治疗的需要，患者许多活动只能在床上进行，所以病床一定要符合实用、耐用、舒适、安全的原则。临床常用的铺床法有铺备用床法、铺暂空床法和铺麻醉床法。

（一）铺备用床法（图 4-9）

【目的】

（1）保持病室整洁、舒适和美观。

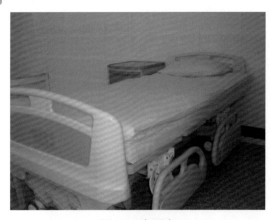

图 4-9　备用床

（2）准备迎接新患者。

【评估】

（1）同病室其他患者是否进行治疗或进餐。

（2）床单位设备有无损坏，是否符合要求。

【准备】

1. 护士准备　着装整洁，洗手，戴口罩。

2. 用物准备　床垫、床褥、棉胎、枕芯、大单、被套、枕套、床旁桌、床旁椅。

3. 环境准备　病室清洁、通风，无患者进行治疗或进餐。

【实施】

1. 操作步骤　见表 4-5。

表 4-5　铺备用床法

操作步骤	操作要点
备物检查	备齐用物，按取用顺序放于治疗车上（自下而上放置枕芯、枕套、棉胎或毛毯、被套、大单、床褥），推车至床旁
	检查床、床垫的功能是否完好，有脚轮的床，应先固定，调整床至适合高度
移开桌椅	移开床旁桌，距床约 20cm，移床旁椅至床尾正中，距床约 15cm
翻扫床垫	用纵翻法或横翻法翻转床垫，铺床褥于床垫上
铺单折角	取已折叠好的大单放于床的正中处，大单纵、横中线与床纵、横中线对齐，分别向床头、床尾、近侧、对侧展开
	先铺近侧床头，面向床角，两脚前后分开，成弓步，右手将床头床垫托起，左手伸过床头中线，将大单包塞于床垫下（图 4-10A）。在距床头约 30cm 处，向上提起大单边缘，使其同床边垂直，呈一等边三角形，以床沿为界，将三角形分为两半
斜角法	将上半三角覆盖于床上，下半三角平整地塞于床垫下，再将上半三角翻下塞于床垫下（图 4-10B ～图 4-10F）
"S"式套被套	取已折叠好被套，被套头端齐床头放置，被套纵中线与床纵中线对齐，分别向床尾、近侧、对侧展开（被套正面向外，开口端朝床尾），将被套开口端的上约 1/3 部分打开，将折好的棉胎置于被套开口处，底边与被套开口端平齐，将棉胎上缘中部拉至被套封口处（图 4-11A，图 4-11B），棉胎上端与被套封口紧贴，将竖折的棉胎向两边展开，与被套边平齐，对好两上角，盖被的上缘平齐床头至床尾，逐层拉平盖被，系带，将盖被的两侧向内折与床沿平齐，折成被筒，将盖被尾端向内折叠齐床尾
套枕放平	于床尾处或护理车上套枕套，四角要充实，系带整理枕头，平放于床头，枕套开口处背门
桌椅归位	移回床旁桌椅，保持床单位整洁美观洗手

附　卷筒式套被套法

1. 被套正面向内折叠。

2. 将棉胎平铺于被套上，上缘与被套封口边齐。

3. 将棉胎与被套上层一并自床尾卷至床头（图 4-12）。

4. 将棉胎上端与被套封口紧贴，将棉胎与被套一起翻转，自床头向床尾展开，拉平，系带，折成被筒。

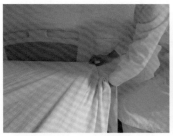

A. 包塞于床垫下

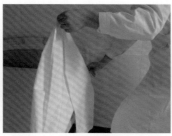

B. 提直角三角形

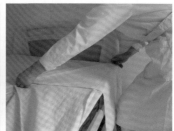

C. 平铺三角形

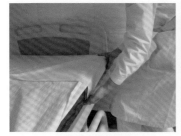

D. 将多余部分塞于床垫

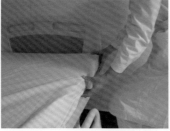

E. 将三角形塞于床垫下

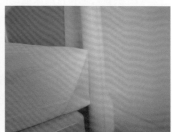

F. 铺好的直角

图 4-10　铺备用床折角法

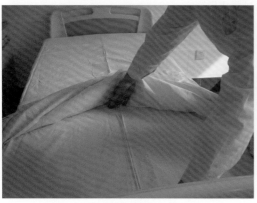

A. 打开被套后部开口处

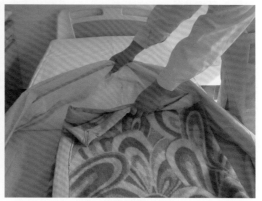

B. 填充毛毯

图 4-11　S 式套被套

2. 注意事项

（1）床铺应符合实用、耐用、舒适、安全、美观的原则。大单、被套、枕套均应做到平、整、紧、实、美。

（2）动作轻稳，避免抖动、拍打等动作，以免微生物传播。

（3）应用省时、节力原则

1）铺床时身体应靠近床，两脚前后或左右分开，扩大支撑面，降低重心，增加身体的稳定性。

2）应用臂部肌肉力量，手臂动作平稳协调，有节律地连续进行。

3）翻转床垫时应借助自身的重量以节省体力，减少扭伤。

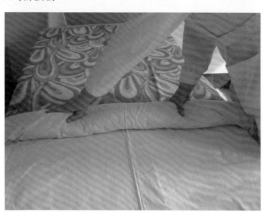

图 4-12　卷筒式套被套法

4) 先铺床头，后铺床尾，再铺中部，铺好近侧，再铺远侧，避免多余无效动作，减少走动次数。

【评价】

(1) 病床符合实用、耐用、舒适、安全的原则。大单、被套、枕套平、整、紧、实、齐、美。

(2) 手法正确，动作轻稳，注意运用节力。

(3) 病室及患者单位环境整洁、美观。

考点：目的、操作要点、注意事项

（二）铺暂空床法（图4-13）

【目的】

(1) 供新入院和暂离床活动的患者使用。

(2) 保持病室的整洁、美观。

【评估】

(1) 新入院患者的病情、诊断及自理程度。

(2) 住院患者的病情是否允许暂时离床。

(3) 床上用物是否洁净、齐全。

【准备】

1. 护士准备　着装整洁，洗手，戴口罩。

2. 用物准备　同备用床。必要时另备橡胶中单、中单。

3. 环境准备　病室清洁、通风，病室内无患者进餐或做治疗。

【实施】

1. 操作步骤　见表4-6。

表 4-6　铺暂空床法

操作步骤	操作要点
改备用床为暂空床	
备物放置	备齐用物，按序放置，携至床旁
折叠盖被	移床旁椅至床尾正中，距床约15cm
	将用物置于椅面上
	将备用床的盖被头端向内折1/4
	再扇形三折于床尾，并使各层平齐
酌情铺单	根据病情需要铺橡胶中单和中单：取橡胶中单放于床上，上缘距头45～50cm（相当于肘至指端），中线与床中线齐，展开；取中单以同法铺在橡胶中单上，两单边缘下垂部分一起拉紧整地塞入床垫下；转至对侧，同法拉紧橡胶中单和中单，铺平
整理归位	将枕头放回床头，移回床旁椅，洗手
铺暂空床法	
备物检查	备齐用物，按取用顺序放置于治疗车上（自下而上放置枕芯、枕套、棉胎或毛毯、被套、中单、橡胶中单、大单、床褥），推车至床旁
	检查床、床垫的功能是否完好，有脚轮的床，应先固定，调整床至适合高度
搬移桌椅	同备用床法
翻扫床垫	同备用床法
铺单折角	按备用床法展开大单，铺近侧大单（床头、床尾、中部），需要时按"改备用床为暂空床"法铺近侧橡胶中单及中单，转至对侧，同法铺大单，拉紧橡胶中单和中单

续表

操作步骤	操作要点
套被折齐	按备用床法套被套，折成被筒 按"改备用床为暂空床"法折叠盖被
套枕放平	同备用床法
桌椅归位	同备用床法

2. 注意事项

（1）橡胶中单及中单按患者需要放置。

（2）床铺应便于患者离床活动。

（3）余同铺备用床法各项注意事项。

【评价】

1、2、3 同备用床。

4. 用物准备符合病情需要。

5. 便于患者上、下床。

案例 4-1 分析 2

患者去拍摄 X 线片时应将床铺铺成暂空床，因暂空床是为暂时离床活动的患者使用的。

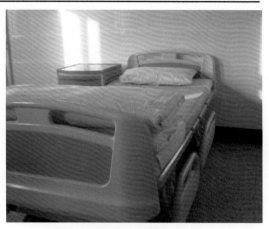

图 4-13 暂空床

考点：目的、操作要点、注意事项

（三）铺麻醉床法（图 4-14）

【目的】

1. 便于接受和护理麻醉手术后患者。

2. 使患者安全、舒适，预防并发症。

3. 保护被褥不被血液、呕吐物、排泄物等污染，便于更换。

【评估】

1. 患者的手术名称、部位、麻醉方式，目前的病情及治疗情况，有无引流管及造瘘口等。

2. 护理术后患者的物品是否齐全。

【准备】

1. 护士准备 着装整洁，洗手，戴口罩。

2. 用物准备

（1）铺床用物：同备用床，另备橡胶中单和中单各 2 条。

（2）麻醉护理盘：无菌治疗巾内置张口器、压舌板、舌钳、通气导管、牙垫、治疗碗、镊子、输氧导管、吸痰导管和纱布数块。无菌巾外放血压计、听诊器、护理记录单和笔、弯盘、棉签、胶布、手电筒。

（3）其他用物：输液架，必要时备负压吸引器、氧气筒、胃肠减压器，冬天按需备热水袋及布套、毛毯。

3. 环境准备 病室清洁、通风，无患者进行治疗或进餐。

【实施】

1. 操作步骤 见表 4-7。

表 4-7　铺麻醉床法

操作步骤	操作要点
撤除原物	拆除原有枕套、被套、大单等物,放于污物袋内
洗手备物	洗手或用消毒液消毒双手
	备齐用物,按取用顺序放于治疗车上(自下而上放置枕芯、枕套、棉胎或毛毯、被套、中单、橡胶中单、中单、橡胶中单、大单、床褥),推车至床旁
移开桌椅	同备用床法
铺单折角	按备用床法展开大单,铺近侧大单
	铺橡胶中单和中单:取橡胶中单放于床上,上缘距床头 45 ~ 50cm,中线与床中线齐,展开;取中单以同法铺在橡胶中单上,两单边缘下垂部分一起拉紧平整地塞入床垫下;根据病情和手术部位的需要,可将另一中单对好中线,铺在床头或床尾。铺在床头时,上端与床头平齐,下端压在中部的中单上,边缘塞于床垫下;铺在床尾时,下端齐床尾,边缘塞于床垫下。转至对侧,同法逐层铺好大单、中部橡胶中单和中单、床头橡胶中单和中单
套被折被	套盖被同备用床法
	折被套按备用床法将盖被折成被筒,向里或向外横向折叠与床尾齐,将盖被纵向三折叠于一侧床边,开口处向门
套枕立放	套枕套同备用床法
	将枕横立于床头,开口背门
移桌置椅	移回床旁桌,椅子置于盖被折叠侧
置盘整理	将麻醉护理盘置于床旁桌上,其他用物按需妥善放置
	整理床单位,保持床单位整洁美观
	洗手或用消毒小毛巾擦拭双手

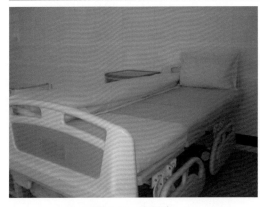

图 4-14　麻醉床

2. 注意事项

(1) 应换上清洁被单,保证术后患者舒适并预防感染。

(2) 铺橡胶中单及中单时根据病情和手术部位的不同而铺。颈、胸部手术或全身麻醉后铺于床头;下肢手术时铺于床尾;非全麻时只铺手术部位即可。

(3) 护理术后患者所需用物应齐全,以便于实施抢救和护理。

(4) 余同备用床法各项注意事项。

【评价】

1. 病床符合易于接受患者、实用、耐用、舒适、安全的原则。

2. 床单位整洁、美观。

3. 患者感觉舒适、安全。

4. 用物准备齐全,性能完好,术后患者能及时得到抢救和护理。

考点: 目的、操作要点、注意事项

小结

　　医院是医务人员为患者提供医疗服务的场所。根据我国分级管理制度及不同分类方法,医院可分为三级十等及不同类型的医院。根据医院的功能和特点,医院环境的要求:满足患者舒适的要求、保持病室环境整洁和安静。医院规章既可以保证护理工作的正常运行、预防和控制医院感染,又为患者创造一个安静舒适的修养环境,达到帮助患者恢复健康的目的。作为一名护士,要掌握如何创造健康的医院环境。

自 测 题

A₁ 型题

1. 医院的中心工作是（   ）

    A. 预防保健   B. 医疗护理

    C. 指导基层   D. 科学研究

    E. 健康咨询

2. 一切抢救物品要求做到的"五定"不包括（   ）

    A. 定数量品种

    B. 定放置地点

    C. 定人保管

    D. 定期消毒灭菌及检查维修

    E. 定时使用

3. 急诊患者在急诊观察室留观时间为（   ）

    A. 1～5 天   B. 3～7 天

    C. 8～12 天   D. 12～24 天

    E. 24～48 天

4. 保持病区环境安静，措施不合适的是（   ）

    A. 推车进门时，先开门后推车

    B. 医务人员说话应附耳细语

    C. 医务人员应穿软底鞋

    D. 轮椅要定期注润滑油

    E. 病区的桌椅脚应钉上橡胶垫

A₂ 型题

5. 患者，女性，56 岁。因身体不适来院就诊，候诊时，突然出现腹痛难忍、面色苍白、出冷汗、呼吸急促，门诊护士应（   ）

    A. 与患者沟通并给予安慰

    B. 嘱患者平卧休息

    C. 安排患者提前就诊

    D. 请医生加快诊疗速度

    E. 给予解痉镇痛药物

6. 患者，男性，40 岁。左下肢开放性骨折，大量出血，送至急诊科。在医生未到达之前，护士应立即（   ）

    A. 详细询问发生车祸的原因

    B. 向保卫部门报告

    C. 为患者注射镇痛药、止血药

    D. 劝患者耐心等待医生

    E. 为患者止血，测血压，配血，建立静脉通路

7. 患儿，3 岁。经社区医生初步诊断为手足口病。门诊预检分诊护士应（   ）

    A. 安排至隔离门诊就诊

    B. 消毒候诊环境

    C. 安排患者提前就诊

    D. 开展就诊教育与卫生宣教

    E. 遵医嘱用药

8. 患者，女性，50 岁。破伤风入院。患者神志清楚，全身肌肉陈发性痉挛、抽搐，不属于病室环境要求的是（   ）

    A. 室温 18～22℃

    B. 相对湿度 50%～60%

    C. 保持病室光线充足

    D. 护士要做到"四轻"

    E. 门、椅脚钉橡胶垫

9. 患者，男性，55 岁。全麻下行胆囊摘除术后，病区护士准备麻醉盘时不需要的物品为

    A. 血压计、听诊器   B. 开口器

    C. 纱布   D. 吸氧管

    E. 导尿管

A₃/A₄ 型题

（10～11 题共用题干）

    患者，男性，36 岁。腹部疼痛，前来医院就诊。

10. 为方便患者就诊，导诊护士应引领其到（   ）

    A. 急诊科   B. 预检分诊处

    C. 挂号处   D. 收费处

    E. 诊疗室

11. 患者在候诊时，突然面色苍白，呼吸急促，脉搏细速，候诊室护士应（   ）

    A. 安排其提前就诊   B. 按顺序就诊

    C. 送隔离门诊就诊   D. 安排到病房就诊

    E. 安排到外院就诊

（12～15 题共用题干）

    患者，男性，35 岁。支气管哮喘入院。

12. 适合患者休养环境的是（   ）

    A. 病室温度控制在 40℃ 左右

    B. 病室湿度控制在 30% 左右

    C. 病室内应放置鲜花

D.病室内湿度控制在 50%～60%

E.病室内光线应暗淡

13.病室内的墙壁颜色应选用（　　）

 A.深蓝色   B.浅绿色

 C.全白色   D.水粉色

 E.深黄色

14.每次通风时间应为（　　）

 A.30 分钟   B.40 分钟

 C.35 分钟   D.45 分钟

 E.50 分钟

15.患者午睡时病室内的光线应（　　）

 A.明亮充足   B.用窗帘遮挡

 C.使用壁灯   D.使用床头灯

 E.使用鹅颈灯

（16～18 题共用题干）

  患者，女性，65 岁。股骨颈骨折，全麻下行股骨头置换术后。

16.患者术后回到病房，护士为其准备床单位中正确的方法是（　　）

 A.枕头置于床头，开口对门

 B.将输液架至于床正中

 C.将盖被四折于床尾

 D.橡胶单和中单铺于中部和床头部

 E.麻醉盘中准备导尿管

17.为患者进行有人床整理的目的是（　　）

 A.保持病室整洁、美观，使患者舒适，防止压疮等并发症的发生

 B.保持病室整洁，供新入院的患者使用

 C.保持病室整洁，接受和护理术后患者

 D.保持病室整洁，准备迎接新患者

 E.保持病室整洁，供暂离床的患者使用

18.为患者更换床单被套时操作不正确的是

 A.酌情关闭门窗

B.协助患者翻身至对侧

C.将清洁大单横卷成筒状铺在床头，中线和床中线对齐

D.铺好一侧中单，另半幅塞于患者身下，转至对侧，将中单拉出展平铺好

E.抬起患者迅速撤去污单，同时将清洁大单拉至床尾

B 型题

（19～21 题共用备选答案）

 A.备用床   B.暂空床

 C.备用床加橡皮中单中单 D.麻醉床

 E.手术床

19.胃大部分切除术后需要准备（　　）

20.肺炎患者住院时需要准备（　　）

21.患者出院后需要准备（　　）

（22～23 题共用备选答案）

 A.30%～40% B.40%～50%

 C.40%～60% D.50%～60%

 E.60%～70%

22.病室内的最佳湿度是（　　）

23.紫外线消毒效果达最佳时室内的湿度应为（　　）

（24～26 题共用备选答案）

 A.呼吸道黏膜干燥、咽痛、口渴

 B.头晕、疲倦、食欲减退

 C.影响机体散热

 D.消化不良、腹胀、腹痛

 E.闷热、难受

24.病室湿度过高时患者可产生（　　）

25.病室内空气污浊时患者可产生（　　）

26.病室内湿度过低时患者可产生（　　）

（李　娜）

5

第五章　患者入院和出院的护理

　　门诊或急诊就诊的患者，经医生初步诊断确定需要住院时，持医生签发的住院证办理入院手续后方可住院。护士应明确入院护理的一般程序，按照整体护理的要求，对患者进行评估，给予相应的护理，使患者尽快适应新环境，配合治疗与护理，早日康复。当患者病情好转或痊愈，需办理出院手续时，护士应明确出院护理的一般程序，协助患者办理出院手续，做好出院指导及健康教育。

案例 5-1

　　李女士，55岁。因车祸致颅脑外伤急诊入院，患者神志模糊，烦躁不安，面色苍白，四肢厥冷，血压 80/45mmHg，脉搏 132 次 / 分，呼吸 28 次 / 分，患者体型较胖。

　　问题： 1. 接到住院通知后护士首先应怎样处置？
　　　　　　2. 医嘱给予患者一级护理，有哪些护理要点？
　　　　　　3. 患者需进行 CT 检查，应采取什么方式搬运？

第一节　患者入院的护理

　　入院护理是指患者入院时，护士对其进行的一系列护理工作。其目的是协助患者了解和熟悉环境，使患者尽快适应医院生活，消除紧张、焦虑等不良情绪；观察和评估患者健康状况，为制订护理计划提供依据；满足患者的各种合理需求，以调动患者配合治疗护理的积极性；建立良好的护患关系，为护理工作顺利开展奠定基础。

一、入院程序

　　入院程序是指门诊或急诊患者根据医生签发的住院证，从办理入院手续至进入病区的全过程。

（一）办理入院手续

　　患者或家属持门诊或急诊科医生签发的住院证到住院处办理入院手续，如填写登记表格、验证文件（如医疗保险证、身份证、户口薄）、缴纳住院保证金等。住院处接收患者后，立即通知病区值班护士根据病情做好接纳新患者的准备。对急、危重症患者，可先抢救再补办入院手续。

（二）实施卫生处置

　　护士评估患者并根据医院的条件、患者的病情及身体状况，在卫生处置室对其进行卫生处置，如给患者理发、沐浴、更衣、修剪指（趾）甲等。对急、危重症患者，即将分娩的孕妇，早产儿，体弱者可酌情免浴；对有头虱或体虱者，先灭虱，再卫生处置；对传染病患者或疑似传染病的患者应送隔离室特殊处置。患者换下的衣服、贵重物品和不需用的衣物可交家属带回，或办理手续暂存放于住院处。

（三）护送患者入病区

住院处护士携病历护送患者入病区。根据患者病情可选用步行、轮椅、平车或担架等方式。护送时应注意保暖和安全，安置合适的卧位，保持必要的治疗和护理（如输液、给氧等）。入病区后，应与病区值班护士就患者的病情、治疗、护理要点及物品等进行详细的交接。

二、患者入病区后的初步护理工作

（一）一般患者的入院护理

1. 准备床单位，备齐用物　病区护士接到住院处通知后，立即根据病情准备相应床单位，将备用床改为暂空床酌情加铺橡胶单或中单。备齐患者所需用物，如面盆、漱口杯、热水瓶、便盆等。传染患者安置在隔离室。

2. 迎接新患者　病区护士应主动、热情地接待新患者。做自我介绍，安置患者到指定的床位，说明自己将为患者提供的服务内容及职责，介绍同室病友，为患者佩戴标识腕带。

3. 测量生命体征　测量患者的体温、脉搏、呼吸、血压，对能站立的患者测量体重，必要时测量身高，并将结果按要求记录于体温单上。

4. 通知医生，协助体检　通知医生诊查患者，必要时协助体检。

5. 建立电子病历或纸质住院病历，填写有关护理表格（详见第十八章护理文件书写）

（1）排列住院病案顺序，详见第十八章的第一节"四、病历排列顺序"。

（2）用蓝笔或黑笔逐页填写住院病历眉栏及有关表格。

（3）用红笔在体温单 40～42℃的相应时间栏内纵行填写入院时间，记录首次体温、脉搏、呼吸、血压、身高及体重值。

（4）填写入院登记本、诊断卡（一览表卡）、床头（尾）卡。

6. 遵医嘱实施相关治疗及护理　根据医嘱确定饮食的种类，通知营养科准备膳食。执行入院医嘱，按照分级护理采取护理措施。

7. 进行入院护理评估　对患者的健康状况进行评估，了解其基本情况、健康问题、心理需要。填写患者入院护理评估单（详见第十八章护理文件相关记录），确定护理诊断，拟订初步护理计划。

8. 介绍与指导　发放住院须知单（入院告知书），由告知人与被告知人双方签字后放入病历规档保存。精神疾病患者一式两份，一份交家属保存。向患者及家属介绍主管医师、护士、病区主任、护士长，病区和病室环境及设施，医院的规章制度（生活、探视、卫生制度等），床单位及其设施的使用方法。指导患者留取常规标本（详见第十五章，标本采集），使患者明确留取标本的意义、方法、时间及注意事项等，以帮助患者及其家属尽快地熟悉住院环境，遵守住院制度，配合治疗及护理。

（二）急诊、危重患者的入院护理

病区接收的急诊、危重患者多从急诊室直接送入或由急诊室经手术室手术后转入，护士接到通知后应立即作好以下工作。

1. 通知医生　接到住院处通知后，护士应立即通知有关医生做好抢救准备。

2. 准备床单位　根据病情需要准备床单位，危重患者应置于抢救室或危重病室，将备用床改为暂空床，床上加铺橡胶单和中单，对急诊手术后的患者，应备好麻醉床。

3. 备好急救物品和药品　如氧气、吸引器、呼吸机、急救车（内有一定基数的各种急救药品）等。

4. 观察病情，协助抢救　患者入病室后，应密切观察病情变化，积极配合医生进行抢救，作好护理记录。

5. 入院护理评估　对患者的健康状况进行评估，了解其基本情况、健康问题、心理需要。填写患者入院护理评估单（详见第十八章护理文件相关记录），确定护理诊断，拟订初步护理计划。尤其是患者的安全评估应加以重视，对昏迷、意识不清、躁动不安及老年人、婴幼儿，需安置床挡以防发生坠床；对昏迷、精神障碍患者或婴幼儿等，须暂留陪送人员，以便询问病史等有关情况，协助医生尽快作出诊断。

考点： 患者入病区后的初步护理工作内容

　护考链接　

A₂型题

患者，男性，27 岁。因交通事故急诊入院，入院时患者病情危重，昏迷状态。入院后护士首先应（　　）

A. 通知医生，配合抢救　　　　B. 询问病史，评估发病过程

C. 填写有关表格和各种卡片　　D. 通知营养室，准备膳食

E. 介绍同室病友

分析：急诊、危重患者入院后护士首先应通知医生，积极配合抢救。因此该题答案选 A。

案例 5-1 分析 1

李女士，因颅脑外伤急诊入院，有休克症状，接到住院通知后，护士应立即通知有关医生做好抢救准备。入院后，护士应安排患者于抢救室，取平卧位，在医生到达之前测生命体征，建立静脉通道，给氧，备好急救药品和物品，医生到达后积极配合医生进行抢救，做好护理记录。

链接

入院管理制度

1. 患者住院，需持本院门诊或急诊医师签发的住院证、门诊病历、职工（居民）医保卡、离休证、新农合就诊卡、身份证、户口薄到出入院结算处办理入院手续。

2. 患者交付住院押金后出入院结算处应出具押金收据，提供住院号、加盖医院收费签章的住院证、医保患者《住院申请》等，患者持以上资料进入相关病区。

3. 病区护士主动热情接待患者，分配床位，核实证件，确认人证吻合。

4. 职工（居民）医保患者待医保中心审批通过患者住院后方可执行基本医疗保障预付措施。

三、分级护理

分级护理是患者在住院期间，医护人员根据患者病情的轻、重、缓、急及生活自理能力，

确定并实施不同级别的护理。一般将护理级别分为四个等级：特级护理、一级护理、二级护理、三级护理（表5-1）。

表5-1 分级护理

护理级别	适用对象	护理要点
特级护理	病情危重，随时可能发生病情变化需要进行抢救的患者；重症监护患者；各种复杂或者大手术后的患者；严重创伤或大面积烧伤的患者；使用呼吸机辅助呼吸，并需要严密监护病情的患者；实施连续性肾替代治疗（CRRT），并需要严密监护生命体征的患者；其他有生命危险，需要严密监护生命体征的患者	严密观察患者病情变化，监测生命体征；根据医嘱，正确实施治疗、给药措施；根据医嘱，准确测量出入量；根据患者病情，正确实施基础护理和专科护理，如口腔护理、压疮护理、气道护理及管路护理等，实施安全措施；保持患者的舒适和功能体位；实施床旁交接班
一级护理	病情趋向稳定的重症患者；手术后或者治疗期间需要严格卧床的患者；生活完全不能自理且病情不稳定的患者；生活部分自理，病情随时可能发生变化的患者	每1个小时巡视患者，观察病情变化；根据病情，测量生命体征；根据医嘱，正确实施治疗、给药措施；根据病情，正确实施基础护理和专科护理，如口腔护理、压疮护理、气道护理及管路护理等，实施安全措施；提供护理相关的健康指导
二级护理	病情稳定，仍需卧床的患者；生活部分自理的患者	每2个小时巡视患者，观察病情变化；根据病情，测量生命体征；根据医嘱，正确实施治疗、给药措施；根据病情，正确实施护理措施和安全措施；提供护理相关的健康指导
三级护理	生活完全自理且病情稳定的患者；生活完全自理且处于康复期的患者	每3个小时巡视患者，观察病情变化；根据病情，测量生命体征；根据医嘱，正确实施治疗、给药措施；提供护理相关的健康指导

考点：各级护理的适用对象和护理内容

案例5-1 分析2

该患者为一级护理，护士应每1个小时巡视患者，观察患者病情变化；根据患者病情，测量生命体征；根据医嘱，正确实施治疗、给药措施；根据患者病情，正确实施基础护理和专科护理，如口腔护理、压疮护理、气道护理及管路护理等，实施安全措施；提供护理相关的健康指导。

第二节　患者出院的护理

出院护理就是指患者出院时，护士对其进行的一系列护理工作。其目的是了解出院患者的生理、心理和社会再适应情况，协助其重返社会；指导患者及家属继续实施治疗与护理活动；整理医疗文件，清洁、消毒患者用过的一切物品；重新整理患者床单位，准备迎接新患者。

一、出院方式

（一）同意出院

患者经过治疗和护理，疾病已痊愈或病情好转，经医生决定可以出院。

（二）转院

根据患者的病情需转往其他医院继续诊治。医生需告知患者及家属，并开具转院医嘱。

（三）自动出院

患者的疾病尚需住院治疗，但因经济、家庭等因素，患者和家属向医生提出出院要求。这种情况下，医生应讲清自行出院的后果。患者及家属不接受医生的建议而坚持离院时，要求患者及家属在病历上签字，再由医生开具自动出院医嘱。

（四）死亡

患者因病情或伤情过重抢救无效而死亡，需医生开具死亡医嘱，并办理出院手续。此时为护患关系终末期，护理人员应尽可能考虑患者离开后可能发生的问题，做好必要的准备。所以，出院指导是从患者入院起就开始酝酿并贯穿于患者的整个住院过程中。

二、患者出院前的护理工作

（一）通知患者和家属

医生根据患者的身体恢复情况，决定出院时间。护士应按医嘱，将出院日期通知患者及家属，协助其做好出院准备。

（二）评估患者身心需要，适时进行健康教育

出院前护士应评估患者健康状况，心理变化，预计出院后可能存在的问题。根据患者的情况进行健康教育，做好心理护理，指导出院的患者注意饮食、服药、休息、功能锻炼和定期复查等，并做好记录。必要时可为患者或家属提供有关书面资料，教会患者及家属掌握有关的护理知识、护理技能及护理要点。对于因经费或病床周转等问题，术后未拆线或病情相对稳定即出院者，护士应制订出院计划，以便患者回到社区或家庭病房后能得到连续性的医疗和护理，以帮助患者更好的康复。同时填写患者出院护理评估单（详见第十八章，护理相关文件记录）。

（三）办理出院手续

1. 护士根据出院医嘱，填写出院通知单。停止一切医嘱，结算患者在住院期间所用的药品及治疗护理费用。指导患者和家属到出院处办理出院手续。

2. 患者出院后仍需服药时，护士则凭出院医嘱处方到药房领取药品，交给患者带回并指导患者正确用药，说明用药的注意事项等。

3. 护士收到住院收费处签写的患者出院证后，协助患者整理个人用物并给予物品带出证。

（四）征求患者及家属意见

在患者出院前，征求患者及家属对医院工作的意见和建议，以便不断改进工作方法，提高护理质量。

（五）护送患者出院

根据患者具体情况，采用不同的方式（步行、平车、轮椅等）护送患者出病区。

三、患者出院后的护理工作

（一）填写出院时间

用红笔在体温单40～42℃相应时间栏内纵向填写出院时间。

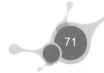

（二）注销各种执行单及卡片

出院后注销所有治疗、护理执行单，如服药单、注射单、治疗单、饮食单等；注销各种卡片，如诊断卡、床尾卡等。

（三）填写出院登记，整理病案

填写出院患者登记本，按要求整理病历，交病案室保存。排列出院病历的顺序，详见第十八章的第一节的"四、病历排列顺序"。

（四）处理病床单位

1. 撤去病床上的污被服，放入污衣袋，送洗衣房处理。
2. 床垫、床褥、枕芯、棉胎放在日光下曝晒 6 小时或用紫外线照射消毒后，按要求放置。
3. 用消毒液擦拭病床及床旁桌椅。非一次性痰杯、面盆等需用消毒液浸泡后再做进一步处理。
4. 打开病室门窗，通风换气或紫外线照射消毒。
5. 传染性疾病的床单位及病室，均按传染病终末消毒法处理。

考点： 出院患者床单位的处理

（五）铺好备用床，准备接收新患者

附　出院患者电话回访

为进一步促进医患沟通，提升服务质量，了解患者对医院工作的意见，切实解决患者的问题，让其出院后还能感受到医院的关爱，提高医院的社会满意度，对住院接受诊疗服务并已出院的患者在规定的时间内进行电话回访。严重患者出院 5 天内，一般患者 10 天。

回访人员应首先表明身份及回访目的。回访前应了解患者出院时的情况。回访的内容包括了解出院后的恢复情况、存在的问题与现状、提供饮食、用药、康复训练指导、健康教育等。了解住院期间对医院工作的评价与合理化建议。回访时对患者的提问应耐心听取，按照语言规范慎重回答，对治疗原则问题不清楚的不得随意敷衍，对当时不能马上解决的问题或电话解释不清的问题应采取另行答复、预约专家、回院复查等方法。对电话回访的情况要记录在案，不能回访的要注明原因。遇到可疑病情、特殊病情要立即向上级汇报。

电话回访通过信息化工具在医院与患者及其家属之间建立有目的的互动，有利于维护和促进患者健康，是一项衡量医院护理工作质量的重要尺度，体现了医院的人文关怀，是医院优质服务的重要举措。

链接

出院管理制度

1. 临床医师根据患者病情或要求开具出院医嘱，书写住院病历和出院记录，填写《出院通知单》。
2. 病区护士核对、执行出院医嘱，结算电脑帐单，在《出院通知单》上签字盖章。患者或家属持《出院通知单》、住院押金条等前往出入院结算大厅办理出院手续。
3. 出入院结算处在办理职工（居民）、离休干部医保患者出院手续时，严格按照社会医疗保险有关规定执行，统筹与自费部分分别由医院与个人承担。审核结算清楚后，回收住院押金条，出具医院正式发票、出院费用清单。
4. 新农合审核结算窗口负责办理新农合患者即时结算手续。

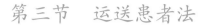

第三节　运送患者法

对于不能自行移动的患者在入院、出院、接受检查治疗、外出活动时，均需护理人员根据患者病情选用轮椅、平车、担架等运送工具进行运送。在运送过程中，护理人员应正确运用人体力学原理，以减轻双方疲劳，避免发生损伤，提高工作效率，减少患者痛苦，保证患者安全与舒适。

一、轮椅运送法

【目的】

运送不能行走，但能坐起的患者入院、出院、检查、治疗及户外活动。

【评估】

1.患者一般情况　病情、年龄、体重、意识状态、生命体征、病损部位与肢体活动情况。

2.患者的认知反应　对轮椅运送技术的认识、心理状态、活动耐受情况、理解合作程度。

3.轮椅安全稳固，各部件性能良好。

【准备】

1. 护士准备　着装整洁，洗手、戴口罩。

2. 患者准备　了解轮椅运送（离开床铺）的目的、过程、注意事项。主动配合操作。

3. 用物准备　轮椅、拖鞋，根据季节备毛毯、别针，需要时备软枕、外衣。

4. 环境准备　环境宽敞、无障碍物，地面干燥、平坦、通畅，温度适宜、阳光充足（户外活动时）。

【实施】

1. 操作步骤　见表5-2。

表 5-2　轮椅运送法

操作步骤	操作要点
上轮椅	
核对解释	检查轮椅性能，推轮椅至患者床旁。核对患者床号、姓名向患者及家属解释操作目的及配合要求。按需给予便盆
放置轮椅	轮椅背与床尾平齐，面向床头，翻起踏脚板，拉起车闸，固定轮椅（图5-1A）。如无车闸，应安排另一辅助护士站在轮椅后面，固定轮椅，防止车轮滑动
铺好毛毯	天气寒冷时，将毛毯平铺于轮椅上，上端高出患者颈部15cm
协助坐于床缘	嘱患者仰卧，双手交叉放于腹部。①护士先将患者肩部、腰部及臀部分别移向护士侧床缘，再将双下肢移近床边。②抬高床头60°，放下床拦，盖被扇形折叠于床尾。③嘱患者屈膝，护士一手伸入患者颈肩下，另一手托住患者腘窝处，转身将患者扶起。④嘱患者以手掌支撑床面坐于床沿，观察患者面色、脉搏和呼吸，防止长期卧床患者突然坐起引起直立性低血压。协助穿衣裤、鞋袜
协助下床	①护士面对坐于床沿的患者，嘱患者双手环抱护士肩后。②护士两腿分开，双手扶住患者腰部，协助患者站起。③患者站起后，护士双脚分开，以膝盖抵住患者患膝或双膝，防止患者膝盖不自主地弯曲而跪下跌倒
协助坐入轮椅	①让患者用近轮椅侧之手扶住轮椅外侧把手，转身坐入轮椅或由护士环抱患者腰部，以身体为转轴，顺势将患者移入轮椅（图5-1B）。②放下脚踏板将患者双脚放于其上，如患者下肢浮肿或有伤口，可在双脚下垫软枕

续表

操作步骤	操作要点
包裹毛毯	将毛毯上端的边向外翻折约10cm围在患者颈部，用别针固定。用毛毯围着两臂作为两个袖筒，各用一别针在腕部固定，再用毛毯围好上身及腰部，脱鞋后将双下肢和两脚包裹（图5-1C）
整理病床	整理床单元为暂空床
运送患者	观察患者，确定无不适后打开车闸，嘱患者扶稳轮椅的扶手，尽量靠后坐，勿向前倾身或自行下车，以免跌倒。推患者至目的地
下轮椅：	
固定轮椅	将轮椅推至床尾，椅背与床尾平齐，面向床头，固定轮椅，翻起踏脚板（图5-1A）
解释鼓励	向患者解释下车过程，鼓励患者站立时尽量利用较有力的腿支撑体重
解除毛毯	解除患者身上的毛毯和别针，协助穿鞋
协助坐于床缘	护士面向患者，嘱患者双手放于护士肩后，双膝并拢。护士两腿分开并屈膝，左脚在前抵住患者右膝，右脚在后，双手臂扶住患者腰部，协助患者站立，再利用转体力量，将患者移至床边并坐于床缘
安置卧位	帮助患者脱去外衣和鞋，协助患者取舒适卧位，盖好被子
整理记录	整理床单位，观察病情。将轮椅推回原处放置。必要时，记录患者外出及返回时间和患者病情的变化

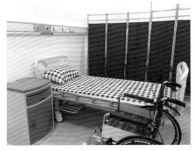
A. 轮椅的安放

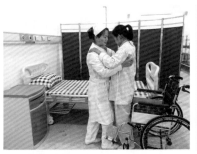
B. 协助患者上轮椅

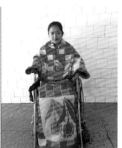
C. 毛毯包裹法

图 5-1　轮椅运送法

2. 注意事项

（1）保证安全：①操作前检查轮椅的各部件性能，保证良好；②患者坐入轮椅后应告知其身体尽量向后靠，并紧握扶手，运送中不可自行站起或下轮椅，患者坐入轮椅后应系安全带；③运送中应控制车速，保持平稳，下坡时宜减慢速度，并嘱患者抓住扶手；④过门槛时先翘起前轮，避免过度震荡，发生意外。

（2）节力原则：操作中护士两脚分开，借助身体转身的力量移动患者，以达到节力目的。

（3）观察病情：操作中随时询问患者感觉，观察面色、有无疲劳不适等。保持治疗的持续性，如有导管应安置妥当，防止脱落及扭曲。

（4）注意保暖：天冷外出可穿上大衣或用毛毯包裹，防止着凉。

【评价】

1. 患者感觉舒适安全。

2. 护士动作轻稳、节力、协调。

3. 护患沟通有效，患者乐于接受。

4. 患者持续治疗不受影响。

考点：目的、操作要点、注意事项

二、平车运送法

【目的】

运送不能起床的患者入院，做各种特殊检查、治疗、手术或转运等。

【评估】

1. 患者一般情况　病情、年龄、体重、意识状态、生命体征、病损部位与肢体活动情况。
2. 患者的认知反应　对平车运送技术的认识、心理状态、活动耐受情况、理解合作程度。
3. 平车各部件的性能是否良好。

【准备】

1. 护士准备　根据不同情况决定护士人数，着装整洁，洗手，戴口罩。

2. 患者准备　了解平车搬运的目的、方法、注意事项及配合方法。

3. 用物准备　平车（车上置以被单和橡胶单包好的棉褥和枕头）、根据季节准备盖被或毛毯。如为骨折患者，应有木板垫于平车上，并将骨折部位固定稳妥；如为颈椎、腰椎骨折患者或病情较重的患者，应备有帆布或布中单。

4. 环境准备　环境宽敞、整洁，道路通畅、无障碍物。

【实施】

1. 操作步骤　见表5-3。

表5-3　平车运送法

操作步骤	操作要点
备齐用物	检查平车性能，根据季节在平车上铺好棉被或毛毯，备齐用物至患者床前
核对解释	核对患者床号、姓名，向患者及家属解释操作目的及配合要求
安置导管	安置好患者身上的导管
移动患者至 平车上	根据病情和患者的体重将患者移动至平车上的方法有：挪动法、一人协助搬运和多人（二人、三人、四人）协助搬运等方法 （1）挪动法：适用于病情较轻，能够配合移动身体的患者。①放置平车（图5-2A）：移开床旁桌、椅，松开盖被；升高病床与平车同高，推平车紧靠床边与床平行，大轮端靠近床头，固定车闸。②搬运患者：护士在旁抵住平车，嘱患者自行移至床边，协助病员按上身、臀部、下肢顺序向平车挪动，使患者卧于舒适位置。回床时顺序相反。如有导管应安置妥当，防止脱落及扭曲 （2）一人搬运法：适用于病情许可，不能自行移动、体重较轻者（图5-3A）。①放置平车（图5-2B）：将床旁椅移至对侧床尾，升高病床与平车同高，推平车至床尾，平车头端（大轮端）靠近床尾与之成钝角，固定车闸。松开患者盖被，协助患者穿好衣服。②搬运患者：搬运者站在钝角内的床边，两脚前后分开，稍屈膝，一只手臂从患者腋下伸至肩部外侧，一只手臂伸入患者大腿根部，患者双臂交叉于搬运者颈后，并双手用力握住。③搬运者抱起患者，移步转身，将患者轻轻放于平车中央 （3）二人搬运法：适用于病情较轻，不能自己活动、体重较重者（图5-3B）。①放置平车：同一人搬运法。②甲、乙两位搬运者站在钝角内的同侧床边，将患者上肢交叉置于胸腹间。③搬运患者：甲托住患者头、颈、肩、腰部，乙托住臀部、腘窝处，两人同时抬起，使患者身体向搬运者倾斜，移步将患者平稳地放于平车中央 （4）三人搬运法：适用于病情较重，不能自己活动、体重又较重者（图5-3C）。①②同二人搬运法。③搬运患者：搬运者甲、乙、丙三人，甲托住患者的头颈肩、背部，乙托住腰、臀部，丙托住腘窝、小腿。由中间一人喊口令，同时抬起患者，并使之身体稍向搬运者倾斜，动作协调一致移至平车中央 （5）四人搬运法：适用于颈椎、腰椎骨折或病情危重患者（图5-3D）。①放置平车（图5-2A）：同挪动法。在患者腰、臀下铺帆布兜或中单，中单选择布质牢固的，保证搬运时患者的安全。②四位搬运者分别站于床的四面：甲站于床头，托住患者的头颈和肩部，乙站于床尾托住患者的两腿，丙和丁分别站在病床及平车的两侧，抓紧中单四角，由一人发出指令，同时抬起患者，轻轻将患者放在平车中央

续表

操作步骤	操作要点
安置体位	根据病情需要安置好舒适体位，用盖被或毛毯包裹患者，先盖脚部，然后两侧，露出头部，上层边缘向内呈45°折叠（图5-3E）
整理病床	整理床单位，铺暂空床
运送患者	打开车闸，运送患者至指定地点

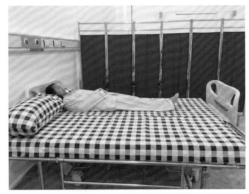
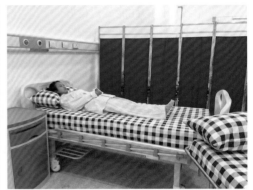

A. 挪动、四人搬运法平车位置   B. 一人、二人、三人搬运法平车位置

图 5-2　平车安放

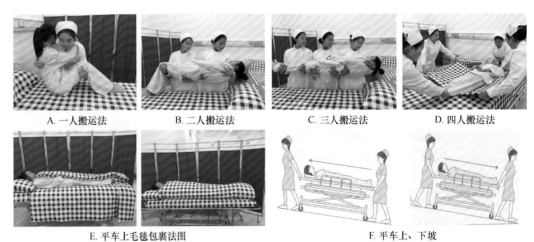

A. 一人搬运法　　　B. 二人搬运法　　　C. 三人搬运法　　　D. 四人搬运法

E. 平车上毛毯包裹法图　　　　　F. 平车上、下坡

图 5-3　平车运送法

2. 注意事项

（1）保证安全：①操作前检查平车的各个部件性能，保证良好。如平车有大小轮，患者头部卧于大轮侧，以减少转动和颠簸带来的不适。②推平车时车速适宜，上下坡时保持患者头部在高处，以免低垂引起不适（图5-3F）。③推车进出门时，应先开门再推行。④多人搬运时动作应轻稳，协调一致，保证患者安全。

（2）节力原则：搬运者两脚前后分开站立，稍屈膝，扩大支撑面，保持重心稳定；尽量使用大肌群搬运，并将患者尽量靠近搬运者，以减轻身体重力线的偏移。

（3）观察病情：护士应站于患者头端，随时询问患者感觉，注意观察患者的面色及脉搏的改变；保持治疗的持续性，如有导管应安置妥当，防止脱落及扭曲。

（4）骨折患者：①搬运时应在车上垫木板，并做好骨折部位的固定。②如是颈椎损伤或疑似损伤患者，搬运时保持头部中立位，并沿身体纵轴向上略加牵引颈部或患者自己用手托起头部，缓慢移至平车中央。③搬运后，患者取仰卧位，并在颈下垫小枕或衣物，在头颈或腰椎两侧用枕头、砂袋、衣物等固定，保持头颈中立位，防止颈、腰椎错位及脊髓损伤，导致患者致残甚至危及生命。④颅脑损伤、颌面部外伤及昏迷的患者应将头偏向一侧。

（5）注意保暖：天冷时给患者保暖，防止着凉。

【评价】

1. 患者感觉舒适安全。

2. 护士动作轻稳、节力、协调。

3. 护患沟通有效，患者乐于接受。

4. 患者持续治疗不受影响。

考点：平车运送法的目的、操作要点、注意事项

案例 5-1 分析 3

李女士为颅脑外伤的患者，病情危重，体重偏重，进行 CT 检查选择平车搬运法，可以三人搬运，如怀疑颈椎损伤，则需四人搬运。

附　过床器的使用

过床器又称过床易，是目前应用于临床辅助搬运过床的器具。它是由一次性滑动布套与垫板组成的滑移垫，利用两种不同特殊材料之间的滑动性，在护理人员的推动下，形成传动带效果，帮助患者平稳安全的过床。适用于不能自行活动的患者。使用方法：移开床旁桌椅，推平车与床平行并紧靠床边，平车与床的平面处于同一水平，固定平车。护士分别站于平车与床的两侧并抵住，站于床侧护士协助患者向床侧翻身，将过床器平放患者身下三分之一或四分之一，向斜上方 45° 轻推患者。站于车侧护士向斜上方 45° 轻拉患者协助患者移向平车，等患者上平车后，协助患者向车侧翻身，将过床器从患者身下取出。过床器的使用可减轻患者的不适甚或不必要损伤，同时使护理人员搬运省力省时，大大减轻了护士的劳动强度。

三、担架运送法

在急救过程中，担架（图 5-4）是运送患者最基本最常用的工具。主要用于无条件使用平车时转运患者，如战地、野外、上下急救车，其优点是体积小，上下交通工具方便，且不受地形、道路的条件限制。

担架运送的目的、评估、操作同平车运送法。通常用帆布担架，紧急情况下可以使用木板等。由于担架位置低，搬运时由两人抬起并使担架与床平齐，便于搬运患者。

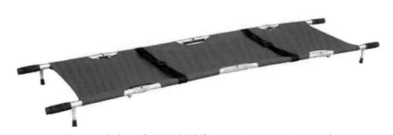

图 5-4　担架（来源百度图片 http://image.baidu.com）

抬担架运送患者的注意事项如下。

1. 搬运时 ①遵循节力原则，动作轻稳，协调一致，保证患者安全、舒适。②高个子在头端，矮个子在脚端，尽量保持患者身体呈水平位或头部稍高。运送时步伐一致，确保平稳。③患者卧于担架中央，取仰卧位，颈下垫软枕或衣物，以保持呼吸道通畅。四肢不可靠近担架边缘，以免碰撞造成损伤。

2. 行走时 ①患者的足在前，头在后；上下楼梯时，患者头部始终在高处，注意使担架保持平衡；②将患者抬入救护车时，应使患者头在前，脚在后，以使患者感到舒适。③应注意询问患者感受，密切观察病情变化。

3. 骨折患者 胸、腰椎损伤患者应使用硬板担架。有颈椎损伤或疑似损伤患者，由专人负责牵引、固定头颈部，不得使患者头颈部左右摇摆或转动。

4. 注意保暖 天冷时给患者保暖，防止着凉。

小结

　　患者入院后，护士应及时准备床单位，做好入院指导，根据医院条件建立住院纸质或电子病案，测量生命体征及体重，协助医生体检，执行医嘱，做好入院评估。对危重患者应置于抢救室，备好急救药品和器械，协助医生抢救，留陪，加强安全防护。患者住院期间及时了解其身心需要，做好护理。对不能起床、行走的患者外出时，护士可运用轮椅法、平车运送法。患者出院时，做好饮食、服药、休息、复诊等指导，整理病案，注销卡片，做好床单位的处理。适合在家庭医疗和康复的患者，可根据条件建立家庭病床，延续治疗与护理。

 自 测 题

A₁ 型题

1. 签发住院证的人员应是（　　）

　　A. 病区护士长　　　　　B. 责任护士

　　C. 有执业资格证的医生　D. 护工

　　E. 任何医护人员

2. 以下关于分级护理的描述正确的是（　　）

　　A. 一级护理适用于病情危重需随时观察的患者

　　B. 特别护理应每 15～30 分钟巡视患者 1 次

　　C. 二级护理适用于病情危重需绝对卧床休息者

　　D. 三级护理适用于生活基本能自理的患者

　　E. 一级护理应每 1～2 小时巡视患者 1 次

3. 入院护理措施不正确的一项是（　　）

　　A. 根据病情准备床单位

　　B. 主动、热情接待患者

　　C. 急、危重患者立即通知医生、协助抢救

　　D. 征求患者意见

　　E. 建立入院纸质或电子病历

4. 下列轮椅的使用方法中，错误的操作是（　　）

　　A. 轮椅椅背与床尾平齐

　　B. 护士站在轮椅后固定轮椅或拉起车闸

　　C. 扶患者坐起，穿袜、鞋

　　D. 嘱患者尽量靠前坐，抓紧扶手

　　E. 下坡时宜减慢速度，询问患者感受

5. 二人搬运法，不正确的叙述是（　　）

　　A. 适用于病情较轻但不能自己活动体重较重的患者

　　B. 推平车与床平齐

　　C. 搬运者身高者托头、颈、肩、腰部

　　D. 搬运者身矮者托臀部、腘窝处

　　E. 托起患者，使身体向搬运者倾斜，轻放于平车中央

6. 挪动法时协助患者向平车挪动的顺序是（　　）

　　A. 上半身、臀部、下肢

　　B. 上半身、下肢、臀部

C.下肢、臀部、上凌半身

D.臀部、下肢、上半身

E.臀部、上半身、下肢

A₂型题

7.患者，女，27岁。因即将分娩，办理入院手续住院待产，在住院处的处理以下不正确的措施是（　　）

　A.孕妇不需用的物品交家属带回

　B.嘱孕妇沐浴、更衣

　C.孕妇钱物可由住院处按手续存放

　D.由住院处护士送孕妇入病区

　E.与病区护士做好病情和物品的交接

8.患者，男，45岁。因"蛛网膜下腔出血"急诊入院。病区护士下列处理不当的是（　　）

　A.根据病情准备床单位

　B.积极主动迎接新患者

　C.为患者测量生命体征

　D.通知值班医生

　E.实施卫生处置

9.患者，女，50岁。因尿毒症症状加重，行床旁血液透析，需要严密监护生命体征，护理级别应为下列哪项（　　）

　A.特级护理　　　　　B.一级护理

　C.二级护理　　　　　D.三级护理

　E.床旁护理

10.患者，男，50岁。因急性支气管炎痊愈出院，护士对其使用的棉胎应（　　）

　A.送洗衣房清洗

　B.含氯消毒剂喷洒消毒

　C.日光曝晒6小时

　D.乳酸熏蒸法消毒

　E.紫外线照射2小时

11.患者，男，59岁。因脑血管意外致右侧肢体瘫痪入院，经治疗护理病情稳定，现需进行CT复查，应选择哪种方法运送（　　）

　A.平车三人搬运　　　B.轮椅运送

　C.担架运送　　　　　D.平车四人搬运

　E.平车二人搬运

12.患儿，13岁。体重40kg，因重症肺炎急诊入院，急诊室已给予输液、吸氧，现准备用平车送入病房，护送途中护士应注意（　　）

　A.拔管暂停输液、吸氧

B.继续输液、吸氧，避免中断

C.暂停吸氧，输液继续

D.暂停输液、继续吸氧

E.若酸中毒严重应暂停护送，症状好转后再送入病房

13.患儿，男，8岁。因上呼吸道感染且出现畏寒、发热等症状，需放射科照片检查，单人搬运该患儿上平车，平车头端与床尾应为（　　）

　A.30°　　　　B.60°　　　　C.90°

　D.120°　　　E.180°

14.患者，男，65岁。因急性胃穿孔准备住院，卫生处置室的护理人员应先（　　）

　A.卫生处置

　B.立即送手术室作术前准备

　C.护送病员入病区休息

　D.了解病员有何护理问题

　E.介绍医院规章制度

15.患者，女，68岁。因肺炎球菌性肺炎入院，咳嗽不止且有浓痰，体温39.7℃，护士巡视患者的时间应为（　　）

　A.24小时专人护理

　B.每60分钟巡视一次

　C.每30～60分钟巡视一次

　D.每1～2小时巡视一次

　E.每日巡视两次

A₃/A₄型题

（16～18题共用题干）

　　患者李强，男，65岁，体重80kg，退休工人。有高血压病史十余年，今天早晨起床时左边身体失去感觉，同时不能活动，来医院就诊，经医生检查，初步诊断为"脑血栓"需住院治疗。

16.对该患者应采取何种搬运方法（　　）

　A.挪动法　　　　　　B.一人搬动法

　C.二人搬动法　　　　D.三人搬动法

　E.四人搬动法

17.此搬运患者的方法正确的是（　　）

　A.托患者的头、颈肩和背部，乙托患者的腰、臀部，丙托住腘窝、小腿部

　B.甲托住患者腰部，乙托住患者臀部，丙托住患者腘窝、小腿部

　C.甲托住患者头、肩部，乙托住患者臀部，丙托住患者腿部

D. 甲托患者头部，乙托患者背部，丙托住患者腘窝、小腿部

E. 甲托住头、肩胛部，乙托住患者的背部，丙托住患者腘窝、小腿部

18. 搬运患者时，几位护理人员应注意

  A. 两腿直立，两臂弯曲

  B. 分别站立两侧同时抬起

  C. 同时移动左腿

  D. 一人固定颈部防止弯曲

  E. 合力抬起，患者身体向护士倾斜

（19～21 题共用题干）

  患者陈林，男，58 岁。突发心前区、胸骨后疼痛急诊入院。心电图提示频发性室性期前收缩、阵发性室性心动过速。诊断：急性心肌梗塞。需要住院治疗。

19. 护士为患者排列住院病历时，病历首页应是（   ）

  A. 住院病案首页   B. 入院记录

  C. 体温单   D. 医嘱单

  E. 护理病案

20. 填写入院时间的正确方法是（   ）

A. 用蓝笔在体温单 40～42℃之间的相应时间栏内纵向填写

B. 用黑笔在体温单 40～42℃之的相应时间栏内横向填写

C. 用红笔在体温单 40～42℃之间的相应时间栏内纵向填写

D. 用红笔在体温单 40～42℃之间的相应时间栏内横向填写

E. 用黑笔在体温单 35℃以下的相应时间栏内纵向填写

21. 病区护士按医嘱为患者实施一级护理时，下列哪项错误（   ）

A. 每 1 小时巡视一次，观察病情

B. 制定护理计划，执行诊疗护理措施，书写护理记录单

C. 按需准备急救药品和器材

D. 做好基础护理，严防并发症

E. 提供相关的健康指导，满足患者的一切要求

（蒋羽霏）

6

第六章　卧位和安全的护理

采取舒适、安全的卧位能促进患者身心舒适，增加安全感，能减轻症状、协助诊断和治疗。及时为患者翻身、更换卧位，还能预防压疮、坠积性肺炎等并发症的发生。对容易发生意外的患者，如意识不清、烦躁不安等患者，采取床栏防止坠床或使用保护具限制患者的肢体活动，能确保患者安全及治疗、护理工作的顺利进行。

案例 6-1

患者，李女士，60 岁。因多发性子宫肌瘤住院，今上午拟在全麻下行全子宫切除术。

问题：1. 术前准备做留置导尿时，护士应指导患者取何种卧位？

　　　2. 手术后，患者安返病房，全身麻醉未清醒，此时应为其安置何种卧位？

　　　3. 术后第 2 天，患者一般情况较好，护士应协助其取何种卧位？为什么？

第一节　患者的卧位

卧位即卧床的姿势，是指患者休息和适应医护工作需要而采取的姿势。护理人员在临床工作中常根据患者的病情、治疗与护理的需要，协助或指导患者采取相应安全和舒适的卧位。

一、卧位的性质

（一）根据卧位的自主性，卧位分为以下三种

1. 主动卧位　指患者身体活动自如，根据自己的意愿主动采取的卧位。常见于轻症患者。

2. 被动卧位　指患者自己无变换卧位的能力，卧于他人为其安置的卧位。常见于极度衰弱、昏迷、瘫痪患者等。

3. 被迫卧位　指患者意识清楚，也有变换卧位的能力，但由于疾病的影响或治疗检查的需要而不得不采取的卧位。如支气管哮喘的患者为了缓解呼吸困难而采取的端坐位等。

（二）根据卧位的平衡稳定性，卧位分为以下两种

卧位的平衡性与人体的重量、支撑面成正比，与重心高度成反比。

1. 稳定性卧位　支撑面大，重心低，平衡稳定，患者感到舒适的卧位。如仰卧位。

2. 不稳定性卧位　支撑面小，重心较高，难以平衡的卧位。患者为保持一定的卧位大量肌群处于紧张状态，易疲劳，不舒适。如两脚并齐伸直，两臂也在两侧伸直的侧卧位。

考点：卧位的性质

二、常用卧位的安置

临床常见的卧位有仰卧位、俯卧位、侧卧位、半坐卧位、端坐位、头低足高位、头高足低位、膝胸位、截石位等。

【目的】

1. 减轻症状，增加患者的舒适感。

2. 利于检查、治疗和护理；预防并发症，增进安全。

3. 降低关节的压力和活动限制，维持正常的功能位置，避免关节及肌肉萎缩。

4. 预防压疮的发生。

【评估】

1. 患者一般情况　患者的诊断、病情、意识状态、皮肤状况、肢体活动度、有无伤口、疼痛等。

2. 患者的认知反应　患者及家属对所取卧位的理解、心理反应及合作程度。

【准备】

1. 护士准备　衣帽整洁，洗手，戴口罩。

2. 患者准备　了解卧位安置的目的、过程和配合注意事项。

3. 用物准备　根据所取卧位准备枕头、木墩、跨床小桌等。

4. 环境准备　环境宽敞、整齐，安静、舒适，根据需要使用屏风或床帘遮挡。

【实施】

（一）仰卧位

又称平卧位。根据病情或检查、治疗的需要可分为去枕仰卧位、屈膝仰卧位、中凹位。

1. 去枕仰卧位

（1）适用范围

1）昏迷或全身麻醉未清醒的患者，取此卧位的同时，将头偏向一侧，防止呕吐物误吸入呼吸道而引起窒息或肺部并发症。

2）椎管内麻醉或腰椎穿刺术后患者，防止由于脑脊液自穿刺处漏出至蛛网膜下隙外，造成颅内压降低而引起头痛。

（2）安置要点：患者去枕仰卧，将枕头横立于床头，两臂放于身体两侧，双腿自然伸直（图 6-1A）。

链接

椎管内麻醉或脊髓腔穿刺后的患者去枕仰卧位以防头痛

患者在脊髓腔穿刺或蛛网膜下隙麻醉后1～3天内会出现头痛。由于蛛网膜和硬脊膜被穿破，脑脊液从穿刺孔漏入硬脊膜外腔，受重力作用而出现外漏，脑脊液的漏失超过它的生成速度，导致脑脊液减少，颅内压下降，脑组织失去支撑而下沉，造成对脑膜、脑神经和血管的牵拉，而引起头痛。患者采取去枕仰卧位，可减少脑脊液的外流而导致术后头痛的发生。一般蛛网膜下隙麻醉大约12小时后，破损的蛛网膜可自行修复，患者可逐步抬高头部，但如果出现头痛则应继续去枕仰卧。

2. 屈膝仰卧位

（1）适用范围

1）配合腹部检查，使腹肌放松，便于检查。

2）女患者导尿术、会阴冲洗，以充分暴露外阴部分。

（2）安置要点：患者仰卧，头下垫一枕头，两臂放在身体两侧，双膝屈曲略向外分开（图6-1B）。

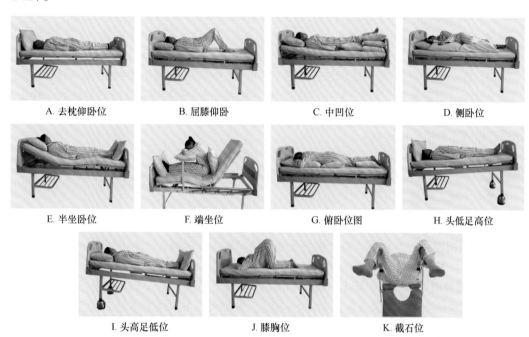

A. 去枕仰卧位　　　B. 屈膝仰卧　　　C. 中凹位　　　D. 侧卧位

E. 半坐卧位　　　F. 端坐位　　　G. 俯卧位图　　　H. 头低足高位

I. 头高足低位　　　J. 膝胸位　　　K. 截石位

图 6-1　常用卧位

3. 中凹位（休克卧位）

（1）适用范围：适用于休克患者。抬高头胸部，有利于保持气道通畅，改善呼吸和缺氧症状；抬高下肢，有利于静脉血回流，增加心排出量，缓解休克症状。

（2）安置要点：抬高患者头胸部10°～20°，抬高下肢20°～30°（图6-1C）。

（二）侧卧位

1. 适用范围

（1）灌肠、肛门检查、臀部肌肉注射、配合胃肠镜检查。

（2）预防褥疮：侧卧与平卧交替可避免局部组织长期受压，同时便于擦洗和按摩受压部位。

（3）对单侧肺部病变者，根据病情采取患侧卧位或健侧卧位。患侧卧位可阻止患侧肺部的活动度，有利于止血和减轻疼痛；健侧卧位有利于咳痰和引流。

2. 安置要点　患者侧卧，两臂屈肘，一手放于胸前，一手放于枕旁，下腿略伸直，上腿弯曲（臀部肌内注射时，应下腿弯曲，上腿略伸直，使臀部肌肉放松。）；在胸腹前、后背及两膝之间可放置软枕，以扩大支撑面，增加稳定性，使患者感到舒适安全（图6-1D）。

（三）半坐卧位

1. 适用范围

（1）心肺疾患所引起的呼吸困难患者：半坐卧位时，由于重力作用可使膈肌位置下降，胸腔容积扩大，有利于呼吸肌的活动，增加肺活量，利于气体交换，改善呼吸困难。半坐

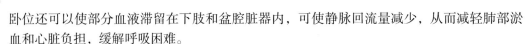

卧位还可以使部分血液滞留在下肢和盆腔脏器内，可使静脉回流量减少，从而减轻肺部淤血和心脏负担，缓解呼吸困难。

（2）胸、腹、盆腔手术后或有炎症的患者：可使腹腔渗出物流入盆腔，促使感染局限化和减轻中毒反应（因为盆腔腹膜抗感染性能较强而吸收性能较差，可减少炎症的扩散和毒素的吸收）。同时还可以防止感染向上蔓延引起膈下脓肿。此外，腹部手术后患者，可降低术后伤口缝合处的张力，缓解疼痛，增进舒适感，有利于伤口愈合。

（3）某些面颈部手术后的患者：可减少局部出血。

（4）疾病恢复期体质虚弱的患者：使患者逐渐适应体位改变，利于向站立姿势过渡。

2. 安置要点

（1）自动、半自动或手摇床法：患者仰卧，先摇高床头使上半身抬高与床水平成30°～50°，再抬起膝下支架10°～20°，防止患者下滑。必要时可在患者足底放一软枕，增进患者的舒适感，防止足底触及床尾床挡。放平时，先放平膝下支架，再放平床头，防止引起患者不舒适（图6-1E）。

（2）靠背架法：将患者上半身抬高，在床头垫褥下放一靠背架，下肢屈膝，用中单包裹膝枕垫在膝下，将中单两端用带子固定于床两侧，以免患者下滑，足底垫软枕。放平时应先放平下肢，再放平头部。

（四）端坐卧位

1. 适用范围　心力衰竭、心包积液及支气管哮喘发作的患者。由于呼吸极度困难，患者被迫端坐。其机制与半坐卧位减轻患者呼吸困难的机制相同。

2. 安置要点　患者坐于床上，身体稍向前倾，床上放一跨床小桌，桌上垫软枕，并摇高床头支架或使用靠背架抬高床头70°～80°，使患者既可以伏桌休息，又可背部向后依靠坐正。同时膝下抬高10°～20°，防止患者身体下滑（图6-1F）。必要时加床挡，保证患者安全。如用于急性肺水肿患者时，在病情允许的情况下可使患者两腿向一侧床缘下垂，由于重力作用，使下肢静脉回流减少，减轻心脏负荷。

（五）俯卧位

1. 适用范围

（1）腰、背部检查、手术或配合胰、胆管造影检查。

（2）腰、背、臀部有伤口或脊椎手术后不能平卧或侧卧的患者。

（3）暂时缓解胃肠胀气导致的腹部胀痛。因为俯卧位时，腹腔容积增大。

2. 安置要点　患者俯卧，头偏向一侧。两臂屈曲，放于头的两侧，两腿伸直，可在胸部、髋部及踝部各放一软枕，必要时在腋下用一小软枕支托（图6-1G）。如果为俯卧患者臀部肌内注射时，患者足尖相对，足跟分开，保持肌肉放松。气管切开、颈部受伤、呼吸困难者不宜采取此种姿势。男性患者，应用丁字带支托阴囊处，减少压迫，以防阴囊水肿。

（六）头低足高位

1. 适用范围

（1）肺部分泌物引流：使痰液顺位向低处引流，易于咳出。

（2）十二指肠引流术：有利于胆汁引流。

（3）下肢骨折：跟骨、胫骨结节牵引时，利用人体重力作为反牵引力。

（4）妊娠时胎膜早破，防止脐带脱垂：采取头低足高位可使膈肌上移，减轻腹压，提高宫口的位置，降低羊水流出的冲力，防止脐带滑入阴道内而致脐带脱出，危及胎儿生命。

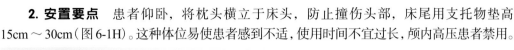

2. 安置要点　患者仰卧，将枕头横立于床头，防止撞伤头部，床尾用支托物垫高15cm～30cm（图6-1H）。这种体位易使患者感到不适，使用时间不宜过长，颅内高压患者禁用。

（七）头高足低位

1. 适用范围

（1）颈椎骨折进行颅骨牵引时，利用人体重力作反牵引力。

（2）颅脑手术后或颅脑损伤的患者，降低颅内压，预防脑水肿，并可减少颅内出血。

2. 安置要点　患者仰卧，床头用支托物垫高15cm～30cm或视病情而定，如使用电动床可调节整个床面向床尾倾斜，足下垫一软枕，防止患者足部触及床尾床挡（图6-1I）。

（八）膝胸位

1. 适用范围

（1）做肛门、直肠、乙状结肠镜检查及治疗。

（2）矫正胎儿臀位及子宫后倾。

（3）促进产后子宫复旧。

2. 安置要点　患者跪姿，两腿稍分开，两小腿平放床上，大腿与床面垂直，胸及膝部紧贴床面，腹部悬空，臀部翘起，头转向一侧，两臂屈肘放于头的两侧（图6-1J）。孕妇采取此卧位矫正胎位时，每次不应超过15分钟，注意观察胎动情况。有心、肾疾病的孕妇禁用此卧位。

（九）截石位

1. 适用范围

（1）会阴、肛门部位的检查、治疗或手术，如膀胱镜检查、阴道冲洗、妇科检查等。

（2）产妇分娩。

2. 安置要点　患者仰卧于检查台上，两腿分开放在支腿架上，双腿套入脚套，臀部齐床边，两手放在胸部或身体两侧（图6-1K）。操作中注意保暖和遮挡。

【评价】

1. 患者身体各部位和关节维持良好的功能位置。

2. 定时协助患者更换卧位，无压疮或其他与卧位有关的并发症发生。

3. 患者和家属对所取卧位理解，主动配合卧位安置。

4. 护士能运用人体力学原理，操作轻稳、节力、安全，多人操作动作协调一致。

> 考点：各种卧位的安置、适用范围及其机理

案例 6-1 分析

李女士术前进行导尿术应取屈膝仰卧位，这样可以充分暴露外阴部分；术后全身麻醉未清醒时，应取去枕仰卧位，将头偏向一侧，防止呕吐物误吸入呼吸道而引起窒息或肺部并发症；术后2日应取半坐卧位，一是促进液体引流，二是可使腹腔渗出物流入盆腔，促使感染局限化和减轻中毒反应，三是降低术后伤口缝合处的张力，缓解疼痛，增进舒适感，有利于伤口愈合。

第二节　协助患者更换卧位的方法

患者由于疾病或治疗的限制，长期卧于一种姿势，无法自由翻身更换卧位，容易出现疲劳、精神萎靡、便秘、关节僵硬、肌肉萎缩等不良后果，更有甚者，还易造成压疮、坠积性肺炎等并发症。因此，护士应定时协助卧床患者翻身或帮助患者恢复舒适卧位。

一、协助患者翻身法

【目的】

1.协助因各种原因长期卧床，不能自行翻身的患者变换姿势，增进舒适。

2.预防并发症，如压疮、坠积性肺炎等。

3.满足治疗、护理的需要，如背部皮肤护理、便于更换床单或整理床单位。

【评估】

1.患者一般情况　患者病情、年龄、体重、意识状态、生命体征、局部皮肤受压情况、手术部位、伤口及引流情况、医嘱及诊断治疗要求。

2.患者及家属认知反应　对更换卧位的作用和操作方法的了解程度、心理接受程度及患者配合能力。

【准备】

1. 护士准备　根据患者情况决定护士人数，衣帽整洁，了解患者病情。

2. 患者准备　事先了解翻身的目的、过程和配合注意事项。

3. 环境准备　整洁、安静、舒适，温度适宜，必要时进行遮挡。

4. 用物准备　软枕、根据患者意识状态准备床挡。

【实施】

1. 操作步骤　见表6-1。

表 6-1　协助患者翻身侧卧法

操作步骤	操作说明
核对解释	核对患者床号、姓名，向患者及家属解释操作目的及配合要求
安置导管	移开床旁桌、椅，将各种导管及输液装置等安置妥当，必要时将盖被折叠至床尾或床的一侧
安置卧位	患者仰卧，双手放于胸腹部，双腿屈曲
协助患者翻身	(1) 一人协助患者翻身法：适用于患儿或体重较轻的患者（图 6-2A）①护士站于患者左或右侧，将枕头移向对侧，必要时对侧加床栏。护士双脚前后分开，屈膝屈髋，然后将患者肩部、臀部分别移向护士侧床缘，然后一臂放在患者的臀下，另一臂放在患者的双脚踝下，再将双下肢移近并屈膝。②一手扶肩部，一手扶膝部，轻轻将患者转向对侧，使患者背对护士
	(2) 二人协助患者翻身法：适用于体重较重或病情较重的患者（图 6-2B）①两位护士站于床的同一侧，一人托住患者颈肩部和腰部，另一人托住患者臀部和腘窝处，两人同时将患者移向近侧，注意动作应轻稳，两人协调一致。②分别扶住患者的肩、腰、髋和膝部，同时将患者翻至对侧
检查安置	按照侧卧位要求摆放体位，检查并安置患者肢体各关节处于功能位置，身上置有的多种导管保持通畅
整理记录	整理床单位，移回床旁桌，记录翻身时间和皮肤情况

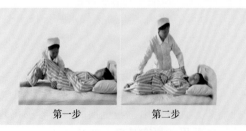
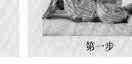
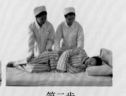

第一步　　第二步　　　　　　　　　　第一步　　第二步

A. 一人协助卧床者翻身法　　　　　　B. 二人协助卧床者翻身法

图 6-2　协助卧床者翻身法

2. 注意事项

（1）操作中要注意患者安全，防止坠床。

（2）护士操作中应注意节力原则。两名护士操作时动作应保持协调一致，移动时应将患者抬起，避免拖、拉、推现象。

（3）根据患者病情及皮肤受压情况，确定翻身间隔时间。如患者皮肤有红肿或破溃时，应及时变换体位，并增加翻身次数，同时做好记录。

（4）对特殊患者翻身时应注意

1）患者身上置有各种导管：应先将导管安置妥当，翻身后检查各导管是否扭曲，保持通畅。

2）手术后患者：翻身前先检查伤口敷料，如有潮湿或脱落，应先换药后翻身。

3）颅脑手术后的患者：一般只能卧于健侧或平卧。翻身时注意头部翻转动作要轻稳，头部过剧翻动可引起脑疝，压迫脑干，导致突然死亡。

4）颈椎或颅骨牵引的患者：翻身时不可放松牵引，翻身后注意牵引位置、方向及牵引力是否正确。

5）颈椎损伤患者：翻身时要固定好头部，沿纵轴向上略加牵引，保持头中立位，翻身时保持头、颈、躯干平行一致缓慢移动。

6）腰椎损伤的患者：翻身时注意保持身体平直，以维持脊柱的正确生理弯度，避免由于躯干扭曲加重损伤。

7）石膏夹板固定或伤口较大的患者：翻身后应将患肢安放于适当位置，防止受压。

【评价】

1. 护患沟通有效，患者积极配合。

2. 患者舒适、安全，无并发症产生。

3. 患者及家属了解翻身侧卧的基本过程及技能。

4. 护士能运用人体力学原理，操作轻稳、节力、安全，多人操作动作协调一致。

考点：操作要点、注意事项

 护考链接

A_2 型题

患者，女性，40岁。颅脑术后第3天，如需更换卧位，错误的是（　　）

A. 先换药，再翻身　　　　　　　B. 先将导管安置妥当再翻身

C. 两人协助患者翻身　　　　　　D. 卧于患侧

E. 注意节力原则

分析：颅脑术后患者，头部转动过剧可引起脑疝，导致突然死亡，一般只卧于健侧或平卧。因此该题答案选 D。

二、协助患者移向床头法

【目的】

协助滑向床尾而自己不能移动的患者移向床头，恢复正确而舒适的卧位。

【评估】

1. 患者一般情况　患者病情、年龄、体重、意识状态、生命体征、手术部位、伤口及引流情况、肢体肌力。

2. 患者及家属认知反应 对操作方法的了解程度、心理接受能力及患者配合能力。

【准备】

1. 护士准备 根据患者情况决定护士人数，衣帽整洁，了解患者病情。

2. 患者准备 事先了解移向床头的目的、过程和配合注意事项。

3. 用物准备 软枕。

4. 环境准备 整洁、安静、舒适，温度适宜，必要时进行遮挡。

【实施】

1. 操作步骤 见表6-2。

表 6-2 协助患者移向床头法

操作步骤	操作说明
核对解释	核对患者床号、姓名，向患者及家属解释操作目的及配合要求
安置导管	移开床旁桌、椅，将各种导管及输液装置等安置妥当，必要时将盖被折叠至床尾或床的一侧。视病情放平床头和膝下支架，将枕头横立于床头，防止撞伤患者头部
移动患者	
一人协助患者移向床头法	适用于体重较轻，能够配合的患者（图6-3A）。①患者仰卧屈膝，双脚蹬床面，双手握住床头栏杆。②护士一手托在患者肩下，一手托住臀部。③嘱患者脚蹬床面，双手协同用力，抬起上身上移，同时护士顺势抬起患者向床头移动
二人协助患者移向床头法	适用于体重较重，不能配合移动的患者（图6-3B）。①患者仰卧屈膝，双手放于胸腹部。②两位护士分别站在床的两侧，双手交叉托住患者颈肩部和臀部，同时行动，协调地将患者抬起，移向床头；或两人同侧，一人托住患者肩和腰部，另一人托住臀部及腘窝处，两人同时抬起患者移向床头
整理归位	将枕头放回原位，视病情抬起床头和膝下支架，整理床单位，移回床旁桌、椅

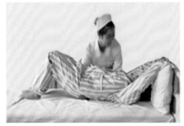
A. 一人协助卧床者移向床头法

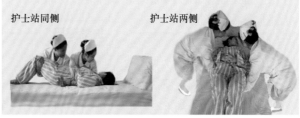
B. 二人协助卧床者移向床头法

图 6-3 协助卧床者移向床头法

2. 注意事项

1）护士操作中注意运用节力原则；两名护士操作时应交叉托住患者，便于患者体重平均分摊，保持平衡，并注意动作轻稳，保持协调一致。

2）移动患者时不可有拖、拉、推等动作，以减少患者与床之间的摩擦力，避免擦伤皮肤。

3）如有导管应安置妥当，防止脱落及扭曲。

【评价】

1. 护患沟通有效，患者积极配合。

2. 患者舒适，无并发症产生。

3. 患者及家属了解移向床头的基本过程及技能。

4. 护士能运用人体力学原理，操作轻稳、节力、安全，多人操作动作协调一致。

第三节 保护具的应用

考点：操作要点及注意事项

保护具主要是用来限制患者身体或身体某部位的活动，以达到维护患者安全与治疗效果的各种器具。在临床中多用于易发生坠床、撞伤、抓伤或有自我伤害倾向的患者。如意识不清、躁动不安、小儿（尤其是 6 岁以下）、精神病患者等。

一、保护具常用种类

1. 床挡（图 6-4） 也称床栏。用于保护患者以防坠床。医院常用的床挡根据不同设计主要分为多功能床挡、半自动床挡、木栏床挡。

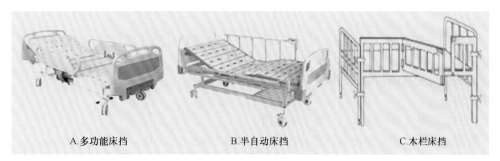

A.多功能床挡　　　　　B.半自动床挡　　　　　C.木栏床挡

图 6-4　床挡

2. 约束带 用于保护躁动不安患者，限制其身体或某一部位的活动，保护患者，防止意外发生，保证治疗护理顺利进行。根据使用部位的不同，可分为宽绷带约束（图 6-5A）、肩部约束（图 6-5B）、膝部约束（图 6-5C）。随着材料和设计的改进，约束带等保护具变得更为简便、实用。如利用尼龙搭扣代替系带（图 6-5D)，既方便、又有利于分散局部的约束压力。

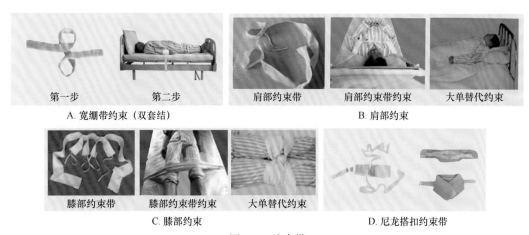

第一步　　　　第二步　　　　肩部约束带　　肩部约束带约束　　大单替代约束

A. 宽绷带约束（双套结）　　　　　　　B. 肩部约束

膝部约束带　　膝部约束带约束　　大单替代约束

C. 膝部约束　　　　　　　　　　　　D. 尼龙搭扣约束带

图 6-5　约束带

3. 支被架（图 6-6） 主要用于肢体瘫痪或极度衰弱的患者，防止盖被压迫肢体而造成不适、足下垂和足尖压疮等；也可用于灼伤患者使用暴露疗法需保暖时。

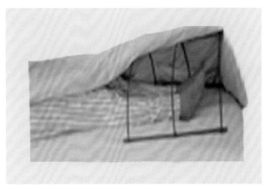

图 6-6　支被架

二、保护具使用技术

【目的】

1. 防止高热、谵妄、昏迷、躁动及危重患者因意识不清而发生坠床、撞伤及抓伤等意外，确保患者安全。

2. 确保治疗、护理的顺利进行。

【评估】

1. 患者的一般情况　患者病情、年龄、意识状态、生命体征、肢体活动及损伤情况，局部有无血液循环障碍、皮肤受损等。

2. 患者及家属的认知反应　对保护具使用的目的及方法的了解程度、心理接受能力及配合程度。

3. 需要保护具的种类、时间。

【准备】

1. 护士准备　衣帽整洁，了解患者病情。

2. 患者准备　患者及家属了解使用保护具的重要性、安全性，并能给予配合。

3. 用物准备　根据需要准备床挡、约束带、支被架、保护棉垫等。

4. 环境准备　整洁、安静、舒适、安全，温度适宜。

【实施】

1. 操作方法　见表 6-3。

表 6-3　保护具的应用

保护具种类	操作要点
床挡:	
多功能床挡	使用时可插入两边床沿防止患者坠床，不用时将床挡插于床尾，当患者心跳呼吸骤停时还可垫于患者背部，胸外心脏挤压时使用
半自动床挡	床挡可根据病情需要拉起或落下，同时可在床挡上附加一配套横板作为桌子，以便患者在床上进餐或伏于其上休息
木栏床挡	使用时将床挡稳妥固定于两侧床边，床挡中间为活动门，操作时打开，用毕即关好活动门（图 6-4）
约束带:	
宽绷带约束	用于固定手腕及踝部，限制手、足活动 先用棉垫包裹着手腕或踝部，再用宽绷带打成双套结，套在棉垫外稍拉紧，使其不脱出（松紧度以不影响肢体血循环为宜），然后将宽绷带固定于床缘（图 6-5A）
肩部约束带	(1) 专用肩部约束带：用布制成两个袖筒，宽 8cm，长 120cm，胸前钉一细带。操作时，将患者两侧肩部分别套进袖筒，腋窝垫棉垫，两袖筒上的细带子在胸前打结固定，将下面两条较宽的长带系于床头。必要时枕头横立床头 (2) 用大单替代：把大单斜着折成长条放在患者的肩背部下，将带的两端由腋下经肩前绕至肩后，从横在肩下的单子上穿出，再将两端系于床头横栏上。必要时枕头横立床头（图 6-5B）

续表

保护具种类	操作要点
膝部约束带	常用于固定膝部，限制患者下肢活动 （1）专用膝部约束带：宽10cm，长250cm，用布制成。操作时，两膝衬棉垫，将约束带横放于两膝上，宽带下的两头带各缚住一侧膝关节，然后将宽带两端系于床缘 （2）用大单替代：将大单斜着折成30cm宽的长条，横放在两膝下，拉着宽带的两端向内侧压盖在膝上，并穿过膝下的横带，拉向外侧压之压住膝部，将两端系于床缘（图6-5C）
尼龙搭扣约束带	用于固定手腕、上臂、踝部、膝部 约束带由尼龙搭扣和宽布带构成，操作时，在被约束部位衬棉垫，将约束带置于关节处，对合尼龙搭扣，松紧度要适宜，然后将带子系于床缘（图6-5D）
支被架	根据需保护的部位及损伤的大小选择合适的支被架，使用时将支被架罩于防止受压的部位，盖好盖被（图6-6）

2. 注意事项

（1）严格掌握保护具的使用指征，如非必须使用，则尽可能不用，维护患者自尊。必须使用时应向患者及家属说明使用保护具的原因、目的和方法，以取得患者及家属的同意及配合，使用时做好心理护理。

（2）保护具只能短期使用，使用时应维持患者肢体的功能位置，保障患者肢体活动度。

（3）使用约束带时，带下必须垫软垫并保证松紧适宜，以能伸进1～2根手指为宜。

（4）密切观察被约束肢体的温度、颜色、活动及感觉，若发现肢体苍白、麻木、冰冷时应立即放松约束带；需长时间约束者，应定期放松约束带，一般2小时放松一次，并协助患者翻身及活动肢体，必要时给予局部按摩，促进血液循环。

（5）约束带使用时，呼叫器开关应放于患者手可触及处，确保患者可以随时呼叫。

（6）记录使用保护具的原因、目的、时间、部位、每次观察的结果，执行护理措施情况及解除约束的时间。

【评价】

1.患者及家属了解使用保护具的原因和目的，能理解并配合。

2.患者肢体处于功能位，无血液循环不良、皮肤破损、骨折等意外发生。

3.能满足患者身体的基本需要，并保证患者的安全和舒适。

4.各项检查、治疗、护理能够顺利进行。

考点： 保护具使用的注意事项

小结

护士应根据患者的病情、治疗与护理的需要为之调整相应的卧位。根据卧位的自主性，分为主动、被动、被迫卧位；根据卧位的平衡性分为稳定性和不稳定性卧位；临床常用卧位有仰卧位、侧卧位、半坐卧位、端坐位、俯卧位、头低足高位、头高足低位、膝胸位、截石位等。长期卧床患者会出现不良的后果和并发症，护士应及时为患者翻身或移向床头。对易发生坠床、撞伤、抓伤或有自我伤害倾向的患者，为了保证他们的安全与治疗效果，必要时可以用保护具来限制其身体某部位的活动。保护具有床挡、约束带、支被架。

自 测 题

A₁ 型题

1. 患者取被迫卧位是为了（ ）
   A. 保证安全　　　　　B. 减轻痛苦
   C. 配合治疗　　　　　D. 减少体力消耗
   E. 预防并发症

2. 不需去枕仰卧位的患者是（ ）
   A. 腰麻手术后患者
   B. 全身麻醉未清醒者
   C. 硬膜外麻醉手术后患者
   D. 腰椎穿刺术后患者
   E. 昏迷患者

3. 休克患者采取中凹卧位的目的不包括（ ）
   A. 增加心排血量　　　B. 改善缺氧
   C. 保持呼吸道通畅　　D. 利于静脉回流
   E. 增加尿量

4. 关于腹膜炎患者采取半坐卧位的目的，下列哪项是错误的（ ）
   A. 使腹腔渗出物流入盆腔
   B. 减少炎症的扩散
   C. 促使感染局限化
   D. 减少毒素吸收
   E. 促使腹腔血液循环

5. 需用保护具的患者是（ ）
   A. 休克患者　　　　　B. 咯血患者
   C. 高热患者　　　　　D. 腹痛患者
   E. 谵妄患者

A₂ 型题

6. 患者，王某，行腰椎穿刺抽脑脊液后，护士为其安置去枕仰卧位的目的是（ ）
   A. 预防颅内压过低
   B. 减轻肺部淤血
   C. 防止呼吸道并发症
   D. 增加大脑的血液循环
   E. 预防脑出血

7. 患者，女性，76 岁。体质虚弱，长期卧床。护士为其安置半坐卧位，正确的方法是（ ）
   A. 先摇起床头支架，再摇起膝下支架
   B. 先摇起膝下支架，再摇起床头支架

   C. 先放平床头支架，再放平膝下支架
   D. 床头支架和膝下支架同时摇起
   E. 床头支架和膝下支架同时放平

8. 患者，女性，35 岁。因重度心力衰竭取端坐位，其卧位的作用与减轻病情无关的一项是（ ）
   A. 使膈肌下降　　　　B. 利于呼吸活动
   C. 减少下肢血液回流　D. 减轻心脏负担
   E. 增加心肌收缩力

9. 张先生，因颈椎骨折行颅骨牵引，应采取的卧位是（ ）
   A. 半坐卧位　　　　　B. 端坐位
   C. 头低足高位　　　　D. 头高足低位
   E. 仰卧位

10. 患者，33 岁。全麻术后呕吐严重。为防止吸入性肺炎或窒息的发生，卧位应注意（ ）
    A. 头向后倾　　　　　B. 头向前倾
    C. 头偏向一侧　　　　D. 抬高头部 15°
    E. 保持头部水平位

11. 患者，女，67 岁。体重约 42 千克。某护士独自为患者翻身时，下面操作不正确的是（ ）
    A. 让患者仰卧，两手放于腹部
    B. 让患者两腿屈曲
    C. 将患者两下肢移向护士侧
    D. 将患者肩部移向护士侧
    E. 一手扶肩一手扶膝，轻推患者，使其面对护士

12. 患儿，3 岁。左上肢烫伤，Ⅱ 度烫伤面积达 10%。入院后经评估需使用保护具。下列措施不正确的是（ ）
    A. 使用前需取得患者及家属的理解和同意
    B. 属于保护性制动措施，只能短期使用
    C. 将患者右上肢外展固定于身体右侧
    D. 约束带下应置衬垫，且松紧适宜
    E. 经常观察约束部位的皮肤颜色和温度

13. 患者，男性，36 岁。烧伤后采用暴露疗法，可选用的保护具是（ ）
    A. 床挡　　　　　　　B. 宽绷带

C. 支被架　　　　　D. 肩部约束带

E. 膝部约束带

A₃/A₄ 型题

（14 ～ 16 题共用题干）

患者，男，56 岁。因肝癌晚期入院治疗，入院后患者出现肝性脑病。

14. 护士将其安置为去枕仰卧位，头偏向一侧。其目的是（　　）

A. 利于观察病情

B. 便于头部固定，避免颈椎骨折

C. 引流分泌物，保持呼吸道通畅

D. 保持颈部活动灵活

E. 减轻对枕骨的压迫，防止压疮的发生

15. 入院第 3 天，患者出现烦躁不安，躁动。护士为其使用约束带，目的是（　　）

A. 保护患者，预防坠床

B. 限制身体或肢体活动

C. 避免棉被压迫肢体所致的不适

D. 烧伤者暴露疗法时保暖

E. 协助临床诊断

16. 使用保护具时，患者的肢体应处于（　　）

A. 治疗性强迫位置　　B. 生理性运动位置

C. 容易变换的位置　　D. 患者愿意的位置

E. 保持功能的位置

（石翠英）

第七章　医院感染的预防和控制技术

医院是各种患者集中的场所，病原微生物种类繁多，又因为大量抗生素和免疫制剂的不规范使用，新医疗技术如腔镜、导管介入等的广泛应用，导致医院感染不断增多，不仅增加患者的痛苦，延长康复时间，还给家庭和社会造成重大损失。WHO 指出有效控制医院感染的重要措施是清洁、消毒、灭菌、无菌技术和隔离措施、合理应用抗生素、感染监测等。因此，必须建立健全医院感染管理制度和采取有效的预防控制措施，减少医院感染的发生。

第一节　医院感染概述

案例 7-1

某眼科医院，为 10 名白内障患者进行超声乳化手术，因手术器械灭菌不彻底，10 人术后均发生铜绿假单胞菌感染，其中 9 人进行了单侧眼球摘除，1 人玻璃体摘除，造成严重后果。

问题：1. 这 10 名患者是否属于医院感染，为什么？
　　　　2. 如果是，属内源性感染，还是外源性感染？

一、医院感染的概念及分类

（一）概念

考点：医院感染的概念

医院感染是指患者、探视者、医院工作人员在医院内获得的感染，包括患者在住院期间发生的感染和在医院内获得而出院后发生的感染，但不包括患者在入院前已开始的感染和处于潜伏期的感染。

案例 7-1 分析 1

这 10 名患者均因手术器械灭菌不彻底而引起的感染，病原体在院内获得，所以，均属于医院感染。

（二）分类

1. 根据病原体的来源　可分为外源性和内源性感染。

（1）外源性感染（又称交叉感染）：是指病原体来自于患者体外，通过直接或间接途径而引起的感染。如患者与患者、患者与探视者、患者与工作人员之间的直接感染，通过水、空气、物品之间的间接感染。

（2）内源性感染（又称自身感染）：是指患者自身携带的正常菌群在一定条件下引起的感染。寄居在患者体内或体表的正常菌群，通常不致病，但当人体免疫力低下时，就可能引起感染。

2. 根据病原体的种类可分为 细菌感染、病毒感染、真菌感染、支原体感染、衣原体感染等，其中最常见的是细菌感染。

考点： 外源性感染与内源性感染的区别

> ### 案例 7-1 分析 2
>
> 本案例中，因 10 名手术患者是被病原体污染的手术器械传播引起的感染，所以，属外源性感染。

链接

医院感染的病原体

医院感染多为免疫力低下宿主的机会性感染，以内源性感染为主。细菌是引起医院感染的主要病原体，约占 90% 以上；真菌是导致医院感染的一个重要病原体组成部分，最常见的是念珠菌属，其中白色念珠菌约占 80%，成为医院内肺部感染和消化道感染的常见病原体。

二、医院感染的条件

医院感染必须具备的三个基本条件：感染源、传播途径和易感宿主。当三者同时存在，并且相互联系构成感染链（图 7-1）时，医院感染才可能发生。

（一）感染源

感染源是指病原微生物生存、繁殖及排出的场所或宿主（人或动物）。在医院感染中，主要的感染源有以下几种。

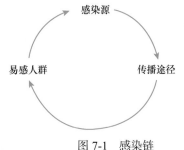

图 7-1 感染链

1. 已感染的患者 已感染的患者是最重要的感染源。一方面患者不断地排出大量病原微生物，另一方面排出的病原微生物具有较强的致病性，且常常具有耐药性，很容易在另一易感宿主体内生长繁殖。

2. 病原携带者 病原携带者是另一重要感染源。一方面病原携带者体内的病原微生物不断生长繁殖，并排出体外；另一方面病原携带者因无自觉症状，而常常被忽视。病原携带者可以是患者、探陪人员和医院工作人员。

3. 患者自身 患者特定部位寄生的正常菌群，在一定条件下可引起患者自身感染或向外界传播。

4. 医院环境 医院的空气、水源、器械设备、食品、垃圾等，都容易受各种病原微生物的污染而成为感染源。

（二）传播途径

传播途径是指病原微生物从感染源排出后侵入易感宿主的途径和方式。医院感染的主要传播途径有以下几种。

1. 接触传播 是指病原微生物通过感染源和易感宿主之间直接或间接接触而传播的方

式。是医院感染中最常见、最重要的传播方式之一。

2. 空气传播 是指病原微生物以空气为媒介，随气流流动而进行传播的方式。

3. 消化道传播 是指病原微生物通过污染水、食物而造成的传播。常可导致医院感染的暴发流行。

4. 注射、输液、输血传播 是指使用被病原微生物污染的注射器、输液（血）器、药物、血制品而造成的疾病传播。如输血导致的艾滋病、丙型肝炎等。

5. 生物媒介传播 是指动物或昆虫携带病原微生物，作为人体之间疾病传播的中间媒介。如蚊子传播疟疾、乙型脑炎等。

（三）易感宿主

是指对感染性疾病缺乏免疫力而易感染的人。将易感染者作为一个总体，称易感人群。医院内易感人群较为集中，易发生感染和感染的流行。

医院感染常见的易感人群主要有：①老年人和婴幼儿。②机体免疫功能严重受损者；③营养不良者。④接受各种免疫抑制剂治疗者。⑤不合理使用抗生素者。⑥接受各种侵入性诊疗操作者。⑦手术时间长者。⑧住院时间长者。⑨精神状态差，缺乏主观能动性者。

考点：医院感染的基本条件

三、医院感染的主要因素

在医院特定环境中，造成医院感染的主要因素有以下几种。

(1) 医务人员对医院感染的严重性认识不足，是造成医院感染的主要因素。

(2) 病原体来源广泛，环境污染严重。

(3) 个体免疫力低下、免疫功能受损的易感人群增多。

(4) 介入性诊疗手段增多。

(5) 抗生素的不合理应用，导致耐药菌株的增加。

(6) 医院布局不合理，隔离措施和设施不健全。

(7) 医院管理机构和管理制度欠缺。

链接

滥用抗生素与医院内感染

滥用抗生素（如用药剂量过大、疗程过长、联合用药过多、无适应证的预防性用药等）易导致抗药菌株增加和菌群失调。抗药菌株增加致使感染易扩散和蔓延，菌群失调致使人体免疫力低下时引发内源性感染。

护考链接

A_1 型题

导致患者内源性感染的因素可能是（　　　）

A. 医院内有大量的病原体　　B. 大量长期滥用抗生素　　C. 腹腔穿刺

D. 消毒隔离措施不到位　　E. 医疗器械污染

分析：内源性感染和外源性感染的区别主要是病原体来源于患者自身，还是体外。大量使用抗生素后，患者可能引起自身菌群失调，易导致真菌感染，其他选项均属于外源性感染。故本题正确答案是 B。

四、医院感染的预防与控制

各级医院应建立建全医院感染管理机构和制度，完善医院感染监控体系，有效预防和控制医院感染。

（一）健全医院感染管理机构

通常设置三级管理组织，即医院感染管理委员会、医院感染管理科（或办公室）、各科室医院感染管理小组。在医院感染管理委员会的领导下及医院感染管理科的指导下，建立三级护理管理体系（一级是病区护士长和兼职监控护士；二级是科护士长；三级是护理部副主任）加强医院感染管理，形成从医院到科室到病区的管理网络，有效预防和控制医院感染。

（二）健全医院感染管理规章制度

医院感染管理制度的健全，必须依照国家有关卫生行政部门的法律、法规（如《医院感染管理规范》《消毒技术规范》《医院消毒卫生标准》《医院废物管理条例》等），制定与之相适应的清洁卫生制度、消毒隔离制度、感染管理报告制度、消毒灭菌效果监测制度、一次性医疗器材监测制度、感染高发科室（如手术室、供应室、监护室、血透室等）消毒卫生监测管理制度等。完善医院感染监控网，建立医院感染爆发应急预案，依法管理医院感染。

（三）落实医院感染的管理防控措施

具体包括合理改善医院的结构与布局；严格执行清洁、消毒、灭菌及无菌技术；合理使用抗生素；做好医院污水、污物的处理；保护易感人群；医院工作人员定期进行健康检查，并做好个人防护等。

（四）加强医院感染知识的教育和技能培训

医院感染管理科要定期对全院各级各类医务人员，进行预防和控制医院感染的知识和技能培训，使其重视预防与控制医院感染，增强其自觉性和主动性，并认真执行各项防控医院感染的制度。

第二节　清洁、消毒和灭菌

案例 7-2

手术室护士长安排护士张某负责手术室消毒和监控，每天需要对手术室物品和空气进行检测和消毒灭菌管理。

问题：1. 什么是消毒？什么是灭菌？

2. 在医院中使用最广泛的灭菌方法是哪一种？适用于哪些物品？

清洁、消毒、灭菌是预防和控制医院感染的重要措施，消毒、灭菌的质量是保证医院生物环境安全的关键。因此，护士必须熟练掌握正确的清洁、消毒、灭菌的方法。

一、清洁、消毒和灭菌的概念

1. 清洁　是指用清水、清洁剂及机械刷洗等物理方法，清除物体表面的尘埃、污垢和

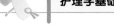

有机物，以达到去除和减少微生物目的的过程。

考点：消毒和灭菌的概念

2. 消毒 是指用物理或化学方法，清除或杀灭除芽孢以外的所有病原微生物的过程。

3. 灭菌 是指用物理或化学方法，杀灭物体上全部微生物的过程，包括细菌芽孢。

案例 7-2 分析 1

消毒是用物理或化学方法，清除或杀灭除芽孢以外的所有病原微生物的过程。而灭菌是用物理或化学方法，杀灭物体上全部微生物的过程，包括细菌芽孢。两者的区别在于能否杀灭细菌芽孢。

二、清洁的方法

一般清洁法有以下三个过程：清水冲洗—洗涤剂刷洗—清水洗净。常用于地面、墙壁、家具等物体表面的处理，以及物品消毒灭菌前的准备。

特殊清洁方法（常见污渍的清除技术）：先进行相应的特殊处理（如碘酊污渍用乙醇擦拭；甲紫污渍用乙醇或草酸擦拭；高锰酸钾污渍用维生素 C 溶液或 0.2% ～ 0.5% 过氧化氢溶液浸泡；陈旧血渍用过氧化氢溶液浸泡），再以清水洗净。

三、消毒、灭菌的方法

（一）物理消毒灭菌法

1. 热力消毒灭菌法 利用热力破坏微生物的蛋白质、核酸、细胞壁和细胞膜，从而导致其死亡的方法。包括干热法（燃烧法、干烤法）和湿热法（煮沸法、压力蒸汽灭菌法）两类。前者以空气导热，传热较慢；后者以空气和水蒸气导热，传热较快，穿透力强。湿热法较干热法所需时间短，温度低。

（1）燃烧法：是一种简单、迅速、彻底的灭菌法。又分为三种方法。①焚烧法：将无保留价值的污染物品直接焚烧（如污染的纸张，破伤风、气性坏疽等特殊感染的敷料等）。②火焰烧灼法：将急用的某些金属器械（刀剪等锐器除外，以免锋刃变钝）在火焰上烧灼 20 秒；临时用的培养试管或烧瓶口，在火焰上来回旋转烧灼 2 ～ 3 次。③乙醇燃烧法：将搪瓷类容器倒入少量 95% 以上乙醇后，转动使乙醇分布均匀，然后点火燃烧使其内面全部被火焰烧灼到。

考点：燃烧灭菌法用途、方法和注意事项

注意事项：①远离氧气、乙醇、乙醚、汽油等易燃易爆物品。②在燃烧过程中不得添加乙醇，以免引起火灾或烧伤。③贵重器械及锐利刀剪禁用燃烧法灭菌，以免刀刃变钝或器械被破坏。

（2）干烤灭菌法：是利用特制的烤箱进行灭菌。其热力传播与穿透主要靠热空气的对流与介质的传导，灭菌效果可靠。适用于高温下不易变质、损坏和蒸发的物品（如金属器械、玻璃器皿、油剂、粉剂等）的灭菌。灭菌条件一般为：160℃持续 2 小时；170℃持续 1 小时；180℃持续 0.5 小时。

考点：干烤灭菌法用途和方法

注意事项：①物品要洗净，玻璃类需干燥。②包装通常不超过 10cm×10cm×20cm 大小。③烤箱内放入物品以箱体高度的 2/3 满为宜。④物品勿与烤箱底部和四壁接触。⑤中途不宜打开烤箱重新放入物品。⑥灭菌后，待温度降至 40℃以下，再打开烤箱，防炸裂。

（3）煮沸消毒法：是一种经济、方便的消毒方法，家庭和基层医疗单位常用。适用于耐湿、耐高温的物品，如金属、搪瓷、玻璃和橡胶类等。将物品刷洗干净，全部浸没在水中，加热煮沸 100℃，从水沸开始计时，经 5 ～ 10 分钟达到消毒效果（如中途加入物品，从再次水沸后开始计时）。

注意事项：①物品在煮沸消毒前须刷洗干净，全部浸没。空腔导管需在腔内预先灌水。②器械的轴节及容器的盖先打开再放入水中。③大小、形状相同的容器不能重叠。④玻璃类物品用纱布包裹，应在冷水或温水时放入。⑤橡胶类物品用纱布包好，水沸后放入。⑥在水中加入少许碳酸氢钠（1%～2% 的浓度）煮沸，沸点可达到105℃，增强杀菌效果，并有去污防锈的作用。⑦高原地区海拔每增高 300 米，煮沸延长 2 分钟。

考点： 煮沸消毒法的方法和注意事项

（4）高压蒸汽灭菌法：是物理消毒灭菌法中效果最可靠、临床使用最广泛的一种方法。通过高温（1g 100℃的水蒸气变成 1g 100℃的水时，释放出 2255J 的热能）、高压达到灭菌效果。常用于耐高温、耐高压、耐潮湿物品的灭菌，如金属、搪瓷、橡胶、玻璃、敷料及溶液等。

目前，医院使用的压力蒸汽灭菌器，根据排放冷空气的方式和程度不同，分为下排气式压力蒸汽灭菌器和预真空压力蒸汽灭菌器。下排气式压力蒸汽灭菌器又包括手提式压力蒸汽灭菌器（图 7-2）和卧式压力蒸汽灭菌器（图 7-3）。灭菌条件：压力在103～137kPa（预真空 205.8 kPa），温度达 121～126℃（预真空 132℃），经过 20～30分钟（预真空 5～10 分钟）即能达到灭菌效果。

考点： 压力蒸汽灭菌法的原理、灭菌条件

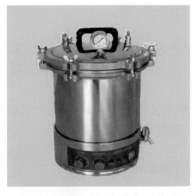

图 7-2 手提式压力蒸汽灭菌器

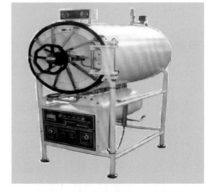

图 7-3 卧式压力蒸汽灭菌器

1）手提式压力蒸汽灭菌：①先在外层锅腔加入一定量的水，内层锅腔装入物品后加盖旋紧。②排冷空气，接通电源加热，开放排气阀，待冷空气排尽后再关闭排气阀。③继续加热至压力所需数值，持续 20～30 分钟关闭热源。④开放排气阀，待压力降至 0 时，缓慢打开盖子，冷却、干燥后取出物品。

2）卧式压力蒸汽灭菌：结构原理和灭菌条件同手提式压力蒸汽灭菌器，但它是通过输入热蒸汽供给热源，并且容量大，可供医院大批量物品的灭菌。操作人员须经过专业培训，合格后方能持证上岗。

3）预真空压力蒸汽灭菌：是利用机械抽真空的方法，使灭菌柜内形成 2.0～2.7 kPa 的负压，以利蒸汽迅速穿透物品，进行灭菌。

注意事项：①包裹不宜过大（下排气式压力蒸汽灭菌器，不能大于 30cm×30cm×25cm；预真空压力蒸汽灭菌器，不能大于 30cm×30cm×50cm）。②包裹不宜过多（不应超过灭菌器柜室容积的 80%）。③包裹不宜过紧，各包之间要有空隙。④包裹放置合理，布类物品应放在金属、搪瓷物品之上。⑤灭菌前打开无菌容器的盖子，灭菌完毕立即关闭容器的盖子。⑥灭菌的物品须干燥后才能取出备用。

压力蒸汽灭菌效果的监测：①化学监测法：此法简便，是目前广泛使用的常规检测方法。常用化学指示胶带（图 7-4），使用时将其粘贴在所有待灭菌物品的包或容器外面；也可用

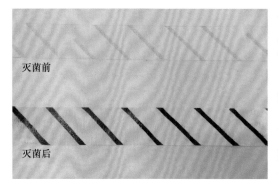

图 7-4　化学指示胶带（灭菌前后对照）

化学指示监测卡，使用时将其放在所有待灭菌物品包的中间。经灭菌后，将指示胶带（卡）的颜色及性状与标准合格色块对比以判断灭菌质量是否合格。化学监测法须每包应用其监测，对手术包应指示胶带和指示卡同时监测。②生物监测法：是最可靠的监测法。利用对热耐受力较强的非致病性嗜热脂肪杆菌芽孢作为检测菌株，制成菌纸片，使用时将 10 片菌纸片分别置于待灭菌包的中央和四角，灭菌结束后用无菌持物钳取出放入培养基内，在 56℃温箱中培养 2 ～ 7 天，如全部菌片均无细菌生长则表示灭菌合格。③物理监测法：将 150℃或 200℃的留点温度计甩至 50℃以下，放入包裹内，灭菌后检视其读数是否达到灭菌温度。

案例 7-2 分析 2

高压蒸汽灭菌法是应用最广、效果最可靠的首选灭菌方法，也是热力消毒灭菌法中效果最好的一种。适用于耐高温、耐高压、耐潮湿物品的灭菌。

2. 光照消毒法（辐射消毒）　主要利用紫外线的杀菌作用，使菌体蛋白光解、变性而导致细菌死亡。对杆菌杀灭作用强，对球菌次之，对真菌更弱，对生长期细菌敏感，对芽孢敏感性差。

（1）日光曝晒法：利用其热、干燥和紫外线的作用发挥杀菌作用。常用于床垫、毛毯、棉被、枕、书籍等物品的消毒。将物品放在阳光下曝晒 6 小时，每 2 小时翻动 1 次，使其各面被照射。

（2）紫外线消毒：常用的紫外线装置有移动式（如紫外线空气消毒器，图 7-5）和悬吊式（如紫外线灯管）。紫外线灯管有 15W、20W、30W、40W 四种。紫外线属于电磁波，根据波长分为 A 波、B 波、C 波和真空紫外线。具有消毒作用的是 C 波紫外线，其波长范围在 200 ～ 275nm，其杀菌作用最强的波段为 250 ～ 270nm。

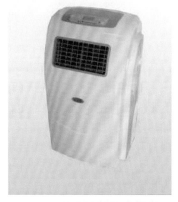

图 7-5　紫外线空气消毒器

紫外线消毒法多用于空气和物体表面消毒。①空气消毒：首选紫外线空气消毒器，不仅效果好，且室内有人仍可使用；也可紫外线灯管照射消毒，以室内每 10m² 安装 30W 紫外线灯管一只，照射前先作室内清洁卫生（紫外线易被灰尘微粒吸收），关闭门窗，有效距离不超过 2m，自灯亮 5 ～ 7 分钟后记时，照射时间为 30 ～ 60 分钟。②物品表面消毒：消毒时将物品摊开或挂起，以使物品各面受到直接射，有效距离为 25 ～ 60cm，自灯亮 5 ～ 7 分钟开始记时，照射时间为 20 ～ 30 分钟。

注意事项：①保持灯管清洁，灯管表面至少每 2 周用无水乙醇擦拭 1 次。②消毒物品时将物品摊开或挂起，定时翻动。③照射时保护好眼和皮肤，必要时给患者戴防护镜或用纱布遮住眼、被单遮盖躯体。④紫外线消毒的适宜温度为 20 ～ 40℃，适宜湿度为 40% ～ 60%。⑤消毒记时须从灯亮 5 ～ 7 分钟后开始，照射结束应通风换气。⑥定期监测紫外线灯的照射强度（用紫外线强度测定仪监测，一般 3 ～ 6 个月检测 1 次，如辐照强度低于 70μW/cm² 应更换；也可建立使用登记卡，凡累计使用超过 1000 小时应予以更换）。

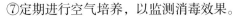

⑦定期进行空气培养，以监测消毒效果。

（3）臭氧灭菌灯消毒法：灭菌灯内装有臭氧发生管，在电场作用下，将空气中的氧气转化成高纯度的臭氧。臭氧以其强大的氧化作用而广谱杀菌，可杀灭细菌繁殖体、芽孢、病毒、真菌和破坏肉毒杆菌毒素。主要用于室内空气、医院污水、诊疗用水、物品表面等的消毒。使用时为确保消毒效果，应关闭门窗。臭氧对人体有害，消毒时人员须离开现场，消毒结束后 30 分钟方可进入。

3. 电离辐射灭菌法　又称为"冷灭菌"，是应用放射性核素 ^{60}Co（钴）发射的 γ 射线或电子加速器产生的高能电子束（阴极射线）杀灭微生物的低温灭菌法。适用于不耐热物品在常温下的灭菌。如塑料、橡胶、高分子聚合物（如一次性注射器、输液器、输血器、血液透析膜等）、精密医疗器械、生物制品等灭菌。注意事项：①应在有氧环境下灭菌以增强 γ 射线的杀菌作用；②湿度越高，杀菌效果越好；③射线对人体有伤害，应加强个人防护。

4. 微波消毒灭菌法　微波是一种波长短、频率高的电磁波。在电磁波的高频交流电场中，物品中的极性分子会极化而发生高速运动，并频繁改变方向，相互摩擦，致使温度迅速升高，达到消毒灭菌作用。适用于食品、餐具、票证、耐热非金属物品的消毒灭菌。微波消毒时，不能用金属容器盛放物品，适当增加待消毒物品的含水量，会提高消毒效果。微波对人体有一定伤害，应避免小剂量长期接触或大剂量照射。

附　层流洁净技术

层流洁净技术可除掉空气中 0.2 ～ 5μm 的尘埃或微生物，使空气中的细菌总数≤10cfu/cm³，空气洁净度达到 99.98%，室内恒湿、恒温、恒压，换气 600 次 / 小时。是目前常用的室内空气洁净技术，也是现代化、高标准手术室的必要设备。

空气中的细菌多附着于 5μm 以上的尘粒，通过净化空气除尘，可有效去除微生物。根据 WHO 调查，手术室空气中细菌数与切口感染呈正相关。浮游菌总数达 700 ～ 1800 cfu/cm³，则感染率显著增加；降至 180 cfu/cm³ 以下，则感染危险性大为减少，国家规定≤ 200 cfu/cm³ 是普通手术室静态环境下的卫生标准。有学者提出：浮游菌应≤ 400 cfu/cm³，沉降菌应≤ 10 cfu/cm³ 是洁净手术室静态环境下空气含量的最高值。

注意事项：①过滤器定期清洁、维修和更换。②室内墙角宜为弧形结构设计，避免清除不尽的死角，使微生物无处藏身。③室内无需使用其他物理或化学方法消毒。

（二）化学消毒灭菌法

是利用化学药物使微生物蛋白质凝固变性，酶蛋白失去活性，从而抑制微生物的代谢、生长或破坏细菌细胞膜的结构，改变其通透性，使细胞破裂、溶解，达到消毒灭菌的作用。凡不适宜热力消毒灭菌的物品，都可采用化学消毒灭菌法。如患者皮肤、黏膜、金属锐器等的消毒。

1. 化学消毒剂的使用原则

（1）根据物品的性能及微生物的特性选用合适的消毒剂。

（2）严格掌握消毒剂的有效浓度、消毒时间及使用方法。

（3）定期更换消毒剂，易挥发的药物要加盖，并定期检测，调整浓度。

（4）消毒剂中不宜置纱布、棉花等物，避免降低消毒效力。

（5）待消毒的物品必须洗净擦干，全部浸没在消毒液内，注意管腔内注满消毒液，并打开器械的轴节和容器盖。

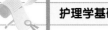

（6）浸泡消毒的物品，使用前用无菌蒸馏水或无菌生理盐水冲洗；气体消毒后的物品使用前应待气体散发后才能使用。

考点：化学消毒剂的使用原则

（7）合理使用化学消毒剂，能采取物理方法消毒灭菌的，尽量不用化学消毒灭菌法；使用时注意防护消毒剂的毒副作用。

2. 化学消毒灭菌剂的使用方法

（1）浸泡法：将物品洗净、擦干后，全部浸没于消毒剂中，按规定的浓度和时间达到消毒灭菌作用。注意将器械轴节或套盖打开；有管腔的物品，腔内应注满消毒灭菌剂。适用于大多数器械和物品。

（2）擦拭法：将标准浓度的消毒灭菌剂擦拭物品表面或皮肤等的方法，如皮肤、桌椅、墙壁、家具等。常选用易溶于水、穿透力强、无显著刺激的消毒剂。

（3）喷雾法：将标准浓度的消毒灭菌剂用喷雾器均匀喷洒于空气中和物体表面的方法。如墙壁、地面、空气等。

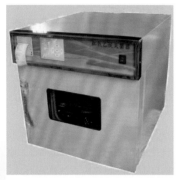

（4）熏蒸法：是指在密闭的空间将消毒剂加热或加入氧化剂，使其产生气体，在标准浓度和时间内进行消毒灭菌的方法。主要用于空气和物品的消毒。①手术室、病室、治疗室、换药室等用纯乳酸 0.12ml/m³，加等量水或 2% 过氧乙酸 8ml/m³，密闭门窗后加热熏蒸 30～120 分钟。②流感、流脑病室用食醋 5～10 ml/m³，加热水 1～2 倍，密闭门窗加热熏蒸 30～120 分钟。

考点：化学消毒灭菌剂的使用方法

（5）环氧乙烷气体密闭消毒：是一种广谱灭菌剂，可在常温下杀灭各种微生物，包括芽孢、结核杆菌、细菌、病毒、真菌等。目前医疗器械广泛采用环氧乙烷来灭菌的（图7-6）。

图 7-6　环氧乙烷灭菌柜

3. 常用的化学消毒灭菌剂　见表7-1。

表 7-1　常用化学消毒灭菌剂

名称	效力	使用范围	注意事项
过氧乙酸	灭菌剂	① 0.2% 过氧乙酸溶液浸泡消毒手，需 1～2 分钟 ② 0.2%～0.5% 溶液擦拭物体表面或浸泡 10 分钟 ③ 0.5% 溶液浸泡餐具 30～60 分钟 ④ 2% 溶液空气消毒 8ml/m³	①对金属有腐蚀性 ②易氧化分解而降低杀菌力，应加盖并现配现用 ③高浓度溶液有刺激性及腐蚀性，配制时需戴口罩和橡胶手套，加强个人防护 ④存阴凉避光处，防高温引起爆炸
戊二醛	灭菌剂	2% 戊二醛液浸泡不耐高温的金属器械、精密仪器、内镜等，消毒需 10～30 分钟，灭菌需 7～10 小时可达消毒目的	①每周过滤 1 次，每 2 周更换消毒剂 ②浸泡金属物品时需加入 0.5% 亚硝酸钠防锈 ③内镜连续使用，需间隔消毒 10 分钟，每日使用前各消毒 30 分钟 ④碱性戊二醛稳定性差，加盖并现配现用
含氯消毒剂（常用的有漂白粉、漂白粉精、氯胺 T、二氯异氰脲酸钠等）	高、中效消毒剂	① 0.5% 漂白粉溶液、0.5%～1% 氯胺溶液浸泡消毒餐具、便器等，需 30 分钟 ② 1%～3% 漂白粉液、0.5%～3% 氯胺溶液喷洒或擦拭地面、墙壁或物品 ③排泄物消毒：漂白粉 1 份与粪便 5 份搅拌，放置 2 小时；每 100ml 尿液，加漂白粉 1g 放置 1 小时	①置于阴凉、干燥、通风处，密闭保存，减少有效氯的丧失 ②配置的溶液不稳定，应现配现用 ③有腐蚀及漂白作用，不宜用于金属制品、有色衣物及油漆家具的消毒 ④被消毒物品上有大量有机物时，须适当增加浓度，并延长作用时间

续表

名称	效力	使用范围	注意事项
碘酊	中效	2%碘酊溶液皮肤擦拭消毒，待干后用70%～75%乙醇脱碘	①不能用于黏膜、创面及敏感部位的皮肤消毒 ②对碘和乙醇过敏者禁用 ③避光、密闭保存于阴凉、干燥、通风处
乙醇	中效	①70%～75%乙醇溶液消毒皮肤、浸泡金属器械及体温计 ②95%乙醇溶液用于燃烧灭菌	①易挥发须加盖保存，定期测定，保持有效浓度 ②有刺激性，不宜用于黏膜及创面消毒 ③易燃，忌明火
碘伏	中效	①0.5%～1.0%有效碘溶液手术及注射部位皮肤消毒，擦拭2遍 ②体温计消毒：0.1%有效碘溶液，浸泡30分钟 ③粘膜及创面消毒：0.05%～0.1%有效碘溶液，3～5分钟	①稀释后稳定性差，宜现用现配 ②置于阴凉、干燥、避光处，密闭保存 ③皮肤消毒后不用乙醇脱碘 ④对二价金属有腐蚀作用，不做相应金属制品的消毒
苯扎溴铵（新洁尔灭）	低效	①0.01%～0.05%溶液消毒粘膜，0.1%～0.2%液消毒皮肤 ②0.1%～0.2%溶液浸泡、喷洒、擦拭物品，需15～30分钟	①不与肥皂、洗衣粉、碘、高锰酸钾等阴离子表面活性剂合用，有拮抗作用 ②不可放入纱布、棉花等有吸附作用的物品 ③浸泡金属器械时加入0.5%亚硝酸钠防锈，不适用于外科手术器械和铝制品的消毒 ④高浓度原液可造成严重的角膜及皮肤、黏膜灼伤，操作时须加强防护
氯己定（洗必泰）	低效	①0.02%～0.1%溶液用于浸泡消毒手，需3～5分钟 ②0.05%溶液用于创面、黏膜擦拭消毒 ③0.05%～0.1%溶液用于阴道、膀胱冲洗和外阴擦拭消毒	①不与肥皂、洗衣粉、碘、高锰酸钾等阴离子表面活性剂有拮抗作用 ②冲洗消毒时如有脓性分泌物，适当延长时间 ③不可放入纱布、棉花等有吸附作用的物品

注：灭菌剂能杀灭一切微生物，包括芽孢；高效消毒剂具有广谱、高效、低毒、速效，能杀灭一切细菌繁殖体（包括分枝杆菌）、病毒、真菌及其孢子，并对芽孢也有显著杀灭作用；中效消毒剂具有速效、无毒或低毒，能杀灭除芽孢外的细菌繁殖体、结核杆菌、病毒；低效消毒剂能杀灭细菌繁殖体、部分真菌和亲脂性病毒，不能杀灭结核杆菌和亲水性病毒。高浓度碘、含氯消毒剂属高效消毒剂，低浓度时属中效消毒剂。

护考链接

A_1型题

以下不能杀灭芽孢的消毒剂是（　　）

A. 环氧乙烷　　　　　B. 新洁尔灭　　　　　C. 过氧乙酸

D. 甲醛　　　　　　　E. 戊二醛

分析：以上选项中除了新洁尔灭是低效消毒剂外，其余四种均为灭菌剂，灭菌剂可杀灭细菌芽孢，而低效消毒剂只能杀灭细菌繁殖体、部分真菌和亲脂性病毒，不能杀灭结核杆菌和亲水性病毒，更不能杀灭芽孢。正确答案是B。

第三节　无菌技术

案例 7-3

护士小王是一名新护士，在治疗室为患者配置药液时，护士长要求小王要严格按照无菌操作原则进行操作。

问题：小王在取无菌棉球时，取多了，可以放回去吗？

一、概　念

1. 无菌技术　指在执行医疗和护理操作过程中，防止一切活的微生物侵入人体和防止无菌物品、无菌区域被污染的操作技术。

2. 无菌物品　指经过灭菌后，未被污染的物品。

3. 非无菌物品　指未经过灭菌处理或经过灭菌处理后，被污染的物品。

4. 无菌区　指经过灭菌处理后，未被污染的区域。

考点：无菌技术概念

5. 非无菌区　指未经过灭菌处理或经过灭菌处理后，被污染的区域。

二、无菌技术操作原则

1. 操作环境　应清洁、宽敞，光线适宜。操作前 30 分钟停止清扫；减少走动，以避免尘埃飞扬。

2. 操作者准备　无菌操作前，操作者应修剪指甲并洗手，戴好帽子和口罩，必要时穿无菌衣，戴无菌手套。

3. 操作中，保持无菌　操作时，操作者应面向无菌区，身体与无菌区域保持一定距离；手臂应保持在腰部水平或治疗台面以上，不可跨越无菌区；不可面对无菌区讲话、咳嗽、打喷嚏；未带无菌手套的手不可接触无菌物品。

4. 无菌物品存放　无菌物品与非无菌物品应分开放置，并有明显标志；无菌物品必须存放于无菌容器或无菌包内；无菌包外应注明物品的名称、灭菌日期，并按灭菌日期的先后放置；无菌包应放置在清洁干燥处，有效期为 7 天，过期或包布受潮应重新灭菌。

考点：无菌技术操作原则

5. 取用无菌物品　取无菌物品必须使用无菌持物钳；无菌物品一经取出，即使未用，也不可放回无菌容器内；无菌物品已被污染或疑被污染，必须更换或重新灭菌后方可使用。

6. 一物一用　一份无菌物品仅供一位患者使用，防止交叉感染。

案例 7-3 分析

无菌操作原则中强调：在取用无菌物品时，无菌物品一经取出，即使未用，也不可放回无菌容器内。因为无菌物品一旦取出以后，即使时间很短，也很有可能被空气中的细菌污染，必须重新灭菌才能使用。

三、无菌技术基本操作法

（一）无菌持物钳使用法

【目的】

用于取用和传递无菌物品。

【评估】

1. 环境是否符合无菌操作的要求。

2. 无菌持物钳选择及存放是否合理。

3. 无菌物品是否符合要求。

【准备】

1. 工作人员准备 衣帽整洁，修剪指甲、洗手、戴口罩。

2. 用物准备 有三叉钳、卵圆钳、镊子（图 7-7）。

（1）三叉钳：用于夹取盆、罐等较重的无菌物品。

（2）卵圆钳：用于夹取无菌剪、镊、治疗碗、弯盘等无菌物品。

（3）镊子：用于夹取纱布、棉球、缝针等较小的无菌物品。

（4）无菌持物钳的存放：①打开无菌持物钳的轴节浸泡在盛有消毒液的大口有盖容器中，或者是无菌干燥容器中。②容器中的消毒液量，要浸没轴节以上 2 ~ 3cm 或镊子长度的 1/2 为宜（图 7-8）。③每个容器只能放置一把无菌持物钳或者镊子。④无菌持物钳、浸泡容器、浸泡液每周灭菌更换两次；使用较多的部门如手术室、注射室等每日灭菌更换一次。⑤干燥无菌容器和持物钳每 4 小时更换一次。

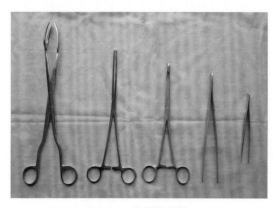

图 7-7　持物钳种类

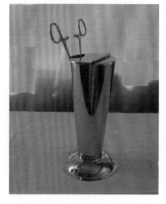

图 7-8　无菌持物钳存放

3. 环境准备 环境整洁，操作区域宽敞，干燥，物品摆放合理。

【实施】

1. 操作步骤 见表 7-2。

表 7-2　无菌持物钳使用法

操作流程	操作要点
检查	检查无菌持物钳包名称、化学指示带、灭菌时间，开包取出无菌持物钳，并注明无菌持物钳使用时间
取钳	手持无菌持物钳（镊）上 1/3 处，将钳移至容器中央，钳端闭合，垂直取出（图 7-9）。钳端不可触及液面以上容器内壁和容器边缘
使用	使用时始终保持钳端向下，在持物者腰部以上，肩部以下范围活动。不可倒转向上，以免消毒液反流污染钳端
放回	使用后保持钳端闭合向下，垂直放回容器中，避免触及非无菌区，打开无菌持物钳轴节，盖上容器盖

2. 注意事项

（1）无菌持物钳、镊使用过程中应始终保持钳端向下，取放时钳端应闭合，不可触及液面以上容器内壁和容器边缘（图7-9，图7-10）。

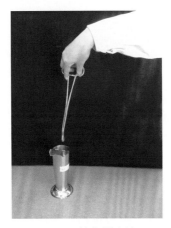
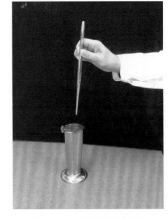

图7-9 持物钳取放　　　　　图7-10 持物镊取放

（2）无菌持物钳、镊只能夹取无菌物品，无菌持物钳、镊不能夹取油纱布，不能用于换药或消毒皮肤，以防交叉感染。

考点：无菌持物钳使用注意事项

（3）取远处无菌物品时，应同容器一起搬移到物品旁使用，以免无菌持物钳在空气中暴露过久而污染。

【评价】

1. 操作方法正确、熟练。

2. 无菌观念强，无污染。

（二）无菌容器使用法

【目的】

存放无菌物品，并使其在一定时间内保持无菌状态。

【评估】

1. 操作环境是否整洁、宽敞、安全；操作台是否清洁、干燥、平坦。

2. 无菌物品是否符合无菌技术操作原则。

【准备】

1. 工作人员准备　衣帽整洁，修剪指甲、洗手、戴口罩。

2. 用物准备　常用的无菌容器有无菌盒、无菌罐、无菌盘、贮槽等，内放无菌棉球、纱布、器械等。

3. 环境准备　环境整洁，操作区域宽敞、干燥，物品摆放合理。

【实施】

1. 操作步骤　见表7-3。

表7-3　无菌容器的使用法

操作流程	操作要点
检查开盖	检查无菌容器外标签、灭菌日期，查看化学指示带是否有效打开无菌容器盖，将盖内面向上放于稳妥处或内面向下握于手中（图7-11），手不可触及盖的边缘和内面
夹取物品	用无菌持物钳从无菌容器中夹取物品，不可触及容器边缘
用毕盖严	随时将盖内面向下移至容器口上方盖严，防止无菌物品在空气中暴露过久而污染
手持容器	手托住容器底部，手指不可触及容器的边缘和内面（图7-12）

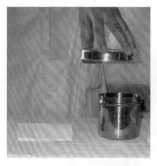
图 7-11　开、关无菌容器

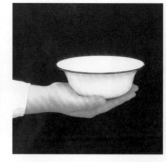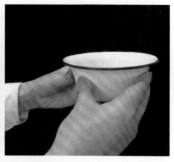
图 7-12　手持无菌容器

2. 注意事项

（1）使用无菌容器时，不可污染容器盖的内面和边缘，避免手臂和物品跨越已打开容器的上方。

（2）无菌容器打开后，记录开启日期和时间，有效使用时间为 24 小时。

考点：无菌容器使用注意事项

【评价】

1. 操作方法正确，熟练。

2. 无菌观念强，无污染。

（三）取用无菌溶液法

【目的】

取用无菌溶液，并使其在一定时间内保持无菌状态。

【评估】

1. 操作环境是否整洁、宽敞、安全；操作台是否清洁、干燥、平坦。

2. 无菌溶液的准备是否符合操作目的及要求。

【准备】

1. 工作人员准备　衣帽整洁，修剪指甲、洗手、戴口罩。

2. 用物准备　无菌溶液、启瓶器、弯盘、换药碗、消毒液、笔、表等。

3. 环境准备　环境整洁，操作区域宽敞、干燥，物品摆放合理。

【实施】

1. 操作步骤　见表 7-4。

表 7-4　取用无菌溶液操作法

操作流程	操作要点
检查	取无菌溶液瓶，擦去瓶外灰尘。先核对标签（标签上的药名、浓度、剂量、生产日期和失效期等），再检查瓶盖有无松动，瓶子有无裂痕，最后检查液体性质（有无变质、沉淀、变色、浑浊等）符合要求方可使用
开外盖	用启瓶器打开液体瓶的铝盖
取瓶塞	无翻胶瓶塞，用 75% 乙醇消毒瓶塞，再用无菌纱布包住瓶塞拉出或将一手的拇指、示指和中指用 75% 乙醇消毒待干后，配合取出瓶塞（图 7-13）；有翻胶瓶塞用双手拇指或拇指与示指于瓶签侧将橡胶塞边缘向上翻起，一手拇指、示指和中指配合将橡胶塞拉出
冲洗瓶口	手握溶液瓶标签侧，先倒少量溶液旋转冲洗瓶口于弯盘内
倒溶液	再由原处倒所需溶液量至无菌容器内，倾倒高度距容器不小于 6cm（图 7-14）
盖瓶塞	倒后立即塞上瓶塞，弃纱布与弯盘中；有翻胶瓶塞，分别用 2% 碘酊和 75% 的乙醇从瓶口开始螺旋向上消毒至瓶塞上边缘，盖好瓶塞。
记录	在瓶签上注明开瓶时间及签名

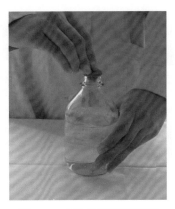
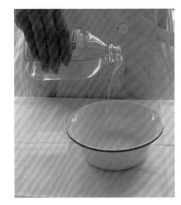

图 7-13　打开无菌溶液瓶塞　　　　　图 7-14　倒取无菌溶液

2. 注意事项

（1）取用无菌溶液时，不可将无菌敷料、器械直接伸入瓶内蘸取或接触瓶口倒液。

（2）已经倒出的液体不可再倒回瓶中，以免污染剩余的无菌液体。

（3）打开的无菌溶液，如未被污染有效使用时间是 24 小时。

（4）取用无翻胶瓶塞液体时，防纱布碎屑或纤维进入液体内。

【评价】

1. 操作方法正确、熟练。

2. 无菌观念强，无污染。

3. 倾倒溶液时，瓶签未浸湿，液体未溅至无菌容器外。

（四）无菌包使用法

【目的】

存放无菌物品并使其在一定时间内保持无菌状态。

【评估】

1. 操作环境是否清洁、宽敞、安全；操作台是否清洁、干燥、平坦。

2. 根据操作目的准备合适的无菌包，无菌包及其内放置的物品是否符合操作要求。

【准备】

1. 工作人员准备　衣帽整洁，修剪指甲、洗手、戴口罩。

2. 用物准备　包布选用质厚、致密、未脱脂的双层棉布；包内物品有治疗巾、敷料、治疗碗、器械等；其他如化学指示卡、标签、无菌持物钳及容器、笔等。

3. 环境准备　环境整洁，操作区域宽敞、干燥，物品摆放合理。

【实施】

1. 操作步骤　见表 7-5。

表 7-5　无菌包的灭菌准备和使用法

操作流程	操作要点
包扎法	
放置物品	将待灭菌的物品放在包布的中央，化学指示卡放于其中
包扎封包	将近侧一角向上折叠盖在物品上，折盖左右两角并尖端外翻，最后一角折叠盖好物品后，用化学指示胶带或粘住搭扣封包
标记灭菌	贴化学指示胶带，注明物品名称及灭菌日期（图 7-15）。送灭菌处理
开包法	

操作流程	操作要点
核对检查	取出无菌包,查看无菌包的名称、日期、化学指示胶带的颜色,包装有无潮湿和破损
开包取物	将无菌包放于清洁、干燥、平坦处,撕开搭扣和粘胶带,依次打开包的外角、左右角和内角。如为双层包布则内层用无菌持物钳打开,检视化学指示卡颜色,用无菌持物钳取出所需物品,放在准备好的无菌区内。如需要一次性将包内无菌物品全部取出,可将无菌包托在手上打开,另一手抓住包布四角,稳妥地将包内物品放入无菌区内(图 7-16)
原折包好	如包内物品一次未用完,按无菌原则原折痕包好,粘好搭扣
计时签名	注明开包日期、时间并签名

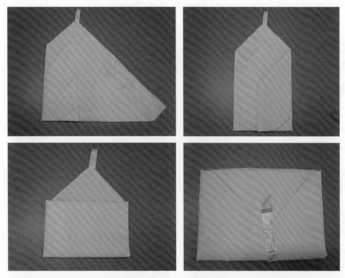

图 7-15　无菌包包扎法

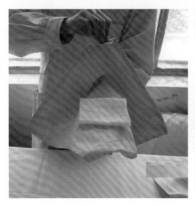
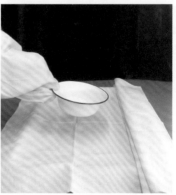

图 7-16　一次性取出无菌物品

考点: 无菌包使用注意事项

2. 注意事项

(1) 打开无菌包时,手不可触及包布的内面,操作时手臂勿跨越无菌区。

(2) 无菌包过期、潮湿或包内物品被污染时,须重新灭菌,包布有破损不可使用。

(3) 打开的无菌包,如包内物品未一次用完,有效期为 24 小时。

【评价】

1. 打包方法正确、松紧适宜。

2. 开包方法正确、熟练。

3. 无菌观念强，无污染。

（五）铺无菌盘法

【目的】

将无菌治疗巾铺在清洁、干燥的治疗盘内，形成一个无菌区，用于短时间放置无菌物品。

【评估】

1. 操作环境是否整洁、宽敞、安全；操作台是否清洁、干燥、平坦。

2. 用物准备是否符合操作目的，无菌物品是否符合要求。

【准备】

1. 工作人员准备 衣帽整洁，修剪指甲、洗手、戴口罩。

2. 用物准备 无菌持物钳、无菌治疗巾包、治疗盘、无菌罐（内置纱布块）、卡片、笔。

3. 治疗巾准备

横折法：将治疗巾横折后再纵折，折成 4 折，再重复一次（图 7-17）。

纵折法：将治疗巾纵折两次成 4 折，再横折两次，开口边向外（图 7-18）。

4. 环境准备 环境整洁，操作区域宽敞，干燥，物品摆放合理。

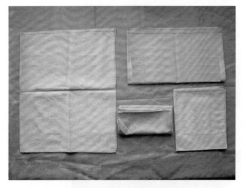
图 7-17 治疗巾横折法

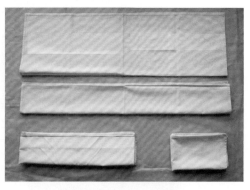
图 7-18 治疗巾纵折法

【实施】

1. 操作步骤 见表 7-6。

表 7-6 铺无菌盘操作法

操作流程	操作要点
单层底铺盘法	
开无菌包	取无菌包，检查名称、灭菌日期、指示胶带，检查有无潮湿及破损，打开无菌包
取无菌巾	用无菌持物钳取出一块治疗巾，放于清洁干燥的治疗盘内，如包内治疗巾未用完，按原折痕包好，注明开包日期和时间
铺无菌巾	双手指捏住无菌巾上层两角的外面，轻轻抖开，双折铺于治疗盘上，内面为无菌面，将上层向远端呈扇形折叠，开口边缘向外，治疗巾内面构成无菌区（图 7-19A，B）
置物盖巾	放入无菌物品后，手持上层两角的外面，拉平盖于无菌物品上，上下两层边缘对齐，将开口处向上翻折两次，两侧边缘向下翻折一次
记时签名	记录无菌盘名称、铺盘时间并签名

续表

操作流程	操作要点
双层底铺盘法	
取巾铺盘	取出无菌治疗巾，双手指捏住无菌巾上层两角的外面，轻轻抖开，由远及近3折成双层底和上层盖布，铺于治疗盘上。上层盖布扇形折叠，开口边向外（图7-19C）
置物盖巾	放入无菌物品后，将上层无菌巾拉平，盖于无菌物品上边缘对齐

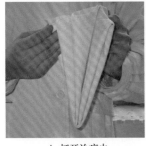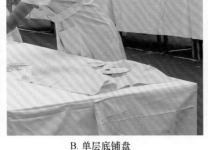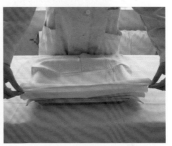

A. 打开治疗巾 B. 单层底铺盘 C. 双层底铺盘

图 7-19 铺无菌盘法

2. 注意事项

（1）铺无菌盘的区域及治疗盘必须清洁干燥，避免无菌巾潮湿。

（2）操作者的手、衣袖及其他非无菌物品不可触及和跨越无菌面。

（3）注明无菌盘的名称、日期和时间，有效时间为4小时。

【评价】

1. 无菌物品及无菌区未被污染。

2. 无菌巾内物品摆放有序，使用方便。

（六）戴脱无菌手套法

【目的】

确保医疗护理无菌操作的安全，防止交叉感染。

【评估】

1. 操作环境是否符合要求。

2. 无菌手套号码是否合适及是否在有效期内。

【准备】

1. 工作人员准备 衣帽整洁，修剪指甲、洗手、戴口罩。

2. 用物准备 无菌手套包或一次性无菌手套（图7-20，图7-21）、弯盘、无菌持物钳、无菌缸（内置纱布块）

无菌手套包准备：①把手套包布和手套袋打开置于操作台面上。②在手套内面均匀涂上滑石粉。③将手套开口处向外反折7～10cm，掌心向上分别放入手套袋的左右（图7-20）。④按无菌包打包或置于贮槽，贴好标签，注明型号和灭菌日期，送灭菌处理。

3. 环境准备 同前。

【实施】

1. 操作步骤 见表7-7。

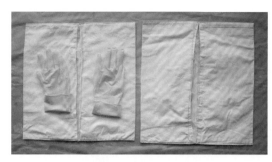

图 7-20　无菌手套的放置

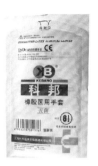

图 7-21　一次性无菌手套

表 7-7　戴、脱无菌手套操作法

操作流程	操作要点
戴手套法	
核对检查	核对手套袋外的号码、灭菌日期，检查有无破损和潮湿，一次性手套检查手套的生产日期、有效期及手套型号及有无漏气，从标记"撕开处"将手套袋撕开，取出手套内袋放于操作台上
取戴手套	分次提取手套法 一手提起手套袋开口处外层，另一手伸入袋内，捏住手套反折部取出，对准戴上；用未戴手套的手同法提起另一口袋，已戴手套的手指插入另一手套的反折处内面（即手套外面）取出手套，同法将手套戴好（图 7-22） 一次提取手套法 双手同时提起手套袋开口处上层，分别捏住两只手套的反折部分，取出手套将两只手套掌心相对，先戴一只手，再用已戴手套的手指插入另一手套的反折面（可将示指、中指、无名指分开呈三角形，以免手套边卷曲而污染），同法将手套戴好（图 7-22）
检查调整	将手套反折部套在工作服的衣袖上，手指交叉轻推与手贴合，检查无破损
准备操作	用无菌纱布擦去手套外面的滑石粉，或用生理盐水冲净，方可使用
脱手套法	冲净手套表面的污渍和血渍，用戴手套的手捏住另一手套腕部外面翻转脱下，已脱下手套的手插入另一手套内，将其翻转脱下，放入医用垃圾袋内，洗手

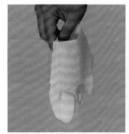 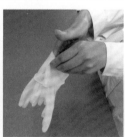 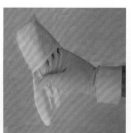 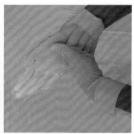

图 7-22　戴无菌手套法

2. 注意事项

（1）戴手套时应避免手套外面（无菌面）触及任何非无菌物品。

（2）未戴手套的手不可触及手套的外面，已戴手套的手不可触及手套内面。

（3）戴手套和进行无菌操作时，如手套破损应立即更换。

考点：戴手套的注意事项

（4）戴手套后双手应在操作台面和腰部以上，视线范围以内，避免污染。

（5）脱手套时，应洗净污渍，从手套翻转处脱下，不可强拉手指和手套边缘，以免损坏。

【评价】

1. 戴手套时方法正确，无污染。

2. 脱手套时方法正确，无强行拉扯手套。

第四节 隔离技术

案例 7-4

小宋从农村进城务工，2个月来出现午后低热、盗汗、乏力、消瘦、食欲缺乏，近1周高热、咳嗽、咳痰、痰中带血。实验室检查：痰结核分枝杆菌阳性。入院治疗。

问题：1. 入院指导时，护士告诉小宋在传染病区中，其可自由活动的区域有哪些?

2. 患者换下来衣物，应如何处理?

一、隔离的概念

隔离是将传染源或高度易感人群安置在指定地点和特殊环境中，暂时避免和周围人群接触。对前者采取传染源隔离，对具有传染性的分泌物、排泄物、用物等物品进行集中消毒处理，防止传染病病原体向外传播，便于治疗和护理；对后者采取保护性隔离，将其置于基本无菌的环境中，使其免受感染，如器官移植病区、无菌病房等。

隔离的目的是控制传染源，切断传播途径，保护易感人群免受感染，是防止传染性疾病传播的重要措施之一。因此，护理人员必须重视和认真做好隔离工作，严格执行消毒隔离技术，并对患者及家属做好健康教育，使其了解隔离的意义，自觉遵守消毒隔离制度，积极配合实施各种隔离措施。

二、隔离病区的管理

（一）隔离单位的设置

传染病区与普通病区分开，并远离食堂、水源和其他公共场所，相邻病区楼房相隔30m，侧面防护距离为10m，以防空气对流传播。病区设多个出入口，使工作人员和患者分道进出，病区内配置有必要的卫生、消毒设备。

1. 单人隔离　每个患者有单独的环境与用具，与其他患者及不同病种患者间进行隔离。凡未确诊、发生混合感染或有强烈传染性及危重患者应住单独隔离室。

2. 同病种隔离　为充分利用病室，可将同种传染病的患者，安排在同一病室，与其他传染病的环境实行隔离。

（二）隔离区域的划分及隔离要求

1. 清洁区　未被病原微生物污染的区域为清洁区，如更衣室、库房、值班室、配餐室等。隔离要求：患者及患者接触过的物品不得进入清洁区；工作人员接触患者后需消毒手，脱去隔离衣及鞋，方可进入清洁区。

2. 半污染区　有可能被病原微生物污染的区域为半污染区，如病区的走廊和化验室等。隔离要求：患者经过走廊时，不得接触墙壁、家具等物；各类检验标本有存放盘和架，检查完的标本及玻璃、玻片等严格按要求分别处理。

3.污染区　被病原微生物污染的区域为污染区,如病室、浴室、患者洗手间等。隔离要求:污染区的物品未经消毒处理,不得带到他处;工作人员进入污染区时,必须穿隔离衣、戴口罩、帽子,必要时换隔离鞋;离开时脱隔离衣、鞋,消毒双手。

> **案例 7-4 分析 1**
> 在传染病区中隔离区域被划分为清洁区、半污染区和污染区。小宋作为患者,可以自由活动的区域是污染区,包括患者的病室、浴室、洗手间等。而小宋在半污染区时,如病区的走廊和化验室等,不得接触墙壁、家具等物。更衣室、库房、值班室、配餐室等作为清洁区,小宋是不能进入的。

三、隔离消毒原则

(一)一般消毒隔离

1. 根据不同病种,在病室门口挂疾病标志。门口设脚垫(经 1% 氯胺或其他消毒溶液浸湿),以供出入时消毒鞋底。门外设消毒溶液、清水各一盆,以及手刷、毛巾等消毒用物;并设立柜,以挂隔离衣。

2. 工作人员进入隔离室要按规定戴工作帽、口罩,穿隔离衣,在规定的范围内活动。不得进入清洁区,且不同病种不能共用一件隔离衣。一切操作要严格遵守隔离规程。

3. 穿隔离衣前必须将所需用物备齐,并尽量将各项操作集中进行,以减少反复穿、脱隔离衣及消毒洗手的次数。

4. 凡患者接触过的物品或落地的物品应视为已被污染,消毒后方可给他人使用;患者的衣物、信件、钱币等经消毒后方能带出病区;排泄物、分泌物、呕吐物须消毒后排放;需送出处理的物品、污物袋应有明显的标志。

5. 病室每日进行空气消毒,可用紫外线照射或消毒液喷雾,每日于晨间护理后,用消毒液擦拭病床及床旁桌椅。

6. 污染物品不得放于清洁区,任何污染物必须先经消毒处理,然后进行常规清洁,以防病原体播散。

7. 在严格执行隔离要求的同时,要对患者热情、关心,尽力解除患者的恐惧感和因被隔离而产生的孤独、悲观等不良心理反应。向患者及家属解释隔离的重要性及暂时性,以取得其信任与合作。

8. 感染性分泌物 3 次培养结果均为阴性或已渡过隔离期,经医师开出医嘱后方可解除隔离。

> **案例 7-4 分析 2**
> 传染病患者接触过的物品应先消毒再清洁、消毒或灭菌,小宋换下来的衣物、信件、票证须经消毒后存放或交给家属带回。

(二)终末消毒

终末消毒是对出院、转科或死亡患者及其用物、所住病室和医疗器械等进行的消毒处理。

1. 患者的终末处理　患者转科或出院前应洗澡,换上清洁的衣服,个人用物经消毒处理后方可带出隔离区。若患者已死亡,尸体须用消毒液擦洗,并用浸有消毒液的棉球塞住口、鼻、耳、肛门或瘘管等孔道,更换伤口处敷料;用一次性尸体单包裹尸体,送传染科太平间。

2. 病室的终末处理 患者用物须分类进行消毒（表 7-8）。将病室的门窗封闭，打开床边桌，摊开棉被，竖起床垫，用消毒液熏蒸或紫外线照射消毒。熏蒸后打开门窗，用消毒液擦拭家具。被服类放入标明"隔离"字样的污物袋内，消毒后再清洗。床垫、棉被和枕芯还可用日光曝晒 6 小时或送消毒室进行处理。

考点：隔离消毒的原则

表 7-8　传染病污染物品消毒法

物品	消毒方法
病室空间	消毒剂熏蒸、喷雾、紫外线照射
地面、墙壁、家具	0.2%～0.5% 过氧乙酸、0.5%～3% 氯胺喷洒擦拭
医疗用金属、橡胶、搪瓷、玻璃类	消毒剂喷雾、浸泡、擦拭消毒，压力蒸气灭菌
血压计、听诊器、手电筒	环氧乙烷熏蒸消毒或消毒剂擦拭
体温计	(1)1% 过氧乙酸溶液浸泡 30 分钟连续 2 次 (2)3% 碘伏浸泡 30 分钟
餐具、茶具、药杯	(1) 煮沸 15～30 分钟 (2) 环氧乙烷气体消毒 (3)0.5% 过氧乙酸溶液浸泡
信件、书报、票证	甲醛、环氧乙烷气体熏蒸
布类、衣服	消毒剂浸泡、煮沸、压力蒸汽灭菌
被褥、枕芯、毛纺织品	熏蒸、日光曝晒、消毒室处理
便器、痰盂、痰具	3% 漂白粉澄清液浸泡或 0.5% 过氧乙酸溶液浸泡
排泄物、分泌物	(1) 用漂白粉或生石灰消毒 (2) 痰盛于蜡纸盒内焚烧
剩余食物	煮沸 30 分钟后倒掉
垃圾	焚烧

四、隔离技术基本操作

（一）口罩、帽子的使用

【目的】

提供屏蔽保护，防止感染性血液、体液溅到医护人员口腔及鼻腔黏膜。口罩可保护患者和工作人员，避免互相传染，并防止飞沫污染无菌物品或清洁食物等；帽子可防止工作人员的头发、头屑散落或头发被污染。

【评估】

患者病情、采取的隔离种类；帽子的大小；口罩的种类。

【准备】

1. 工作人员准备 着装整洁，清洁双手。

2. 用物准备 帽子、口罩（用 6～8 层纱布缝制）。

3. 环境准备 环境清洁、安全。

【实施】

1. 操作步骤 见表 7-9。

表 7-9　口罩、帽子的使用

操作流程	操作要点
戴工作帽	洗手后取出清洁、合适的帽子戴上，帽子应遮住全部头发
取戴口罩	洗手后取出清洁口罩，罩住口鼻　将上段两条带子分别超过耳系于头后，下段两条带子系于颈后。系带松紧合适，口罩的下半部应遮住下颌（图 7-23）
取下口罩	洗手后解开口罩系带，取下口罩，将污染面向内折叠，放于胸前小口袋或小塑料袋内。一次性口罩取下后弃于污物桶内

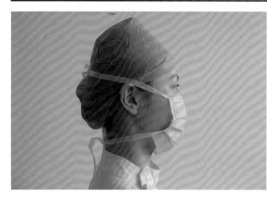

图 7-23　戴口罩、帽子

考点：使用口罩的注意事项

2. 注意事项

（1）口罩使用时应遮住口鼻，不可用污染的手接触口罩。工作帽大小适宜，头发全部塞入帽内，不得外露。

（2）口罩用后立即取下，不可挂在胸前，取口罩时，手不可接触污染面。

（3）在传染病区，口罩使用一般情况下4～8小时应更换。若接触严密隔离或呼吸道隔离的患者，应每次更换。使用一次性口罩不得超过4小时。

【评价】

1. 戴帽子、口罩方法正确。

2. 取口罩方法正确，放置妥当。

3. 保持帽子、口罩清洁、干燥，无污染。

（二）开关水龙头法

1. 脚踏开关水龙头　用脚踏开关，可避免引起交叉感染。

2. 长臂水龙头　当手污染时，用肘部或刷子开关龙头。

3. 一般水龙头　当手污染时，用刷子敲开，刷手毕，用清洁手关上水龙头。

（三）手的清洁与消毒

医护人员的手直接或间接地接触患者和污染物品，极易引起医院感染。手的清洁与消毒是预防医院感染最重要的的措施之一。

1. 手的清洁　手的清洁俗称洗手，是将双手涂满清洁剂并对其所有表面按顺序进行强而有力地短时揉搓，然后用流水冲洗的过程。有效的洗手可以清除手上99%以上的暂住菌。

【目的】

除去手上的污垢及大部分病原微生物，避免污染无菌物品及清洁物品，避免交叉感染。适用于各种操作前、操作后手的清洁。

【评估】

（1）手卫生状况，准备进行的操作和患者的情况。

（2）洗手设施是否齐全。

【准备】

（1）工作人员准备：着装整洁，修剪指甲，取下手表，卷袖过肘。

（2）用物准备：流动水洗手设备（采用感应式、脚踏式或肘式开关），清洁剂、消毒小毛巾或纸巾或红外线干手机，盛放小毛巾或纸巾的容器。

（3）环境准备：环境整洁、宽敞、安全、物品放置合理。

【实施】

（1）操作步骤：见表7-10。

表 7-10　七步洗手法

操作流程	操作要点
湿润	取适量洗手液或肥皂液于掌心
揉搓	揉搓方法为七步顺序：①手指并拢，掌心对掌心揉搓。②手指交错，掌心对手背揉搓，交替进行。③手指交错，掌心对掌心揉搓，交替进行。④两手相握，互搓指背，交替进行。⑤拇指在掌中旋转揉搓，交替进行。⑥指尖并拢，在掌心旋转揉搓，交替进行。⑦掌心握手腕（至腕上10cm）旋转揉搓，交替进行。每个部位最少揉搓10次
冲洗	让流水自腕部流向指尖进行冲洗
关水	如水龙头为手拧式开关，应采用防止手部再污染的方法关闭水龙头
干手	用小毛巾或纸巾自上而下擦干或干手机烘干

（2）注意事项

1）手上不带饰品。

2）注意洗净指甲、指尖、指缝和指关节等易污染的部位。

3）擦手的毛巾应一用一消毒。

【评价】

（1）操作方法正确、熟练、无污染。

（2）洗手后，双手未检出病原微生物。

2. 刷手和手消毒

【目的】

除去手上的污垢及病原微生物，避免交叉感染。适用于接触传染源、被致病微生物污染的物品后；接触血液、体液和分泌物后；进行侵入性操作前；护理免疫力低下的患者或新生儿。

【评估】

（1）手卫生状况，准备进行的操作和患者的情况。

（2）洗手设施是否齐全。

【准备】

（1）工作人员和环境准备：同洗手法。

（2）用物准备

1）流动水洗手设备。无洗手设备者，可备消毒液和清水各一盆。

2）治疗盘内：消毒液、盛放消毒液的容器、清洁干燥小毛巾或纸巾。

3）刷手法，另备肥皂液或刷手液、消毒手刷、盛用过刷子的容器。

【实施】

（1）操作步骤：见表7-11。

表 7-11　刷手及手消毒

操作流程	操作要点
刷洗法	
刷手、冲洗	用手刷蘸肥皂液或洗手液，按前臂、腕部、手背、手掌、手指、指缝、指尖顺序彻底刷洗。刷 30 秒，用流动水冲净泡沫，使污水从前臂流向指尖；换刷另一手，反复两次，共刷 2 分钟
干手	用小毛巾或纸巾自上而下擦干或用干手机烘干
浸泡消毒法	适用于无洗手池设备的双手消毒
浸泡	将双手浸在盛有消毒液的盆中，用小毛巾或手刷反复擦洗 2 分钟，再在清水盆内洗净
干手	用小毛巾或纸巾自上而下擦干或干手机烘干
消毒液揉搓法	将手消毒液原液 2ml 喷涂于双手表面及手指间，直至液体覆盖双手各部位，均匀揉搓 1 分钟，方法按表 7-10 七步洗手法步骤，揉搓至消毒液干燥，双手无需再烘干或冲洗

（2）注意事项

1）洗手时身体勿靠近水池，以免隔离衣污染水池边缘或溅湿工作服。

2）刷洗范围应超过被污染的部位。

3）流水冲洗时，腕部应低于肘部，使污水从前臂流向指尖，并可避免水入衣袖内。

4）肥皂液应每日更换，手刷及容器应每日消毒。

考点：手清洁和消毒的方法和注意事项

【评价】

（1）操作方法正确、熟练，无污染。

（2）消毒手后，双手未检出病原微生物。

（四）避污纸的使用

【目的】

避污纸是备用的清洁纸片。用避污纸隔着做简单的操作，保持双手或物品不被污染，以省略消毒手的程序。

【评估】

患者病情、隔离种类，要进行的操作内容。

【准备】

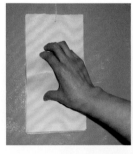 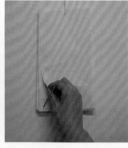

图 7-24　取拿避污纸的方法

1. 工作人员准备　着装整洁，修剪指甲、洗手、戴口罩。

2. 用物准备　避污纸、污物桶。

3. 环境准备　整洁、宽敞。

【实施】

1. 操作步骤　取避污纸时，应从页面抓起，不可掀页撕取，以保持一面为清洁面（图 7-24）。避污纸用后随即弃于污物桶内，集中焚烧处理。使用过程中注意保持避污纸清洁以防交叉感染。

考点：避污纸的取用方法

2. 注意事项　使用避污纸不可掀页撕取，保持一面为清洁面。

【评价】

1. 避污纸使用前未被污染。

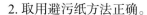

2.取用避污纸方法正确。

（五）穿、脱隔离衣

【目的】

防止病原体的传播，保护患者和工作人员免受病原体的侵袭。

【评估】

1.患者病情、隔离种类及措施

2.环境清洁、宽敞。

3.隔离衣清洁、干燥、无破损，长短适宜。

4.洗手、消毒用物齐全。

【准备】

1. 工作人员准备 着装整洁，洗手，戴帽子、口罩。

2. 用物准备 隔离衣、挂衣架、消毒手的设备、污衣袋。

3. 环境准备 环境整洁、宽敞、安全、物品放置合理。

【实施】

1. 操作步骤 见表 7-12。

表 7-12 穿脱隔离衣法

操作流程	操作要点
穿隔离衣法	见图 7-25
准备工作	备齐操作用物，取下手表，卷袖过肘，戴好帽子、口罩
持领取衣	手持衣领取下隔离衣，将衣领的两端向外折齐，露出袖口，清洁面向自己
穿左右袖	右手持衣领，左手伸入袖筒举起手臂轻抖衣袖，右手上拉衣领，使左 手露出袖口。左手持衣领，依上法穿好右袖
扣好领扣	两手持衣领由领子中央，顺边缘向后将领扣扣好。注意袖口不可触及衣领、面部和帽子
扣好袖扣	将左右袖口扣上，此时手已污染
折襟系带	将隔离衣一边的腋中线（约在腰下 5cm 处）拉住，然后渐向前拉，直到看到边缘，捏住衣外面边缘；同法捏住另一侧边缘（注意手勿触及衣的内面）。双手在背后将边缘对齐，向一侧折叠，以一手按住，另一手将腰带活结解开并拉至背后压住折叠处，将腰带在背后交叉，回到前面打一活结，注意勿使折处松散
脱隔离衣法	见图 7-26
松带打结	松开腰带，在前面打一活结
解扣塞袖	解开两袖口，在肘部将部分袖子塞入工作服衣袖内，边缘向外，使两手露出来，便于刷洗消毒
刷手消毒	用刷手法或泡手法消毒双手并擦干
解领脱袖	解开领口，右手伸入左侧衣袖里拉下衣袖过手，用遮盖的左手握住右手隔离衣袖外面将袖拉下，两手在袖内对齐衣袖，双臂逐渐退出
持领挂衣	两手握住领子，将隔离衣两边对齐，挂在衣钩上
	（如挂在半污染区的隔离衣，清洁面向外；挂在污染区的隔离衣，污染面在外）
整理	不再穿的隔离衣应清洁面向外，卷好投入污衣袋中

2. 注意事项

（1）隔离衣长短要合适，需全部遮盖工作服，不可有破洞。

（2）保持衣领及内面清洁，污染的袖口不可接触衣领、面部和帽子。

考点： 穿脱隔离衣的注意事项

（3）隔离衣挂在半污染区，清洁面向外，挂在污染区，则污染面向外。

（4）穿隔离衣后，不能进入清洁区。

（5）隔离衣应每天更换，如潮湿或污染应立即更换。

【评价】

1. 穿脱隔离衣方法正确，无污染。

2. 手的消毒方法正确。

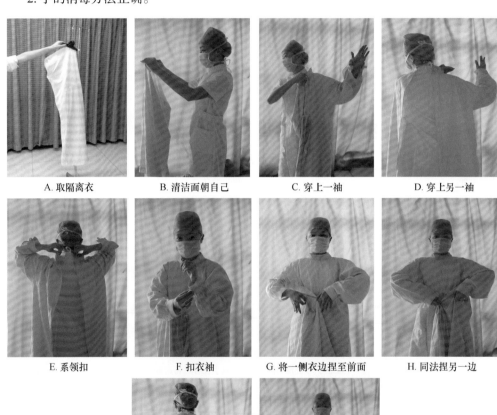

A. 取隔离衣　　　B. 清洁面朝自己　　　C. 穿上一袖　　　D. 穿上另一袖

E. 系领扣　　　F. 扣衣袖　　　G. 将一侧衣边捏至前面　　　H. 同法捏另一边

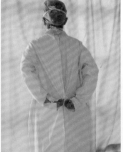

I. 将两侧衣边对齐　　　J. 系上腰带

图 7-25　穿隔离衣

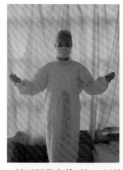
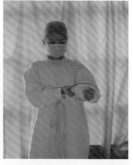

A. 松开腰带在前面打一活结　　B. 将衣袖向上塞在上臂衣袖内

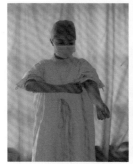
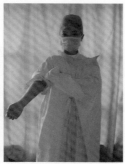
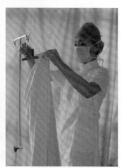

C. 洗手后拉袖口内的清洁面　　D. 手放袖内拉另一袖污染面　　E. 提领对齐挂衣钩

图 7-26　脱隔离衣

护考链接

A_2 型题

护士小张在传染病区工作，在穿、脱隔离衣时，应避免污染的部位是（　　）

A. 腰带以上　　　　B. 袖口　　　　C. 胸前

D. 衣领　　　　　　E. 背部

分析：在穿、脱隔离衣时，均用干净的手接触衣领和内面。所以隔离衣的衣领和内面是清洁的，应避免污染。答案是 D。

（六）污物袋的使用及处理

凡被污染而无需回收的物品，可集中于不透水的塑料袋或双层布的污物袋中，封口或扎紧袋口，袋上应有"污染"标记，送指定地点焚烧处理。可再用的物品按上述袋装标记后，按先消毒后清洁的原则处理。

附　医疗废物的消毒处理

2002 年卫生部颁发的《消毒技术规范》对医疗废物的消毒要求进行了规范，处理必须符合国家有关法律法规的规定。

1. 医疗废物的分类　医疗废物分 6 类：生活垃圾、感染性废弃物（排泄物，手术或感染伤口的敷料，使用过的一次性注射器、输液器、输血器等）、病理性废弃物、锋利物、药物性废弃物、放射性废弃物。

2. 医疗废物的收集　医院内设置 3 种以上颜色的污物袋用于对医疗废物进行分类收集。黑色袋

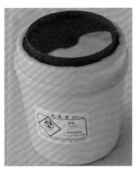

图 7-27　利器盒

装生活垃圾；黄色袋装医用垃圾。放射性废弃物的袋装须有特殊标记。利器不能与其他废弃物混放，须放入利器盒中（图 7-27）。

3.一次性无菌医疗用品（如注射器、输液器、输血器等）使用后的处理，必须在产生科室初步毁形、分类、消毒（用 0.1% 的含氯消毒液浸泡 60 分钟以上）、暂时存放，待回收。

4.每天定时由专人用密闭的专车到各科回收废物后，放于医院指定的场地临时存放，按当地卫生行政部门规定集中回收，统一处理，禁止重复使用和回流市场。注意在转运过程不得泄漏、抛撒、流失，并且做好处置人员的个人防护。

链接

医院一次性用品的管理

一次性医疗用品是指使用一次后即丢弃的，深入人体组织或与皮肤黏膜表面接触并为治疗或诊断目的而使用的各种用品。分为灭菌的医疗用品和消毒的医疗用品。

1.灭菌的医疗用品　是指进入人体组织，无菌、无热源、无异常毒性，检验合格，出厂前必须经无菌处理，可直接使用的一次性医疗用品。

2.消毒的医疗用品　是指接触皮肤黏膜，无毒害，检验合格，出厂前必须经消毒处理，可直接使用的一次性医疗用品。

对一次性医疗用品，要求严格管理进货、贮存、发放、使用和使用后处置等环节。

小结

医务人员应重视医院感染的预防和控制；严格遵守各项基本原则；熟练掌握各项防控措施。消毒灭菌法分物理和化学两大类。常用的物理消毒灭菌法：热力消毒灭菌法、光照消毒灭菌法、电离辐射灭菌法、微波消毒灭菌法、生物净化法。常用的化学消毒灭菌法：浸泡法、擦拭法、喷雾法、熏蒸法、环氧乙烷气体密闭消毒法。无菌技术基本操作法共六项：使用无菌持物钳（镊）、取用无菌溶液、使用无菌包、使用无菌容器、铺无菌盘、戴无菌手套。隔离技术基本操作：口罩、帽子、手套、避污纸的使用，手的清洁与消毒，穿、脱隔离衣等。

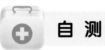

自测题

A₁ 型题

1.关于医院内感染的概念，正确的是（　　）

A.感染和发病同时发生才是医院内感染

B.医院内感染的主要对象是探视者和工作人员

C.出院后发生的感染不属于医院内感染

D.患者在住院期间获得的感染

E.入院前处于潜伏期，而住院期间发作的感染属于医院内感染

2.引起医院内感染的主要因素不包括（　　）

A.介入性诊疗手段增加

B.抗生素的广泛应用

C.严格监控消毒灭菌效果

D.医务人员不重视

E.易感人群增加

3.能杀灭所有微生物及细菌芽孢的方法是（　　）

A.清洁法　　　　　　　　B.消毒法

C. 抑菌法　　　　　　　　D. 灭菌法

E. 抗菌法

4. 下列哪种物品不宜燃烧灭菌（　　）

A. 锐利的手术刀、剪　　B. 搪瓷盆

C. 试管口　　　　　　　D. 避污纸

E. 气性坏疽伤口的敷料

5. 与湿热消毒灭菌法相比，干烤法（　　）

A. 导热较快

B. 灭菌所需温度较高

C. 穿透力较强

D. 灭菌所需时间较短

E. 主要通过水蒸气及空气传导热力

6. 不适合用干烤法灭菌的是（　　）

A. 玻璃制品　　　　　　B. 陶瓷品

C. 油剂　　　　　　　　D. 粉剂

E. 橡胶制品

7. 临床应用最广、效果最可靠的物理消毒灭菌法是（　　）

A. 燃烧法　　　　　　　B. 压力蒸汽灭菌法

C. 干烤法　　　　　　　D. 煮沸法

E. 光照法

8. 高压蒸汽灭菌效果的监测，最可靠的监测方法是（　　）

A. 物理监测法

B. 化学监测法

C. 生物监测法

D. 200℃留点温度计监测法

E. 指示剂法

A₂型选择题

9. 护士小张，在煮沸消毒法物品时，下列不适用的是（　　）

A. 灌肠筒　　　　　　　B. 橡胶管

C. 玻璃制品　　　　　　D. 搪瓷药杯

E. 纤维胃镜

10. 护生在供应室实习，预真空压力蒸汽灭菌器的工作参数正确的是（　　）

A. 压力103Kpa，温度121℃，时间5～10分钟

B. 压力103Kpa，温度132℃，时间5～10分钟

C. 压力103Kpa，温度121℃，时间20～30分钟

D. 压力206Kpa，温度132℃，时间20～30分钟

E. 压力206Kpa，温度132℃，时间5～10分钟

11. 诊所护士小张，煮沸消毒金属器械时，为了增强杀菌作用和去污防锈，可加入（　　）

A. 氯化钠　　　　　　　B. 硫酸镁

C. 亚硝酸钠　　　　　　D. 碳酸氢钠

E. 稀盐酸

12. 供应室护士应用压力蒸汽灭菌法，应注意（　　）

A. 物品灭菌前应擦干或晾干

B. 下排气式压力蒸汽灭菌器物品包不大于50cm×50cm×30cm

C. 预真空压力蒸汽灭菌器物品包不大于30cm×30cm×25cm

D. 布类物品放在金属、搪瓷类物品下方

E. 装物品的容器如有孔，灭菌前将孔关上灭菌后再打开

13. 护士在使用光照消毒时，利用紫外线的杀菌作用，使（　　）

A. 细胞膜结构遭到破坏

B. 菌体蛋白发生光解、变性

C. 菌体蛋白及酶变性、凝固

D. 细菌代谢受抑制

E. 细菌酶失去活性，微生物代谢障碍

14. 某患者卧床不起，病房护士使用紫外线灯消毒室内空气，错误的是（　　）

A. 保持室内清洁和适宜的温、湿度

B. 保护好患者的眼和皮肤

C. 从灯亮5～7分钟后计时

D. 用75%乙醇擦净灯管表面灰尘

E. 定期检查消毒效果

15. 护士使用病区中臭氧灭菌灯，此法适合消毒（　　）

A. 橡胶导管　　　　　　B. 化验单据

C. 食品　　　　　　　　D. 医院污水

E. 被服

16. 某门诊换药室护士，需消毒金属物品，下列不能用于金属物品消毒的是（　　）

A. 燃烧法　　　　　　　B. 干烤法

C. 微波消毒灭菌法　　　D. 煮沸消毒法

E. 压力蒸汽消毒灭菌法

17. 护生小王，在学习消毒灭菌知识，下面不适合电离辐射灭菌的是（　　）

A. 一次性输血器　　B. 橡胶管

C. 治疗碗　　D. 宫内节育器

E. 清蛋白

18. 某社区护士，使用化学消毒灭菌剂，方法不包括（　　）

A. 擦拭法　　B. 煮沸法

C. 浸泡法　　D. 熏蒸法

E. 喷雾法

19. 某传染病区护士，使用的化学消毒剂能够杀灭芽孢的是（　　）

A. 过氧乙酸　　B. 乙醇

C. 碘酊　　D. 碘附

E. 氯已定

20. 社区护士在使用化学消毒灭菌剂时，属于气体杀菌剂的是（　　）

A. 37% ～ 40% 甲醛　　B. 环氧乙烷

C. 过氧乙酸　　D. 戊二醛

E. 乙醇

21. 手术室护士使用 2% 戊二醛浸泡手术刀片时，在使用前为了防锈可加入（　　）

A. 5% 碳酸氢钠　　B. 5% 亚硝酸钠

C. 0.5% 碳酸氢钠　　D. 0.5% 亚硝酸钠

E. 0.5% 醋酸钠

22. 门诊护士给患者进行消毒工作，适宜用于黏膜和创面消毒的是（　　）

A. 碘酊　　B. 过氧化氢

C. 戊二醛　　D. 碘伏

E. 乙醇

23. 传染科护士小李，浸泡金属器械可用的灭菌剂是（　　）

A. 0.1% 氯已定　　B. 2% 戊二醛

C. 0.5% 碘伏　　D. 3% 漂白粉溶液

E. 70% 乙醇

24. 护士在过氧乙酸的使用和保管过程中错误的是（　　）

A. 易被氧化分解，应现用现配

B. 置于通风阴凉处

C. 0.2% 溶液用于手消毒

D. 2% 溶液用于空气消毒

E. 5% 溶液用于浸泡金属器械

25. 护士王某，负责病区无菌操作管理和教学工作，有关无菌技术操作，下列正确的是（　　）

A. 操作环境要清洁，操作前 1 小时停止清扫工作

B. 操作者要修剪指甲，为方便操作，应将手表尽量塞进衣袖

C. 取出的物品没有用完应及时放回原无菌容器中

D. 定期检查无菌物品保存情况，有效期为 14 天

E. 操作者不得跨越无菌区，手臂始终保持在操作台面以上

26. 护士使用无菌持物钳夹取无菌物品时，应注意保持持物钳无菌，错误的使用方法是（　　）

A. 门诊换药室的无菌持物钳应每天消毒 1 次

B. 使用过程中始终保持钳端向下

C. 取放无菌持物钳时不可触及容器非无菌区的壁

D. 到远处取物应放入容器内一起搬移使用

E. 可以夹取任何无菌物品

27. 护士在进行无菌技术操作时，打开的无菌包内物品未用完，按原折痕包好后，注明开包时间。此无菌包的有效期还有（　　）

A. 1 小时　　B. 4 小时　　C. 12 小时

D. 24 小时　　E. 7 天

28. 护士倒无菌生理盐水时，不慎把放在旁边的一个无菌包弄湿，应该如何处理（　　）

A. 重新灭菌无菌包

B. 立即使用无菌包内物品

C. 立即烘干无菌包后使用

D. 去除无菌包的外层包布，立即使用

E. 4 小时内用完无菌包内物品

29. 患者，女性，40 岁。需行留置导尿术，护士在操作时戴无菌手套，错误的是（　　）

A. 洗手、修剪指甲、戴口罩

B. 核对手套号码，灭菌日期和包装

C. 未戴手套的手持手套的反折部分取出手套

D. 戴上手套的手持手套的内面取出手套

E. 戴好手套后，未操作时，双手置于胸前

30. 患者，男性，50 岁。因"肺结核"收住传染病区。护士告知患者属于清洁区的是（　　）

A. 病房　　　　　　　B. 护士值班室

C. 医生办公室　　　　D. 化验室

E. 患者卫生间

31. 患儿，5岁。诊断为"水痘"。护士告知患儿家属隔离区域的划分，属于半污染区的是（　　）

A. 治疗室　　　　　　B. 配餐室

C. 病区内走廊　　　　D. 药房

E. 患者卫生间

32. 患者，女性，33岁。诊断为"甲型肝炎"。护士告知患者家属，探视时应穿隔离衣。穿脱隔离衣时被视为清洁部位的是（　　）

A. 衣领　　　　　　　B. 袖口

C. 腰部以上　　　　　D. 腰部以下

E. 胸部以上

A₃/A₄型选择题

（33～36题共用题干）

患者，女性，60岁。诊断为"肺结核"，收住传染病区，护士为其实施晨间护理。

33. 护士佩戴口罩时，应使口罩紧贴面部和完全覆盖（　　）

A. 口腔和鼻子　　　　B. 口腔和下颌

C. 口鼻和下颌　　　　D. 口腔

E. 鼻子

34. 护士使用口罩的方法，错误的是（　　）

A. 口罩应罩住口鼻

B. 使用纱布口罩应4～8小时更换

C. 不可用污染的手接触口罩

D. 口罩取下后，将污染面向外折叠，放入小袋内

E. 使用过程中有污染或潮湿应立即更换

35. 护士穿隔离衣时，手何时开始被污染（　　）

A. 取隔离衣时　　　　B. 穿隔离衣时

C. 系领扣时　　　　　D. 系袖扣时

E. 系腰带时

36. 护士操作完毕，脱隔离衣的正确步骤是（　　）

A. 刷手，解袖扣，解领扣，脱衣袖，解腰带，脱去隔离衣

B. 解袖扣，刷手，解领扣，脱衣袖，解腰带，脱去隔离衣

C. 解袖扣，刷手，解领扣，解腰带，脱衣袖，脱去隔离衣

D. 刷手，解袖扣，解腰带，解领扣，脱衣袖，脱去隔离衣

E. 解腰带，解袖扣，刷手，解领扣，脱衣袖，脱去隔离衣

（李　泽）

第八章　清洁护理技术

　　良好的清洁卫生状况，既能提高人体舒适感，又能增强自信心。正常人可以自己维持清洁；而患者由于疾病的影响，或对躯体的限制，自我照顾能力将出现不同程度的降低或丧失，无法完成对自身的清洁工作，护士理应帮助患者进行清洁，以维持患者的清洁和舒适。

　　患者的清洁卫生护理包括口腔、头发、皮肤、会阴部等的清洁。由于清洁卫生习惯有较大的个体差异性，与个体价值观和成长经历有关。因此，护士应尊重患者清洁卫生的习惯，保护患者隐私，并可通过与患者的密切接触，建立良好的护患关系，有利于后续治疗和护理工作的开展。

第一节　口腔护理

案例 8-1

患者，男性，46 岁。诊断为胃癌，全麻下行胃全切术后第一天。

问题：1. 需要对该患者进行口腔护理吗？

　　　2. 如若进行口腔护理有何意义？

　　良好的口腔卫生可以促进机体的健康与舒适。口腔是消化管起始部分，正常人口腔内有大量的致病性和非致病性微生物。正常情况下，个人通过每天进食、饮水、刷牙和漱口等活动可以达到清除和减少病菌的作用。当患病时，由于机体抵抗能力下降，进食、饮水等活动的减少，口腔内致病菌大量滋生，可出现口臭、口腔炎症、溃疡及其他并发症，还会对个人形象、社会交往带来不利影响。因此，护理人员必须认真做好对患者的口腔清洁护理。护士在口腔护理方面的职责：评估患者的口腔卫生情况；对患者进行健康教育；协助患者进行口腔清洁；为无法自行完成口腔清洁的患者做好口腔护理。

一、口腔护理相关解剖知识

　　口腔是消化管的起始部分，前借口裂与外界相通，后经咽峡与咽相续。口腔内有牙、舌等器官。口腔前壁为唇、侧壁为颊、顶为腭，口腔底为黏膜和肌肉等结构。

二、口腔护理相关评估

　　口腔评估的目的是为了诊断患者现存或潜在的口腔问题，为患者实行恰当的护理措施和健康指导，以减少口腔疾病的发生。

（一）基本状况和自理能力评估

1. 根据患者的临床诊断，意识状态，自理能力，进食、进水情况及口腔卫生状况，判断所患疾病是否具有传染性。

2. 患者的心理反应、合作程度。

（二）口腔状况评估

1. 口唇 观察色泽、湿润度，有无干裂、出血、疱疹等。

2. 牙 观察牙数量、有无松动、活动性义齿、龋齿、牙结石、牙垢。

3. 牙龈 观察颜色、完整性，有无炎症、溃疡等。

4. 口腔黏膜 观察黏膜色泽、完整性，有无出血、溃疡、感染。

5. 舌 观察颜色、湿润度，有无肿胀、舌苔厚薄及颜色。

6. 口咽部 观察悬雍垂、扁桃体颜色、有无肿胀、分泌物。

7. 气味 有无特殊气味，如烂苹果味、氨臭味、腥臭味等。

（三）口腔保健知识评估

1. 患者是否知晓保持口腔卫生的重要性。

2. 患者有无保持口腔卫生的知识及原有的口腔卫生习惯。

（四）义齿状况评估

1. 询问并观察患者有无活动性义齿，义齿佩戴是否合适及有无义齿间连接过紧、松动、滑落等情况。

2. 评估患者活动性义齿的保养知识。

三、口腔清洁护理操作法

口腔清洁护理分为口腔卫生指导、协助患者刷牙和特殊口腔护理法三部分。前两者主要用于生活能自理或基本能自理的轻症患者。特殊口腔护理主要用于高热、昏迷、危重、禁食、鼻饲、大手术后、口腔疾患，以及其他生活不能自理的患者。一般每日 2 ～ 3 次，如病情需要，可酌情增加次数。

案例 8-1 分析 1
患者为胃全切术后第一天，属于大手术后，护士应协助患者进行特殊口腔护理。

（一）口腔卫生指导

口腔卫生指导是为患者提供口腔清洁的指导，使其认识到口腔卫生的重要性，从而自觉维持良好的口腔卫生，促进机体健康和舒适的方法。

【目的】
认识口腔卫生的重要性，自觉维持良好的口腔卫生。

【评估】
见本节"二、口腔护理相关评估"。

【准备】

1. 工作人员准备 衣帽整洁，洗手、戴口罩。

2. 用物准备 牙刷、牙膏、牙线等。

【实施】

1. 操作方法

（1）核对、解释：备齐用物，携至床旁，核对床号、姓名，解释目的及方法。

（2）指导清洁用具的选用

1）选择合适的牙刷：要求外形较小、质地柔软，每3个月更换一次。

2）选择合适的牙膏：无腐蚀性，根据需要选择含氟或药物牙膏。

（3）指导刷牙：在每天晨起、就寝前和每次餐后（3分钟内）均应刷牙。方法见"（二）协助患者刷牙"。

（4）指导使用牙线

1）牙线的作用：彻底清除牙齿间的食物残渣、牙菌斑及软牙垢，预防牙周病。

2）牙线材料：尼龙线、丝线、涤纶线、棉线等（图8-1）。

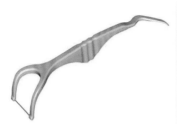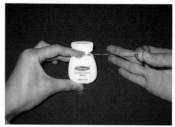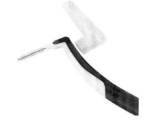

图8-1　牙线签、牙线、牙间刷

3）清洁顺序：先下后上。

4）使用方法：首先拉取出一段约25cm长的牙线，将线头两端分别以线压线的方式在两手示指第一指节上绕2～3圈，两示指间的距离约5cm，用拇指或中指支撑将牙线拉直，引导牙线沿牙侧面缓和地滑进牙缝内，将牙线贴紧牙的邻接牙面并使其略成"C"型，以增加接触面积，然后上下左右缓和地刮动，清洁牙的表面、侧面及牙龈深处的牙缝。刮完牙的一边邻面后，再刮同一牙缝的另一边，直至牙缝中的食物嵌渣、牙菌斑及软牙垢随牙线的移动而被带出为止。换一节干净的牙线，用同样的方法，逐个将全口牙的邻面刮净，并漱去刮下的食物嵌渣、牙菌斑及软牙垢。

5）使用牙线完毕后，彻底漱口。

（5）整理：协助患者取舒适体位，清理用物，致谢。洗手，记录。

2. 注意事项

（1）使用牙刷或牙线清洁牙时，操作方法应正确，动作应轻柔，防止磨损牙或损伤牙龈。

（2）使用牙刷或牙线后，应彻底漱口，以清除口腔内残余碎屑和牙膏。

（3）牙刷使用后洗净，甩干水分后晾干，避免在潮湿环境中易滋生细菌。

（4）牙线为一次性使用，避免重复使用。

【评价】

1.护患沟通有效，患者愿意配合操作。

2.患者掌握正确口腔清洁方法，口腔清洁卫生，感觉舒适。

（二）协助患者刷牙

【目的】

指导或协助患者刷牙，使患者掌握正确的刷牙方法。

【评估】

见本节"二、口腔护理相关评估"。

【准备】

1. 工作人员准备 着装整齐，洗手，戴口罩。

2. 用物准备 牙刷、牙膏。

3. 环境准备 环境整洁，必要时关闭门窗，防止受凉。

4. 患者准备 患者了解口腔清洁的目的和方法，愿意配合。

【实施】

1. 操作步骤 见表8-1。

表 8-1 协助患者刷牙

操作流程	操作要点
核对、解释	查对床号、姓名，解释目的及方法
选牙膏、牙刷	指导患者选择合适的牙刷，要求刷毛质地柔软，大小与口腔大小相匹配；牙膏首选含氟牙膏或根据需要选择药物牙膏
指导或协助刷牙	上下颤动刷牙法：刷牙时将牙刷刷毛与牙齿呈45°，快速环形来回震颤，每次刷2～3颗牙，刷完一处再刷另一处；前排牙的内面可用牙刷毛面的前端震颤刷洗；刷咬合面时刷毛与牙平行来回刷洗。顺序：上下牙外面→上下牙内面→上下咬合面→舌面（图8-2）。 上下竖刷法：沿牙纵向刷，牙外面、内面、咬合面及舌上面均应刷到
漱口	刷完后彻底漱口，以清除口腔内的食物碎屑和残余牙膏
整理、记录	协助患者取舒适体位，帮助患者整理用物。将牙刷洗净，甩去多余水分，置于通风处晾干。洗手、记录

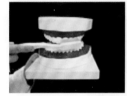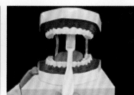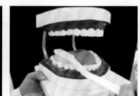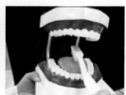

图 8-2 刷牙方法

2. 注意事项

（1）使用牙刷时方法正确，动作轻柔，防止磨损牙或损伤牙龈。

（2）牙刷使用后洗净并甩干水分，刷头朝上置于清洁干燥处，防止细菌滋生。

（3）刷牙时间必须持续3分钟，牙刷应至少每3个月更换1次。

【评价】

1. 护患沟通有效，患者积极主动操作，方法正确。

2. 患者了解口腔卫生的重要性，掌握正确的口腔清洁方法。

（三）特殊口腔护理法

【目的】

1. 保持口腔清洁、湿润，预防口腔感染等并发症的发生。

2. 去除口臭、口垢，促进食欲，保持口腔正常功能。

3. 观察口腔黏膜、舌苔及口腔气味等，便于了解病情变化。

考点： 特殊口腔护理的目的

案例 8-1 分析 2

患者为大手术后，护士为其进行口腔护理可以使其保持口腔清洁、湿润，预防口腔感染等并发症的发生；能去除口臭、口垢，保持口腔正常功能；增加患者舒适度。

【评估】

同"协助口腔清洁法"的评估内容。

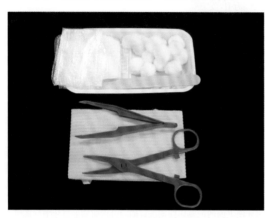

图 8-3　一次性口腔护理包

【准备】

1. 工作人员准备　着装整齐、修剪指甲、洗手、戴口罩。

2. 用物准备

（1）治疗盘内备：治疗碗 2 个（一个盛漱口溶液，另一个盛漱口溶液浸湿的棉球若干）、吸水管、弯血管钳、镊子、压舌板，必要时备开口器。

（2）治疗盘外备：棉签、石蜡油、手电筒、治疗巾、弯盘。如有活动义齿，另备盛冷开水的杯子、纱布。

如用一次性口腔护理包（图 8-3），另准备漱口溶液、棉签、杯子、吸水管和手电筒。

（3）外用药：按需要准备，如液体石蜡、冰硼散、锡类散、西瓜霜、金霉素甘油、制霉菌素甘油等。

（4）根据患者病情选择常用漱口溶液（表 8-2）。

表 8-2　常用漱口溶液及其作用

溶液名称	作用	适用（口腔 pH）
0.9% 氯化钠溶液	清洁口腔、预防感染	中性
0.02% 呋喃西林溶液	清洁口腔、广谱抗菌	中性
0.08% 甲硝唑溶液	用于厌氧菌感染	中性
复方硼酸溶液（朵贝尔溶液）	除臭抑菌	中性
1%～3% 过氧化氢溶液	抗菌除臭，遇到有机物时放出新生氧	偏酸性
1%～4% 碳酸氢钠溶液	改变细菌生长环境，用于真菌感染	偏酸性
2%～3% 硼酸溶液	酸性防腐剂，抑制细菌生长	偏碱性
0.1% 醋酸溶液	用于铜绿假单胞菌感染	偏碱性

3. 环境准备　清洁、宽敞明亮。

考点：常用漱口溶液的作用

4. 患者准备　患者了解特殊口腔护理的目的、过程和配合要点。

【实施】

1. 操作步骤　见表 8-3。

2. 注意事项

（1）昏迷患者禁忌漱口，开口器应从臼齿处放入，牙关紧闭者不可使用暴力，以免造成损伤。

（2）擦洗时动作要轻柔，以免损伤口腔黏膜及牙龈，特别是凝血功能差的患者。

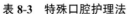

表 8-3 特殊口腔护理法

操作流程	操作要点
备物、核对、解释	选择合适的漱口溶液，备齐用物，携至床旁，查对床号、姓名，解释目的、过程及配合方法
选择体位	协助患者侧卧或头偏向一侧，颌下铺治疗巾，弯盘置于口角旁
观察口腔	湿润口唇后嘱患者张口，一手持压舌板撑开颊部，一手持手电筒观察口腔情况。对长期用抗生素、激素者，注意观察有无真菌感染
取下义齿	活动义齿应戴手套或用纱布包裹将其取下，也可嘱患者自行取出
漱口	协助患者用吸水管漱口（昏迷患者禁忌漱口）
擦洗口腔	要点：每个部位用 1 个棉球，棉球拧至不滴水，一次夹一个棉球，棉球包裹血管钳头端（图 8-4），按照从后向前（由磨牙向门齿）、先上后下（先上颌牙，再下颌牙）、由外向内（先牙外面，再牙内面）的顺序擦洗牙各面及口腔内面 方法： （1）牙外侧面：嘱患者咬合上、下齿，用压舌板撑开颊部，用弯血管钳夹持棉球，由磨牙向门齿纵向擦洗（图 8-5）。同法擦洗对侧 （2）牙内侧面、咬合面、颊部：嘱患者张口（昏迷患者用开口器开启），按上内侧面→上咬合面→下内侧面→下咬合面→颊部的顺序擦洗。同法擦洗对侧 （3）硬腭、舌：按硬腭→舌背→舌下面顺序擦洗。横向擦洗，勿触及咽部以免引起患者不适
再次漱口	意识清醒者协助漱口，保证患者舒适
观察、涂药	再次观察口腔情况，如有溃疡、真菌感染，酌情涂药，口唇干裂者可涂液状石蜡
整理、记录	撤除用物，整理床单位，洗手，记录。用物按规定分类处理，非一次性用物，应按消毒→清洗→再消毒程序处理

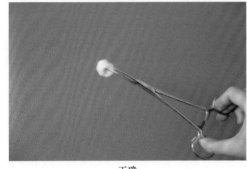
正确

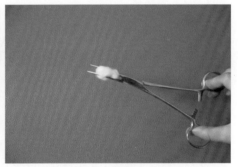
错误

图 8-4 夹棉球方法

（3）擦洗时，棉球不宜过湿；要夹紧，防止遗留在口腔。发现患者痰多时，应及时吸出，避免呛咳。

（4）对长期应用抗生素者应观察口腔黏膜有无真菌感染。

（5）活动性义齿应先取出清洁，待操作结束后协助患者戴上。暂时不用的义齿，可清洁后放入冷开水杯中，每天换水一次。不可浸在热水中，也不能用乙醇等消毒溶液浸泡或擦拭，以免变形、变色、老化。

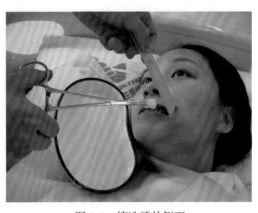
图 8-5 擦洗牙外侧面

考点：特殊口腔护理的注意事项

(6) 传染病患者用物须按消毒隔离原则处理。

(7) 操作中避免清洁、污染物的交叉混淆；操作前后必须清点核对棉球数量。

3. 护患交流

操作前解释：阿姨，您好！请问您叫什么名字？张阿姨，由于您不能自己漱口、刷牙，现在我要帮您清洁口腔，就是用湿棉球帮您擦洗口腔。在操作时，您需要配合我张口或闭口，如果您感到口腔内有多余水分就及时吐出。您看好吗？

操作中指导：张阿姨，我已经帮您湿润了口唇，请您张开嘴巴，让我看看您口腔内情况。要帮您擦洗牙了，先帮您擦洗牙外面，请您暂时咬合上、下齿。外面已经擦洗完毕，现在请您张口，擦洗牙内侧及颊部，请您配合。

操作后嘱咐：张阿姨，您配合得很好。现在您感觉怎么样？我帮您把被子盖好。您还有其他需要吗？如需帮助，请随时叫我，谢谢。

【评价】

1. 护患沟通有效，患者能配合操作，对服务满意。

2. 操作方法正确，达到目的，无并发症发生。

护考链接

A_3 型题

患者男性，70 岁。2 周前因脑血管意外入院治疗，现处于昏迷状态。

1. 护士在为其进行口腔护理时，错误的操作是（　　）

A. 应用开口器时应从白齿处放入　　　　B. 擦洗时棉球不宜过湿

C. 应夹紧棉球　　　　　　　　　　　　D. 操作前后应清点棉球数量

E. 注意选择合适的漱口溶液漱口

2. 1 周前，患者并发肺部感染，使用抗生素治疗。护士在进行口腔护理时发现患者口腔黏膜破溃，并附着白色膜状物，用棉签拭去附着物可见轻微出血。这时应选用的漱口溶液是（　　）

A. 1% 过氧化氢溶液　　　　　　　　　　B. 2% 硼酸溶液

C. 1% ~ 4% 碳酸氢钠溶液　　　　　　　D. 0.02% 呋喃西林溶液

E. 0.1% 醋酸溶液

分析：该患者现处于昏迷状态，因此不能漱口，否则可能导致呛咳、窒息。患者在疾病治疗过程中出现上述情况，应考虑为口腔念珠菌感染。因此该题的正确答案分别是 E、C。

第二节　头发护理

案例 8-2

患者女性，55 岁，生活不能自理，护士协助其床上洗发。

问题：1. 洗发时对环境有哪些要求？

2. 护士在为其洗发过程中有哪些注意事项？

头发护理是患者清洁护理技术中的一项重要内容。通过为患者梳理和清洗头发，可以及时清除灰尘、头屑及异味，使头发清洁并易于梳理，还可按摩头皮，促进头部血液循环，预防感染发生。同时，恰当的发型还有助于维护患者良好的个人形象，树立信心。因此，对于无法自我进行头发护理的患者，护士应积极主动给予帮助，满足患者身心需要。

一、床上梳头、洗头

【目的】

1. 除去污秽和脱落的头发、头屑，使患者感觉清洁、舒适、美观。

2. 按摩头部，促进头皮血液循环，增进上皮细胞营养，促进头发生长。

3. 有助于维持患者良好形象，增强自信，维护自尊；有助于建立和谐护患关系。

【评估】

1. 头发的基本情况，如长度、量、质地、浓密度，有无头屑、头虱、头皮损伤，头发脱落的情况。

2. 患者的病情、意识状态、自理能力、个人卫生习惯及对自身仪表的重视程度。

3. 心理状态和合作程度。

【准备】

1. 工作人员准备 着装整齐，修剪指甲，洗手，戴口罩。

2. 用物准备

（1）床上梳头：治疗巾或干毛巾、30% 乙醇溶液、梳子、纸袋（放脱落的头发用），必要时备发夹、橡皮筋或其他发饰。

（2）床上洗头

1）备洗头车。如无洗头车，也可在治疗车上备橡胶马蹄形垫或自制马蹄形垫卷代替（图 8-6）。

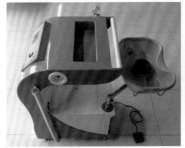
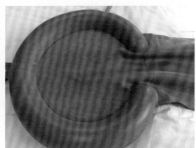
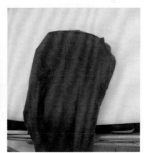

A. 洗头车　　　　　　　　　　B. 橡胶马蹄形垫　　　　　　　　C. 自制马蹄形垫卷

图 8-6　洗头用物

2）治疗盘内备橡胶单及大毛巾（或一次性中单）、中毛巾、纱布或眼罩、棉球 2 个（以不脱脂棉为宜）、洗发液、梳子、纸袋。

3）治疗盘外备水壶（内盛水温 40～45℃ 的热水）、污水桶；必要时备电吹风。

3. 环境准备 根据情况，关门窗，拉窗帘或用屏风遮挡患者，调节室温。

4. 患者准备 患者了解洗头的目的、过程、愿意配合。

【实施】

1. 床上梳头

（1）操作步骤：见表 8-4。

表 8-4　床上梳头

操作流程	操作要点
核对、解释	备齐用物，携至床旁，核对床号、姓名，解释目的及方法
体位	患者可取坐位、半坐卧位、仰卧位
铺治疗巾	垫治疗巾于患者肩下，平卧者铺于枕上，嘱患者将头偏向一侧
梳发	将头发从中间分成两股，一手握住一股头发，由发梢梳至发根，遇到长发或头发打结时，可将头发绕在示指上梳理（图 8-7），如头发已纠结成团，可用30% 乙醇湿润后再慢慢梳顺，一侧梳好再梳对侧，长发可编成发辫或扎成束
整理	取下治疗巾，将脱落的头发缠紧包于纸中，安置舒适体位，用物归回原处，致谢后离开

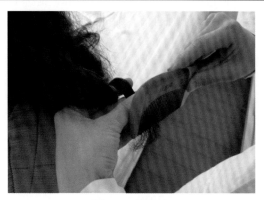

图 8-7　梳头法

（2）注意事项

1）动作轻柔，避免强行梳拉，编好的发辫每天至少松开 1 次。

2）操作过程中，通过与患者交流了解其喜好，尊重其习惯。

3）梳发过程中，可用指腹按摩患者头皮，促进头部血液循环。

2. 床上洗头

（1）操作步骤：见表 8-5。

表 8-5　床上洗头

操作流程	操作要点
核对、解释	携用物至床旁，核对床号、姓名，解释目的及方法
环境与体位	冬季应关闭门窗，调节室温 22 ～ 26℃，移开床旁桌，按需给予便盆，协助患者斜角仰卧，移枕于肩下，使患者安全舒适
垫巾	将橡胶单、大毛巾置于枕上，松开患者衣领向内反折，将中毛巾围于颈部，注意保护衣服、床单、枕头不被沾湿
头部置于水槽内	患者头部置于水槽凸起软垫处或马蹄形垫内（图 8-8）。保持颈部舒适（如为马蹄形垫洗头，下部接污水桶），防止衣服、床单、枕头被沾湿
保护眼、耳	用棉球塞好双耳，纱布盖好双眼
洗发	先用少量热水淋于患者头部试温，询问患者感受后，将头发全部淋湿；倒适量洗发液用手掌搓开后轻轻涂遍患者头发，用指腹由发际到头顶部反复揉搓，按摩力度以患者感觉舒适为宜，揉搓完毕后用温水冲净头发。注意抬起患者头部，洗净脑后头发
擦干头发	解开颈下毛巾，包裹头发，取下纱布和棉球，将患者头部移回枕头上，撤出洗头用物，帮助患者擦干头发
梳理	松开包头毛巾，用吹风机吹干后，梳理成患者喜欢的发型，脱落头发放于纸袋内
整理用物	撤出橡胶单、毛巾等物品，协助患者取舒适体位，整理床单位，整理洗头车，洗手，记录

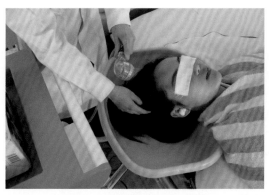

图 8-8 患者头部枕于水槽内

（2）注意事项

1）洗发过程中注意调节水温与室温，以免患者着凉。防止污水溅入患者眼、耳内。

2）注意观察患者病情，如发现面色、脉搏、呼吸异常时应停止操作。必要时，通知医师，配合医师进行相应处理。身体虚弱者不宜床上洗头。

3）洗发时间不宜过长，以免患者疲劳。

4）护士为患者洗头时，注意与患者交流，关心体贴患者，同时指导患者家属掌握床上洗头的知识与技能，了解患者的心理情况。

考点：床上洗头的室温、水温、注意事项

案例 8-2 分析

护士为患者洗发时，环境应根据情况关门窗，拉窗帘或用屏风遮挡患者，调节室温 22 ～ 26℃。在为其洗发过程中应注意以下内容：注意调节水温与室温，以免着凉；防止污水溅入眼、耳内；注意观察患者病情，如发现面色、脉搏、呼吸异常时应停止操作，必要时，通知医师，配合医师进行相应处理；身体虚弱者不宜床上洗头；洗头时间不宜过长，以免患者疲劳；护士为患者洗头时，注意与患者交流，关心体贴患者，同时指导患者家属掌握床上洗头的知识与技能，了解患者的心理情况。

【评价】

1. 护患沟通有效，患者头发整齐清洁，感觉舒适。

2. 操作轻稳节力，患者满意。

二、头虱及虮灭除法

【目的】

1. 消灭头虱、虮卵，使患者舒适。

2. 阻断患者间相互传播，预防某些传染病的发生（虱传播的疾病有流行性斑疹伤寒、回归热等）。

【评估】

1. 患者病情，头虱、虮情况，头发的长度、量等。

2. 患者的心理反应及合作程度。

【准备】

1. 工作人员准备 着装整齐，修剪

链接

扣杯洗头法

取面盆，杯子倒扣于面盆正中间，杯子上、下各垫一块毛巾（图 8-9），移枕于患者肩部，头部枕于杯上。将橡皮管先灌满水，一端放在盆内，另一端放于污水筒内，利用虹吸原理将污水排出。

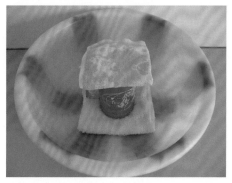

图 8-9 扣杯法

指甲，洗手、戴口罩，穿隔离衣，戴手套，避免传染。

2.用物准备

（1）常用药液：30% 含酸百部酊（百部 30g，50% 乙醇 100ml 或 65°白酒 100ml，纯乙酸 1ml，装入瓶内盖严，48 小时后即可制成）。

（2）其余物品：治疗碗、治疗巾、篦子（齿内嵌入少许棉花）、纱布、密封帽子、隔离衣、布口袋、纸、清洁衣裤、清洁床上用品。

3.环境准备 关门窗，拉窗帘或用屏风遮挡患者。

4.患者准备 患者了解操作目的、过程和注意事项，愿意配合，必要时动员患者剪短头发。

【实施】

考点：常用灭虱药液的配制

1.操作步骤 见表 8-6。

表 8-6 头虱及虮灭除法

操作流程	操作要点
核对、解释	携物至床旁，查对床号、姓名，解释目的、方法
拭擦药液	按洗头法做好准备后，将头发分为若干小股，用纱布蘸灭虱药液，按顺序擦遍头发，并反复揉搓 10 分钟，使之湿透全部头发
戴帽包裹	用帽子严密包裹头发，保证灭虱效果
篦虱和虮	24 小时后取下帽子，用篦子篦出死虱和虮卵，清洗头发
消毒处理	协助患者更换污衣裤和被服，将其放入布袋内，扎紧袋口，送压力蒸汽灭菌消毒
整理、记录	撤除用物，整理床单位，除去篦子上棉花，患者脱落头发和棉花焚烧，梳子和篦子消毒后刷洗干净，洗手，记录

 链接

其他灭虱药物

30% 含酸百部煎剂：百部 30g，加入 500ml 水中，煎煮 30 分钟，用双层纱布过滤，挤出药液；再将药渣加水 500ml 同法煎煮、过滤、挤出药液。两次药液合并煎至 100ml，冷却后加 100% 乙酸 1ml 即可。

市售灭虱香波：含有杀菌剂洗必泰、新洁尔灭或戊二醛，以及由百部和从檀香、丁香、蛇床子、藜芦、鱼藤、辣蓼、闹羊花中任选的一种或几种中药制成的中药煎剂，故有杀菌、灭虱效果。

2.注意事项

（1）操作规范，避免虱虮传播

（2）防止药液溅入眼内，注意用药后的观察，防止不良反应。

（3）注意保护患者自尊。

【评价】

1.灭除头虱及虮，无传播发生。

2.患者无局部和全身反应。

第三节 皮肤的清洁护理

案例 8-3

患者女性，68 岁。右侧人工髋关节置换术后第 3 天。

问题：1.护士在为其进行皮肤护理过程中，发现其骶尾部皮肤出现红肿、麻木有触痛，请问患者出现了什么问题？

2.护士应该提供哪些护理措施？

皮肤是身体最大的器官，是抵御外界有害物质入侵的第一道屏障。长期卧床患者，由于疾病的影响，生活自理能力较差，汗液中的盐分及含氮物质常存留在皮肤上，和皮脂、皮屑、灰尘、细菌结合粘附于皮肤表面，刺激皮肤导致抵抗能力降低。

皮肤护理有助于维持机体完整性，有效促进血液循环，增强皮肤排泄功能，预防各种感染及压疮等并发症的发生，还可维护患者形象、自尊，促进康复，因此，应加强患者的皮肤护理。

一、淋浴、盆浴和床上擦浴法

皮肤的清洁是患者基本生理需要之一。协助患者清洁皮肤，既可让患者感到清洁舒适，又可以了解其病情；还可促进护患交流，营造良好护患关系。常用的方法有淋浴、盆浴、床上擦浴法。

【目的】

1.清洁皮肤，去除污垢，保持患者身心舒适。

2.促进血液循环，增强皮肤排泄，使肌肉放松，避免并发症发生。

3.观察和了解患者情况，增进护患交流。

【评估】

1.患者的年龄、病情、意识状态、移动能力、自理能力，是否有引流管，皮肤状况如完整性、颜色、温湿度、气味、柔软度、厚度、弹性、清洁度和感觉功能；有无水肿、破损，有无斑点、丘疹、水疱和硬结等。

2.患者及家属对皮肤清洁知识的了解程度和要求。

3.患者的清洁习惯，接受沐浴的心理反应及合作程度。

【准备】

1. 工作人员准备 着装整齐，修剪指甲，洗手，戴口罩。

2. 用物准备

（1）淋浴和盆浴：温水（水温为 40 ～ 45℃），沐浴液或浴皂、毛巾、浴巾、清洁衣裤、拖鞋。

（2）床上擦浴：治疗车上备毛巾 2 条、大毛巾、沐浴液或浴皂、梳子、水温计、50% 乙醇、护肤用品（爽身粉或润体乳）；治疗车下备水桶 2 个（1 个桶内盛 50 ～ 52℃热水，另一桶接污水）、面盆 2 个。另备便盆、便盆巾和屏风。

3. 环境准备

（1）根据情况调节室温为 22 ～ 26℃，关闭门窗或遮挡患者。

（2）浴室内设有信号铃、防滑垫、扶手、浴凳等设施。

4. 患者准备 患者全身状况好，能耐受，了解沐浴目的，愿意配合。

【实施】

1. 淋浴和盆浴法 适用于全身情况较好的轻症患者。

（1）操作步骤：见表 8-7。

（2）注意事项

1）进食 1 小时后方可沐浴，以免影响消化。

表 8-7 淋浴或盆浴法

操作流程	操作要点
解释	交代浴室内物品使用方法，提示患者保护人身和财产安全，避免滑倒跌伤
浴前	浴室不应闩门，应在门口挂好标识，告知患者沐浴时不应用湿手接触电源开关，如需帮助沐浴的患者，护士可进入浴室内协助
沐浴中	注意患者沐浴时间，如时间过久，应在门外询问，避免发生意外。如为盆浴时间不超过 20 分钟，水位不超过心脏水平。如患者需要帮助应及时回应，如遇晕厥，应迅速处理
浴后	沐浴后再次观察患者情况，必要时做好记录，嘱患者回病床休息

2）向患者解释浴室内物品的使用方法，如信号铃、热水开关等。注意患者浴中情况，避免跌倒、晕厥发生（沐浴时间过长、水温过高可至晕厥）。

3）妊娠 7 个月以上的孕妇禁用盆浴，衰弱、创伤和患心脏病需要卧床休息的患者，不宜盆浴或淋浴。

4）传染病患者根据病情、病种，按隔离原则进行。

链接

沐浴推床

主要用于为卧床、瘫痪等行动不便的老年人、残疾人及住院患者进行沐浴。床身可整体升降，随意调节高度，床体四周床挡可180°旋转，便于将患者由病床转移至沐浴床内沐浴；枕头和可调整靠背能让患者感觉更加舒适；床侧有加高护拦，保障了患者安全；床头比床尾略高，有利于排水。床垫柔软可拆下清洁消毒（图8-10）。它的应用减轻了护理工作强度，有利于护理工作效率的提高。

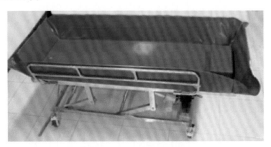

图 8-10　沐浴推床

考点：淋浴和盆浴的水温和注意事项

2. 床上擦浴法　适用于病情较重、长期卧床、活动受限、生活不能自理的患者。如使用石膏、牵引或必须卧床等无法自行沐浴的患者。

（1）操作步骤：见表 8-8。

表 8-8　床上擦浴法

操作流程	操作要点
核对、解释	备齐用物携至床旁，查对床号、姓名，解释目的方法，按需提供便器
环境、物品准备	关好门窗，调节室温 22 ～ 26℃，热水桶、污水桶放于床旁，移开床尾椅，备好脸盆、水、毛巾、浴皂
患者准备	必要时用屏风遮挡患者，如病情许可，放平床上支架，松开床尾盖被
调节水温	将脸盆、浴皂放于床旁桌上，倒入温水至 2/3 满，调节水温

操作流程	操作要点
洗脸及颈部	浴巾铺于患者颈前，松开患者领扣，毛巾沾湿后拧干，裹成手套状（图8-11） （1）擦洗眼部：由内眦到外眦 （2）擦洗面及颈部：依次擦洗一侧额部、颊部、鼻翼、人中、耳后、下颌及颈部，注意擦净耳郭、耳后、颈部皮肤皱褶处。同法擦洗另一侧
脱衣垫巾	为患者脱下上衣（先脱近侧再脱对侧或者先脱健肢再脱患肢），将浴巾铺于一侧手臂下
擦洗上肢	方法：先用涂皂液的毛巾擦洗，再用湿毛巾擦去皂液，清洗毛巾后再擦洗到无皂液为止，最后用浴巾擦干 顺序：前臂→上臂→肩外侧→腋窝。同法擦洗对侧上肢
洗手	协助患者将手放于脸盆内洗手，洗净后擦干
换水铺巾	倒去污水，调节水温倒入脸盆内，将浴巾铺于胸腹部
擦洗胸腹部	适当掀起浴巾，按前述方法进行擦洗，依次擦净胸部→腹部，女性患者擦洗胸部时应将乳房向上托起，彻底清洁乳房底部皱褶处，方法以环形由中心向外擦拭（图8-12）。擦洗腹部时注意肚脐处清洁
擦洗背部	协助患者侧卧，依次擦洗颈部→背部→臀部。骨骼隆突处可用50%乙醇按摩
协助穿衣	协助患者平卧，穿上衣，先穿对侧再穿近侧或者先穿患肢再穿健肢
再次换水铺巾	换水并调节水温，脱裤后铺浴巾于患者臀下，浴巾包裹另一侧下肢
擦洗下肢	顺序：踝部→小腿→大腿→髋部，擦洗腹股沟处应擦净皮肤皱褶处。同法擦洗对侧下肢
泡脚	换洗脚盆后，倒入温度适宜的热水，托起患者小腿轻轻放入盆内清洗足部及趾间，取出洗脚盆，两脚放于浴巾上擦干
擦洗会阴部	换盆、换水、换毛巾后，协助患者清洁会阴部，更换清洁裤子，方法同穿衣方法
整理用物	整理床单位，必要时梳头、修剪指甲、更换床单，清理用物，洗手。如有特殊情况，需做好记录

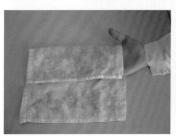
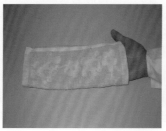
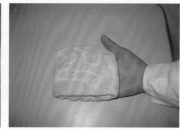

图8-11 小毛巾包裹成手套法

（2）注意事项

1）擦浴过程中，用力要适当，动作要轻稳、敏捷，防止受凉。

2）根据情况更换水温适宜的热水。注意擦净腋窝及腹股沟等皮肤皱褶处。

3）注意观察病情及全身皮肤情况，如出现寒战、面色苍白、脉速等，应立即停止操作，并适当处理。

4）有伤口或各种管道，应注意保护，避免伤口受压、管路打折扭曲。

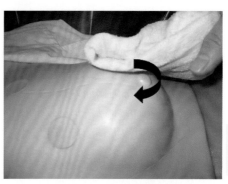

考点： 床上擦浴的水温和注意事项

图8-12 环形清洁乳房

【评价】

（1）护患沟通有效，患者能配合操作，且对服务满意。

（2）操作方法正确、节力，过程安全无意外，患者感到清洁、舒适。

二、压疮的预防和护理

压疮是指局部组织长期受压，血液循环障碍，局部持续缺血、缺氧、营养不良而致的组织坏死、溃烂，又称之为压力性溃疡。导致压疮最基本、最重要的因素是压迫而造成的局部缺血。压疮本身并不是原发疾病，它大多是随着其他原发病未能很好护理而造成的损伤。一旦发生压疮，不仅给患者带来痛苦，加重病情，严重时还可因继发感染，引起败血症而危及生命。因此，做好压疮的预防是临床护理的一项重要工作。

（一）压疮发生的原因

压疮的发生是多种因素引起的复杂病理过程。

1. 局部组织持续受压（力学因素）　造成压疮的 3 个主要物理力是压力、摩擦力和剪切力，通常是 2～3 种力联合作用所致。

（1）压力：垂直压力是造成压疮最主要的因素。当外部压力超过正常毛细血管压，血液循环中断，组织缺氧，持续一定时间，将造成局部缺血坏死。单位面积内所承受的压力越大，组织发生坏死所需的时间越短。一般来说局部组织持续受压超过 2 小时，就可能引起组织不可逆的损害，导致压疮的发生。常见于长期卧床、坐轮椅不变换体位的患者。

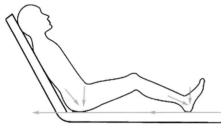

图 8-13　剪切力形成示意图

（2）摩擦力：摩擦力作用于皮肤，易损害皮肤的角质层，增加压疮的易感性。皮肤擦伤后，受潮湿、污染等因素影响而易发生压疮。当患者在床上活动或坐轮椅时，皮肤随时都会受床单和轮椅垫表面的逆行阻力而产生摩擦。

（3）剪切力：剪切力（图 8-13）是由两层组织相邻表面间的滑行，产生进行性相对移位所引起，与体位有密切关系，是由摩擦力与垂直压力形成的合力。如患者半坐卧位身体下滑时，皮肤与床铺出现平行的摩擦力，加上皮肤垂直方向的重力，从而导致剪切力的产生。剪切力使局部组织内部结构位移拉开，使内部血管发生扭曲变形，甚至完全关闭，引起局部血液循环障碍而发生压疮。

2. 局部皮肤受理化因素刺激　皮肤经常受潮湿、摩擦、排泄物等理化因素的刺激，如大量汗液、大小便失禁、分泌物、呕吐物等刺激，降低了皮肤的防御功能，致使表皮角质层的保护能力下降，皮肤易破损。如果再加上衣服不平整，床单皱折、有碎屑，翻身时拖拉，使用脱漆便器等，皮肤组织将更容易受损。

3. 全身营养不良或水肿　营养不良是导致压疮的重要因素。当营养摄入不足时，机体能量代谢失衡，而致皮下脂肪减少，甚至肌肉萎缩，受压处缺乏肌肉和脂肪组织保护，易引起局部血液循环障碍而发生压疮。水肿的患者，皮肤顺应性差，容易受损而发生压疮。

4. 其他　如受限制的患者，使用石膏绷带、夹板或牵引时，松紧不适，衬垫不当，均可致局部组织血液循环障碍，而发生缺血坏死。

考点：压疮发生的原因

（二）压疮的评估及预防

绝大多数压疮是可以预防的，预防压疮的关键在于消除诱发因素。通过综合评估压疮

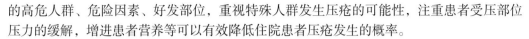

的高危人群、危险因素、好发部位，重视特殊人群发生压疮的可能性，注重患者受压部位压力的缓解，增进患者营养等可以有效降低住院患者压疮发生的概率。

【评估】

1. 高危人群

（1）老年人：老年人皮肤松弛干燥，缺乏弹性，皮下脂肪萎缩、变薄，皮肤容易受损。

（2）肥胖者：过重的身体加大了受压部位的压力。

（3）身体瘦弱、营养不良者：受压处缺乏肌肉、脂肪组织的保护。

（4）昏迷、瘫痪者：自主活动丧失，身体局部长期受压。

（5）水肿患者：降低了皮肤抵抗力，增加了受压部位的压力。

（6）疼痛患者：为避免疼痛而处于强迫体位导致机体活动减少。

（7）石膏固定患者：翻身、活动受限，局部受压过久。

（8）大、小便失禁患者：皮肤经常受到潮湿、污物的刺激。

（9）发热患者：体温升高可致汗液增多，皮肤经常受到潮湿的刺激。

（10）使用镇静药患者：自身活动减少。

2. 危险因素 常用的压疮危险因素评估量表（RAS）有 Braden 量表、Norton 量表和 Waterlow 量表，其中 Braden 量表应用较为广泛（表 8-9）。评分范围：6～23 分，分值越少，发生压疮的危险性越大，评分 ≤ 18 分，提示患者有发生压疮的危险，建议采取预防措施。判断标准：计分 < 9 分为极度危险（简称极危）；≤ 12 分为高度危险（简称高危）；13～14 分为中度危险（简称中危）；15～18 分为轻度危险（简称低危）。

表 8-9 Braden 压疮评分表

项目	1分	2分	3分	4分
感觉	完全受限	非常受限	轻度受限	未受损
潮湿	持续潮湿	潮湿	有时潮湿	很少潮湿
活动力	限制卧床	可以坐椅子	偶尔行走	经常行走
移动力	完全无法移动	严重受限	轻度受限	未受限
营养	非常差	可能不足够	足够	非常好
摩擦力和剪切力	有问题	有潜在问题	无明显问题	—

通过使用 Braden 压疮评分表对住院患者进行评分，此后按照危险程度进行动态评估。Braden 计分 < 9 分者，应随时观察，并采取有效的预防措施；计分 ≤ 12 分和 ICU 患者每日复评 1 次；Braden 计分 13～18 分者每 3 日复评 1 次，手术或病情变化时根据需要随时复评。

3. 特殊人群 对于手术患者、医嘱限制翻身及带有管道患者注意动态评估其皮肤变化。

4. 易发部位 压疮多发生于受压和缺乏脂肪组织保护、无肌肉包裹或肌肉层较薄的骨骼隆突处。与卧位有密切关系。

（1）仰卧位时：好发于枕外隆凸、肩胛骨、肘部、骶尾部及足跟，尤其好发于骶尾部。

（2）侧卧位时：好发于耳廓、肩峰、肱骨大结节、肋骨、股骨大转子、膝关节的内外侧及内外踝处。

（3）俯卧位时：好发于面颊、耳廓、肩峰、女性乳房、男性生殖器、肋弓、髂前上棘、膝部和足尖等处。

（4）坐位时：好发于枕外隆凸、肩胛骨、肘部、骶尾部、坐骨结节、足跟等处（图 8-14）。

考点：压疮的易发部位

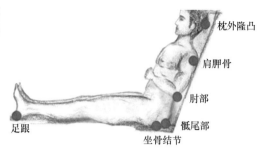

枕外隆凸

肩胛骨

肘部

骶尾部

足跟

坐骨结节

图 8-14　坐位压疮的好发部位

【预防措施】

1. 避免局部组织长期受压

（1）经常更换体位：使骨骼突出部位交替受压，减轻局部压迫。应鼓励和协助长期卧床患者翻身，一般每 2 小时翻身一次，或按照 Braden 量表评分后，低危者每 2～4 小时翻身一次，中危者每 2 小时翻身一次，高危者每 1～2 小时翻身 1 次，极危险者每 0.5～1 小时翻身 1 次。翻身时尽量将患者身体抬起，避免拖、拉、推，以防擦伤皮肤。

（2）使用石膏、夹板或其他矫形器械者：衬垫应松紧适度，过松易移动，起不到固定作用；过紧会影响血液循环，应仔细观察局部和肢端有无血液循环障碍情况，重视患者的主诉，及时给予调整。

（3）保护骨隆突处和支持身体空隙处

1）患者体位安置妥当后，应使用减压措施。可在身体空隙处或骨隆突处，垫软枕或海棉垫，使支撑体重的面积增大，减轻骨隆凸部位软组织的压力。不宜使用橡胶类圈状物。有条件时，还可使用喷气式气垫、交替充气式床垫、防压疮垫、水褥、翻身床等。低危、中危者应使用如气垫床或局部减压敷料等；高危者应使用如漂浮床或气垫床、局部减压敷料（垫）、肘部及足跟保护器。

2）羊皮垫具有抵抗剪切力及高度吸收水蒸汽的性能，适用于长期卧床的患者。

2. 避免局部潮湿、摩擦及排泄物的刺激

（1）保持床铺清洁、平整、干燥、无碎屑。

（2）有大小便失禁、呕吐、出汗者，应及时擦洗干净，并更换浸湿的衣服、被单；伤口若有分泌物，需及时更换敷料。

（3）使用便器时，应选择无破损便器；抬起患者腰骶部，不可强塞硬拉。

（4）安排合适的卧位，防止身体下滑，减少剪切力的产生。

3. 增进营养摄入　长期卧床或病重者，应注意全身营养。病情允许，给予高蛋白、高维生素膳食。不能进食者给予鼻饲，必要时按需要给予支持疗法，如补液、输血、静脉滴注高营养物质等，以增强抵抗力及组织修复能力。

4. 加强医务人员教育　护理人员对压疮知识的储备情况，决定能否及时观察上报、正确处理压疮，对压疮的预防和治疗有很大影响。护士通过评估，发现高危人群，填写"压疮风险护理单"，为采取相应的预防措施提供依据；对已经发生压疮的患者，应及时填写"压疮报告单"及"压疮护理单"，为采取相应的护理措施提供依据。因此，应加强对护理人员的教育，提高对防治压疮的重视程度和所需知识技能水平。

5. 促进局部血液循环　对尚未发生压疮的患者要及时评估皮肤状况，做好预防，可以进行全背按摩（图 8-15）、局部按摩（蘸少许 50% 乙醇，以手掌大、小鱼际肌部分紧贴皮肤，做压力均匀的向心方向按摩，由轻到重，由重到轻，每次 3～5 分钟）或用电动按摩器按摩（图 8-16），以促进血液循环，改善局部营养状况。注意已经发红部位禁忌按摩。

6. 特殊人群的处理　特殊人群是指部分患者（如严重水肿、恶病质、有医嘱禁翻身等）由于自身条件，虽经精心护理，但仍难免发生压疮。此时压疮的预防，不仅在于预防新发压疮，更重要的是预防压疮的进一步发展和恶化，对待这类患者可在入院时评估患者情况后，填写"难免压疮发生表"，并上报护士长。同时通知家属，指导患者和家属学习预防压疮

考点：压疮的
预防措施

的相关知识和技巧，如被动活动肢体、入口营养食谱、皮肤护理方法等。

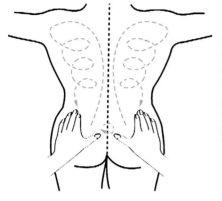

图 8-15 背部按摩法

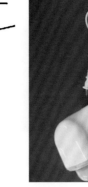

图 8-16 电动按摩器

（三）压疮的分期及护理

传统分期是基于压疮缺血性损伤机制进行分类，按照皮肤表层至深层的组织损伤分为瘀血红润期、炎性浸润期、溃疡期（分为浅度溃疡期和坏死溃疡期）（表 8-10）。

表 8-10 压疮的分期及护理

分期（图 8-17）	临床表现	护理要点
瘀血红润期	压疮初期，受压部位出现暂时性血液循环障碍，局部皮肤表现为红、肿、热、麻木或有触痛，为可逆性改变	原则：去除危险因素，避免压疮继续发展 措施：避免局部长期受压，增加翻身次数；避免摩擦、潮湿和排泄物的刺激；增进营养摄入；改善局部血液循环
炎性浸润期	局部红肿向外浸润、扩大、产生硬结，受压表面皮肤转为紫红色，表皮常有水泡，破溃后可见潮湿红润创面，有痛感	原则：保护皮肤，预防感染 措施：继续加强上述措施，避免损伤继续发展。对未破的小水疱要减少摩擦，防止破裂，促其自行吸收；大水疱应在无菌操作下，用注射器抽出泡内液体，保留表皮，表面涂以消毒液后用无菌敷料包扎。还可采用红外线或电磁波治疗仪（TDP）照射
溃疡期	轻者（浅度溃疡期）：表皮水疱破溃出现真皮层感染，黄色渗出液流出，浅层组织坏死，溃疡形成，疼痛加剧 重者（坏死溃疡期）：坏死组织发黑，脓性分泌物增多，有臭味；感染向周围及深部组织扩展，可深达骨骼；严重者可引起败血症危及生命	轻者处理原则：清洁疮面，促进愈合 措施：解除压迫，保持局部清洁、干燥。可采用物理疗法，如鹅颈灯照射，照射后以外科无菌换药法处理疮面。 重者处理原则：去除坏死组织，促进肉芽组织生长 措施：应经常翻身，患处架空；清洁疮面，去除坏死组织；保持引流通畅，促进愈合

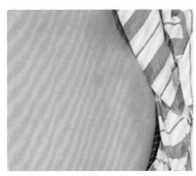

A. 瘀血红润期

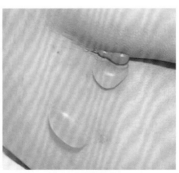

B. 炎性浸润期

考点：压疮各
期的临床表现
及护理要点

143

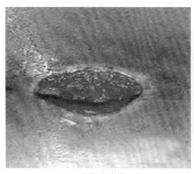
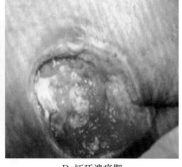

C. 浅度溃疡期   D. 坏死溃疡期

图 8-17 压疮的分期

案例 8-3 分析

患者为右侧人工髋关节置换术后，长时间卧床对骶尾部皮肤造成压迫，患者有麻木、触痛，说明患者骶尾部有压疮出现，属于淤血红润期。护士应去除危险因素，避免压疮继续发展。可采用的措施：避免局部长期受压，增加翻身次数；避免摩擦、潮湿和排泄物的刺激；增进营养摄入；改善局部血液循环等。

第四节　会阴部护理

案例 8-4

患者女性，29 岁，剖宫产术后第 2 天。

问题：护士为该患者进行会阴部擦洗时应该遵循怎样的顺序和方法？

会阴部护理是对会阴及其周围皮肤的清洁护理，包括会阴部擦洗和会阴部冲洗。通常情况下生活能够自理的患者，会阴部的清洁是和沐浴一起进行的，但对于自理能力缺陷的患者或由于疾病原因导致无法自我清洁的患者，需要护士协助或代为完成。对于会阴部护理，大部分患者不愿或羞于由他人协助，此时，护士可要求家属或另一名护士一同完成此项工作，以维持患者会阴部清洁，保障患者身心舒适。

【目的】

1. 去除异味，促进舒适，防止和减少感染。

2. 为导尿术、中段尿留取及会阴部手术前做准备。

3. 保持会阴部伤口清洁，促进伤口愈合。

【评估】

1. 患者临床诊断、病情、意识状态、自理能力、会阴部卫生状况，有无感染、分泌物或完整性受损。

2. 患者对会阴部卫生知识的了解程度及清洁方法是否正确。

3. 患者的心理反应及合作程度。

【准备】

1. 工作人员准备　着装整齐，修剪指甲，洗手，戴口罩。

2. 用物准备

（1）治疗盘内备：小毛巾、浴巾、无菌溶液、清洁棉球、大量杯（会阴冲洗壶）、镊子、一次性中单、一次性手套、浴毯、卫生纸、盆子。

（2）治疗盘外备：盛有 50～52℃温水的水壶、便器、屏风。

3. 环境准备 关门窗、拉窗帘或用屏风遮挡患者。

4. 患者准备 患者了解会阴护理的目的、过程和注意事项，愿意配合。

【实施】

1. 操作步骤 见表 8-11。

表 8-11 会阴部护理

操作流程	操作要点
查对、解释	了解患者病情，查对床号姓名，告知操作目的、方法、注意事项，取得患者配合
环境、体位	关闭门窗或使用屏风，患者取仰卧位，脱去对侧裤腿盖在近侧腿上，且加盖浴巾。棉被盖于胸腹部及对侧腿上，两腿屈膝，略外展，暴露会阴
摆物、备水	臀下垫一次性中单，盆子放于床旁，倒入水温适宜的热水于盆内，再将毛巾放于盆内
戴手套	戴好一次性手套
清洁会阴	
（1）会阴擦洗	
1）男性患者	顺序：两侧大腿上部→阴茎头部→阴茎体部→阴囊部 方法：擦洗阴茎头部时应将阴茎提起，由尿道口向外环形擦洗， 更换毛巾反复擦洗，直至擦净；擦洗阴茎体部时沿阴茎体由上向下擦洗，注意阴茎下面的皮肤；擦洗阴囊时注意擦净阴囊下面皮肤皱褶处
2）女性患者	顺序：两侧大腿上部→大小阴唇→尿道口→阴道口→肛门 方法：擦洗时由外向内，由上向下，彻底擦净会阴部各个部位
（2）会阴冲洗	置便盆于患者臀下，护士持装有温水的大量杯，一手持夹有棉球的大镊子，边冲水边擦洗会阴部，从会阴部冲洗至肛门部，冲洗后，将会阴部彻底擦干。撤除便器及一次性中单，协助患者取舒适体位
涂软膏	如患者有大小便失禁，可在肛门和会阴部位涂抹凡士林或氧化锌软膏
穿好衣裤	脱去一次性手套，协助患者穿好衣裤
操作后处理	观察局部皮肤情况，整理床单位，用物分类处理，洗手后记录

案例 8-4 分析

护士为该患者进行会阴部擦洗时的顺序：两侧大腿上部→大小阴唇→尿道口→阴道口→肛门；方法：擦洗时由外向内，由上向下，彻底擦净会阴部各个部位。

2. 注意事项

（1）清洁时按顺序清洁，每清洁一处均需变换毛巾部位，如用棉球清洁，一处一棉球。每日 2 次，大便后应及时清洁。必要时根据患者情况酌情增加清洁次数，直至洗净为止。

（2）清洁时注意观察会阴部切口情况，注意有无红肿及分泌物等。发现异常，及时向医生汇报，并配合处理。如会阴部有伤口，需按无菌技术操作。

（3）每清洁一个患者后护理人员应洗双手，并注意将伤口感染者安排在最后，防止交叉感染。

（4）注意保暖及保护患者隐私。

【评价】

1. 护患沟通有效，满足患者身心需要。

2. 操作方法正确，患者感觉舒适，无不良反应。

第五节 卧有患者床整理及更换床单法

案例 8-5

患者男性，38 岁，因车祸导致脑出血入院治疗，经紧急处置后现处于昏迷状态，生活不能自理。

问题：1. 护士应如何保持患者床单位清洁？

2. 在进行操作时护士应注意哪些问题？

患者由于疾病影响可能长期卧床不起，进食、排泄、休息等活动只能在床上进行。如果床单潮湿、有渣屑等可引起不适，甚至导致压疮等并发症的发生，加重患者痛苦。为了增进舒适，促进疾病的康复，应及时为患者进行床单位的整理或更换，这样既可观察患者病情变化又可满足患者的需要。

【目的】

1. 保持病室整洁，使患者舒适。

2. 便于观察病情变化，预防压疮。

【评估】

1. 患者的临床诊断，意识状态，活动能力，有无导管、伤口、牵引等。

2. 患者的心理反应及合作程度。

【准备】

1. 工作人员准备　着装整齐，修剪指甲，洗手、戴口罩。

2. 用物准备

（1）卧有患者床整理：床刷和一次性半湿刷套。

（2）卧床患者更换床单法：清洁大单、中单、被套、枕套、床刷和一次性半湿刷套、多功能护理车，必要时备便盆、清洁衣裤。

3. 环境准备　根据情况调节室温，保持环境整洁、安静，酌情关闭门窗或遮挡患者。

4. 患者准备　患者及家属了解操作目的、方法、配合要点和注意事项。

【实施】

1. 卧有患者床整理法

（1）操作步骤：见表 8-12。

表 8-12　卧有患者床整理法

操作流程	操作要点
核对、解释	备物携至床旁，查对床号、姓名，解释操作目的及方法
移开床旁桌椅	酌情关门窗，移床旁桌、椅，如病情许可，放平床头、床尾支架
移患者至对侧	松开床尾盖被，移枕至对侧后协助患者翻身侧卧背向护士
松各单	从床头至床尾，松开近侧各层床单
清扫各单	取套好刷套的床刷扫净中单、橡胶中单，分别搭在患者身上，然后从床头至床尾清扫大单，注意扫净枕下与身下的渣屑
铺近侧各单	将大单、橡胶中单、中单逐层拉平铺好

操作流程	操作要点
移患者至近侧	协助患者平卧，移枕至近侧，护士协助患者翻身侧卧至整理好的一侧。再转至对侧，同法整理后，协助患者平卧
整理盖被、枕头	将棉胎和被套拉平，叠成被筒，被尾折叠于床尾垫下或内折与床尾平齐；取下枕头，轻轻拍松后放于头下，协助患者取舒适卧位
整理	移回床旁桌椅，根据需要摇起床头、床尾支架，整理用物

（2）注意事项

1）病室内有患者进餐或治疗应暂停整理。

2）操作中动作轻稳，避免尘埃飞扬。

3）大单平整、紧扎、保证患者安全，必要时可用床挡防止坠床，若两人操作动作应协调一致。

4）操作中注意保护患者隐私，尽量少暴露患者，注意观察患者病情变化，避免牵拉管路。

5）患者的衣裤及床上用品应定时更换，如被血液、体液污染时，及时更换。

6）评估操作难易程度，正确运用人体力学原理，防止职业损伤。

7）病室应湿式打扫；病床应湿式清扫，一床一套（巾）；床头柜应一桌一抹布。用后消毒处理，防止交叉感染。

8）操作中加强与患者交流，注意观察患者情况，如有异常立即停止操作及时处理。

案例 8-5 分析

患者昏迷，生活不能自理，护士应定期为其整理床单位，使大单平整、紧扎；并采用湿式清扫，保持大单清洁；患者的衣裤及床上用品应定时更换，如被血液、体液污染时，应及时更换；过程中要拉起床挡，保证患者的安全；操作过程中护士也要正确运用人体力学原理，防止职业损伤。

2. 卧床患者侧卧位更换床单法

（1）操作步骤：见表 8-13。

表 8-13　卧床患者侧卧位更换床单法

操作流程	操作要点
核对、解释	备齐用物推车至床尾，查对床号、姓名，解释目的方法，按需提供便器
移开床旁桌椅	酌情关门窗，移开床旁桌、椅，如病情许可，放平床头、床尾支架
松盖被、移枕侧卧	松开床尾盖被，移枕至对侧后，协助患者翻身侧卧背向护士，观察背部皮肤，妥善安置患者身上各种导管
松撤各单、扫床	从床头至床尾，松开近侧各层床单，中单污染面向内卷塞于患者身下，取套好刷套的床刷扫净橡胶中单后搭在患者身上，再将大单污染面向内卷塞于患者身下（图 8-18），从床头至床尾扫净床褥上渣屑
铺近侧大单	将按纵折法折叠好的清洁大单与床中线对齐，展开近侧大单后，将对侧向内卷，清洁面向内，塞于患者身下，按铺备用床法铺好近侧大单
铺近侧橡胶单、中单	将橡胶单拉下铺平，将清洁中单铺于其上，展开近侧后将对侧中单向内卷，清洁面向内，塞于患者身下，将近侧中单和橡胶单一起塞于床垫下铺好
移枕翻身	协助患者平卧，枕头移至近侧床头，护士协助患者翻身侧卧于更换好的一侧床上

续表

操作流程	操作要点
松对侧各单	护士转至对侧松开各层床单，将污中单卷至床尾，扫净橡胶中单搭于患者身上，污大单与污中单卷在一起放于护理车污物袋内
扫床	同法扫净床褥上渣屑，取下床刷套放护理车下层
铺对侧各单	从患者身下依次拉出清洁大单按床头、床尾、床中部的顺序铺好，将橡胶单、中单逐层拉平铺好
整理盖被	协助患者平卧，将棉胎和被套拉平，叠成被筒，被尾折叠于床尾垫下或内折与床尾平齐
换枕套	一手托住患者头颈部，另一手将枕头取出，更换枕套，拍松枕头，开口背门放于头下
整理	协助患者取舒适体位，床旁桌椅归回原处，感谢患者配合，污被服送洗

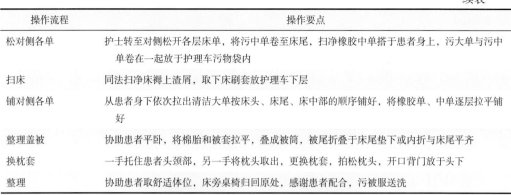

图 8-18　侧卧卷污单

（2）注意事项

1）用物准备齐全，按展开需要折叠，并按使用顺序放置。

2）其他注意事项同"卧有患者床整理法"。

3. 仰卧位患者更换床单法

（1）操作步骤：见表 8-14。

表 8-14　仰卧位患者更换床单法

操作流程	操作要点
核对、解释	同卧床患者更换床单法
移开床旁桌椅	同前
松盖被、取枕头	两人操作，一人托起患者头颈部，另一人迅速取出枕头，放于床尾椅上，从床头到床尾松开盖被及各单，将床头污大单横卷成筒式至肩下
换大单	将清洁大单横卷成筒状铺在床头，清洁大单中线对齐床中线（图 8-19），铺好床头大单后抬起患者上半身（骨科患者可利用牵引架上拉手，自己抬起身躯），将污大单、中单及橡胶单一起从床头卷至患者臀部，同时将清洁大单拉至患者臀部，放下患者上半身。一人抬臀部，另一人迅速撤去污大单、中单及橡胶中单，同时将清洁大单拉至床尾，将污大单及中单放于护理车污物袋内，将橡胶中单放在床尾椅背上。展开大单铺好
铺橡胶单、中单、换枕套	一人换枕套，为患者枕好；另一人备橡胶单、中单先铺好一侧，半幅卷曲于患者身下，换枕套的护士再将橡胶单及中单拉出，展开铺好
整理盖被	同前
整理	同前

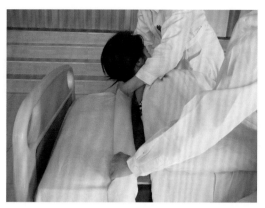

图 8-19　铺清洁大单于床头

（2）注意事项：同"卧床患者侧卧位更换床单法"。

附　卧床患者更换被套法

1. 展被套、取棉胎　将被筒松开，解开被尾系带，由床尾至床头按内折叠法将棉胎在污被套内竖向三折后，按 S 形折叠拉出至床尾正中。

2. 铺清洁被套　迅速将清洁被套正面朝上，被套中线与床中线对齐，平铺于床上，将被尾打开1/3（图 8-20）。

3. 套被套　将取出的棉胎放入清洁被套内（图 8-21），棉胎上缘与被套封口端平齐，展开棉胎，至床尾拉平被套及棉胎，系带。

4. 整理床单位　撤出污被套放于污衣袋内，整理盖被，至床尾嘱患者屈膝，叠成被筒，被尾塞于床垫下。

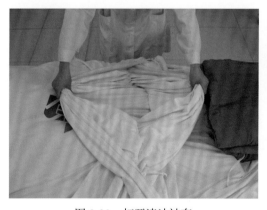

图 8-20　打开清洁被套

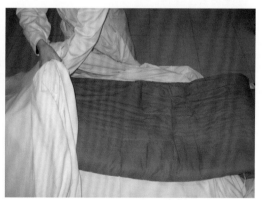

图 8-21　装入棉胎

【评价】

1. 床单位整洁、美观。

2. 护士操作轻、稳、准，应用节力原理。

3. 护患沟通良好，患者感觉舒适、安全，满足患者身心需要。

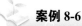

第六节 晨晚间护理

案例 8-6

患者男性，因急性阑尾炎入院治疗，患者神志清醒，腹痛明显，体温：39.3℃。

问题：1. 护士为患者进行晨间护理的目的是什么？

2. 在操作过程中有哪些注意事项？

晨晚间护理是指根据人们的生活习惯，满足住院患者特别是生活不能自理者，日常清洁需要的护理措施。主要用于危重、昏迷、瘫痪、高热、大手术后或年老体弱等患者，于晨间和晚间进行的生活护理称为晨晚间护理。

一、晨间护理

晨间护理是基础护理的一项重要内容，护士可以通过晨间护理观察患者病情变化，及时与患者沟通，增进护患交流，使患者感到身心舒适。一般在每日清晨诊疗工作前完成。

【目的】

1. 使患者清洁舒适，预防压疮及肺炎等并发症，保持病室整洁。

2. 观察和了解病情，为诊断、治疗和护理计划的制订提供依据。

3. 进行心理护理及卫生宣传。

案例 8-6 分析 1

护士为患者进行晨间护理可以使患者清洁舒适，预防压疮及肺炎等并发症，保持病室整洁；观察和了解病情，为诊断、治疗和护理计划的制订提供依据；对患者进行心理护理及卫生宣传。

【评估】

1. 患者临床诊断、护理级别、意识状态、自理能力、口腔状况，是否需要便器。

2. 患者衣物及床单位清洁程度和皮肤受压情况。

3. 患者的心理反应及合作程度。

【准备】

1. 工作人员准备 着装整齐，修剪指甲，洗手、戴口罩。

2. 用物准备 护理车上备梳洗用具，口腔护理、皮肤护理用物，床刷、刷套（一床一巾），清洁衣裤，床单及被套等。

3. 环境准备 根据情况通风换气，调节室内温湿度，避免让患者吹对流风。

4. 患者准备 患者了解晨间护理的目的、过程、愿意配合。

【实施】

1. 操作步骤 见表 8-15。

表 8-15 晨间护理

操作流程	操作要点
核对、解释	备齐用物携至床旁，核对床号、姓名，解释目的及方法。
遵医嘱留取标本	如有引流瓶，检查后按需更换

操作流程	操作要点
协助排便、口腔、头发护理	协助排便、口腔护理、洗脸、洗手，帮助患者梳头。
皮肤护理、观察病情	协助患者翻身，检查皮肤受压情况，擦洗背部后，可用50%乙醇按摩骨突处。注意观察病情，通过交谈了解患者夜间睡眠情况，进行心理护理，开展健康教育。
整理	整理床单位，可酌情更换床单、被套及衣裤。酌情开窗通风

2. 注意事项

（1）操作时注意保暖，保护患者隐私。

（2）注意保持舒适体位的同时，维护管路安全。

（3）对眼睑不能闭合的患者，应保持角膜湿润，防止角膜感染。

（4）发现皮肤黏膜异常，应及时处理并上报。

（5）注意与患者的交流沟通，及时了解其睡眠情况和病情变化。

案例8-6 分析2

护士为患者进行晨间护理时要注意注意保暖，保护患者隐私；发现皮肤黏膜异常，应及时处理并上报；注意与患者的交流沟通，及时了解其睡眠情况和体温及病情变化。

【评价】

1.护患沟通有效，患者愿意配合操作。

2.护士操作方法正确、节力，患者感觉舒适、安全。

二、晚 间 护 理

经过一天的治疗，患者承受着疾病、治疗、声光等外界因素给自己带来的痛苦，为了使患者得到舒适的睡眠，减轻和消除白天的疲劳应给患者提供晚间护理。

【目的】

1.保持病室安静、整洁，使患者清洁、舒适，易于入睡。

2.观察病情，预防并发症。

【评估】

1.患者临床诊断、护理级别、意识状态、自理能力、睡眠情况、口腔状况、是否需要便器。

2.患者衣物及床单位清洁程度和皮肤受压情况。

3.患者的心理反应及合作程度。

【准备】

1. 工作人员准备　着装整齐，修剪指甲，洗手，戴口罩。

2. 用物准备　同晨间护理。

3. 环境准备　酌情开关门窗。

4. 患者准备　患者了解晚间护理的目的、过程、愿意配合。

【实施】

1. 操作步骤　见表8-16。

表 8-16 晚间护理

操作流程	操作要点
核对、解释	备齐用物携至床旁，核对床号、姓名，解释目的及方法
协助清洁、观察病情	协助患者梳头、清洁口腔、洗脸、洗手、热水泡脚，擦洗背部，进行预防压疮的护理。必要时协助排便。为女患者清洁会阴部。经常巡视病房，了解患者睡眠及病情状况，并根据情况给予相应的处理
环境	保持病室安静、空气流通，调节好室温和室内光线（关大灯，开地灯），为睡眠提供良好的条件
整理	整理病床，将便器放于易取处，用物归位，做好护理记录

2. 注意事项

考点：晨晚间护理的目的及内容

（1）同"晨间护理"。

（2）夜班护士执行操作和巡视病室时，应保持"四轻"：操作轻、走路轻、说话轻、关门轻。

【评价】

同"晨间护理"。

1. 护患沟通有效，患者愿意配合操作。

2. 护士操作方法正确、节力，患者感觉舒适、安全。

护考链接

A_2 型题

患者女性，55 岁。急性胆囊炎术后第 2 天，其晨间护理的内容不包括（　　）

A. 漱口　　　　　　　　B. 洗脸　　　　　　　　C. 梳头

D. 检查伤口　　　　　　E. 观察睡眠情况

分析：晨晚间护理的内容有很多相似之处，但睡眠情况的观察则应是晚间护理的内容，晨间护理时应是通过交谈了解夜间睡眠情况。该题答案是 E。

附　协助患者使用便器法

当患者无法去厕所排便，需在床上排尿、排便时，正确使用便器，对患者舒适与安全起着重要作用。

1. 便盆　便盆有搪瓷、塑料和金属三种，使用方法如下。

（1）准备：便器应保持清洁，气候寒冷时可先用热水冲洗，将便盆外面擦干，携至床旁备用。

（2）安置便器：协助患者脱裤，能配合的患者，嘱其屈膝，双脚向下蹬在床上，同时抬起臀部，护士一手抬起患者腰骶部，另一手将便盆置于臀下，便盆扁平（阔边）一端朝向患者头部（图 8-22）。如患者不能自主抬高臀部，应先帮助患者侧卧，再把便盆对准患者臀部放置，护士一手紧按便盆（图 8-23），另一手帮助患者转回至便盆上；也可双人协助抬起患者，放置便盆。注意不可强塞、硬拉，以免损伤骶尾部皮肤。病情允许时，可抬高床头，以减少患者背部疲劳。

（3）协助排便：将手纸及呼叫器放在易取处，护士可离开在门外等候片刻。大便完毕，放平床头，嘱患者双脚蹬床，抬起臀部，必要时帮助擦净肛门、取出便盆。

（4）观察：协助患者穿裤，整理病床。观察排泄物性状、颜色、量。必要时，留取标本送检，做好记录。

（5）用物整理：及时倒掉排泄物，用冷水洗净便器，放回原处。协助患者洗手，开窗通风。

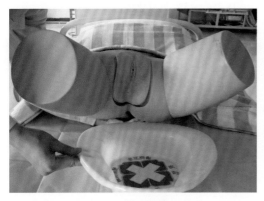
图 8-22　扁平端朝床头

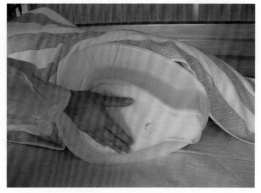
图 8-23　侧卧给便盘法

2. 尿壶　尿壶有搪瓷和塑料两种，专为卧床男患者准备（女患者可用广口女式尿壶），使用方法如下。

（1）尿壶取用：能自行排尿者，向其交待使用方法，取出尿壶时，注意壶颈向上倾斜，以防尿液溅出污染床单。

（2）观察：排尿后根据需要观察尿液性状，测量尿量，并记录。

（3）用物整理：使用后的尿壶处理与便盆相同。

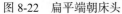

小结

　　清洁护理技术主要包括护理人员针对患者的生活护理，内容多，涵盖口腔、头发、皮肤、会阴部等护理，生活护理应严格按照相关操作步骤开展，尽可能满足患者的需要，努力增进护患感情，构建和谐护患关系。日常护理工作中，要按有关规定做好床单位的整理工作。在晨、晚间护理中，特别要注意预防长期卧床患者（尤其是老年、昏迷及截瘫患者）压疮的发生。注意保护患者身体避免局部潮湿、摩擦及排泄物的刺激，指导患者经常更换卧位，勤换内衣，经常温水擦浴，按摩受压部位等。

 自 测 题

A₁ 型题

1. 为禁食患者进行口腔护理的主要目的是（　　）
   A. 促进口腔血液循环，增加食欲
   B. 保持口腔清洁湿润，使患者舒适
   C. 维护患者自尊自信，建立良好医患关系
   D. 进行心理护理和卫生宣教，满足患者身心需要
   E. 协助临床诊断

2. 护士协助生活不能自理的患者梳发时，需带的物品有（　　）
   A. 治疗巾、梳子、30% 乙醇
   B. 治疗巾、梳子、50% 乙醇
   C. 治疗巾、梳子、30% 乙醇、纸
   D. 治疗巾、梳子、50% 乙醇、纸
   E. 治疗巾、梳子、30% 乙醇、纸、笔

3. 淋浴和盆浴的注意事项正确的是（　　）
   A. 饭后需过半小时才能进行沐浴
   B. 妊娠 5 个月以上的孕妇禁止盆浴
   C. 妊娠 7 个月以上的孕妇禁止沐浴
   D. 传染病患者禁止沐浴
   E. 患心脏病需卧床休息的患者不宜盆浴

4. 床上擦浴的目的不包括（　　）

A. 促进血液循环　　　B. 增强皮肤排泄

C. 清洁舒适　　　　　D. 观察病情

E. 预防过敏性皮炎

5. 患者沐浴时，下列哪项不妥（　　）

　　A. 室温调节至 28℃

　　B. 进食后 1 小时内不宜进行

　　C. 入室时间过长应予以询问

　　D. 浴室不能闩门以防意外

　　E. 教给患者调节水温的方法

6. 预防压疮的护理措施中，能够有效避免局部理化因素刺激的是（　　）

　　A. 使用便器时，应抬起患者腰骶部，避免强塞硬拉

　　B. 定期按摩受压部位

　　C. 正确使用夹板和绷带

　　D. 改善营养状况

　　E. 协助患者经常更换卧位

7. 为预防长期卧床患者发生压疮，错误的方法是（　　）

　　A. 鼓励常翻身

　　B. 受压处多按摩

　　C. 骨隆突处可垫水褥

　　D. 夹板的固定一定要紧

　　E. 保持皮肤清洁干燥

8. 晨间护理的目的不包括（　　）

　　A. 保持病室美观、整洁

　　B. 提醒陪护人员离开病室

　　C. 进行心理护理

　　D. 使患者清洁舒适

　　E. 观察和了解病情

9. 晚间护理的内容包括（　　）

　　A. 经常巡视病房，了解患者睡眠情况

　　B. 协助患者排便，收集标本

　　C. 协助患者进食

　　D. 整理病室，开窗通风

　　E. 发放口服药物

A₂ 型题

10. 患者，女性，52 岁。发热待查入院，护士在观察其口腔时，发现一感染溃烂处。此时应选用的口腔护理溶液是（　　）

　　A. 生理盐水

　　B. 1% 醋酸溶液

C. 0.02% 氯已定溶液

D. 1%～3% 过氧化氢溶液

E. 1%～4% 碳酸氢钠溶液

11. 患者，男性，34 岁。现经口气管插管，口腔 pH 中性，护士选用 0.02% 呋喃西林溶液为患者进行口腔护理的作用是（　　）

　　A. 遇有机物放出氧分子杀菌

　　B. 改变细菌生长的酸碱环境

　　C. 清洁口腔，广谱抗菌

　　D. 防腐生新，促进愈合

　　E. 使蛋白质凝固变性

12. 患者，男性，50 岁。因脑血管意外昏迷入院，护士在为其进行口腔护理时发现患者装有活动性义齿，操作中错误的是（　　）

　　A. 操作前将患者义齿取下浸入冷开水中

　　B. 从门齿处放入开口器

　　C. 禁止漱口

　　D. 护理前后清点棉球个数

　　E. 浸泡义齿的水应每天更换

13. 患者，女性，68 岁。因交通事故导致昏迷入院，护士在为其进行口腔护理时应特别注意（　　）

　　A. 压舌板轻轻撑开颊部

　　B. 擦净口腔及牙齿各面

　　C. 血管钳夹紧棉球，蘸水不可过多

　　D. 操作动作要轻

　　E. 观察口腔黏膜

14. 患者，男性，68 岁。偏瘫，长期卧床，清洁情况较差，护士为其灭头虱后，用物的处理方法，不妥的一组是（　　）

　　A. 隔离衣——高压蒸汽灭菌

　　B. 治疗巾——烈日曝晒 6 小时

　　C. 篦子上的棉花——焚烧

　　D. 梳子——浸泡于消毒液中

　　E. 脱落的头发——焚烧

15. 患者，女性，35 岁。因病长期卧床，护士为其梳洗头发的目的不正确的是（　　）

　　A. 刺激头皮血液循环

　　B. 增进上皮细胞代谢

　　C. 去除污垢和脱落的头发

　　D. 预防感冒

　　E. 保持清洁美观，维护患者自尊

16. 患者，女性，70岁。因病长期卧床，护士可根据其病情为患者进行床上洗发。下列描述正确的是（　　）
   A. 床上洗发的目的是为了防止不洁净的头发弄脏枕巾
   B. 室温为28℃，水温为50～60℃
   C. 洗发的同时应顺便清洗患者的眼部和耳内
   D. 若患者身体极度虚弱则应暂停床上洗发
   E. 随时观察病情变化

17. 患者，女性，35岁。因交通事故导致左上肢骨折，患者因活动不便，护士协助其进行床上擦浴，操作正确的是（　　）
   A. 由外眦向内擦拭眼部
   B. 脱上衣时先脱左肢
   C. 擦毕按摩骨突处
   D. 穿上衣时先穿右肢
   E. 擦洗动作要轻稳

18. 患者，女性，75岁。因股骨骨折行牵引已2周。护士在为其床上擦浴过程中，患者突然感到寒战、心慌等，且面色苍白出冷汗，护士应立即（　　）
   A. 请家属协助擦浴
   B. 加快速度边保暖边完成擦浴
   C. 边擦洗边通知医生
   D. 鼓励患者做张口呼吸
   E. 停止操作让患者平卧，吸氧，立即通知医生

19. 患者，女性，57岁。因交通事故导致左上肢和右下肢骨折，石膏固定。护士为其床上擦浴时，错误的操作是（　　）
   A. 为其脱衣裤时，先脱健肢，后脱患肢
   B. 先洗脸部，由外眦向内眦依次擦拭
   C. 室温24℃左右，水温可按患者习惯而定
   D. 避免暴露，注意保护患者隐私
   E. 洗后迅速擦干，避免患者着凉

20. 患者，男性，40岁。左上臂脂肪瘤摘除术后第5天。护士为其床上擦浴，更换上衣的正确顺序是（　　）
   A. 先脱左侧后穿左侧　　B. 先脱左侧先穿右侧
   C. 后脱右侧先穿右侧　　D. 后脱右侧先穿左侧
   E. 先脱右侧后穿右侧

21. 患者，女性，50岁。住院期间生活可自理。护士应告知其自行沐浴时水温不宜太高，以免产生（　　）
   A. 晕厥　　　　　　　　B. 休克
   C. 昏迷　　　　　　　　D. 疲劳
   E. 高血压

22. 护士甲在为某患者翻身时，其家属询问患者更换卧位间隔时间的根据，请你指出最合适的解释（　　）
   A. 患者的要求，最长不超过1小时
   B. 患者的病情及局部受压情况
   C. 护士工作时间的安排来决定
   D. 家属的意见，随时进行
   E. 皮肤疾患的程度

23. 患者，男性，72岁。卧床多日，臀部红肿、硬化，起小水泡伴上皮剥落，有时有渗液，患者诉疼痛，判断患者局部皮肤属于压疮（　　）
   A. 淤血红润期　　　　　B. 炎性浸润期
   C. 浅度溃疡期　　　　　D. 深度溃疡期
   E. 局部皮肤感染

24. 患者，女性，67岁。因脑血管意外导致右侧肢体瘫痪。患者说话口齿不清，体质瘦弱，大小便失禁。近日发现其骶尾部皮肤呈紫红色，皮下可触硬结，为减轻骨隆突处的压力可用物品置于身体空隙处，不可选用（　　）
   A. 气垫　　　　　　　　B. 水褥
   C. 羊皮垫　　　　　　　D. 海绵垫
   E. 塑料垫

25. 患者，男性，78岁。卧以头高足低位，此时导致压疮发生的力学因素主要是（　　）
   A. 水平压力　　　　　　B. 垂直压力
   C. 摩擦力　　　　　　　D. 剪切力
   E. 阻力

26. 患者，男性，65岁。3周前因脑血管意外导致左侧肢体瘫痪。患者神志清楚，说话口齿不清，大小便失禁。护士协助患者更换卧位后，在身体空隙处垫软枕的作用是（　　）
   A. 促进局部血液循环
   B. 减少皮肤受摩擦刺激
   C. 增加空隙处所受压强
   D. 降低局部组织所承受的压力
   E. 防止排泄物对局部的直接刺激

27. 患者，男性，80岁。截瘫，长期坐轮椅，该患者最易发生压疮的部位是（　　）

A.坐骨结节处   B.骶尾部

C.股骨大转子处   D.肩胛骨

E.第7颈椎

28.患者,女性,78岁,截瘫,长期卧床,近日发现其骶尾部皮肤出现红肿,解除压力后无法恢复原来肤色,判断为压疮淤血红润期。此期的护理措施不正确的是（ ）

A.定时翻身   B.防止局部受潮

C.用红外线灯照射   D.加强营养

E.若出现小水疱,将小水疱用厚滑石粉包扎

29.患者,男性,65岁。因摔跤导致右侧股骨干骨折,卧床治疗。为防止发生压疮,如病情许可,应给予的膳食是（ ）

A.高蛋白质、高脂肪   B.高糖类、高维生素

C.高蛋白质、高维生素   D.高糖类、高脂肪

E.高脂肪、高维生素

30.患者,女性,40岁。在工地干活时不慎摔伤,导致右侧股骨和腓骨骨折,需使用骨牵引和石膏固定。在卧床治疗期间,下列不属于压疮诱发因素的是（ ）

A.石膏夹板内衬垫放置不当

B.皮肤受汗液、尿液等潮湿刺激

C.局部组织长期受压

D.肌肉萎缩

E.全身营养缺乏

A₃/A₄型题

（31～32题共用题干）

患者,女性,80岁。长期卧床,体质虚弱,生活不能自理。护士需为其进行口腔护理,保持其口腔清洁健康。

31.患者戴有义齿,以下关于义齿的护理不正确的是（ ）

A.义齿的刷牙方法与真牙相同

B.患者晚间休息时应将义齿取下

C.义齿取下后应按摩牙龈部位

D.取下的义齿应浸没于贴有标签的热水中

E.患者戴上义齿前,应对口腔进行清洁

32.为该患者进行口腔护理时,应注意观察其口腔情况并选择适合的漱口溶液,最常使用（ ）

A.0.1%醋酸溶液

B.复方硼酸溶液

C.0.02%呋喃西林溶液

D.2%～3%硼酸溶液

E.生理盐水

（33～34题共用题干）

患者,女性,70岁。因病长期卧床,缺乏照顾。入院时护士发现其长有头虱。

33.护士为其配制的灭虱药液描述错误的是（ ）

A.灭虱药液为30%含酸百部酊或30%含酸百部煎剂

B.百部30g加50%乙醇100 ml、100%乙酸1 ml,装瓶中盖严,48小时后即得30%含酸百部酊

C.30%含酸百部煎剂的配制过程中需要分两次各加水500 ml,煮30分钟,过滤,挤出药液,两次药液合并煎至100 ml

D.配制30%含酸百部煎剂应在药液冷却后再加入纯乙酸1 ml

E.可一次配制很多备用

34.护士为该患者灭头虱时错误的操作是（ ）

A.护士穿隔离衣、戴手套

B.反复揉搓用药液擦湿后的头发10分钟,然后给患者戴好帽子包住头发

C.24小时后取下帽子,用篦子篦去死虱和虮,并洗发,如发现仍有活虱,须重复用百部酊杀灭

D.篦子上除下的死虱和虮用纸包好焚烧,梳子和篦子消毒后用刷子刷净

E.百部酊没有刺激性,操作中无需防止药液沾污面部及眼部

（35～38题共用题干）

患者,女性,82岁。昏迷、卧床4天。近日发现骶尾部皮肤出现红、肿、热,但皮肤表面无破损

35.该期属于压疮的（ ）

A.淤血红润期   B.炎性浸润期

C.浅度溃疡期   D.深度溃疡期

E.坏死期

36.此期的护理措施正确的是（ ）

A.每4～6小时翻身一次

B.定时用乙醇按摩

C.生理盐水冲洗受压部位

D. 给予低盐、低糖、低蛋白饮食

E. 避免潮湿、摩擦等刺激，保持局部干燥

37. 若置患者于侧卧位，下列哪个部位易发生压疮（　　）

A. 枕骨粗隆处　　　　B. 肋骨

C. 肩胛　　　　　　　D. 肘部

E. 膝前部

38. 若患者骶尾部皮肤组织出现坏死，有脓液流出，并伴有臭味。此期的护理要点是（　　）

A. 改善全身营养状况

B. 保护皮肤，避免感染

C. 清洁创面，去腐生新

D. 积极采取预防措施，勤翻身

E. 定时用乙醇局部按摩，促进血液循环

（李颖娟）

9

第九章　生命体征的评估及护理

　　生命体征是体温、脉搏、呼吸、血压的总称。它是机体内在活动的客观反映，是衡量机体状况正常与否的可靠指标。正常情况下，生命体征在一定范围内相对稳定；当机体患病时，生命体征会发生不同程度的变化。护士通过观察其变化，可以了解疾病的发生、发展及转归，为临床诊断、治疗和护理提供可靠依据。因此，生命体征的观察及护理是临床护理工作的重要内容之一，也是护士应掌握的基本技能。

第一节　体温的评估及护理

案例 9-1

　　患者，男性，18 岁。学生。以发热待查入院。3 天前患者无诱因出现发热，咽痛，伴咳嗽咳痰，入院腋温 39.4℃，入院后体温持续在 39～40℃左右，24 小时波动不超过 1℃，持续 4 天不退。

　　问题：1. 如何判断体温异常？

　　　　　　2. 该患者为哪种热型？

　　　　　　3. 针对该患者的情况，护士应采取哪些护理措施？

一、体温的评估及其异常时的护理

（一）体温的产生与生理调节

　　1. 体温的产生　体温（body temperature，T）是由糖、脂肪、蛋白质三大营养物质氧化分解而产生。一般所说的体温是指人体深部的平均温度。相对恒定的体温是保证机体新陈代谢和正常生命活动的重要条件。

考点：体温调节中枢的位置　　**2. 体温的生理调节**　正常人的体温相对恒定。这主要是由于在下丘脑体温调节中枢的调节下，通过一系列的生理反应，使产热和散热保持动态平衡的结果。

　　3. 散热方式

　　（1）辐射：是指热由一个物体表面通过电磁波的形式传到另一个与之不接触的物体表面的散热方式。在安静状态下及低温环境中，辐射是主要的散热方式。由身体辐射所散出的热量与辐射面积的大小成正比。

　　（2）对流：是指通过液体或气体的流动来交换热量的一种散热方式。散热量与液体或气体的流动速度成正比。

　　（3）传导：是指机体的热量直接传到与其直接接触且温度较低的物体的一种散热方式。

如高热时用冰袋、冰帽等降温，就是利用传导散热。

（4）蒸发：是指由液态转化为气态，同时带走大量热量的过程。在环境温度等于或高 考点：散热方于皮肤温度时，蒸发是主要的散热方式。高热患者酒精拭浴，就是利用乙醇的蒸发带走热量，式的种类和以起到降低体温的作用。应用

（二）正常体温及生理性变化

1. 正常体温　由于人体深部的温度不易测定，临床上常测量口腔、直肠、腋下等处的温度来代表体温。在三种测量方法中，直肠温度最接近人体深部的温度。但通常情况下，采用测量口腔、腋下温度，更为方便。正常体温是一个温度范围，而不是一个具体的体温点（表9-1）。

表 9-1　成人体温正常范围及平均值

部位	正常范围	平均温度
腋温	36.0～37.0℃	36.5℃
口温	36.3～37.2℃	37.0℃
肛温	36.5～37.7℃	37.5℃

考点：成人不同部位体温正常范围

2. 生理性变化　体温可随年龄、性别、昼夜、运动、用药等因素的变化而有所波动，但这种波动很小，常在正常范围内。

（1）昼夜变化：体温随昼夜变化而出现有规律的波动。一般清晨2～6时体温最低，下午2～8时体温最高。但变化范围不大，为0.5～1℃。

（2）年龄差异：不同年龄由于基础代谢水平不同，体温也不同。儿童基础代谢率高，体温略高于成年人。老年人由于基础代谢率低，故体温偏低。新生儿由于体温调节中枢尚未发育完善，体温易受环境温度的影响而发生波动。

（3）性别差异：女性较男性高约0.3℃。女性在月经周期的排卵后至月经前和妊娠期体温轻度升高0.2～0.3℃，而排卵前体温较低，排卵日最低。这与体内孕激素分泌的周期性变化有关。

（4）其他：情绪激动、精神紧张、进食、运动均可使体温略有升高。而安静、睡眠、饥饿、考点：影响正服用镇静药后可使体温下降。常体温的因素

（三）异常体温的评估及护理

1. 体温过高　体温过高又称为发热。根据发热的原因可分为感染性发热和非感染性发热。其中，感染性发热临床上最常见。

（1）发热程度：以口腔温度为标准，发热程度可划分为：①低热：37.3～38.0℃。考点：发热程②中度热：38.1～39.0℃。③高热：39.1～41.0℃。④超高热：41.0℃以上。度的划分

（2）发热过程：发热的临床过程可分为以下三个阶段。

1）体温上升期：其热代谢特点为产热大于散热。患者主要表现为畏寒、皮肤苍白、无汗，甚至寒战。体温上升有骤升和渐升两种方式。体温突然升高，在数小时内升至高峰，称为骤升，见于肺炎球菌性肺炎、疟疾；体温逐渐升高，在数日内上升到高峰，称为渐升，见于伤寒等。

2）高热持续期：其热代谢特点是产热和散热在较高水平上趋于平衡，体温维持在较高状态。患者主要表现为颜面潮红、皮肤灼热、口唇干燥、呼吸深快、脉搏加快、尿量减少等。此期可持续数小时、数天，甚至数周，因疾病及治疗效果而异。

3）退热期：其热代谢特点是散热增加而产热趋于正常，体温恢复至正常水平。此期患者表现为大量出汗和皮肤温度下降。退热有骤退和渐退两种方式。体温骤退者，由于大量

考点：不同阶段的热代谢特点、临床表现

出汗，体液丧失，易出现血压下降、脉搏细速、四肢湿冷等虚脱或休克现象，应密切观察，加强护理，尤其是年老体弱及心血管患者。

（3）常见热型：热型是根据绘制在体温单上的体温曲线波动的特点所分的类型。不同的发热性疾病可表现出不同的热型，加强观察有助于疾病的诊断。常见热型如图 9-1。

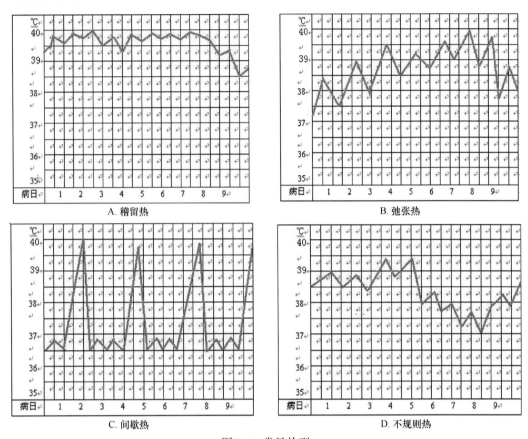

图 9-1　常见热型

1）稽留热：体温持续升高达 39.0 ～ 40.0℃，持续数日或数周，24 小时波动范围不超过 1℃。常见于伤寒、肺炎球菌性肺炎等。

2）弛张热：体温在 39.0℃以上，但波动幅度大，24 小时内体温差超过 1℃，但最低温度仍超过正常水平。常见于败血症、化脓性感染等。

3）间歇热：高热与正常体温交替出现，发热时体温骤升达 39℃以上，持续数小时或更长，然后很快下降至正常，经数小时、数天的间歇后，又再次发作。常见于疟疾等。

考点：各种常见热型的特点

4）不规则热：体温在 24 小时内变化不规则，持续时间不定。常见于流行性感冒、癌性发热等。

（4）护理措施

1）密切观察：定时测量体温，高热患者每隔 4 小时测量体温 1 次，待体温恢复正常 3 天后，改为每日 2 次。同时，注意观察发热的临床过程、热型和临床表现等。如患者的面色、脉搏、呼吸、血压及出汗等情况。小儿高热易出现惊厥，应密切观察。如有异常及时与医师联系。

2）保暖：体温上升期，患者如伴畏寒、发冷、寒战等表现，应及时通过调节室温、卧具和衣着等方式提供保暖。

3）降温：可用物理方法或药物降温，首选物理降温。体温超过 39.0℃，可用冰袋冷敷头部；体温超过 39.5℃，可用乙醇拭浴、温水擦浴或大动脉冷敷。给予药物降温时，应注意防止体温骤退大量出汗引起虚脱或休克。采取药物或物理降温 30 分钟后，应复测体温，并做好记录和交班。

4）补充营养和水分：病情允许时，应给予患者高热量、高蛋白、高维生素、易消化的流质或半流质饮食，注意食物的色、香、味，嘱患者少量多餐。鼓励患者多饮水，以补充大量消耗的水分，促进毒素和代谢产物的排出。对不能进食的患者，遵医嘱给予鼻饲或静脉输液，以补充水分、电解质和营养物质。

5）口腔护理：高热患者由于唾液分泌减少，口腔黏膜干燥，自身抵抗力下降，极易引起口腔感染。护士应协助患者在晨起、餐后及睡前漱口，或用生理盐水棉球清洁口腔，保持口腔清洁，防止口腔感染，口唇干裂者应涂润滑油保护。

6）皮肤护理：应及时为高热患者擦干汗液，更换衣服和床单，以保持皮肤清洁、干燥，防止着凉。对长期高热卧床的患者，还应预防压疮和坠积性肺炎等并发症的发生。

7）卧床休息：发热患者由于消耗增加，进食量少，可酌情减少活动，适当休息。高热者应绝对卧床休息，并为患者提供温湿度适宜、安静舒适、通风良好的室内环境。

8）心理护理：观察了解发热各期患者的心理反应，耐心解答体温变化及伴随症状等，关心体贴患者，尽量满足患者的需要，以缓解其紧张情绪，消除躯体不适。

9）健康教育：教会患者及家属正确测量体温和简易的物理降温方法，并告知患者及家属休息、饮水、营养、清洁的重要性。 考点：体温过高患者的护理措施

2. 体温过低 体温在 35.0℃ 以下，称体温过低。常见于早产儿及全身衰竭的危重患者。此外，长时间暴露在低温环境中使机体散热过多过快，导致体温过低；颅脑外伤、脊髓受损、药物中毒等导致的体温调节中枢功能受损，也是造成体温过低的常见原因。体温过低是一种危险的信号，常提示疾病的严重程度和不良预后。 考点：体温过低的概念

（1）临床表现：体温过低时患者常表现为皮肤苍白、四肢冰冷、心跳呼吸减慢、脉搏细弱、血压下降，轻度颤抖，躁动，嗜睡，甚至昏迷。

（2）护理措施

1）保暖措施：采取适当的保暖措施，首先应提高室温在 24 ～ 26℃，其次可采取局部保暖措施，如给患者加盖被、给予热饮料、足部放置热水袋等方法，以提高机体温度，减少热量散失。但对老人、小儿及昏迷患者，保暖的同时要注意防烫伤。

2）观察病情：密切观察患者病情及生命体征的变化，加强体温监测，每小时测量体温 1 次，直至体温恢复正常并稳定，同时注意呼吸、脉搏、血压的变化及其伴随症状。

3）病因治疗：采取积极的治疗措施，去除引起体温过低的原因，使体温逐渐恢复至正常。

4）抢救准备：随时配合医生做好抢救准备。

5）健康教育：指导患者如何避免体温过低的发生，正确实施保暖措施等。 考点：体温过低患者的护理措施

二、体温测量法

（一）体温计的种类及构造

常用的体温计种类为玻璃汞柱式体温计，包括口表、腋表和肛表，分别用来测量口腔、腋下、直肠温度（图 9-2）。玻璃汞柱式体温计是一种外标刻度的真空毛细玻璃管。管末端为贮汞槽，当贮汞槽受热后，汞膨胀沿毛细管上升，其上升高度与受热程度成正比。毛细管和贮汞槽之间的凹陷处可使水银柱遇冷时不致下降，以便检视温度。摄氏体温计温度范

围为 35～42℃，每一度之间分为 10 个小格，每一小格为 0.1℃，分别在 0.5℃、1℃处用较粗长的线标记，有的在 37℃处以红线标记。另外，还有电子体温计、感温胶片、非接触红外额温计等（图 9-3）。

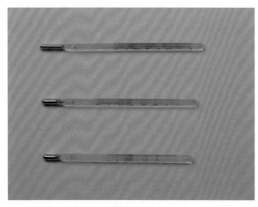

图 9-2　玻璃汞柱式体温计

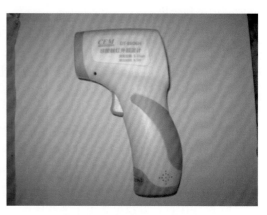

图 9-3　非接触红外额温计

（二）体温测量方法

【目的】

判断体温有无异常，发热患者动态监测体温变化和观察伴随症状。为预防、诊断、治疗和护理提供依据。

【评估】

1. 评估患者病情、意识状态、自理程度、营养状况。

2. 测量部位的皮肤、黏膜状况。

3. 心理社会方面，有无焦虑、紧张等情绪反应，精神状态有无异常，对测体温的认识及合作程度。

4. 有无其他影响测量体温的因素。

【准备】

1. 护士准备　着装整洁，修剪指甲，洗手，戴口罩。

2. 患者准备　了解测量体温的目的及配合方法，体位舒适，测量前 20～30 分钟无剧烈运动、进食、洗澡、热敷、情绪激动等影响体温的因素。

3. 用物准备　治疗盘内备盛有清洁体温计的干燥容器 1 个，盛有消毒液的容器 1 个（用于回收用后的体温计），消毒液纱布、弯盘、手消毒液、记录本、笔及有秒针的表。若测肛温另备润滑油、棉签、卫生纸。

4. 环境准备　病室安静、整洁，光线充足，必要时关闭门窗或屏风遮挡。

【实施】

1. 操作步骤　见表 9-2。

2. 测量体温的注意事项

（1）测量体温前、后，应清点体温计的数量，并检查体温计是否完好，水银柱是否在 35℃以下，手甩体温计时要用腕部力量，勿触及他物，以防撞碎。切忌把体温计放入热水中清洗或放在沸水中煮，以防爆裂。

（2）根据患者病情选择合适的测量体温的方法：①精神异常、昏迷、婴幼儿、口鼻腔手术或呼吸困难及不合作者，不宜测口温。②腋下出汗较多、腋下有创伤、手术、炎症，肩关节受伤或极度消瘦夹不紧体温计者，不宜测腋温。③腹泻、直肠或肛门手术者禁忌测肛温；心肌梗死患者不宜测肛温，以免刺激迷走神经，导致心动过缓。

表 9-2 体温测量法

操作流程	操作要点
核对、解释	核对患者身份（科别、床号、姓名、性别、年龄、住院号及诊断），解释目的、配合方法及注意事项，请患者配合
选部位、测体温	根据患者情况，选择合适的测量部位 （1）口腔测温法：将口表水银端斜放于舌下热窝，即舌系带两侧，闭口勿咬，用鼻呼吸，不要说话，3 分钟后取出（图 9-4，图 9-5） （2）腋下测温法：擦干腋窝汗液，将体温计水银端放于腋窝深处紧贴皮肤，屈臂过胸夹紧体温计，10 分钟后取出（图 9-6） （3）直肠测温法：协助患者取侧卧位、俯卧位或屈膝仰卧位，露出臀部，用 20% 肥皂液或油剂润滑肛表水银端，轻轻插入肛门 3～4cm，婴儿只需将贮汞槽轻轻插入肛门即可，护士注意扶持固定肛表，3 分钟后取出，用卫生纸擦净肛门
正确读数	消毒纱布擦净体温计，准确读数
整理、消毒	将体温计甩至 35℃ 以下，放到消毒液容器内消毒；为患者整理衣物、床单位，协助患者卧于舒适体位；告知测量结果，致谢；洗手
记录	记录体温值，将测量结果绘制在体温单上

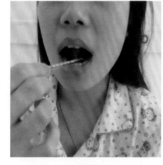 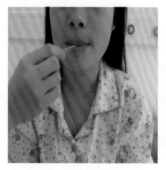 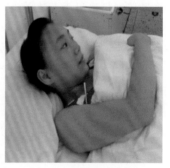

图 9-4 口腔测温法（1）　　图 9-5 口腔测温法（2）　　图 9-6 腋下测温法

考点： 三种测量体温的具体步骤

（3）患者刚进食、饮热水或进行蒸汽吸入、面部冷、热敷后等，须间隔 30 分钟后测口温；腋窝局部冷热敷后应隔 30 分钟再测量腋温；灌肠、坐浴后间隔 30 分钟方可测肛温。

（4）发现体温与病情不相符时，应守在患者身旁重新测量，必要时可同时测肛温或口温作对照。

（5）患者不慎咬破体温计，应立即清除口中玻璃碎片，以免损伤唇、舌、口腔、食管及胃肠道的黏膜，再口服蛋清水或牛奶以延缓汞的吸收。若病情允许，服用大量粗纤维食物（如韭菜、芹菜等），以加速汞的排出。

（6）凡给婴幼儿、昏迷、危重患者及精神异常者测体温时，应有专人看护，以免发生意外。

考点： 测量体温的注意事项

【评价】

1. 护患沟通有效，患者能理解、配合操作。

2. 操作方法正确、规范，达到操作目的。

（三）水银体温计的清洁与消毒

体温计是临床护理常用工具，需注意做好体温计的日常清洁与消毒，以防止交叉感染。

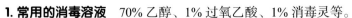

1. 常用的消毒溶液 70%乙醇、1%过氧乙酸、1%消毒灵等。

考点：常用消毒液和消毒方法**2. 清洁与消毒法** 水银体温计使用后，全部浸泡于消毒容器内，5分钟后取出，用冷开水冲洗、擦干后，将体温计的水银柱甩至35℃以下，再放入另一盛有消毒液的容器内浸泡，30分钟后取出，用冷开水冲洗，擦干后存放于清洁的容器内备用。口表、腋表、肛表须分别消毒、清洗与存放。消毒液每日更换，盛放的容器及离心机应每周消毒一次。

（四）体温计的检测

考点：体温计的检测方法定期检查体温计的准确性，将所有体温计的汞柱甩至35℃以下，并同时放入已测好的40℃以下的温水中，3分钟后取出检视，将读数相差0.2℃以上或玻璃管有裂隙、水银柱自动下降的体温计取出，不再使用。

案例 9-1 分析

该患者体温39.4℃，属高热，热型为稽留热。应优先考虑进行物理降温，可用冰袋冷敷头部等；也可遵医嘱进行药物降温，药物降温时应注意防止体温骤退大量出汗引起虚脱或休克；同时注意补充水分。

链接

人用红外线测温仪

额温型红外线体温计（以下简称额温计）是一种利用红外接收原理测量人体的测温计。使用时只需方便地将探测窗口对准额头位置，就能快速、准确地测得人体温度。红外线人体体温监测仪适用于人流量大的公共场合，快速监测人体体表温度，具有非接触式测温、准确度高、测量速度快、超温语音报警等优点。特别适合于出入境口岸、港口、机场、码头、车站、机关、学校、影剧院等场合使用。

护考链接

A₂型题

患者朱女士，以发热待查入院，体温常在39.0℃以上，波动较大，日差为2℃左右，脉搏94次/分，呼吸22次/分，请分析此热型为（ ）

A. 稽留热　　　　B. 弛张热　　　　　　C. 间歇热

D. 不规则热　　　E. 超高热

分析：发热的热型分类是护考的重点。弛张热特点是体温在39.0℃以上，但波动幅度大，24小时内体温差超过1℃，但最低温度仍超过正常水平。常见于败血症、化脓性感染等。答案为B。

第二节　脉搏的评估及护理

 案例 9-2

患者王女士，45岁。患风湿性心脏病伴二尖瓣狭窄10年。今晨起床，无明显诱因自觉心慌、胸闷、头晕。入院查体：体温37.0℃，脉搏80次/分，呼吸20次/分，血压130/80mmHg，心率110次/分，听诊心音强弱不等，心律完全不规则，心率快慢不一。

问题：1.该患者脉搏出现了什么情况？

　　　　2.该如何测量此种异常脉搏？

脉搏（pulse，P）是指随着心脏节律性的收缩和舒张，动脉管壁相应地出现扩张和回缩，动脉这种有节律的搏动称为脉搏。

一、脉搏的评估及其异常时的护理

（一）正常脉搏及影响因素

1. 正常脉搏

（1）脉率：即每分脉搏搏动的次数。正常成人安静状态下，脉率为 60 ～ 100 次 / 分。正常情况下，脉率与心率一致，当脉搏微弱不易测量时，应测心率。

（2）脉律：指脉搏的节律性，它反映了左心室的收缩情况。正常脉搏搏动均匀规则，间隔时间相等。

（3）脉搏的强弱：脉搏的强弱取决于心排血量、动脉的充盈程度、脉压大小、动脉壁的弹性和外周血管的阻力。正常情况下每搏强弱相同。

（4）动脉壁的情况：正常动脉管壁光滑、柔软，富有弹性，触诊可以感觉到动脉壁的性质。**考点：**正常成人脉率

2. 脉搏的影响因素

（1）生理性变化

1）年龄差异：一般新生儿、婴幼儿的脉率较快，成人逐渐减慢、平稳，老年人稍增快（表 9-3）。

表 9-3　不同年龄段平均脉率

年龄	平均脉率（次 / 分）	
出生～ 1 个月	120	
1 ～ 12 个月	120	
1—3 岁	100	
3—6 岁	100	
6—12 岁	90	
	男	女
12—14 岁	85	90
14—16 岁	80	85
16—18 岁	75	80
18—65 岁	72	
65 岁以上	75	

2）性别差异：女性的脉率比男性稍快，一般每分钟相差 5 次左右。

3）活动与情绪：运动、激动等可使脉率增快，休息、睡眠时脉率减慢。

4）体型：身材瘦高者比矮胖者脉率慢。因体表面积越大，脉率越慢。

（2）药物、饮食影响：使用兴奋剂、饮浓茶或咖啡及进食可使脉率增快，使用洋地黄、镇静药或禁食可使脉率减慢。

（二）异常脉搏的评估及护理

1. 异常脉搏

（1）频率异常

1）速脉：在安静状态下，成人脉率超过 100 次 / 分，又称心动过速。常见于发热、休克、甲状腺功能亢进（甲亢）、大出血等患者。一般体温每升高 1℃，儿童脉率约增加 15 次 / 分，成人脉率约增加 10 次 / 分。

2）缓脉：在安静状态下，成人脉率少于 60 次 / 分，又称心动过缓。常见于颅内压增高、房室传导阻滞、甲状腺功能减退或服用某些药物（如地高辛）等患者。

（2）节律异常

1）间歇脉：在一系列正常均匀的脉搏中出现一次提前而较弱的脉搏，其后有一较正常延长的间歇（代偿性间歇），称间歇脉。间歇脉常见于各种器质性心脏病或洋地黄中毒等患者；少数健康人在过度疲劳、情绪激动、体位改变时，偶尔也会出现间歇脉。发生机制是由于窦房结以外的异位起搏点过早地发出冲动，使心脏搏动提前出现，即由过早搏动或期前收缩引起。

2）二联律、三联律：每隔一个正常搏动后出现一次过早搏动，称为二联律。每隔两个正常搏动后出现一次过早搏动，或每个正常搏动后连续出现两个过早搏动，称为三联律。

考点：异常频率、节律的判断及常见疾病

3）绌脉（脉搏短绌）：指在同一单位时间内脉率少于心率，称绌脉或脉搏短绌。表现为脉搏细速、极不规则，听诊心律完全不规则，心率快慢不一，心音强弱不等。常见于心房颤动的患者。发生机制：由于心肌收缩力强弱不等，有些心排出量少的搏动只产生心音，而不能引起周围血管的搏动，造成脉率低于心率。

（3）强弱异常

1）洪脉：当心排血量增加、外周阻力小、动脉充盈度和脉压较大时，脉搏搏动强大有力，称洪脉。常见于高热、主动脉瓣关闭不全、甲状腺功能亢进等患者。

2）丝脉：当心排血量减少、周围动脉阻力较大，动脉充盈度降低时，脉搏搏动细弱无力，扪之如细丝，称丝脉。常见于心功能不全、主动脉瓣狭窄、大出血、休克等患者。

3）交替脉：指节律正常，而强弱交替改变的脉搏。这是由于心肌受损，心室收缩强弱交替所引起。见于高血压心脏病、冠心病、心肌炎等患者人。

4）奇脉：吸气时脉搏显著减弱、甚至呈消失现象，称奇脉。常见于心包积液和缩窄性心包炎，是心包填塞的重要体征之一，主要是与在吸气时心脏受束缚，引起左心室搏出量减少有关。

考点：引起脉搏强弱异常的常见疾病

5）水冲脉：脉搏骤起骤落，犹如潮水涨落，故名水冲脉。由于脉压增大所致。常见于主动脉瓣关闭不全、甲状腺功能亢进等。触诊时，如将患者手臂抬高过头并握紧其手腕掌面，就可感到急促有力的冲动。

（4）动脉壁异常：正常动脉用手指压迫时，其远端动脉壁不能触及，若仍能触到者，提示动脉硬化。早期动脉硬化表现为动脉管壁变硬，失去弹性，触诊呈条索状，如同按在琴弦上，严重时出现动脉迂曲或结节。常见于动脉硬化患者。

2. 护理措施

（1）休息与活动：根据病情指导患者增加卧床时间，酌情适量运动，以减少心肌耗氧量。

（2）观察病情：观察脉搏有无频率、节律、强弱的异常，以及动脉壁的弹性有无改变；遵医嘱给药，观察药物疗效及不良反应，做好用药指导。

（3）准备急救物品：抗心律失常药物、除颤仪等，随时处于完好备用状态。

（4）心理护理：进行有针对性的心理护理，以缓解患者的紧张、恐惧情绪。

（5）健康教育：指导患者合理饮食，戒烟戒酒，保持情绪稳定；了解脉搏监测的重要性和方法。

二、脉搏测量法

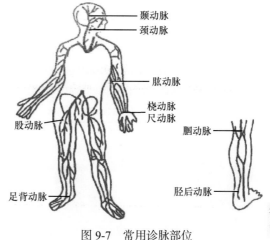

图 9-7　常用诊脉部位

考点： 测脉搏的首选动脉

（一）测量的部位

脉搏测量部位多选用浅表、靠近骨骼的中动脉，常选择桡动脉，其次颞浅动脉、颈总动脉、肱动脉、腘动脉、足背动脉、胫前动脉、胫后动脉和股动脉等（图 9-7）。

（二）脉搏测量的方法（以桡动脉为例）

【目的】

1. 判断脉搏有无异常。

2. 监测脉搏变化，间接了解心脏的功能状态。

3. 协助临床诊断，为预防、治疗、护理提供依据。

【评估】

1. 评估患者病情、治疗情况、意识状态。

2. 测量部位的皮肤状况及肢体的活动度。

3. 患者 30 分钟内无剧烈运动、情绪激动等影响脉搏的因素。

4. 有无安装起搏器。

【准备】

1. 护士准备　着装整洁，洗手，戴口罩。

2. 患者准备　了解测量脉搏的目的及配合方法，体位舒适，情绪稳定。测量前 20 ～ 30 分钟无剧烈运动、情绪激动等影响脉搏的因素。

3. 用物准备　治疗盘内置秒表、记录本、笔、手消毒液，必要时备听诊器。

4. 环境准备　病室安静、整洁，光线充足。

【实施】

1. 操作步骤　见表 9-4。

表 9-4　脉搏测量操作流程（以桡动脉为例）

操作流程	操作要点
核对、解释	核对患者身份（科别、床号、姓名、性别、年龄、住院号及诊断），解释目的、配合方法及注意事项，请患者配合
安置体位	协助患者取舒适体位：仰卧位或坐位等，手臂置于舒适位，手腕伸展，嘱患者放松
选择部位	靠近骨骼、浅表的大动脉均可作为测量脉搏的部位，首选桡动脉
测量方法	护士将示指、中指、无名指并拢，指端轻按于桡动脉搏动处，压力大小适中，以清楚触及脉搏搏动为宜，若触摸不清可用听诊器测心率。注意脉搏的节律、强弱、动脉壁的弹性、紧张度等
	脉搏短绌的测量：发现脉搏短绌的患者，应由两名护士同时测量，一人听心率，另一人测脉率。由听心率者发出"开始"与"停止"的口令，计数 1 分钟（图 9-8）

续表

操作流程	操作要点
测量时间	正常情况下测 30 秒，将所测得数值乘以 2，即为每分钟脉率。如脉搏异常或危重患者应测 1 分钟。若脉搏细弱难测时，用听诊器听心率 1 分钟代替触诊
整理、消毒	整理衣物、床单位，协助患者取舒适体位；告知测量结果，异常时，做出合理解释，感谢患者配合；洗手
记录	脉率：次 / 分（如 75 次 / 分），绌脉：心率 / 脉率次 / 分（如 90/70 次 / 分）。将测量结果绘制在体温单上

考点：诊脉方法及所需时间，绌脉的测法

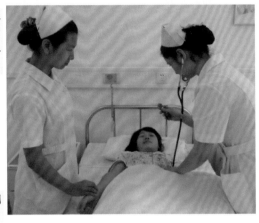

图 9-8　绌脉测量法

考点：脉搏测量注意事项

2. 测量脉搏的注意事项

（1）诊脉前，患者应情绪稳定，测量前 30 分钟无过度活动，无紧张、恐惧等。

（2）不可用拇指诊脉，以防拇指小动脉搏动与患者脉搏相混淆。

（3）为偏瘫或肢体有损伤的患者测脉搏，应选择健侧肢体。因患侧肢体血液循环不良会影响测量结果的准确性。

【评价】

1. 护患沟通有效，患者能理解、配合操作。

2. 操作方法正确，测量准确。

案例 9-2 分析

该患者脉搏 80 次 / 分，心率 110 次 / 分，心音强弱不等，心律完全不规则，心率快慢不一，属于脉搏短绌。出现脉搏短绌时，应由两名护士同时测量，一人听心率，另一人测脉率。由听心率者发出"开始"与"停止"的口令，计时 1 分钟。

护考链接

A₁ 型题

脉搏短绌常见于（　　）

A. 心房颤动者　　　　　B. 高热患者　　　　　C. 洋地黄中毒患者

D. 甲状腺功能亢进患者　　E. 窦房结综合征患者

分析：绌脉指在同一单位时间内脉率少于心率。常见于心房颤动的患者。由于心肌收缩力强弱不等，心排血量少的搏动只产生心音，而不能引起周围血管的搏动，造成脉率低于心率。答案为 A。

第三节　呼吸的评估及护理

案例 9-3

患者，男，72 岁。慢性阻塞性肺气肿疾病 10 年。1 周前受凉后出现咳嗽、咳痰，伴有呼吸困难、胸闷、乏力。查体：口唇发绀、颈静脉怒张，双肺有散在湿啰音，体温 37.2℃，脉搏 102 次 / 分，呼吸 26 次 / 分，血压 134/82mmHg。

问题：1. 该患者呼吸出现了什么情况？
　　　2. 护士应如何护理该患者？

呼吸（respiration，R）指机体在新陈代谢过程中不断地从外界环境中摄取氧气，并把机体产生的二氧化碳排出体外，这种机体与环境之间的气体交换过程称为呼吸。

一、呼吸的评估及其异常时的护理

（一）正常呼吸及生理性变化

1. 正常呼吸　正常成人安静状态下，呼吸频率为 16～20 次/分，节律规则，均匀无声，不费力，呼吸与脉搏频率之比为 1：5～1：4。一般女性多为胸式呼吸，男性和儿童多为腹式呼吸。　**考点：正常呼吸的频率**

2. 生理性变化　可随年龄、性别、运动、情绪、环境等因素而发生生理性变化。另外，呼吸的频率和深浅度还受意识控制。

（1）年龄：年龄越小，呼吸频率越快，如新生儿呼吸约 44 次/分。

（2）性别：女性较同龄男性呼吸稍快。

（3）运动：剧烈的运动可使机体代谢增加而引起呼吸加快，休息、睡眠时呼吸减慢。

（4）情绪：强烈的情绪变化，如恐惧、愤怒、兴奋等可引起呼吸加快。

（5）其他：环境温度升高可使呼吸加深加快；气压的变化也会影响呼吸，如在高空低氧环境时，吸入的氧气不足以维持机体的耗氧量，呼吸会代偿性地加深加快。　**考点：影响呼吸频率的因素**

（二）异常呼吸的评估及护理

1. 异常呼吸

（1）频率异常

1）呼吸增快：在安静状态下，成人呼吸频率超过 24 次/分，称为呼吸增快或气促。常见于发热、缺氧、疼痛等患者。一般体温每升高 1℃，呼吸频率每分钟约增加 3～4 次。

2）呼吸缓慢：在安静状态下，成人呼吸频率少于 10 次/分，称为呼吸缓慢。常见于呼吸中枢受抑制的疾病，如颅脑疾病、巴比妥类药物中毒等患者。　**考点：呼吸频率异常的判断及常见疾病**

（2）节律异常

1）潮式呼吸（陈-施呼吸）：是一种周期性的呼吸异常。其特点为开始呼吸浅慢，以后逐渐加深加快，达高潮后又逐渐变浅变慢，然后暂停数秒（5～30 秒），之后又出现上述状态的呼吸，如此周而复始，呼吸运动呈潮水涨落样，故称为潮式呼吸。常见于中枢神经系统疾病，如脑炎、颅内压增高、酸中毒、巴比妥类药物中毒等患者。

发生机制：由于呼吸中枢兴奋性降低所致。只有当高度缺氧、二氧化碳积聚到一定程度，才能通过颈动脉体和主动脉弓的化学感受器反射性地刺激呼吸中枢，使呼吸恢复和加强。随着呼吸的由弱到强，二氧化碳不断排出，使其分压降低，呼吸中枢又失去有效的刺激，呼吸再次减弱至暂停，从而形成了周期性呼吸。

2）间断呼吸（毕-奥呼吸）：呼吸与呼吸暂停现象交替出现。其特点为有规律地呼吸几次后，突然停止呼吸，间隔一段时间后又开始呼吸，如此反复交替出现。发生机制同潮式呼吸，是呼吸中枢兴奋性显著降低的表现，比潮式呼吸更为严重，多在呼吸停止前出现，常见于颅内病变或呼吸中枢衰竭等患者（表 9-5）。　**考点：呼吸节律异常的特点及常见疾病**

表 9-5 正常呼吸与异常呼吸比较

呼吸类型	呼吸形态	呼吸特点
正常呼吸	吸气　呼气	规则、平稳
呼吸过速		规则、快速
呼吸过缓		规则、缓慢
深度呼吸		深而大
潮式呼吸		潮水般起伏
间断呼吸		呼吸和呼吸暂停交替出现

（3）深浅度异常

1）深度呼吸（库斯莫呼吸）：是一种深而规则的大呼吸，可伴有鼾音。常见于糖尿病、尿毒症等引起的代谢性酸中毒的患者。

2）浅快呼吸：是一种浅表而不规则的呼吸，有时呈叹息样。常见于濒死患者。

（4）音响异常

1）蝉鸣样呼吸：吸气时伴有一种高音调的，似蝉鸣样的音响。发生机制是多因声带附近有阻塞，使空气进入发生困难所致。常见于喉头水肿、痉挛、喉头有异物等患者。

2）鼾声呼吸：是指呼吸时发出粗糙鼾声的呼吸。发生机制是由于气管或支气管内有较多的分泌物蓄积所致。常见于深昏迷患者。

（5）呼吸困难：呼吸困难是指呼吸频率、节律和深浅度的异常。患者自感空气不足、胸闷、呼吸费力、不能平卧等；客观表现为烦躁、鼻翼扇动、张口呼吸，并出现口唇和指（趾）发绀等。主要由于气体交换不足，机体缺氧所致。根据临床表现可分为以下几种。

1）吸气性呼吸困难：患者表现为吸气费力，吸气时间显著长于呼气时间，伴有明显的"三凹征"（胸骨上窝、锁骨上窝、肋间隙或腹上角凹陷）。由于上呼吸道部分梗阻，气体进入肺部不畅，呼吸肌收缩，肺内负压极度增高所致。常见于喉头水肿、喉头有异物的患者。

2）呼气性呼吸困难：患者表现为呼气费力，呼气时间显著长于吸气时间。由于下呼吸道部分梗阻，气体呼出不畅所致。常见于支气管哮喘发作、阻塞性肺气肿等患者。

3）混合性呼吸困难：患者表现为吸气和呼气均感费力，呼吸频率加快而表浅。由于肺部广泛性的病变使有效呼吸面积减少，影响换气功能所致。常见于肺部感染及气胸等患者。

2. 护理措施

（1）严密观察病情：密切观察呼吸的频率、节律、深浅度等有无异常改变，有无呼吸困难、发绀、咳嗽、胸痛等表现。

（2）卧床休息：根据病情需要取半坐卧位或端坐位，卧床休息，以减少耗氧量。调节室内温度、湿度，保持空气清新。

（3）保持呼吸道通畅：协助患者及时清除呼吸道分泌物，指导患者有效咳嗽，进行体位引流，对痰液黏稠者给予雾化吸入以稀释痰液，必要时给予吸痰以保持呼吸道通畅。

（4）改善缺氧状况：酌情给予氧气吸入或使用人工呼吸机辅助呼吸，促进气体交换，提高动脉血氧饱和度，改善缺氧状况。

（5）按医嘱给药：遵医嘱给药，注意观察疗效及不良反应。

（6）心理护理：根据患者的情况，有针对性地做好患者的心理护理，消除恐惧和不安，

考点：深度呼吸的特点及常见疾病

考点：呼吸声音异常的特点及常见疾病

考点：各种呼吸困难的特点及常见疾病

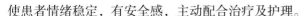

使患者情绪稳定，有安全感，主动配合治疗及护理。

（7）健康教育：讲解有效咳嗽的重要性，指导患者取坐位或半坐位，放松双肩，上肩前倾，护士用双手固定患者腹部或手术切口，嘱患者深吸气后用力咳嗽1～2次，能咳出痰液；教会患者正确的呼吸训练方法如腹式呼吸、缩唇呼吸等。

考点： 异常呼吸的护理要点

二、呼吸测量法

【目的】

判断呼吸有无异常，协助临床诊断，为预防、治疗、护理提供依据。

【评估】

1.评估患者年龄、诊断、病情、治疗情况、心理状态及合作程度。

2.测量前呼吸状况。

3.使用呼吸机者，需评估呼吸机的运转状况、患者的呼吸情况。

【准备】

1.护士准备 着装整洁，洗手，戴口罩。

2.患者准备 患者情绪稳定，测量前20～30分钟无剧烈运动、紧张、恐惧等影响因素。

3.用物准备 治疗盘内置秒表、记录本、笔，手消毒液、必要时备棉签。

4.环境准备 病室安静、整洁，光线充足。

【实施】

1.操作步骤 见表9-6。

表9-6 呼吸测量操作流程

操作流程	操作要点
核对	核对患者身份（科别、床号、姓名、性别、年龄、住院号及诊断）
安置体位	根据患者病情选择适宜舒适的体位
测量方法	护士保持诊脉手势，分散患者注意力，使患者处于自然呼吸的状态，观察患者胸部或腹部的起伏（一起一伏为一次呼吸），计数呼吸的频率，观察呼吸的节律、深浅度、音响及有无呼吸困难等
测量时间	一般情况测量30秒，将所测得的数值乘以2，即为呼吸频率；异常呼吸、婴幼儿或危重患者测量1分钟；危重患者呼吸微弱不易观察时，可用少许棉花置于患者鼻孔前，观察棉花纤维被吹动的次数，计数1分钟
整理、消毒	整理衣物、床单位，协助患者取舒适体位；告知测量结果，异常时做出合理解释，感谢患者配合；洗手
记录	记录：次/分（如18次/分），将测量结果绘制在体温单上

2.测量呼吸的注意事项

（1）呼吸受意识控制，测量呼吸时应注意不要让患者察觉，使其处于自然呼吸状态，确保测量结果的准确性。

（2）观察呼吸频率的同时，要注意节律、深浅度、声音和有无异常气味等。

（3）测量呼吸应在安静状态下，如患者有紧张、剧烈运动、哭闹等，需休息30分钟再测量。

考点： 测量呼吸的方法和注意事项

【评价】

1.护患沟通有效，患者能理解、配合操作。

2.操作方法正确，测量结果准确。

案例9-3分析

该患者呼吸26次/分，属于呼吸增快。患者应卧床休息，可取半坐卧位，并给予氧气吸入，以改善呼吸困难，同时密切观察呼吸的频率、节律、深浅度等变化。

链接

睡眠 - 呼吸暂停综合征

睡眠 - 呼吸暂停综合征是一种睡眠时呼吸停止的睡眠障碍。是指在连续 7 小时睡眠中发生 30 次以上的呼吸暂停，每次气流中止 10 秒以上，或平均每小时睡眠呼吸暂停、低通气次数超过 5 次，而引起慢性低氧血症及高碳酸血症的临床综合征。睡眠 - 呼吸暂停综合征的高危人群包括肥胖、呼吸道结构狭窄、年纪大肌肉松弛、扁桃体增生、下颌短小或长期抽烟导致呼吸道水肿的人。临床表现为夜晚打鼾、呼吸暂停、憋醒；白天嗜睡、头晕乏力、精神行为异常、头痛等。患者常以心血管系统异常表现为首发症状和体征，可以是高血压、冠心病的独立危险因素，已经成为威胁现代人身体健康的隐患之一。

第四节　血压的评估及护理

案例 9-4

患者李先生，54 岁，干部。于 1 年多以前发现劳累或生气后常有头晕、头痛，头晕为非旋转性，不伴恶心和呕吐。休息后则完全恢复正常，不影响日常工作和生活，因此未到医院看过。近期头晕、头痛症状加重，到医院就诊。查体：体温 36℃，脉搏 90 次 / 分，呼吸 22 次 / 分，血压 164/100mmHg。

问题：1. 该患者血压是否正常？

2. 如何正确测量血压？

3. 患者出现异常血压时，应采取哪些护理措施？

一、血压的评估及其异常时的护理

（一）血压的概念

1. 血压（blood pressure，BP）　是血管内流动的血液对单位面积血管壁的侧压力（即压强）。一般指动脉血压。如不特别注明，均指肱动脉血压。

2. 收缩压　当心脏收缩时，血液射入主动脉，此时动脉管壁所受到的压力的最高值称为收缩压。

3. 舒张压　当心脏舒张时，动脉管壁弹性回缩，此时动脉管壁所受到的压力的最低值称为舒张压。

4. 脉压　收缩压和舒张压之差称为脉压。

（二）正常血压及生理性变化

1. 正常血压（以肱动脉血压为标准）　在安静状态下，正常成人的收缩压为 90 ～ 139mmHg(12.0 ～ 18.5kPa)，舒 张 60 ～ 89mmHg(8.0 ～ 11.8kPa)，脉 压 为 30 ～ 40mmHg(4.0 ～ 5.3kPa)，平均动脉压 100mmHg(13.3kPa) 左右。

考点：血压的概念及成人的正常值

血压的计量单位有 kPa 和 mmHg 两种。kPa 和 mmHg 之间的换算关系：1mmHg=0.133kPa，1kPa=7.5mmHg。

2. 生理性变化　正常成人的动脉血压经常在一个较小的范围内波动，保持相对恒定，但可因各种因素的影响而发生改变。

（1）年龄：血压随年龄的增长而逐渐增高。收缩压的升高比舒张压的升高更为显著。

（2）性别：青春期前男女之间血压差异较小，更年期以前女性血压略低于男性，更年期后，男女无明显差别。

（3）昼夜：一天中，清晨血压一般最低，然后逐渐升高，至傍晚时血压最高。

（4）睡眠：安静休息时，血压平稳，过度劳累或睡眠不佳时，血压稍有升高。

（5）环境：在寒冷环境中，由于末梢血管收缩，外周阻力增加，血压可增高；在高温环境下由于皮肤血管扩张，外周阻力降低，血压可略下降。

（6）部位：因左右肱动脉解剖位置的关系，一般右上肢血压比左上肢高 5 ～ 10 mmHg。因股动脉的管径较肱动脉粗，血流量较多，故下肢血压比上肢高 20 ～ 40 mmHg。

（7）其他：情绪激动、紧张、恐惧、兴奋、劳累、运动或疼痛等均可使血压升高，但以收缩压为主，舒张压无明显变化。此外，吸烟、饮酒和盐摄入过多及药物等也会影响血压值。　**考点**：影响血压的因素

（三）异常血压的评估及护理

1. 异常血压

（1）高血压：在正常状态下，成人收缩压 ≥ 140mmHg(18.7kpa) 和（或）舒张压 ≥ 90mmHg(12kpa)，称为高血压。

（2）低血压：在正常状态下，成人收缩压 < 90mmHg(12kpa)，舒张压 < 60mmHg(8kpa) 称为低血压。常见于大量失血、休克、急性心力衰竭等患者。

（3）脉压异常

1）脉压增大：脉压 > 40mmHg 称脉压增大。多见于主动脉瓣关闭不全、主动脉硬化、甲状腺功能亢进等患者。

2）脉压减小：脉压 < 30mmHg 称脉压减小。多见于心包积液、主动脉瓣狭窄、缩窄性心包炎等患者。

目前我国采用的分类和标准见表 9-7。

表 9-7　血压水平的定义和分类

类别	收缩压（mmHg）	舒张压（mmHg）
正常血压	< 120	< 80
正常高值	120 ～ 139	80 ～ 89
高血压		
Ⅰ级（轻度）	140 ～ 159	90 ～ 99
Ⅱ级（中度）	160 ～ 179	100 ～ 109
Ⅲ级（重度）	≥ 180	≥ 110
单纯收缩期高血压	≥ 140	< 90

考点：异常血压的判断及常见疾病

2. 护理措施

（1）观察血压：测量的血压值异常时，护士应保持神态镇静，与患者的基础血压值对照后，给予合理的解释和安慰，及时与医生联系并协助处理，加强血压监测，及时了解血压变化，同时观察有无其他伴随症状，并做好记录。

（2）劳逸结合：根据患者血压情况合理安排休息与活动，高血压初期不限制一般的体

力活动，可进行散步、打太极拳等适度运动。患者血压较高时应嘱其卧床休息，如血压过低，应迅速安置患者平卧位，并针对病因给予应急处理。

（3）心理护理：长期抑郁或情绪激动、强烈的精神创伤等因素可使血压升高。因此，应提供针对性的心理护理，消除患者紧张和压抑的心理，保持良好的心理状态，积极主动配合治疗及护理。

（4）合理饮食：协助患者选择高维生素、低胆固醇、低脂、低盐、富含纤维素，易消化的饮食。控制烟、酒、咖啡和浓茶的摄入。

（5）健康教育：介绍高血压的相关知识，教会患者及家属学会自我监测血压和紧急情况的处理方法。指导患者建立良好的生活行为习惯，帮助患者消除影响血压变化的不良生活方式。如戒烟限酒，避免过度劳累，注意营养均衡，控制脂肪与盐的摄入量，遵医嘱服药。低血压的患者应注意适度运动，增强体质。

二、血压测量法

（一）血压计的种类

1. 汞柱式血压计（图 9-9）（分台式和立式）　优点是准确可靠，是评价血压的标准工具；缺点是携带不便且易造成水银溢出，影响准确性。

2. 表式血压计（弹簧式）　优点是携带方便；缺点是长期使用易造成弹簧疲劳引起误差。

3. 电子血压计（图 9-10）　可分为臂式、腕式和指套式。优点是测量时不需听诊且测量方法简单易学；缺点是影响因素多，测量准确性较差，尤其电池不充足时可能更为严重。

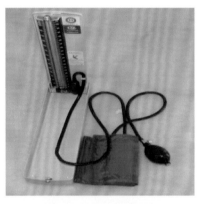
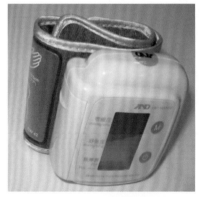

图 9-9　汞柱式血压计　　　　　　　图 9-10　电子血压计

（二）血压计的构造

血压计是根据血液通过狭窄的动脉管道而形成涡流时发出响声的原理而设计的，主要由三个部分组成。

1. 输气球及调节空气压力的阀门。

2. 袖带　由内层长方形扁平橡胶袋和外层包布套组成。橡胶袋上有 2 根橡胶管，一根接输气球，一根与压力表相接。

3. 测压计

（1）汞柱式血压计：有立式和台式两种。由玻璃管、标尺、水银槽三部分组成。在盒盖内壁上有一根玻璃管，管面左侧标明 mmHg 值（0～300mmHg），右侧标明 kPa 值（0～40kPa），每小格相当于 2mmHg（0.5 kPa）。玻璃管上端和大气相通，下端和水银槽相通，

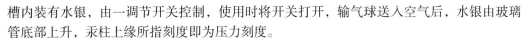

槽内装有水银，由一调节开关控制，使用时将开关打开，输气球送入空气后，水银由玻璃管底部上升，汞柱上缘所指刻度即为压力刻度。

（2）表式血压计（弹簧式）：外形似表，有一袖带（同汞柱式血压计）与有刻度的圆盘表相连接，表盘面上标有度数 20 ～ 300mmHg，盘中央有一指针指示血压数值。

（3）电子血压计：袖带内有一换能器，可自动采样，微电脑控制数字运算，自动放气，数秒钟内便可获得血压数值。

（三）血压测量法

【目的】

判断血压有无异常，协助临床诊断，为预防、治疗、护理提供依据。

【评估】

1. 了解患者诊断、病情、治疗、意识状态、自理能力。尤其是既往血压值、治疗用药情况。

2. 测量部位的皮肤情况、肢体功能及局部动脉搏动情况。

3. 患者对测血压及血压异常的认识；有无紧张、焦虑等情绪反应；合作程度。

4. 血压计、听诊器是否完好，环境是否安静。

【准备】

1. 护士准备　着装整洁，洗手、戴口罩。

2. 患者准备　了解测量血压的目的、配合方法及注意事项，测量前 20 ～ 30 分钟内无剧烈活动或紧张、恐惧等影响血压的因素，情绪稳定。

3. 用物准备　治疗盘内置有血压计、听诊器、记录本、笔、手消毒液。

4. 环境准备　病室安静、整洁，光线充足。

【实施】

1. 操作步骤　见表 9-8。

表 9-8　血压测量操作方法

操作流程	操作要点
核对、解释	核对患者身份，意识不清者核对腕带（科别、床号、姓名、性别、年龄、住院号及诊断），解释目的、配合方法及注意事项，请患者配合
安置体位	肱动脉测量法：协助患者取坐位或仰卧位，被测肢体与心脏处于同一水平（坐位时肱动脉平第四肋软骨，仰卧位时平腋中线） 腘动脉测量法：取仰卧位、俯卧位或侧卧位
测量方法	**肱动脉测量法** 为患者卷衣袖，必要时脱袖，露出上臂，伸直肘部，掌心向上；放平血压计，打开盒盖呈 90° 垂直位置，开启汞槽开关，驱尽袖带内空气，将袖带平整无折地缠绕于上臂中部，袖带下缘距肘窝 2 ～ 3cm，松紧以能放入一指为宜（图 9-11） 戴听诊器，先于肘窝略偏内侧处触及肱动脉搏动，再将听诊器胸件紧贴肱动脉搏动最强点（听诊器胸件不可塞在袖带内），用手指稍加压固定（图 9-12） 关闭气门，充气到肱动脉搏动音消失再升高 20 ～ 30mmHg(2.67 ～ 4.00kPa) 松开气门，以每秒 4mmHg(0.53kPa) 的速度，缓慢均匀放气，使汞柱缓慢下降，双目平视汞柱所指刻度，听到第一声搏动音时汞柱所指刻度值即为收缩压，随后搏动音逐渐增强，一直到声音突然减弱或消失，此时汞柱所指刻度值即为舒张压 测毕，解开袖带，协助患者拉下衣袖，排尽袖带内余气，关闭气门，整理袖带放入盒中（气门开关向下或倒向一侧），将血压计盒右倾 45° 使水银回流汞槽内，关闭汞槽开关，盖上盒盖，平稳放置 **腘动脉测量法** 协助患者卷裤或脱去一侧裤子，露出测量部位。将袖带缠于大腿下部，其下缘距腘窝 3 ～ 5cm，松紧以能放入一指为宜。将听诊器置于腘动脉搏动处，其余同肱动脉测量法

操作流程	操作要点
整理、消毒	整理衣物及床单位，协助患者取舒适卧位；告知患者测量结果及注意事项，异常时做出合理解释，感谢患者配合；清理用物，洗手
记录	**肱动脉测量法** 记录测量结果，以分数式记录，即收缩压 / 舒张压 mmHg 表示，如变音和消失音之间有差异时，同时记录两个读数，记录方法为：收缩压 /（变音至消失音）mmHg，如 160/80 ～ 40mmHg **腘动脉测量法** 整理记录同肱动脉测量法，注明下肢血压

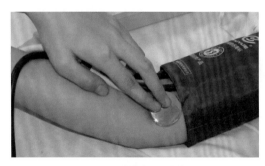

图 9-11　袖带与手臂位置

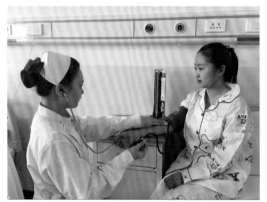

图 9-12　上肢肱动脉血压测量

2. 测量血压的注意事项

（1）测量血压前，常规检查血压计：检查血压计的汞柱玻璃管是否损坏，汞柱是否在"0"处，橡胶管、输气球有无老化、漏气，水银是否充足等，听诊器是否完好，以保证测量结果的准确性。

（2）做到"四定"：需密切观察血压的患者应做到"四定"，即定时间、定部位、定体位、定血压计，以确保所测血压的准确性及可比性。

（3）为偏瘫患者测血压：应选择健肢。因患侧肢体肌张力减低及血循环障碍，不能真实反映患者的血压。

（4）排除影响血压值的外界因素：若衣袖过紧或者太多时，应当脱掉衣服，以免影响测量结果。排除影响血压的因素：①袖带太窄需要较高的压力才能阻断动脉血流，故测得血压值偏高。②袖带过宽使大段血管受压，以致搏动音在达到袖带下缘之前已消失，故测出血压值偏低。③袖带过松使橡胶袋充气后呈球状，以至有效的测量面积变窄，测得血压偏高。④袖带过紧使血管在未充气前已受压，故测出血压偏低。⑤肱动脉高于心脏水平，测得血压值偏低；肱动脉低于心脏水平，测得血压值偏高。⑥视线低于汞柱，使血压读数偏高；视线高于汞柱，使血压读数偏低。

（5）充气、放气速度均不宜过快：充气不可过猛、过高，防止水银外溢和患者不适。放气不可过快，以免看不清或听不清搏动音变化而使测得的血压值不准确。

考点：肱动脉血压测量的注意事项

（6）必要时需重新测量：如所测血压异常或搏动音听不清时，应重新测量。先将袖带内气体驱尽，使汞柱降至"0"处，稍待片刻再进行测量，一般连续测 2 ～ 3 次，取其最低值。

【评价】

1. 护患沟通有效，患者能理解、配合操作。

2. 操作方法正确，测量准确。

案例 9-4 分析

　　该患者血压为 164/100mmHg，属中度高血压。为提高测量血压的准确性及可比性，应严格遵守操作规范，尤其应做到"四定"，即定时间、定部位、定体位、定血压计。嘱患者卧床休息，遵医嘱服用降压药，密切观察血压的变化。

【评价】

1. 护患沟通有效，患者能理解、配合操作。

2. 操作方法正确，患者无不适，达到操作目的。

<h1 style="text-align:center">第五节　体　温　单</h1>

案例 9-5

　　李某，女，53 岁。内科，6 床，住院号：×××××，于 2016 年 3 月 10 日 9 时 40 分入院。入院时腋温 38.2℃，脉搏 90 次 / 分，呼吸 26 次 / 分，血压 120/80mmHg，体重 56kg，身高 163cm，患者有青霉素过敏史。请将该患者病历内容填写、绘制在体温单上。

　　问题：1. 护士应当怎样将患者的病历内容记录在体温单上？

　　　　　2. 如何正确绘制体温与脉搏？

<h2 style="text-align:center">一、体温单的内容</h2>

　　体温单主要用于记录患者的生命体征及有关情况，医护人员通过阅读可以快速了解患者的概况，为治疗和护理提供依据，体温单的绘制是护理人员必须掌握的实践技能之一。内容包括患者的姓名、年龄、性别、科别、床号、入院日期、住院号、住院日数、手术后或产后日数，出入院、手术、分娩、转科或死亡时间，体温、脉搏、呼吸、血压、出入量、大便次数、体重、身高、过敏试验结果、页码及其他情况等。

<h2 style="text-align:center">二、体温单的填写</h2>

（一）体温单的填写方法（图 9-13）

　　1. 眉栏、一般项目栏、特殊项目栏均使用蓝色、蓝黑色或黑色水笔书写。数字除特殊说明外，均使用阿拉伯数字记录，不写计量单位。

　　2. 眉栏项目包括姓名、年龄、性别、科别、床号、入院日期、住院病历号，均使用正楷字体书写。

　　3. 一般项目栏包括日期、住院天数、手术后天数等。

　　（1）"日期"栏：住院日期，首页第 1 日及跨年度第 1 日需填写年 - 月 - 日（如：2016-03-26）；每页体温单的第 1 日及跨月的第 1 日需填写月 - 日（如 03-26），其余只填写日期。

　　（2）"住院日数"栏：自入院当日开始计数，直至出院。

　　（3）"手术或产后日数"栏：自手术次日开始计数，连续书写 14 天，若在 14 天内进行第 2 次手术，则将第 1 次手术天数作为分母，第 2 次手术天数作为分子填写（如 1/3，表示第 1 次手术后的第 3 天，第 2 次手术后的第 1 天）。

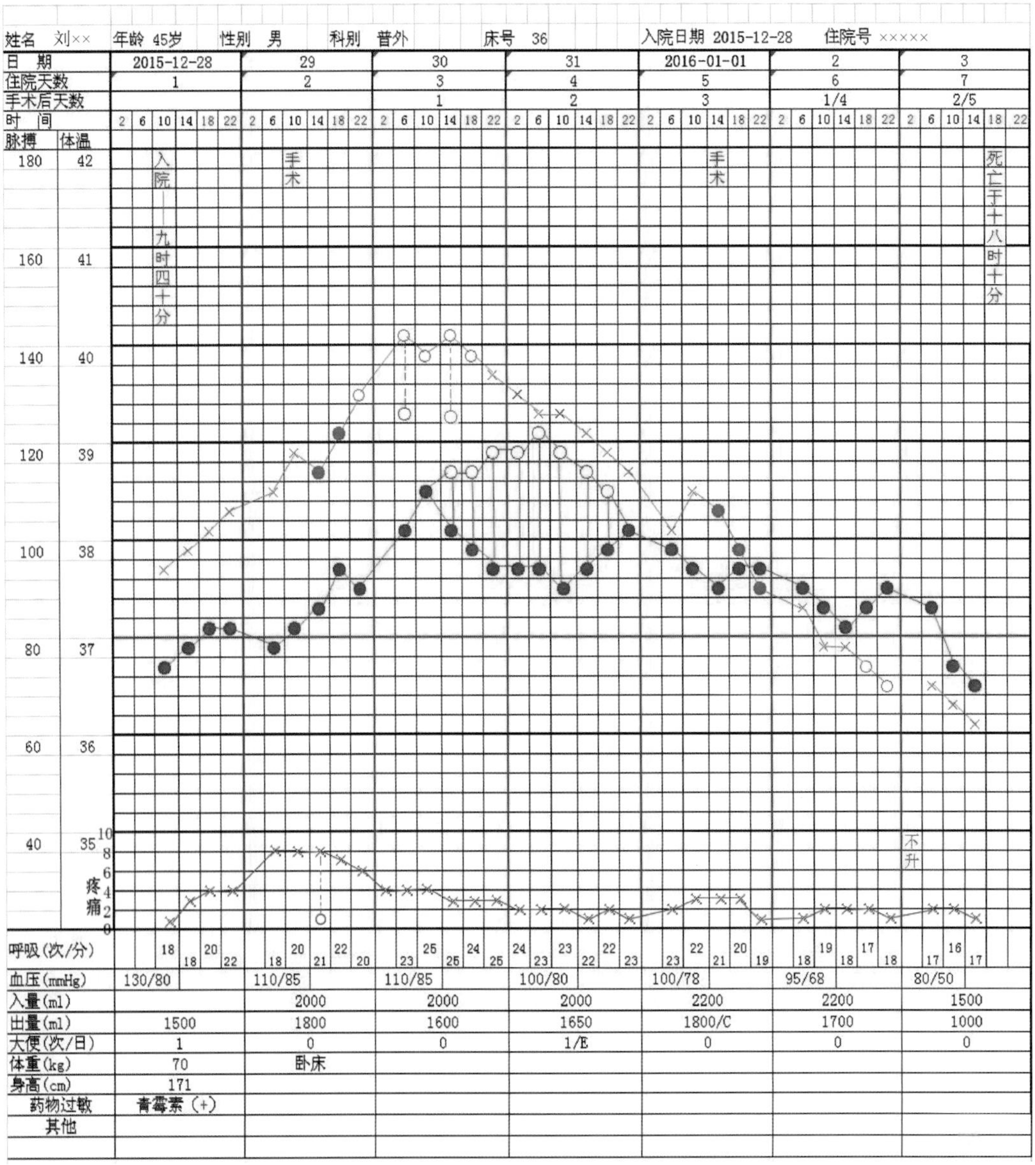

姓名 刘××	年龄 45岁	性别 男	科别 普外	床号 36	入院日期 2015-12-28	住院号 ×××××

图 9-13　体温单

4.体温、脉搏、呼吸、疼痛评分记录栏包括体温、脉搏、疼痛描记及呼吸记录区。

（1）体温

1）40 ～ 42℃之间的记录：用红色水笔在 40 ～ 42℃之间相应时间栏内，纵向填写患者入院、转入、手术、分娩、出院、转科、死亡的时间。如"入院——九时四十分"，其中破折号占两小格。如果时间与体温单上的整点时间不一致时，填写在靠近的时间栏内，如"八时十分入院"则填写在"10"栏内，而不填写在"6"栏内。除手术不写具体时间外，其余均按24 小时制，精确到分钟。转入时间由转入科室填写，死亡时间应当以"死亡于 X 时 X 分"的方式表述。

2）体温符号：口温以蓝"●"表示，腋温以蓝"×"表示，肛温以蓝"○"表示。

3）每小格为 0.2℃，按实际测量数值，用蓝色笔绘制于体温单 35 ～ 42℃之间，相邻体温符号之间用蓝线相连。

4）体温不升，低于35℃者，可用蓝笔将"不升"二字竖写在35℃线以下。

5）物理或药物降温30分钟后测量的体温以红圈"○"表示，绘制在降温前温度的同一纵格内，用红虚线与降温前的体温相连。下一次体温应与降温前的体温相连。

6）若患者因拒测、外出进行诊疗活动或请假而未测体温，在34℃～35℃之间填写拒测、外出或请假，前后两次体温断开不连接。

7）体温若与前次相差较大或与病情不符，应重测，重测相符在原体温符号上方用蓝笔写上小写英文字母"V"（verified，核实）。

（2）脉搏

1）脉搏符号：以红点"●"表示，每小格为4次/分，相邻的脉搏以红直线相连。心率用红"○"表示，两次心率之间也用红直线相连。

2）脉搏与体温重叠时，先绘制体温符号，再用红色笔在体温符号外画"○"，如"⊗"。

3）脉搏短绌时，需同时绘制心率和脉率，相邻的心率或脉率之间用红线相连，脉率与心率之间用红笔画直线填满。

（3）呼吸

1）用蓝色笔，以阿拉伯数字记录每分钟呼吸次数。

2）相邻两次呼吸，应在相应的栏目内上下交错记录，第1次呼吸应当记录在上方。使用呼吸机患者的呼吸以Ⓡ表示，在体温单相应时间内，呼吸30次横线下，顶格用黑笔画Ⓡ；或在呼吸栏内写次数，在护理记录中注明为"辅助呼吸"（由于不同医院所用电子病历的软件不同，记录有所不同，但记录都应表明患者为"辅助呼吸"）。

（4）疼痛评分

1）疼痛符号：疼痛符号以红"×"表示，每小格为2分，相邻的疼痛符号以红直线相连（由于不同医院所用电子病历的软件不同，记录符号有所不同）。

2）护士用疼痛评估表（图9-14)每日评估疼痛，并用红色笔绘制于疼痛评分0～10分之间，频次同体温，如有爆发痛随时记录。

3）药物止痛1小时后的疼痛评分以红圈"○"表示，绘制在用药前疼痛评分的同一纵格内，用红虚线与用药前的疼痛评分相连。下一次疼痛评分应与用药前的疼痛评分相连。

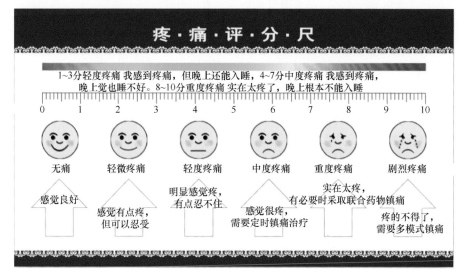

图9-14 疼痛评估表

5. 特殊项目栏 包括血压、入量、出量、大便、体重、身高等需观察和记录的内容。各栏已注明剂量单位名称，只需填写阿拉伯数字。

(1) 血压：以 mmHg 为单位填入。新入院患者当日应当测量并记录血压；以后根据患者病情及医嘱测量并记录；住院期间每周至少测量并记录一次。如为下肢血压应当标注。记录方式：收缩压 / 舒张压（如 130/80）。

(2) 入量：以 ml 为单位填入。将前一日 24 小时总入量记录在相应日期栏内，每隔 24 小时填写 1 次。

(3) 出量：以 ml 为单位填入。将前一日 24 小时总出量记录在相应日期栏内，每隔 24 小时填写 1 次。

(4) 大便：以"次 / 日"为单位填入。将前 1 日 24 小时大便次数记录在相应日期栏内，每隔 24 小时填写 1 次。特殊情况：患者无大便，以"0"表示；灌肠缩写符号为"E"，灌肠后的大便次数以分数表示。如灌肠后排便 1 次，用 1/E 表示；灌肠后无大便，用 0/E 表示；自行排便 1 次，灌肠后又排便 1 次，用 1^1/E 表示；3/2E 表示两次灌肠后排大便 3 次；"※"表示大便失禁，"☆"表示人工肛门。

(5) 体重：以 kg 为单位填入。新入院患者当日应当测量体重并记录；以后根据患者病情及医嘱测量并记录；住院期间每周至少测量并记录一次。特殊情况：如因病情重或特殊原因不能测量者，在体重栏内可填上"卧床"。

(6) 身高：以 cm 为单位填入。新入院患者当日应当测量身高并记录。

(7) 空格栏：作为机动用，根据病情需要可记录特殊用药、腹围、药物过敏、管路情况等。使用 HIS 系统（医院信息系统）等医院，可在系统中建立可供选择项，在相应空格栏中予以体现。

（二）体温单填写注意事项

1. 每页体温单都应在相应的地方用蓝墨水或碳素墨水笔填写页码。

考点：体温单的填写内容和方法

2. 填写体温单各项时，应仔细核对姓名、床号、日期、时间等。绘制体温、脉搏要求数据准确，符号大小一致，点圆线直，达到准确、整洁、美观。

案例 9-5 分析

详见体温单的填写方法。患者有青霉素过敏史，填写时在"底栏"的"药物过敏栏"内记录"青霉素 (+)"；绘制体温、脉搏和呼吸符号时要求数据准确，字迹清醒，圆点等大等圆，连线平直，版面整洁。

 链接

电子体温单的应用

目前国内部分医院启动了电子病历，由电脑绘制体温单（电子体温单），代替了使用多年的手工绘制体温单。其优势可体现在：①手工绘制受多种因素影响，容易发生错误；而电子体温单只需从键盘中输入生命体征等相关数据，不容易犯错，就是输入一旦有误，更改起来也非常方便，避免护士不必要的重复劳动。②绘制方法与手工绘制不同，不必在体温单方格上绘制点、叉，而直接输入数据值，电脑自动连线完成绘制。错格、错行的现象不再发生，且点、叉、线整齐划一，页面整洁美观。③绘制时间明显缩短，减轻了护士工作量，让护士有更多的时间为患者服务。

小结

生命体征包括体温、脉搏、呼吸和血压，是机体内在活动的客观反映。护士应掌握生命体征的正常范围、生理变化、影响因素及测量方法；主动观察、及时发现患者的异常症状和体征；根据患者的需要，提供有关的护理措施（疾病护理、饮食护理、休息、知识等），以解除患者痛苦、帮助其了解生命体征的意义和重要性、提高自我护理意识。

自测题

A₁ 型题

1. 高热患者的观察，错误的一项（　　）
   A. 每日测体温一次
   B. 评估患者的心理状态
   C. 面色有无改变
   D. 脉搏、呼吸、血压的变化
   E. 物理降温后的效果

2. 高热患者用温水擦浴为其降温，其散热的机制是（　　）
   A. 辐射　　　　B. 对流
   C. 蒸发　　　　D. 传导
   E. 传递

3. 高热持续期的特点是（　　）
   A. 产热大于散热
   B. 产热持续增加
   C. 散热持续减少
   D. 散热增加而产热趋于正常
   E. 产热和散热在较高水平上趋于平衡

4. 关于体温，下列叙述错误的是（　　）
   A. 长时间从事夜间工作的人，在 24 小时内其体温一般在凌晨 2～6 时最低
   B. 老年人体温低于成年人
   C. 女性排卵至经期前和妊娠早期，体温轻度升高
   D. 新生儿体温易受环境因素的影响
   E. 女性体温较男性体温稍高

5. 不宜测肛温的患者是（　　）
   A. 精神异常　　　B. 昏迷
   C. 小儿　　　　　D. 腹泻
   E. 下肢烧伤

6. 在检查体温计时，描述错误的是（　　）
   A. 所有体温计的汞柱甩至 35℃ 以下
   B. 同时放入 40℃ 温水中
   C. 3 分钟后取出检查
   D. 汞柱有裂隙的体温计不能再使用
   E. 读数相差 0.4℃ 以上的体温计不能再使用

7. 关于脉搏，下列描述错误的是（　　）
   A. 幼儿比成人快　　　B. 同龄男性比女性快
   C. 老年人比较慢　　　D. 情绪激动时增快
   E. 休息睡眠时减慢

8. 测量脉搏的首选部位是（　　）
   A. 颞动脉　　　　B. 桡动脉
   C. 肱动脉　　　　D. 足背动脉
   E. 颈动脉

9. 单位时间内脉率少于心率，多见于（　　）
   A. 颅内压增高　　　B. 高热
   C. 洋地黄中毒　　　D. 心房纤颤
   E. 心肌炎

10. 失血性休克患者的脉搏特征是（　　）
    A. 间歇脉　　　　B. 细脉
    C. 奇脉　　　　　D. 洪脉
    E. 丝脉

11. 关于血压，下列叙述正确的是（　　）
    A. 中年以前，女性血压比男性高
    B. 傍晚时血压较清晨低
    C. 右臂血压低于左臂
    D. 运动、恐惧时血压升高
    E. 下肢血压一般比上肢血压低

12. 可使血压测得值偏低的因素是（　　）
    A. 患者情绪激动
    B. 在寒冷环境中测量
    C. 缠袖带过松
    D. 所测肢体位置高于心脏水平
    E. 袖带太窄

13. 测量呼吸时护士的手不离开诊脉的部位主要为了（ ）

　　A. 保持患者体位不变

　　B. 保持护士姿势不变，以免疲劳

　　C. 易于观察呼吸的深浅度

　　D. 不被患者察觉，分散患者注意力

　　E. 易于记录时间

14. 测血压时，当听到第一声搏动，此时（ ）

　　A. 袖带压力大于心脏收缩压

　　B. 袖带压力等于心脏收缩压

　　C. 袖带压力小于心脏收缩压

　　D. 袖带压力小于心脏舒张压

　　E. 袖带压力大于心脏舒张压

15. 属于节律性异常的呼吸是（ ）

　　A. 呼吸过速　　　　B. 深度呼吸

　　C. 鼾声呼吸　　　　D. 蝉鸣样呼吸

　　E. 潮式呼吸

16. 当危重患者呼吸微弱，不易观察时，测量呼吸频率的方法是（ ）

　　A. 仔细听呼吸音响并计数

　　B. 手置患者鼻孔前，以感觉气流通过并计数

　　C. 手按胸腹部，根据胸腹部起伏次数计算呼吸频率

　　D. 测得的脉搏乘以 1/4，以推测呼吸次数

　　E. 置少许棉絮于病人鼻孔前计数其被吹动次数

17. 住院患者的首页为（ ）

　　A. 门诊记录　　　　B. 病程记录

　　C. 体温单　　　　　D. 入院护理记录单

　　E. 特殊记录

18. 体温单 40 ～ 42℃ 之间填写，哪项是不正确的（ ）

　　A. 入院时间　　　　B. 患病时间

　　C. 手术　　　　　　D. 转科时间

　　E. 死亡时间

A₂ 型题

19. 王先生在测口腔温度时，不慎咬破体温计，护士首先应采取的措施是（ ）

　　A. 了解咬破体温计的原因

　　B. 检查体温计破损程度

　　C. 清除口腔内玻璃碎屑

　　D. 让患者喝 500ml 牛奶

20. 李先生，扁桃体Ⅱ°肿大，口温为 39.6℃，脉搏 126 次 / 分，该患者发热的程度为（ ）

　　A. 低热　　　　　　B. 中度热

　　C. 高热　　　　　　D. 超高热

　　E. 正常体温

21. 患者，男性，18 岁。因中暑体温上升至 40℃，面色潮红，皮肤灼热，无汗，护士为其进行物理降温，再次测量体温的时间是（ ）

　　A. 15 分钟后　　　　B. 20 分钟后

　　C. 30 分钟后　　　　D. 40 分钟后

　　E. 60 分钟后

22. 患者，女性，45 岁。因肺炎入院，体温 39.2℃，在退热过程中护士应注意监测患者出现下列哪种情况（ ）

　　A. 惊厥　　　　　　B. 心率加快

　　C. 虚脱　　　　　　D. 畏寒

　　E. 皮肤干燥

23. 患者，女性，35 岁。诊断为甲状腺功能亢进，患者常出现的脉搏为（ ）

　　A. 二联律　　　　　B. 洪脉

　　C. 间歇脉　　　　　D. 三联律

　　E. 细脉

24. 患儿，男，5 岁。玩耍的过程中不慎将花生米吸入气管。其临床表现错误的是（ ）

　　A. 吸气费力　　　　B. 呼气费力

　　C. 口唇发绀　　　　D. 烦躁不安

　　E. 鼻翼扇动

25. 患者，男性，36 岁。因发热 5 天入院。体温持续在 39.2 ～ 40℃，24 小时波动不超过 1℃，入院后诊断为伤寒。可能的热型为（ ）

　　A. 稽留热　　　　　B. 弛张热

　　C. 间歇热　　　　　D. 不规则热

　　E. 普通发热

26. 王先生，就诊时突感胸闷心悸，护士为其测脉时发现每隔 2 个正常搏动后出现 1 次过早搏动，此现象为（ ）

　　A. 间歇脉　　　　　B. 二联律

　　C. 三联律　　　　　D. 速脉

　　E. 缓脉

27. 李先生，58 岁。护士为其测血压，为与第一次测量辨别，需重复测量，下述何项做法错误（ ）

A. 将袖带内气体驱尽

B. 使汞柱降至 0 点

C. 稍等片刻后重测

D. 连续加压直到听清为止

E. 测量值先读收缩压，后读舒张压

A₃ 型题

（28～29 题共用题干）

患者，男性，60 岁，因"风心病，房颤"收入院，主诉心悸、头晕、胸闷、四肢乏力，护士为其诊脉时发现脉搏细速，且极不规则，同一单位时间内心率大于脉率，听诊心率快慢不一，心律完全不规则，心音强弱不等。

28. 此脉象称为（　　）

A. 缓脉　　　　　　B. 间歇脉

C. 洪脉　　　　　　D. 丝脉

E. 绌脉

29. 护士正确测量脉搏的方法是（　　）

A. 先测心率，后测脉率

B. 先测脉率，后测心率

C. 护士测脉率，医生测心率

D. 一人测脉率一人计时

E. 一人测心率，一人测脉率，同时测 1 分钟

（贾　媛）

10

第十章　饮食护理

饮食（diet）是营养的来源，营养是健康的根本，饮食与营养是维持机体正常生长发育、促进组织修复、提高机体免疫力等生命活动的基本条件。科学合理的饮食供给不仅能提供机体的身体所需，保持健康和增进健康，还能协助临床诊断和治疗，是促进疾病康复的有效手段。因此，护士必须掌握营养和饮食方面的相关知识，全面准确地了解患者的饮食与营养状况及营养习惯，才能制订合理的饮食护理计划，并有效实施，满足患者对营养的需要。

第一节　医院饮食

案例 10-1

汤老师，女，48岁。因"消瘦、烦躁3个月"主诉入院，入院诊断为"甲状腺功能亢进"。入院后为进一步明确诊断，遵医嘱需进行甲状腺 ^{131}I 试验了解患者情况，根据试验结果将对该患者实施甲状腺大部切除术治疗。

问题： 1. 患者入院后，护士应如何正确进行饮食指导？

2. 患者在做甲状腺 ^{131}I 试验前，护士应如何进行饮食指导？

营养素是能够在生物体内被利用，具有供给能量、构成机体及调节和维持生理功能的物质。人体需要的营养素包括蛋白质、脂肪、糖类、矿物质、微量元素、维生素和水（图 10-1）。人的生命活动需要消耗能量，而人体所需要的能量是由蛋白质、脂肪、糖类三大营

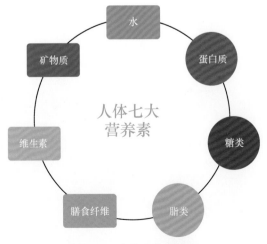

图 10-1　人体七大营养素

养素在体内酶的作用下，经过生物氧化释放出来的能量所提供的。因此，蛋白质、脂肪、糖类被称为"产热营养素"，按中国营养学会的推荐标准，我国成年男子的热能供给量为 10.0～17.5MJ/d，成年女子为 9.2～14.2MJ/d。

 链接

第七营养素

膳食纤维是指能抵抗人体小肠消化、吸收，并在大肠内全部或部分发酵的可使用的执行无形成分及多糖类为主的大分子物质的总成，包括纤维素、半纤维素、果胶及木质素。膳食纤维虽然不能被人体消化吸收，但膳食纤维在体内有重要的生理作用，是维持人体健康必不可少的一类营养素。

膳食纤维的吸收溶胀性有利于刺激胃肠道的蠕动，并软化粪便，防止便秘；能够抑制胆固醇的吸收，预防高脂血症和高血压；能够延缓和减少重金属等有害物质的吸收。同时，还可以改善肠道菌群，维持体内的微生态平衡，有利于某些营养素的合成。由于膳食纤维在预防人体胃肠道疾病和维护胃肠道健康方面功能突出，因而有"肠道清洁夫"和"第七营养素"的美誉。

 护考链接

A_1 型题

人体的热能营养素是（　　）

A. 糖类、维生素、矿物质　　　　B. 糖类、脂肪、蛋白质

C. 脂肪、糖类、维生素　　　　　D. 蛋白质、脂肪、维生素

E. 蛋白质、糖类、微量元素

分析：蛋白质、脂肪、糖类被称为三大"产热营养素"，因而正确答案为 B

为适应患者不同病情的需要，帮助诊断、治疗、促进疾病的康复，医院的饮食可分为基本饮食、治疗饮食和试验饮食三大类。

一、基本饮食

基本饮食（general diet）适合于一般患者的需要。包括普通饮食、软质饮食、半流质饮食、流质饮食四种（表 10-1）。

考点：基本饮食的种类、适用范围和用法

表 10-1　基本饮食

类别	适用范围	饮食原则	用法及热量
普通饮食	病情较轻或疾病恢复期；体温正常；消化功能正常者	营养平衡，美观可口、易消化、无刺激性食物；与健康人饮食相似	每日进餐 3 次 蛋白质 70～90g/d 总热量 9.5～11MJ/d
软质饮食	消化功能差；咀嚼不便、老、幼儿者；低热；口腔疾患或术后恢复期等患者	营养均衡；易消化、易咀嚼；食物碎、软、烂；无刺激性、少油炸、少油腻、少粗纤维及强烈刺激性调料；如面条，软饭，菜和肉要切碎，煮烂	每日进餐 3～4 次 蛋白质约 60～80g/d 总热量 8.5～9.5MJ/d

类别	适用范围	饮食原则	用法及热量
半流质饮食	口腔及消化道疾患；体弱；中度发热；手术后患者	少食多餐；无刺激性、易咀嚼、吞咽和消化；纤维少，营养丰富；食物呈半流质状态，如泥、末、粥、羹、面条、馄饨、蒸鸡蛋、肉末、豆腐、碎嫩菜叶等	每日进餐 5～6 次，每次 300ml 蛋白质 50～70g/d 总热量 6.5～8.5MJ/d
流质饮食	急性消化道疾患；高热；口腔疾患、各类大手术后；危重或全身衰竭等患者	食物呈液体状，如奶类、豆浆、米汤、稀藕粉、肉汁、菜汁、果汁等；此类饮食所含热量及营养不足，只能短期使用；通常辅以肠外营养以补充热能和营养	每日进餐 6～7 次，每次 200～300ml 蛋白质 40～50g/d 总热量 3.5～5.0MJ/d

二、治疗饮食

治疗饮食（therapeutic diets）是在基本饮食的基础上，根据病情的需要，适当调整热能和营养素的摄入量，以达到辅助治疗或治疗的目的（表 10-2）。

表 10-2　治疗饮食

类别	适用范围	饮食原则及用法
高热量饮食	用于热能消耗较高的患者，如甲状腺功能亢进、大面积烧伤、结核、肝炎、胆道疾患、体重不足、高热患者及产妇等	在基本饮食的基础上加餐 2 次，可进食牛奶、豆浆、鸡蛋、蛋糕、巧克力及甜食等。总热能约为 12.5MJ/d
高蛋白饮食	用于高代谢性疾病，如恶性肿瘤、结核、贫血、烧伤、甲状腺功能亢进、低蛋白血症、大手术后等患者及孕妇、哺乳期	增加蛋白质的含量，如肉类、鱼类、蛋类、乳类、豆类等。按体重计算 1.5～2g/(kg·d)，每日总量不超过 120g，总热能为 10.5～12.5MJ/d
低蛋白饮食	用于限制蛋白质摄入的患者，如急性肾炎、尿毒症、肝昏迷等患者	成人蛋白质摄入总量在 40g/d 以下，视病情需要也可在 20g～30g/d，多给蔬菜和含糖量较高的食物以维持热量，肾功能不全的患者应多摄入动物性蛋白，忌用豆制品；而肝性昏迷的患者应以植物蛋白为主
低脂肪饮食	用于肝、胆、胰疾病，高脂血症、动脉硬化、冠心病、肥胖症及腹泻等患者	成人脂肪摄入量＜50g/d，肝、胆、胰疾患的患者＜40g/d，尤其要限制动物脂肪的摄入，少用油，禁食肥肉、蛋黄、脑等食物。高脂血症及动脉硬化患者不必限制植物油（椰子油除外）
低盐饮食	用于急、慢性肾炎，心脏病，肝硬化伴腹水，重度高血压水肿较轻等患者	成人食盐摄入量＜2g/d（含钠 0.8g）或酱油 10ml/d，但不包括食物内自然存在的氯化钠。禁食腌制品，如香肠肉、咸菜、皮蛋、火腿、香肠、咸肉、虾米等
无盐低钠饮食	适用范围同低盐饮食，但水肿较重者	无盐饮食，除食物内自然含钠量外，不放食盐烹调；低钠饮食，除无盐外，还应控制摄入食物中自然存在的钠含量（＜0.5g/d）。对于无盐低钠者，还应禁用含钠多的食物和药物，如含碱食品（油条、挂面、汽水）和碳酸氢钠药物等，烹调可采用增加糖、醋、无盐酱油、少钠酱油等调味
低胆固醇饮食	用于高胆固醇血症、高脂血症、动脉硬化、冠心病、高血压等患者	胆固醇的摄入量＜300mg/d，禁用或少用含胆固醇高的食物，如动物内脏和脑、鱼子、蛋黄、肥肉和动物油等
高纤维素饮食	用于便秘、肥胖、高脂血症、糖尿病等患者	选择含纤维素多的食物，如韭菜、芹菜、粗粮、竹笋、香蕉、菠菜等，成人食物纤维素量＞30g/d
少渣饮食	用于伤寒、痢疾、肛门肠疾病、腹泻、肠炎、食管-胃底静脉曲张、咽喉部及消化道手术后的患者	少用含纤维素多的食物，如粗粮、竹笋、芹菜等，不用强刺激性调味品和坚硬、带碎骨的食物，肠道疾患少用油脂

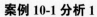

案例 10-1 分析 1

该患者诊断为甲状腺功能亢进，因而应当针对甲状腺功能亢进给予患者合适的治疗饮食。甲状腺功能亢进属于高代谢性疾病，特别是热能消耗很大，所以要选择高热量饮食和高蛋白饮食补充患者所需，在基本饮食基础上加餐两次，可进食牛奶、豆浆、鸡蛋、蛋糕等，同时还要多增加富含蛋白质的食物，尤其是优质蛋白，保证机体正常代谢。

三、试验饮食

试验饮食也称诊断饮食（test diet），是指在特定的时间内，通过调整饮食的内容而协助疾病的诊断和提高实验室检查准确性的一类饮食（表 10-3）。

表 10-3 试验饮食

饮食种类	适用范围	饮食要求	实施时间
胆囊 B 超检查饮食	用于需要进行 B 超检查胆囊、胆管、肝胆管有无结石、慢性炎症及其他疾病患者	检查前 3 天最好禁食牛奶，豆制品、糖类等易于发酵产气食物，检查前 1 日晚餐进无脂肪、低蛋白、高糖类清淡饮食。检查当日早晨禁食 若还需要了解胆囊收缩的功能，则在第 1 次 B 超检查之后，如胆囊显影良好，进食高脂肪餐（如油煎荷包蛋 2 只或奶油巧克力 40～50g，脂肪量为 25～50g），以刺激胆囊收缩和排空，有助于显影剂进入胆囊；30～45 分钟后，进行第 2 次 B 超检查观察，若效果不明显，可再等待 30～45 分钟后再次检查	试验前 3 天及试验期间
潜血试验饮食	用于大便隐血试验前的准备，以协助诊断有无消化道出血	禁食肉类、肝脏、血类食品、含铁剂药物及大量绿色蔬菜等，以免产生假阳性反应。可食牛奶、豆制品、白菜、冬瓜、土豆、白萝卜、菜花、山药等，第 4 日起连续留取 3 天粪便做潜血检查	试验前 3 天及试验期间
甲状腺 ^{131} I 试验饮食	用于协助测定甲状腺功能	试验期间禁用含碘食物及其他一切影响甲状腺功能的药物及食物，如海带、紫菜、海参、虾、鱼、加碘食盐等。禁用含碘消毒剂做局部消毒。2 周后做 ^{131}I 功能测定	试验期为 2 周
肌酐试验饮食	用于协助检查、测定肾小球的滤过功能	禁食肉类、禽类、鱼类、茶与咖啡，限制蛋白质的摄入；全天主食＜300g，蛋白质＜40g，以排除外源性肌酐的影响，蔬菜、水果、植物油不限制，热量不足可增加藕粉和含糖的食物，第三天留取尿液做肌酐试验	试验期为 3 天
尿浓缩功能试验饮食（干饮食）	用于检查肾小管的浓缩功能	全天饮食中水分摄入量控制在 500～600ml，可食用含水分少的食物，如米饭、面包、土豆、豆腐干、馒头、炒鸡蛋等，烹调时尽量不加水或少加水；避免食用过甜、过咸或含水量高的食物；蛋白质摄入量为 1g/(kg·d)	试验期为 1 天

考点：试验饮食的适用范围及饮食要求

案例 10-1 分析 2

患者要做甲状腺 ^{131}I 试验，应当在试验前两周禁用含碘食物及其他一切影响甲状腺功能的药物及食物，如海带、紫菜、海参、虾、鱼、加碘食盐等，禁用含碘消毒剂做局部消毒，这样才能保证试验结果准确有效

第二节 一般饮食的护理

饮食护理（diet nursing）是满足患者基本生理需要的重要护理措施。护士通过对患者饮

食与营养的全面评估，确认患者在营养方面存在的健康问题，并采取适宜的饮食护理，帮助患者改善营养状况，以促进早日康复。

一、营养状况评估

（一）影响因素的评估

影响饮食与营养的因素有生理因素、病理因素及心理社会因素。

1. 生理因素

（1）年龄：年龄不同，对食物的爱好、每日所需的食物量和特殊营养素均有所差异。例如婴幼儿、青少年生长发育速度较快，所需热量和营养素较多；老年人由于新陈代谢逐渐减慢，每日所需热量减少，但对钙的需求增加。同时，年龄也可影响人们对食物质地的选择，如婴幼儿咀嚼及消化功能尚未完善、老年人咀嚼及消化功能减退，应供给他们质地柔软易于消化的食物。

（2）活动量：各种活动是能量代谢的主要因素，活动强度、工作性质、工作条件不同，热能消耗也不同。活动量大的个体所需的热能及营养素高于活动量小的个体。

（3）身高与体重：身高与体重是人体生长发育及营养状况的综合反映。测量体重按公式计算，实测体重与标准体重的差值除以标准体重值所得百分数，公式如下（身高：cm；体重：kg）。

$$\frac{实测体重 - 标准体重}{标准体重} \times 100\%$$

百分数在 ±10% 以内为正常范围，增加 10% ～ 20% 为过重，超过 20% 为肥胖，减少10% ～ 20% 为消瘦，低于 20% 则为明显消瘦。

我国常用的标准体重计算公式为 Broca 的改良公式。

男性：标准体重＝身高（cm）-105

女性：标准体重＝身高（cm）-100-2.5

（4）特殊生理状况：妊娠和哺乳期妇女对营养需求明显增加，同时有饮食习惯的改变。妊娠期女性摄入营养素的比例应均衡，同时需要增加蛋白质、铁、碘、叶酸的摄入量。在妊娠的后三个月尤其要增加钙的摄入量。哺乳期女性在每日饮食的基础上再增加 500kcal 热量，蛋白质的需要量 65g/d。同时应注意维生素 B 及维生素 C 的摄入。

2. 病理因素

（1）疾病：许多疾病可以影响患者的食欲，食物的摄取、消化、吸收、排泄等。某些高代谢性疾病如发热、甲状腺功能亢进、烧伤等，以及慢性消耗性疾病如结核等，机体所需营养素增加。某些疾病可引起机体营养素流失，如肾炎患者，通过尿液流失大量蛋白质，则所需营养也应增加。

（2）药物：在治疗过程中，一些药物可以促进或抑制食欲，而影响消化吸收。如盐酸赛庚啶、类固醇类、胰岛素等药物可以增进食欲；非肠溶性红霉素、氯贝丁酯等可降低食欲；苯妥英钠干扰叶酸和维生素 C 的吸收和代谢等。

（3）食物：某些人会对某种特定食物发生过敏反应或不耐受。如虾、蟹等海产品可引起腹泻和哮喘。人体对食物不耐受的原因主要是由于人体内特定酶的遗传缺陷，而导致对食物中的色素、添加剂或天然含有物质的不耐受，如由于乳糖酶缺乏而引起对乳制品的不耐受，食用后可发生腹泻及酸性便等。

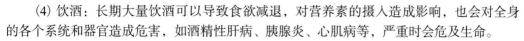

（4）饮酒：长期大量饮酒可以导致食欲减退，对营养素的摄入造成影响，也会对全身的各个系统和器官造成危害，如酒精性肝病、胰腺炎、心肌病等，严重时会危及生命。

3. 心理社会因素

（1）心理因素：不良的情绪，如焦虑、抑郁、烦躁或过度兴奋、悲哀、恐惧等均可引起交感神经兴奋，抑制胃肠蠕动和消化液的分泌，使患者食欲减退，进食减少甚至厌食。而愉快轻松的心理状态会促进食欲。此外，清新整洁的进食环境、良好的食物感官性状，会使人具有轻松愉快的心情并促进食欲。

（2）社会文化因素：人的饮食受经济状况、文化背景、宗教信仰、地域环境等因素影响。经济状况直接影响到人们对食物的购买力和饮食习惯；文化背景和宗教信仰影响了人们对食物种类的选择、制作及进食的时间和方式等；不同的地域和气候环境会影响人们对食物的选择，并形成特定的饮食习惯。如东北地区居民喜食腌渍的酸菜，因其中含有较多的亚硝胺类物质，易导致消化系统肿瘤的发生。现代高效率、快节奏的生活方式使食用快餐、速食食品的人越来越多。饮食习惯不佳，如偏食、吃零食等，可造成某些营养素的摄取量过多或过少，导致不平衡。

考点：影响饮食的因素

（二）营养状况的评估

见表10-4。

表 10-4　不同营养状况的身体征象

评价项目	营养良好	营养不良
体重	正常范围	肥胖或低于正常体重
毛发	浓密、有光泽	干燥、稀疏、无光泽、易脱落
面色	滋润、平滑、无肿胀	暗淡无光泽、弹性差、肿胀
皮肤	有光泽、弹性好	无光泽、干燥、弹性差、肤色过淡或过深
黏膜	红润	苍白、干燥
皮下脂肪	丰满	菲薄
指甲	粉色，坚实	粗糙，无光泽；反甲；易断裂
肌肉和骨骼	结实，皮下脂肪丰满而有弹性骨骼无畸形	肌肉松弛无力；皮下脂肪菲薄；肋间隙、锁骨上窝凹陷、肩胛骨和髂骨嶙峋突出

（三）饮食状况的评估

1. 一般饮食形态

（1）用餐时间长短：用餐时间长短可使咀嚼不充分，从而影响营养素的消化与吸收。

（2）摄入种类及摄入量：食物种类繁多，不同食物中营养素的含量不同。应注意评估患者摄入食物的种类、数量及相互比例是否适宜，是否易被人体消化吸收。

2. 食欲　注意评估患者食欲有无改变，若有改变，注意分析原因。

3. 影响因素　注意评估患者有无咀嚼不便，口腔疾患等可影响其饮食状况的因素。

二、患者的一般饮食护理

患者入院后，依据对患者营养状况的评估，结合疾病的特点，护士可以为患者制订有针对性的营养计划，并根据计划实施相应的饮食护理，帮助患者摄入足量、合理的营养素，促进疾病康复。

（一）进食前护理

1. 饮食教育 护士应根据患者所需的饮食种类对患者进行解释和指导，说明意义，明确可选用和不宜选用的食物及进餐次数等，取得患者的配合。饮食指导时尽量用一些患者容易接受的食物代替限制的食物，使用替代的调味品或佐料，以使患者适应饮食习惯的改变，从而保证饮食计划的顺利实施。

2. 环境准备 舒适的进食环境可使患者心情愉快，促进食欲。患者进食环境应以清洁、整齐、空气新鲜、气氛轻松愉快为原则。

（1）去除不良气味及不良视觉影响。

（2）暂停非紧急的治疗、检查和护理。

（3）如有病危或呻吟的患者，可用隔帘或屏风遮蔽。

（4）如有条件可安排患者在病室餐厅共同进餐，以增加轻松、愉快的气氛。

3. 患者准备 进食前患者感觉舒适会有利于患者进食。因此，在进食前，护士应协助患者做好相应的准备工作。

（1）减轻或去除各种不舒适因素：疼痛者于饭前半小时遵医嘱给镇痛药；高热患者适时降温；敷料包扎固定过紧、过松者适当调整；因特定卧位引起疲劳时，帮助患者更换卧位或相应部位给予按摩。

（2）协助患者洗手及清洁口腔：督促与协助患者洗手、漱口，病情严重者应做口腔护理。

（3）协助患者采取舒适的进食姿势：如病情许可，协助患者下床进食；不能下床者可安置坐位或半坐位，摆好跨床小桌。卧床患者可取侧卧位或仰卧位，头偏向一侧，并给予适当的支托。将治疗巾或餐巾围于患者胸前，以保持衣服和被单的清洁，做好就餐准备。

（二）进食时护理

1. 及时查对分发食物 护士洗净双手，衣帽整洁。核对饮食单，协助配餐员及时准确将饭菜分发给每位患者。

2. 向患者做好解释工作并观察进餐情况 对进食有特殊要求的患者，如限量或禁食者，应告知原因，以取得合作，挂上标记，做好口头及书面交班，防止差错。观察患者的进食情况，检查、督促治疗饮食、试验饮食的实施情况，鼓励患者进食。对访客带来的食物，需经护士检查，符合治疗护理原则的方可食用。

3. 鼓励并协助患者进餐

（1）进食期间，护士可及时、有针对性地解答患者在饮食方面的问题，逐渐纠正其不良饮食习惯。

（2）鼓励卧床患者自行进食，并将食物、餐具等放在患者易于取到的位置，必要时护士应予以帮助。

（3）不能自行进食的患者，根据患者的饮食习惯耐心喂食，做到喂食适量，一般用汤匙盛1/3满；速度适中，便于咀嚼吞咽，不催促患者；温度适宜，避免过热过冷，如患者感到饭菜已凉，必须加热后再喂；顺序合理，固态和液态交替喂，进流质饮食，可用吸管或水壶吸吮。

（4）双目失明或双眼遮盖的患者，除遵循上述喂食要求外，应告知患者食物名称，以增加兴趣，刺激食欲，促进消化；如患者要求自己进食，可设置时钟平面图放置食物（图10-2），并告知方位、名称有利于患者按顺序摄取。如6点处放主食，12点处放汤，9点处和3点处放菜。

（5）对禁食或限制饮食者，应告知患者原因，以取得合作，同时在床尾挂标记，做好交接班。对于需要增加饮水量者，应向患者解释大量饮水的重要性。对限制饮水量者，应向患者及家属说明限水的目的，限水量，并在床边做限水标记。

4. 特殊问题处理 在巡视患者过程中及时处理进食过程中的特殊问题。如果患者出现恶心，应指导其做深呼吸，并暂停进食。如果发生呕吐，将患者头偏向一侧，防止呕吐物进入气管，并尽快清除呕吐物，及时更换被污染的被服等；帮助患者漱口，开窗通风；同时注意观察呕吐物的性状、量和气味等并做好记录。

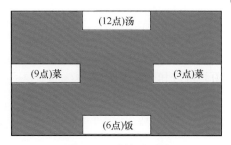

图 10-2 时钟平面图

5. 饮食指导 护士可参照中国居民平衡膳食宝塔（图 10-3），在协助患者进食的同时，适时讲述和解答有关饮食营养与健康的相关知识，帮助患者纠正不良饮食习惯及违反医疗原则的饮食行为。

考点：一般饮食护理时在饮食前、中、后的护理措施

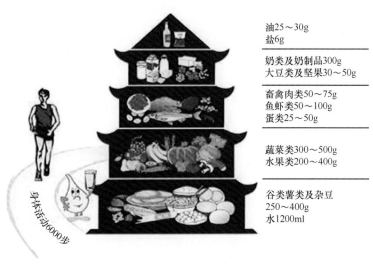

图 10-3 中国居民平衡膳食宝塔

油25～30g
盐6g

奶类及奶制品300g
大豆类及坚果30～50g

畜禽肉类50～75g
鱼虾类50～100g
蛋类25～50g

蔬菜类300～500g
水果类200～400g

谷类薯类及杂豆
250～400g
水1200ml

身体活动6000步

护考链接

A₁型题
中国平衡膳食宝塔最底层，即居民膳食中最基本组成是（ ）
A.鱼禽肉蛋 　　　　B.蔬菜水果 　　　　C.奶类豆类
D.五谷 　　　　E.油脂
分析：在中国居民平衡膳食宝塔中在最底层的就是居民最基本的所需谷类、薯类及杂粮，学生应当掌握膳食宝塔的结构，正确答案选D。

（三）进食后护理

1. 及时清理用物 及时撤去餐具，清理食物残渣，整理床单位。

2. 督促并协助洗漱 督促并协助患者进食后洗手、漱口或进行口腔护理。

3. 评价记录进食情况 根据需要做好记录，如进食的种类、量，患者进食时和进食后

的反应，以评价患者进食是否达到营养需求。

4. 做好交接班 对进食的特殊情况，如暂时需要禁食、延迟进食等应做好交接班工作。

5. 征求意见 经常征求患者对医院饮食管理的意见，并及时反馈给相关部门，以便更好地改进和提高工作。

第三节 鼻 饲 法

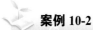 **案例 10-2**

黄先生，30 岁。因舌癌做了口腔手术，术后 7 天不能进食，遵医嘱留置胃管鼻饲。护士小王在插胃管过程中发现患者恶心。

问题：1. 鼻饲法的适用对象有哪些？

2. 插管过程中患者可能出现哪些情况？如何处理？

3. 如何确认胃管在胃内？

对于病情危重、存在消化功能障碍、不能经口或不愿经口进食的患者，为保证其营养素的摄取、消化、吸收，维持细胞的代谢，保持组织器官的结构与功能，调控免疫、内分泌等功能，并修复组织，以促进康复。临床上常根据患者的情况采用不同的特殊饮食护理。

鼻饲法（nasogastric gavage）是将胃管经一侧鼻腔插入胃内，从管内灌注流质饮食、水和药物的方法。

链接

管饲导管插入的途径

管饲饮食——是对不能由口进食者或拒绝进食者通过导管供给营养丰富的流质饮食或营养液，以保证患者摄入所需的营养物质、水分和药物。根据导管插入的途径，可分为以下几种。

1. 口胃管——导管由口腔插入胃内

2. 鼻胃管——导管经鼻腔插入胃内

3. 鼻肠管——将导管由鼻腔插入小肠

4. 胃造瘘管——导管经胃造瘘口插入胃内

【目的】

供给食物营养液和药物，以维持不能经口进食患者的营养和治疗的需要。适应证如下。

1. 昏迷患者。

2. 口腔疾患或口腔手术后患者，上消化道肿瘤、食管狭窄、食管 - 气管瘘引起吞咽困难患者。

3. 不能张口的患者，如破伤风患者。

考点：鼻饲法的适用范围 4. 其他患者，如早产儿、病情危重、厌食症和拒绝进食的患者（如精神异常者）。

案例 10-2 分析 1

鼻饲法主要适用于昏迷患者、口腔疾患或口腔手术后患者、不能张口的患者及早产儿、病情危重、厌食症和拒绝进食的患者（如精神异常者）。案例中的患者是舌癌手术后的患者，符合鼻饲法的适用范围，因而需要通过鼻饲予以饮食。

【评估】

1. 患者的年龄、病情、治疗情况、意识状态。

2. 患者的鼻腔情况（如是否通畅，有无肿胀、炎症、畸形、阻塞、鼻中隔偏曲、鼻息肉、鼻黏膜损伤等）。

3. 患者的心理状态、合作程度，以往是否有接受过类似治疗，是否紧张，是否了解插管的目的，是否愿意配合和明确如何配合插管。

【准备】

1. 患者准备 了解鼻饲法的相关知识，包括鼻饲的目的、操作中的配合方法及注意事项，以取得合作。

2. 护士准备 衣帽整洁，修剪指甲，洗手，戴口罩。关心体贴患者，做好解释工作。

3. 用物准备

（1）治疗车上层：①铺好的无菌治疗盘（插管时用）：无菌巾内置治疗碗、镊子、压舌板、纱布、液体石蜡、消毒胃管（或一次性胃管另备）。胃管可根据鼻饲持续的时间、患者的耐受程度选择橡胶胃管、硅胶胃管或新型胃管。②无菌巾外：治疗巾、治疗碗、弯盘、50ml注射器、温度计、量杯、温开水、棉签、胶布、夹子或橡皮圈、安全别针、听诊器、手电筒、保温杯（盛流质饮食200ml、38～40℃）、医用灭菌手套、手消毒剂。③治疗盘（拔管时用）：治疗碗（内有纱布）、松节油、乙醇、棉签、弯盘、治疗巾、漱口杯（内盛温开水）、手套、手消毒剂等。

（2）治疗车下层：浸泡桶、生活垃圾桶、医用垃圾桶。

4. 环境准备 安静整洁，光线适宜，无异味、无流动探视人员。

 链接

胃管种类

1. 橡胶胃管 由橡胶制成，管壁厚，管腔小，质量重，对鼻咽黏膜刺激性强。可重复灭菌使用，价格便宜。可用于留置时间短于7天，经济困难的一般胃肠道手术患者。

2. 硅胶胃管 由硅胶制成，质量轻，弹性好，无异味，与组织相容性好；管壁柔软，刺激性小；管壁透明，便于观察管道内情况；管道前端侧孔较大。价格比较低廉。可用于留置胃管时间较长的患者。

3. D.RW胃管 由无毒医用高分子材料精制而成，前端钝化，经硅化处理，表面光滑，无异味，易顺利插入，不易损伤食管及胃黏膜；管壁显影、透明，刻度明显，易于掌握插入深度；尾端有多用接头，可与注射器、吸引器等紧密连接。置管时间可达15天。

【实施】

1. 操作步骤 见表10-5。

表 10-5　鼻饲技术

操作流程	操作过程
核对解释	备齐用物，携至床旁，仔细核对患者床号、姓名、住院号，解释操作目的、配合要点
安置卧位	患者取坐位、半坐卧位或仰卧位；昏迷患者取去枕仰卧位，头向后仰。取下活动性义齿者
铺巾置盘	准备胶布，将治疗巾铺于患者颌下，弯盘置于口角旁，确定患者剑突位置，做好剑突标志
清洁鼻腔	检查鼻腔，选择通畅一侧鼻孔，用湿棉签清洁鼻腔
检查胃管	打开铺好的无菌盘，将50ml注射器和一次性胃管取出放入无菌盘内，戴好无菌手套，从胃管末端注入少量空气，检查是否通畅

操作流程	操作过程
测量长度	测量插管长度，鼻尖经耳垂再至剑突，或前额发际至剑突距离，成人 45～55cm，标记需插入长度（图 10-4）
润滑胃管	倒少许液状石蜡至纱布，润滑胃管前端 10～20cm（插入长度的 1/3）
规范插管	**清醒患者插管** 一只手持纱布托住盘曲的胃管，另一只手持镊子或血管钳夹持胃管的前端，沿着一侧鼻孔缓缓插入 插至咽喉部（10～15cm 处），嘱患者做吞咽动作，同时迅速将胃管插至所标记处 如患者出现恶心、呕吐应暂停片刻，嘱患者做深呼吸或做吞咽动作随后将胃管插入，以减轻不适；如发现呛咳、呼吸困难、发绀等情况，表示误入气管，应立即拔出，休息片刻后重新插入胃管；如插入不畅，应检查胃管是否盘在口中 **昏迷患者插管** 插管前先安置去枕仰卧位，头向后仰，当胃管插至 15cm 时，用左手将患者头部托起，使下颌尽量靠近胸骨柄（图 10-5），可以增大咽喉部通道的弧度，以便于胃管顺利通过咽部，进入食管，缓缓插至预定刻度
初步固定	用胶布固定胃管在鼻翼两侧
验证固定	确认胃管是否在胃内，三种方法中任一种方法证实即可 抽：注射器接胃管末端，有胃液抽出 看：将胃管开口端置于水中，无气泡逸出 听：将听诊器置于患者胃部，用注射器注入 10ml 空气，听到气过水声（图 10-6） 将胃管固定在鼻翼及同侧面颊部防止胃管脱出（图 10-7）
灌注食物	连接注射器，缓注少量温开水（不少于 10ml）润滑管腔，防止鼻饲液黏附于管壁 注入流质饮食或药物，避免注入空气导致腹胀，每次量不应超过 200ml，间隔时间不少于 2 小时 注食完毕，再注入少量温开水（成年人一般为 20～30ml），防止鼻饲液积存于管腔中变质造成胃肠炎或堵塞管腔
反折固定	关闭胃管塞并反折胃管末端，用纱布包好，橡皮圈系紧或用夹子加紧，用别针固定于大单、枕旁或患者衣服上
整理记录	协助清洁口鼻面部，撤去治疗巾，整理床单位，嘱患者维持原卧位 20～30 分钟 洗净注射器，放于治疗盘内，用纱布盖好备用，长期鼻饲每日两次口腔护理，鼻饲用物每日更换消毒，洗手，记录插管时间、患者反应、鼻饲液种类及量
核对解释	备齐用物，携至床旁，仔细核对患者床号、姓名、住院号，解释操作目的、配合要点
拔出胃管	戴清洁手套，铺治疗巾，放好弯盘，松开别针，揭去胶布，移动胃管，反折胃管末端，切断空气压，一手用纱布包裹近鼻处的胃管，嘱咐患者深呼吸，呼气时拔管，至咽喉处快速拔出，以免管内残留的液体滴入气管
整理记录	用纱布包裹胃管置医用垃圾桶，移至患者视线外 清洁患者口鼻及面部，用松节油擦去胶布痕迹，再用乙醇擦除松节油，协助患者漱口 清理用物，整理床单位，协助患者取舒适卧位 洗手，记录拔管时间和患者反应

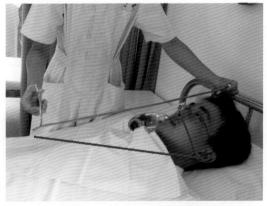

图 10-4　测量胃管的长度

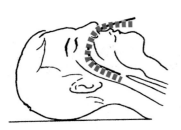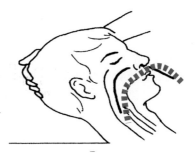

图 10-5　为昏迷患者插胃管

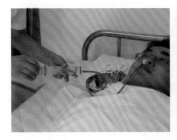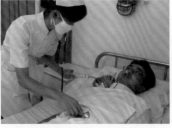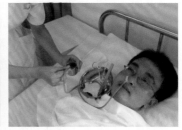

图 10-6　验证胃管在胃内方法

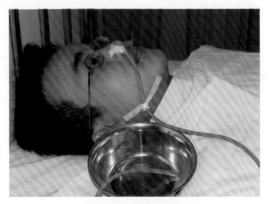

图 10-7　胃管固定法

案例 10-2 分析 2

为清醒患者插管时，当插至咽喉部（10～15cm 处），嘱患者做吞咽动作，同时迅速将胃管插至所标记处。插管过程中可能出现三种情况：如患者出现恶心、呕吐应暂停片刻，嘱患者做深呼吸或做吞咽动作，随后将胃管插入，以减轻不适；如发现呛咳、呼吸困难、发绀等情况，表示误入气管，应立即拔出，休息片刻后重新插入胃管；如插入不畅，应检查胃管是否盘在口中。病例中患者出现恶心，则需要暂停片刻，嘱患者做深呼吸或作吞咽动作随后将胃管插入即可。

考点： 清醒及昏迷患者插管过程

2. 注意事项

（1）有效沟通：鼻饲前应进行有效的护患沟通，向患者解释鼻饲的目的及配合方法，消除患者的疑虑及不安全感。

（2）动作轻稳：操作时动作应轻稳，注意食管解剖特点，在通过食管三个狭窄处时（环

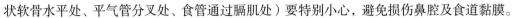

状软骨水平处、平气管分叉处、食管通过膈肌处）要特别小心，避免损伤鼻腔及食道黏膜。

（3）灌注饮食：①灌食前：每次证实胃管在胃内，检查胃管是否通畅，先注入少量温开水冲管。如从胃管内抽出咖啡色、暗红色液体或血液时，则禁止鼻饲，汇报医生处理。②灌食时：鼻饲混合流食应当间接加温，以免蛋白凝固；每次鼻饲量不超过 200ml，间隔时间不少于 2 小时。果汁、奶汁分别灌注，防止产生凝块；药片应先研碎溶解后注入。如遇胃肠减压患者注入药物时，注药后半小时内停止胃肠减压。③灌食后：再次注入少量温开水，防止鼻饲液残留而致凝结变质；避免注入空气而致腹胀。鼻饲后半小时内尽量避免吸痰及翻身拍背，以免引起呕吐及呕吐物逆流入气管。并记录饮食量。

（4）长期鼻饲：①每天检查胃管插入的深度，并检查患者有无胃潴留，胃内容物超过150ml 时，应当通知医师减量或者暂停鼻饲。②每日进行口腔护理，每周更换一次胃管，硅胶胃管每月更换一次，于晚间末次喂食后拔管，翌晨从另一侧鼻腔插入。

考点：鼻饲法操作过程注意事项

（5）鼻饲"三避免"：①避免灌入空气，以防造成腹胀。②避免灌注速度过快，防止不适应。③避免鼻饲液过热或过冷防止烫伤黏膜和胃部不适。

（6）食管 - 胃底静脉曲张、食管癌和食管梗阻的患者禁忌鼻饲。

案例 10-2 分析 3

确认胃管是否在胃内有三种方法可以证实。抽：注射器接胃管末端，有胃液抽出；看：将胃管开口端置于水中，无气泡逸出；听：将听诊器置于患者胃部，用注射器注入10ml 空气，听到气过水声。选取其中一种证实即可，临床常用抽胃液的方法来验证，简单易行。

【评价】

1. 患者获得基本热能、营养、水及药物，无黏膜损伤及并发症。

2. 护士操作熟练规范，动作轻柔，关爱患者，插管顺利。

3. 护患沟通有效，清醒患者有身心准备，能积极配合。

第四节　出入液量记录法

一、记录内容与要求

（一）目的

记录 24 小时出入量可以了解病情，为明确诊断、确定治疗方案、制订护理计划提供依据。适用于休克、大出血、大面积烧伤、大手术后，以及心脏病、肝硬化伴腹水等患者。

（二）记录内容和要求

1. 每日进水量

（1）内容：包括饮水量、输液量、输血量、食物中的含水量（图 10-8）等。

（2）要求：饮水器应固定；固体食物应记录单位数目及所含水量。

2. 每日排出量

（1）内容：包括尿量、粪便量，以及其他排出液，如胃肠减压抽出液，胸腹腔抽出液，痰量、呕吐液、伤口渗出液、胆汁引流液等。

（2）要求：测量应准确，记录应及时。见表 10-6。

食物名称	重量（g）	含水量（ml）	食物名称	重量（g）	含水量（ml）
米饭	100	240	鲤鱼	100	76
大米粥	100	400	鲫鱼	100	79
稀饭	100	600	草鱼	100	77
汤面条	100	300	小黄鱼	100	79
馒头	100	44	青鱼	100	78
花卷	100	44	带鱼	100	77
油饼	100	25	青蒜	100	90
烧饼	100	26	大白菜	100	96
麻花	100	5	冬瓜	100	97
包子	100	70	西红柿	100	90
水饺	100	300	黄瓜	100	83
蒸饺	100	70	萝卜	100	18
油条	100	23	樱桃	100	67
汤面条	100	300	柚子	100	85
混沌	100	300	柿子	100	58
藕粉	140	210	西瓜	100	94
煮鸡蛋	50	30	白葡萄	100	89
牛奶	100	85	紫葡萄	100	88
豆浆	100	95	草莓	100	89
豆腐脑	100	91	红果	100	73
豆腐干	100	70	杏	100	80
蒸鸡蛋	1大碗	260	香蕉	100	60
牛肉	100	69	苹果	100	68
瘦猪肉	100	53	橘子	100	88
肥猪肉	100	6	广柑	100	88
羊肉	100	59	鸭梨	100	85
鸡	100	74	桃子	100	86
鸭	100	80	菠萝	100	89

图 10-8　常用食物含水量

表 10-6　记录内容及要求

类别	记录内容	记录要求
摄入量	饮水量、输液量、输血量、食物中的含水量	患者饮水或进食时，应使用量杯或固定使用已测量过的容器，以便准确记录；固体食物除需记录固体单位量，根据需要可换算出固体食物的含水量
排出量	尿量、粪便量、其他排出量（如胃肠减压抽出液、胸腹腔抽出液，痰量、呕吐液、咯血量、伤口渗出液、胆汁引流液	大便记录次数，其他液体量均以毫升为单位进行记录。对于尿失禁的患者，应给与接尿措施或留置导尿管，以保证计量的准确。

考点： 出入液量记录内容

二、记录方法

1. 出入液量可先记录在出入液量记录单上。用蓝笔填写眉栏，如床号、姓名、住院号等。

2. 出入液量记录，晨 7 时至晚 7 时用蓝笔，晚 7 时至次晨 7 时用红笔。夜班护士按规定时间总结 24h 的总出入液量，并记录在体温单的相应栏内。

3. 出入液量总结，一般每日晚 7 时做 12 小时总结，次日晨 7 时做 24 小时总结，并用蓝笔将 24 小时的总出入量填写在体温单的相应栏目内。

4. 记录要求准确、及时、具体，字迹清晰。

小结

患者的进食直接影响其营养状况，表现为营养良好或营养不良；影响患者饮食与营养的因素很多，护士应做好患者的饮食指导与护理，协助患者进食；当患者因疾病不等经口进食时，可采取其他方法进食，以保证患者的营养供给，如鼻饲法等。也可根据患者的病情选择合适的医院饮食。医院饮食有基本饮食、治疗饮食、试验饮食三种，调整营养素的种类或注意饮食的配合完成治疗和试验的目的。某些疾病需要掌握患者的摄入量和排出量，利于疾病的诊断和有效治疗，要保证出入量的内容及时、详尽、准确、完整，记录方法正确。

 自 测 题

A₁ 型题

1. 流质饮食不宜长期使用是因为（ ）

　　A. 水分太多　　　　　B. 饮食次数太多

　　C. 脂肪量太多　　　　D. 患者不习惯

　　E. 总热量及营养素不足

2. 每日蛋白质的摄入量不能超过 40g 的患者是（ ）

　　A. 营养不良　　　　　B. 伤寒

　　C. 晚期妊娠毒血征　　D. 尿毒症

　　E. 肾病综合征

3. 急性胰腺炎患者禁食脂肪的主要目的是（ ）

　　A. 防止呕吐　　　　　B. 减轻腹痛

　　C. 减少腹胀　　　　　D. 减少胃液分泌

　　E. 减少胰液分泌

4. 禁忌使用鼻饲法的患者是（ ）

　　A. 昏迷　　　　　　　B. 口腔手术

　　C. 破伤风　　　　　　D. 人工冬眠

　　E. 食管下段静脉曲张

5. 成人插鼻饲管时，测量长度的正确方法是（ ）

　　A. 从眉心到剑突　　　B. 从鼻尖到剑突

　　C. 从口到剑突　　　　D. 从耳垂到剑突

　　E. 从前额发际到剑突

6. 插胃管的护理操作中不妥的是（ ）

　　A. 液状石蜡润滑胃管前端

　　B. 一手用纱布托住胃管

　　C. 另一手持镊子夹住胃管从一侧鼻孔缓缓插入

　　D. 插至咽喉部时嘱患者做吞咽动作

　　E. 如患者出现恶心应立即拔出胃管

7. 成人胃管插入深度为（ ）

　　A. 20 ～ 30cm　　　　B. 30 ～ 35cm

　　C. 35 ～ 40cm　　　　D. 45 ～ 55cm

　　E. 60 ～ 65cm

8. 鼻饲法的注意事项不正确的一项是（ ）

　　A. 长期鼻饲者应每日进行口腔护理

　　B. 服用药片时，应将药片研碎，溶解后再灌入

　　C. 应隔周于晚间末次喂食后拔管

　　D. 拔管时夹紧胃管末端轻快拔出

　　E. 每次鼻饲量不超过 200ml，间隔不少于 2 小时

9. 为患者鼻饲灌食后，再注少量温开水的目的是（ ）

　　A. 使患者温暖舒适

B. 便于准确记录入量

C. 防止患者呕吐

D. 便于冲净胃管，避免食物积存

E. 防止胃液反流

10. 干扰患者进食的因素不包括（ ）

 A. 疼痛、抑郁

 B. 工作服不洁

 C. 食物的色、香、味、形不佳

 D. 疼痛患者饭前适当应用止痛剂

 E. 病室的噪声

11. 饮食护理时错误的一项是（ ）

 A. 督促和协助配餐员分发饭菜

 B. 观察患者进食

 C. 检查治疗、试验饮食实施情况

 D. 昏迷患者要谨慎喂食，以免呛入气管

 E. 随时征求患者对饮食的意见

12. 协助患者进餐时，不妥的一项是（ ）

 A. 进食温度、速度适当

 B. 鼓励患者进食

 C. 对双目失明者先告知喂食内容

 D. 喂食时应先喂固体食物再喂液体食物

 E. 对进流质者可用吸管

13. 患者，男性，45 岁。脑外伤昏迷 2 周。为其插鼻饲管协助进食，以满足营养需要，在为患者行鼻饲插管时，为提高插管成功率，应重点采取的措施是（ ）

 A. 患者取平卧位，利于胃管插管

 B. 先稍向上而后平行再向下缓慢轻轻地插入

 C. 插管时动作要准确，让胃管快速通过咽部

 D. 边插鼻导管边用注射器抽吸胃液，检查胃管是否在胃内

 E. 插入 15cm 时，托起患者头部使下颌靠近胸骨柄

14. 一般不需做 24 小时摄入量记录的疾病是（ ）

 A. 肝硬化腹水 B. 休克

 C. 肾功能不全 D. 大面积烧伤

 E. 肺炎球菌肺炎

15. 记录排出量一般不包括（ ）

 A. 尿量 B. 胃肠减压抽出液

 C. 腹腔抽出液 D. 汗液

 E. 呕吐物

A₂ 型题

16. 某患者需做吸碘试验。前 7 日不需禁食的食物是（ ）

 A. 黄鱼 B. 带鱼

 C. 比目鱼 D. 牛肉

 E. 鲳鱼

17. 某患者，Ⅱ度烧伤面积 50%，宜采用（ ）

 A. 少渣饮食 B. 高纤维素饮食

 C. 高热量饮食 D. 高脂肪饮食

 E. 低胆固醇饮食

18. 某患者，40 岁。体温 38℃，口腔糜烂，根据病情应给予半流质。下列不妥的一项是（ ）

 A. 粥 B. 蒸鸡蛋

 C. 炒青菜 D. 肉末

 E. 烂面条

19. 患者，女性，高血压经住院治疗血压已控制，健康宣教时护士应指导患者饮食，下列不正确的是（ ）

 A. 低盐、低钠、低胆固醇

 B. 适量蛋白质

 C. 多吃新鲜蔬菜

 D. 低盐、低钠、低脂

 E. 高盐、低脂、低胆固醇

20. 患者，李某，50 岁。有溃疡病史，近日来上腹部疼痛加剧，医嘱做大便潜血试验。护士应给予其哪一种菜谱（ ）

 A. 卷心菜、五香牛肉

 B. 油豆腐、鸡血汤

 C. 菠菜、红烧青鱼

 D. 土豆、鸡蛋

 E. 空心菜、炒鸡肝

A₃ 型题

（21～23 题共用题干）

 患者男性，56 岁。于 3 天前因心前区疼痛入院，医生诊断为冠心病。

21. 根据病情，应给予何种饮食为宜（ ）

 A. 低胆固醇 B. 少渣

 C. 低纤维素 D. 高热量

 E. 高蛋白

22. 护理人员给予饮食指导时下列哪项不妥（ ）

 A. 胆固醇每日摄入低于 300mg

B. 少食动物内脏

C. 少食动物脂肪

D. 少食鱼子

E. 少食高纤维素

23. 嘱患者不宜饱餐是为了（　　）

    A. 减少消化道瘀血   B. 增加胃液分泌

    C. 减少消化和吸收   D. 防止心绞痛发作

    E. 增强交感神经兴奋性

（24～29 题共用题干）

　　患者，46 岁。因外伤致昏迷，需长期鼻饲。

24. 护士进行鼻饲操作，当胃管插到 15cm 时应该（　　）

    A. 使患者的头后仰

    B. 嘱患者做吞咽动作

    C. 将患者头部托起，使下颌靠近胸骨柄

    D. 置患者平卧位，头偏向护士一侧

    E. 加快插的动作，使管顺利插入

25. 上述做法的目的是（　　）

    A. 避免损伤食管黏膜

    B. 减轻患者痛苦

    C. 避免恶心、呕吐

    D. 加大咽喉部通道的弧度

    E. 使喉部肌肉收缩，便于插入

26. 护士为该患者插入胃管后，应仔细检查胃管是否确在胃内，检查时，错误的方法是（　　）

    A. 注入少量空气，同时听胃部的气过水声

    B. 抽吸出胃液

    C. 注入少量温开水，同时听胃部的气过水声

    D. 胃管末端放入水杯无气体逸出

    E. 抽吸出液体用石蕊试纸测试，呈红色

27. 每次经胃管灌入的流质饮食的量应不超过（　　）

    A. 200ml   B. 250ml

    C. 300ml   D. 350ml

    E. 400ml

28. 每次间隔时间不少于（　　）

    A. 30 分钟   B. 60 分钟

    C. 90 分钟   D. 120 分钟

    E. 150 分钟

29. 胃管更换时间是（　　）

    A. 每日 1 次   B. 每日 2 次

    C. 每月 1 次   D. 每周 1 次

    E. 每周 2 次

（霍婷照）

11

第十一章　排便和排尿护理

"吃喝拉撒"是人之必需。"吃喝"，为的是供给人体新陈代谢所需原料，保证生存、活动所需能量；"拉撒"，即排尿和排便，为的是将代谢终产物、多余的或不需要的物质排除出体外。只有"吃喝"和"拉撒"保持正常和平衡，才能维持内环境的稳定和安宁。排尿和排便受多种因素的影响，且是涉及个人隐私的行为，作为一名护士，如何用专业的头脑和眼光观察、判断患者的排尿和排便？如何科学地帮助患者满足排尿和排便的需要呢？下面，我们来共同探讨排便和排尿护理。

第一节　排便护理

案例 11-1

患者王某，女性，50岁。办公室文员，性格内向，有轻度抑郁，不爱运动和交往。3年前无明显诱因出现便秘，经口服药物治疗后缓解，后又偶可出现便秘，在服用药物后可缓解；1年前便秘加重，辗转多处治疗，曾长期服用大黄、芒硝、果导等导泻药，各种方法往往开始时疗效尚可，其后又渐出现便秘。入院前4天未排便，以"腹胀、腹痛2天"入院。入院后，管床护士小张进行护理体检：腹部较硬且紧张，可触及包块，肛诊可触及粪块。

问题：1.患者可能出现了什么情况？
　　　2.护士小张该如何护理？

粪便的主要成分是食物经过消化吸收后，由肠道排出体外的食物残渣。护士对患者粪便及排便活动的观察，有助于疾病的诊断、治疗和护理；同时，对排便异常的患者，还应采取有效的护理措施，使患者尽快康复。

一、与排便有关的解剖和生理

（一）大肠的解剖

大肠是消化管的末段，起自右髂窝，呈"门"字形环绕小肠，穿过盆膈，经肛门开口于外界。全长约 1.5m，包括盲肠、结肠（分为升结肠、横结肠、降结肠和乙状结肠）、直肠（约 12cm）和肛管（3～4cm）。管壁由内至外分为四层：黏膜层、黏膜下层、肌层和外膜，其肌层一般呈内环、外纵两层排列，在盲肠、结肠的纵行平滑肌集中形成三条肉眼可见的结肠带，由于结肠带的长度短于肠管的长度，使肠壁形成一些袋状膨出的结肠袋（图 11-1）。

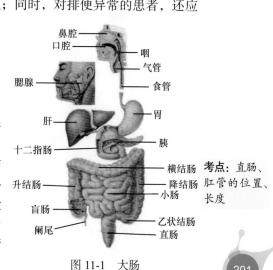

图 11-1　大肠

鼻腔
口腔
咽
气管
腮腺
食管
肝
胃
十二指肠
胰
升结肠
横结肠
盲肠
降结肠
阑尾
小肠
乙状结肠
直肠

考点：直肠、肛管的位置、长度

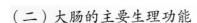

（二）大肠的主要生理功能

1. 吸收水分、无机盐和维生素。
2. 形成和排出粪便，排出少量气体。
3. 利用肠内细菌制造维生素。
4. 分泌碱性黏液，润滑肠黏膜。

（三）大肠的运动

1. 袋状往返运动　是空腹时最常见的一种运动形式。主要由环形肌无规律的收缩所致，使结肠袋中肠内容物向前后两个方向做短距离移动，但并不向前推进。

2. 分节或多袋推进运动　是进食后较多见的一种运动形式。由一个结肠袋或一段结肠收缩，使肠内容物推移至下一结肠段。

3. 蠕动　是一种推进运动，由一些稳定向前的收缩波组成，波前面的肌肉舒张，波后面的肌肉则保持收缩状态，迫使这段肠管闭合并排空。其对排便起着重要作用。

4. 集团蠕动　是一种进行很快，且前进很远的蠕动。通常开始于横结肠，可将一部分大肠内容物推送至降结肠或乙状结肠。每日有 2 ～ 3 次这种集团蠕动，常发生在进早餐后60 分钟内，是由胃 - 结肠反射和十二指肠 - 结肠反射刺激引起，这两种反射对排便有重要意义。

（四）排便反射

直肠内通常无粪便。当肠蠕动将粪便推入直肠时，刺激直肠壁内感受器，兴奋冲动经盆神经和腹下神经传至脊髓腰骶段的初级排便中枢，上传到大脑皮层，引起便意和排便反射。如果条件允许，大脑皮层发出下行冲动到初级排便中枢，通过盆神经传出冲动，使降结肠、乙状结肠和直肠收缩，肛门内括约肌舒张；同时，阴部神经冲动减少，肛提肌收缩，肛门外括约肌舒张；此外，由于支配腹肌、膈肌的神经兴奋，腹肌、膈肌收缩，腹内压增加，共同促使粪便排出体外；如果条件不允许，则抑制排便活动。因此，排便活动受大脑皮质控制。

考点：排便反射的感受器和中枢的位置

二、与排便有关的评估

（一）粪便评估

1. 正常粪便

（1）排便次数和量：由于生活习惯不同，排便次数也不完全相同。一般情况下，成人每日排便 1 ～ 2 次，平均重量 150 ～ 200g；婴幼儿每日 3 ～ 5 次。

（2）形状和软硬度：正常成人粪便柔软、成形。

（3）颜色和气味：正常成人粪便因有粪胆素，故呈黄褐色。食物和药物可影响其色。正常粪便因含有蛋白质分解产物而有臭味，强度由腐败菌的活动性和动物蛋白量而定，肉食者气味重，素食者气味轻。

（4）内容物：主要是食物残渣，还有脱落的上皮细胞、大量细菌和机体新陈代谢产物。

2. 异常粪便

（1）排便次数：一般情况下，成人每日排便多于 3 次或每周少于 3 次应视为异常，如腹泻、便秘。

（2）形状和软硬度：消化不良或急性肠炎可为稀便或水样便，不成形；便秘时，水分在肠道内被过量吸收，使大便干结坚硬，呈栗子样；直肠、肛门狭窄呈扁条状。

（3）颜色、气味

1）颜色：柏油样便，提示上消化道出血；暗红色便，常提示下消化道出血；陶土样便，提示胆道梗阻；果酱样便，提示阿米巴痢疾、肠套叠；淡黄色混有泡沫，提示脂肪吸收不良；粪便表面有鲜红色或便后有鲜血滴出，提示有直肠息肉、肛裂和痔；呈"米泔水"样便，见于霍乱、副霍乱。

2）气味：消化不良为酸臭味；直肠溃疡、直肠癌为腐臭味；继发感染时，有恶臭味；上消化道出血为腥臭味。

（4）混合物：粪便混有大量黏液，多见于肠炎；粪便中伴有脓血，多见于痢疾、直肠癌；肠道寄生虫感染者，粪便可有蛔虫、蛲虫等寄生虫。

考点：异常粪便的临床意义

（二）异常排便活动的评估

1. 腹泻 指肠蠕动增快，排便次数增多，粪便稀薄不成形，甚至呈水样便，常伴有恶心、呕吐、腹痛、里急后重。主要由肠蠕动加快，肠黏膜吸收水分障碍，使肠内容物迅速通过消化道，水分在肠道内不能被吸收所致。持续严重的腹泻，可导致大量水分和胃肠液的丢失，发生水、电解质和酸碱平衡紊乱。长期慢性腹泻，可致机体营养不良，出现消瘦、体重下降等。常见的原因有饮食不当、胃肠道炎症、消化系统功能紊乱、情绪紧张、使用泻剂不当等。

2. 便秘 指排便次数减少，粪便干硬，排便不畅，甚至排便困难。常伴有腹胀、食欲缺乏、乏力、嗜睡。常见原因：机体活动减少；肠蠕动减弱；生活无规律或排便习惯改变；食入粗纤维少，饮水减少；肛肠手术、器质性病变；中枢神经系统功能障碍；某些药物的副作用等。

3. 粪便嵌塞（粪结石） 指粪便持久滞留堆积在直肠内，坚硬不能排出。原因是：粪便滞留在直肠内，水分被持续吸收。同时，从乙状结肠下来的粪便又不断加入直肠内的粪块，最终粪便变得又硬又大，坚实如石，堆积在直肠内，无法从肛门生理性排出，引起机械性肠梗阻。常发生于慢性便秘患者。

4. 大便失禁 指肛门括约肌不受意识控制，而不自主地排便。常见原因：神经肌肉病变或损伤（如瘫痪）；肛肠疾患、损伤；精神障碍；情绪失调等。

5. 肠胀气 指胃肠道内有过量气体积聚，不能排出。胃肠道内通常含有气体约150ml，其中胃内约50ml，肠道内约100ml。肠内气体主要来源：经口吞咽时带入；肠内食物发酵；血液的气体弥散。正常情况下，胃内气体由口腔嗳出，肠道内气体部分被小肠吸收，其余部分经肛门排出体外，不会产生不适。不能排出则产生肠胀气，患者常有腹胀、痉挛性疼痛、呃逆、肛门排气过多，望诊腹部膨隆，叩诊为鼓音。当肠胀气压迫膈肌和胸腔时，则出现呼吸困难。

案例 11-1 分析 1

患者有慢性便秘病史，结合主诉和护理体检，根据便秘的定义，王女士出现了便秘。

（三）影响排便活动的因素评估

1. 心理因素 是影响排便的重要因素。精神抑郁时，躯体活动减少，肠蠕动减弱，可致便秘；情绪紧张、焦虑可使迷走神经兴奋，肠蠕动加强，可致吸收不良，腹泻发生。

2. 社会文化因素 社会的文化教育影响个人的排便观念。排便是个人隐私的观念已被大多数社会文化所接受。当个体因排便问题需要他人帮助而丧失隐私时，可能压抑排便的需要，而造成排便功能的异常。

3. 排便习惯 许多人都有自己固定的排便时间、姿势。如果排便时间紊乱，总是忽略便意，则无法建立有规律的排便习惯。姿势体位的改变也可能影响正常排便。

4. 液体摄入量 粪便中的含水量将影响其软硬度，含水愈少，粪便愈硬。因此，每天应保证充足水分的摄入。

5. 饮食 含纤维素高的食物有利于排便。低纤维饮食则使粪团的体积减小，趋向于减少排便反射，易致便秘。

6. 活动 长期卧床或缺乏运动，会导致肌张力下降，影响粪便在肠道内运行，造成水分吸收过多，大便干硬不易排出。

7. 药物 麻醉药、镇痛药等可使肠蠕动减弱而导致便秘；预防便秘药物使用剂量不当时，可引起腹泻或加重便秘。

8. 治疗和检查 腹部、肛门手术后，由于局部肠壁肌肉暂时麻痹和伤口疼痛可导致排便困难；胃肠X线检查，常需灌肠或服用钡剂，可影响排便。

护考链接

A_2型题

患者刘某，男性，平素喜饮酒。肝硬化合并上消化道出血，经对症治疗后出血停止。出血期间，患者为以下哪种大便（　　）

A. 黄褐色便　　　　　　B. 果酱样便　　　　　　C. 柏油样便

D. 陶土色便　　　　　　E. 鲜红色便

分析：上消化道出血超过50ml，出血速度不快，会有柏油样便（黑粪）。是由于血中的红细胞在肠道内分解，血红蛋白铁在胃酸和肠道细菌的作用下，与粪便中的硫化物结合成为黑色的硫化铁，使粪便变黑；而且硫化铁刺激肠壁，使黏膜分泌大量黏液，故大便呈现出像柏油似的油性光泽。本题正确答案是C。

三、排便异常患者的护理

（一）腹泻患者的护理

1. 卧床休息 减少肠蠕动和体力消耗。应为患者提供安静、舒适的环境，注意保暖。

2. 饮食调理 鼓励患者多饮水，给予清淡易于消化的流质或半流质饮食。腹泻严重应禁食，以减轻肠道负担，有利其功能恢复。忌辛辣、粗纤维和油腻食物摄入。

3. 遵医嘱给药 如止泻药、抗感染药、口服补盐液或静脉输液，以维持水、电解质平衡。

4. 皮肤护理 粪便通常呈酸性，含有消化酶。肛周皮肤受其刺激易发生红肿、疼痛、表皮脱落。每次便后，用软纸轻擦肛门，用温水清洗肛周皮肤，并在肛门周围涂油膏，以保护局部皮肤。

5. 观察并记录 观察和记录粪便的性质、次数和量等。需要时留取标本送检。病情危重者，注意生命体征、意识、尿量等变化。疑是传染病，则按隔离原则护理。

6. 心理支持 粪便臭味及沾污的被服、便器都会给患者带来不适。因此，要给予患者安慰和支持。协助患者更换沾污的被服、清洗沐浴，使患者舒适。将便器清洗干净后，放到患者易取处，保证患者能迅速而且容易地取用便器。保持病室空气流通、无臭味。

7. 健康教育 向患者讲解有关腹泻的知识，指导其注意饮食卫生，养成良好的卫生习惯。告知患者多饮水，饮食宜清淡，预防脱水。教会患者观察排便情况，有异常及时与护士联系。

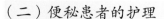

（二）便秘患者的护理

1. 心理护理 给予解释和指导，减轻患者的紧张情绪和思想顾虑。

2. 提供环境 排便时，用屏风、窗帘遮挡。避开查房、治疗、护理和进餐时间。给予足够时间，使其安心排便。

3. 选取适宜的姿势 尽可能采用患者惯用的姿势。床上使用便器时，除非有特别禁忌，最好采用坐姿或抬高床头。病情许可时，协助患者下床上厕所排便。

4. 腹部按摩 排便时，用手自右沿结肠解剖位置向左（即由近心端向远心端）环行按摩，可促使降结肠内容物向下移动，并可增加腹压，促进排便。

5. 用缓泻剂 遵医嘱指导患者正确使用缓泻剂。对老人、儿童应选用作用缓和的泻药；慢性便秘采用果导、番泻叶、大黄等接触性泻剂。

6. 用简易通便剂 指导患者正确使用开塞露或甘油栓。

7. 必要时灌肠 上述方法无效时，按医嘱给予灌肠。

8. 健康教育

（1）定时排便：向患者讲解有关排便的知识，养成定时排便的习惯。

（2）合理安排膳食：食物中应有足够的纤维素。病情许可，每天液体摄入量不少于2000ml。适当食用油脂类食物。

（3）运动：帮助患者拟定有规律的活动计划（如散步、做操等）。卧床患者可进行床上活动。

（4）训练：对需要绝对卧床休息者或某些手术者，有计划地训练床上使用便器。

（三）大便嵌塞患者的护理

1. 润肠通便 早期可使用栓剂、口服缓泻剂来润肠通便。

2. 灌肠 必要时，先做油类保留灌肠，2～3小时后，行清洁灌肠。

3. 人工取便 上述两种方法无效后使用。术者戴上手套，将涂润滑剂的手指慢慢的插入患者直肠内，触到硬物时，轻轻破碎后，一块一块地取出。操作时动作轻柔，防止损伤直肠黏膜。操作中，患者如有心悸、头晕等不适，立即停止操作。

4. 健康教育 向患者和家属讲解有关排便的知识，协助建立合理的膳食结构，养成良好排便习惯，防止便秘。

（四）大便失禁患者的护理

1. 心理护理 应尊重理解患者，给予安慰和支持，消除紧张所致的窘迫、自卑和忧郁，帮助患者树立信心，配合护理和治疗。

2. 皮肤护理 床上铺橡胶单和中单。每次便后，用温水洗净肛门周围及臀部皮肤，保持清洁干燥。必要时，肛门周围涂软膏以保护皮肤，防破损、感染。注意观察骶尾部皮肤的变化，定时按摩受压部位，预防压疮发生。

3. 帮助患者重建控制排便的能力 掌握患者排便规律，定时给便器，促进患者按时排便。教会患者进行肛门括约肌及盆底肌的锻炼。指导患者先缓慢收缩肌肉，再慢慢放松，每次10秒左右，连续10次。每次练习20～30分钟，每日数次。以患者不感觉疲劳为宜。

4. 病情允许，保证每天摄入足够液体。

5. 保持病室整洁、无臭味 应勤整理、更换，定时通风换气，保持空气清新。

（五）肠胀气患者的护理

1. 指导患者养成良好的饮食习惯，如进食时细嚼慢咽。

2. 去除引起肠胀气的原因。如不吃产气食物和饮料，治疗肠道疾病等。

3. 鼓励患者适当活动。病情允许，可协助患者下床活动；卧床患者可在床上活动或变换体位。

4. 轻微肠胀气，可进行腹部热敷或腹部按摩。严重者，遵医嘱给予药物治疗或行肛管排气。

四、与排便有关的护理技术

（一）灌肠法

灌肠法是将一定量的液体由肛门经直肠灌入结肠，以刺激肠蠕动，清除肠腔内粪便、积气或由肠道供给药物的方法。

根据灌肠的目的不同分为保留灌肠法和不保留灌肠法。不保留灌肠法又分为大量不保留灌肠法、小量不保留灌肠法和清洁灌肠法。

1. 大量不保留灌肠法

【目的】

（1）解除便秘和肠胀气。

（2）清洁肠道，为肠道手术、检查或分娩做准备。

（3）排除肠内毒物，减轻中毒。

考点：目的

（4）为高热患者降温。

【评估】

（1）患者临床诊断、病情、意识状态、自理能力、排便情况、肛门部位皮肤及黏膜情况。

（2）患者的心理反应及合作程度。

【准备】

（1）工作人员准备：着装整齐、修剪指甲、洗手、戴口罩。

（2）用物准备

1）治疗车上层备：洗手液、执行单、量杯、棉签、润滑剂、弯盘、水温计、灌肠筒一套（橡胶管120cm和玻璃接管，筒盛灌肠液）、肛管（24～26号）、血管钳（或液体调节开关）、卫生纸、手套、橡胶单、治疗巾及有孔巾（或备一次性灌肠器包一个，内有灌肠器、手套、有孔巾、治疗巾、卫生纸，灌肠器由灌肠袋、引流管和肛管组成）。

2）治疗车下层备：便盆及便盆巾。

3）输液架，必要时备屏风。

4）灌肠液：0.1%～0.2%肥皂液、生理盐水。成人每次用量500～1000ml，小儿根据年龄酌情减少，200～500ml；常用温度39～41℃为宜，降温时用28～32℃，中暑用4℃生理盐水。

（3）环境准备：关门窗，拉窗帘或用屏风遮挡患者。

考点：灌肠液的种类、量和温度

（4）患者准备：患者了解灌肠的目的、过程和注意事项，愿意配合。嘱其解小便，排空膀胱。

【实施】

（1）操作步骤：见表11-1。

表 11-1 大量不保留灌肠法

操作流程	操作要点
核对、解释	物品备齐，携至床旁，核对床号、姓名及灌肠液，解释目的、过程，请患者配合。确认患者已排尿
环境、体位、垫巾	关门窗，拉窗帘或屏风遮挡。患者取左侧卧位，双膝屈曲，褪裤至膝部，臀部移至床沿。不能控制排便者取仰卧位，臀下垫便盆，盖好被子，只露臀部（如用一次性灌肠包，则洗手、检查、打开灌肠包）戴手套，垫橡胶单和治疗巾（或包内一次性治疗巾）于臀下，需要时，臀部铺有孔巾，露出肛门，放弯盘和卫生纸于臀边
挂液、排气	将灌肠筒或灌肠袋（倒液体于一次性灌肠袋，）挂于输液架上，筒（袋）内液面高距肛门 40～60cm。连接肛管（非一次性灌肠器），润滑肛管前端，排气后夹管
插管、固定	左手垫卫生纸，分开臀裂，暴露肛门，嘱患者深呼吸，右手持肛管轻轻插入 7～10cm，小儿插入 4～7cm。用手固定肛管（图 11-2）
灌液	开放管夹，使液体缓缓流入
观察	观察患者的反应和液面下降情况。有便意和腹胀，嘱其深呼吸，并降低灌肠筒（袋）位置，或减慢滴速，或暂停片刻；如面色苍白、出冷汗、剧烈腹痛，立即停止灌肠，与医生联系，及时处理。液面下降过慢或停止，多由肛管前端被粪块堵塞所致，可移动或挤捏肛管
拔管	待溶液即将流尽时夹管。用卫生纸包裹肛管前端轻轻拔出，暂时置于弯盘内，擦净肛门。取下灌肠筒（一次性灌肠器，放入医用垃圾筒），移去弯盘，撤出有孔巾、橡胶单和治疗巾，脱下手套。协助其取舒适的卧位，嘱患者尽可能保留 5～10 分钟，有利于软化粪便
协助排便	能下床者，协助上厕所排便。不能下床者，把便盆、卫生纸和呼叫器放在易取处
整理	排便毕，协助取舒适体位休息，整理床单位，致谢。开窗通风。用物按要求处理
记录	洗手，记录。在体温单大便栏内记录灌肠结果。灌肠（enema）缩写符号为"E"，如灌肠后排便 1 次，用 1/E 表示；灌肠后无大便，用 0/E 表示；自行排便 1 次，灌肠后又排便 1 次，用 1^1／E 表示

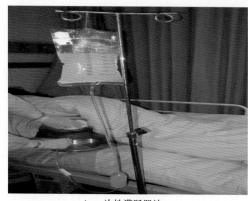

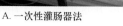
A. 一次性灌肠器法

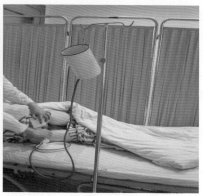
B. 灌肠筒法

图 11-2 大量不保留灌肠

考点：体位、液面高、插管长度、保留时间、记录

（2）注意事项

1）认真做好查对，防止差错；做好解释，消除患者的顾虑，取得合作。

2）遵医嘱正确选择灌肠溶液，注意其温度和量。肝昏迷者禁用肥皂水，以减少氨的产生和吸收；水钠潴留者，禁用生理盐水。

3）伤寒患者灌肠压力宜低。液面与肛门的距离小于 30cm，液体量不超过 500ml。

4）以降温为目的的灌肠，嘱患者保留 30 分钟后排便，排便后 30 分钟再测体温。

5）观察粪便性质、颜色、量，必要时送检，交待注意事项。

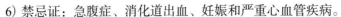
6) 禁忌证：急腹症、消化道出血、妊娠和严重心血管疾病。

考点：大量不保留灌肠的注意事项

7) 灌肠过程中要观察患者的反应，如果出现心慌气促、脉速、面色苍白、出冷汗、剧烈腹痛等，应立即停止灌肠，与医生联系，配合医生及时处理。

【评价】

(1) 严格遵守查对和消毒隔离制度，用物处理符合要求。

(2) 护患沟通有效，患者配合操作，对服务满意。

(3) 操作方法正确，达到目的，无并发症发生。

链接

大量不保留灌肠的并发症

在平常的护理操作中，由于患者自身、使用材料和操作者技术水平等原因，有可能产生相应的操作并发症。大量不保留灌肠操作可能出现的并发症有肠道黏膜损伤、肠道出血、肠穿孔、肠破裂、水中毒、电解质紊乱、虚脱、排便困难、肠道感染、大便失禁、肛周皮肤擦伤等。因此，护士应严格遵守操作规程，减少或避免并发症的发生。

案例 11-1 分析 2

王女士有慢性便秘和轻度抑郁病史，结合工作为办公室文员、性格内向、不爱运动和交往等。护士小张首先应遵医嘱灌肠，减轻痛苦；同时，给予心理护理，减轻患者的紧张情绪和思想顾虑；做好健康教育，向患者讲解有关排便的知识，养成定时排便的习惯，食物中应有足够的纤维素。多饮水，适当食用油脂类食物；帮助其拟订有规律的活动计划（如散步、做操等）；经常用手自右沿结肠解剖位置向左进行腹部按摩；遵医嘱正确使用缓泻剂。

2. 清洁灌肠

(1) 目的：彻底清除滞留在结肠中的粪便，为结肠、直肠检查和手术做肠道准备。

(2) 操作方法：第 1 次用肥皂水，以后用等渗盐水灌洗数次，直至排出液澄清无粪质为止。灌肠时压力要低，液面距肛门的距离不超过 40cm。注意每次灌肠后，应让患者休息片刻。

3. 小量不保留灌肠

【目的】

解除便秘和肠胀气。适用于腹部或盆腔手术后的患者、年老体弱者、小儿、危重患者和孕妇。

【评估】

(1) 患者临床诊断、病情、意识状态、自理能力、排便情况、肛门部位皮肤及黏膜情况。

(2) 患者的心理反应及合作程度。

【准备】

(1) 工作人员准备：着装整齐，修剪指甲，洗手、戴口罩。

(2) 用物准备（仅列出与大量不保留灌肠法不同之处，其余同之）：灌肠筒一套为小容量灌肠筒或注洗器、量杯；肛管细（20～22 号）；灌肠溶液常用"1、2、3"溶液（50% 硫酸镁 30ml，甘油 60ml，温开水 90ml) 或油剂（甘油或液体石蜡 50ml 加等量温开水），溶液温度为 38℃。另备温开水 5～10ml。也可选用一次性灌肠器。

(3) 环境准备：关门窗，拉窗帘或用屏风遮挡患者。

(4) 患者准备：了解灌肠的目的、过程和配合要点，愿意配合。嘱其解小便，排空膀胱。

【实施】

（1）操作步骤：见表 11-2。

表 11-2　小量不保留灌肠法

操作流程	操作要点
核对、解释	物品备齐携至床旁，核对床号、姓名及灌肠液，解释目的和配合要点
环境、体位、垫巾	关门窗，拉窗帘或用屏风遮挡，患者取左侧卧位，双膝屈曲，褪裤至膝部，暴露臀部并移至床沿，臀下垫橡胶单和治疗巾（或一次性治疗巾），需要时，臀部铺有孔巾，露出肛门，弯盘放于臀边，戴手套
吸（装）液、排气	用注洗器抽吸灌肠溶液，连接肛管，润滑肛管前端，排气后夹管。如用小容量灌肠筒（或一次性灌肠袋），将灌肠筒或灌肠袋倒入液体，挂于输液架上，液面距肛门高度应低于 30cm（图 11-3），润滑肛管前端，排气后夹管
插管、固定	左手垫卫生纸，分开臀裂，暴露肛门，嘱患者深呼吸，右手将肛管轻轻插入 7～10cm，固定肛管
注液	放松血管钳，缓慢注入溶液后夹管。取下注洗器再吸溶液，松夹后再推注溶液。如此反复，至溶液推注完毕。如用小容量灌肠筒（或一次性灌肠袋），开放管夹，使液体缓缓流入
注温开水	灌入温开水 5～10ml，抬高肛管尾端，使管内灌肠溶液全部流入。
拔管	待温开水即将流尽时夹管，用卫生纸包裹肛管前端轻轻拔出，分离注洗器，肛管暂时置于弯盘内（如为灌肠筒，取下灌肠筒；如为一次性灌肠器，则取下放入医用垃圾筒），擦净肛门，移去弯盘，撤出有孔巾、橡胶单和治疗巾，脱下手套。协助其取舒适的卧位，嘱患者尽可能保留 10～20 分钟后再排便，以充分软化粪便，有利排便
排便	协助患者排便

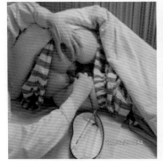 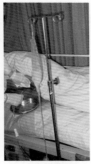 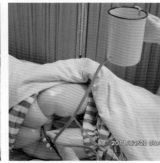

A. 注洗器法　　　B. 一次性灌肠袋　　　C. 小容量灌肠筒法

图 11-3　小量不保留灌肠

（2）注意事项：灌肠插管的深度为 7～10cm，压力宜低，灌肠液注入的速度不得过快。每次抽灌肠液时，夹紧或反折肛管尾段，防止空气进入肠道，引起腹胀。

4. 保留灌肠　保留灌肠是自肛门灌注药物，保留在直肠或结肠内，通过肠黏膜吸收达到治疗目的。

【目的】

常用于镇静、催眠及治疗肠道感染。

【评估】

（1）患者病情、意识状态、临床诊断、治疗目的、肠道病变部位、排便情况、肛周皮肤及黏膜的情况。

（2）患者的心理状态，合作程度。

考点： 常用溶液及温度、操作要点

【准备】

（1）工作人员准备：同不保留灌肠。

（2）用物准备：一般用物同小量不保留灌肠，只是肛管更细（选 20 号以下）。常用溶液遵医嘱准备（镇静、催眠用 10% 水合氯醛；肠道杀菌剂用 2% 小檗碱、0.5% ～ 1% 新霉素或其他抗生素）。灌肠溶液量不超过 200ml，溶液温度 38℃。

（3）环境准备：同不保留灌肠。

（4）患者准备：了解保留灌肠的目的、过程和配合要点，愿意配合。排尽大、小便。

考点：保留灌肠的目的、常用药液及温度

【实施】

（1）操作步骤：见表 11-3。

表 11-3　保留灌肠法

操作流程	操作要点
核对、解释	物品备齐携至床旁，核对床号、姓名及灌肠液，解释目的，嘱患者排尿、排便
环境、体位、垫巾	关门窗，拉窗帘或用屏风遮挡。根据病情选择卧位（慢性细菌性痢疾病变多在直肠或乙状结肠，取左侧位；阿米巴痢疾病变多在回盲部，取右侧位），臀部移至床沿，并暴露，抬高臀部 10cm，防止溶液流出，臀下垫橡胶单和治疗巾（或一次性治疗巾），需要时，臀部铺有孔巾，露出肛门，弯盘放于臀边，戴手套
吸（装）液、排气	同小量不保留灌肠
插管、固定	插入长度为 15 ～ 20cm，余同小量不保留灌肠
灌液	同小量不保留灌肠
注温开水	同小量不保留灌肠
拔管	待温开水即将流尽时夹管，用卫生纸包裹肛管前端轻轻拔出，分离注洗器，肛管暂时置于弯盘内（如为灌肠筒，取下灌肠筒；如为一次性灌肠器，则取下放入医用垃圾筒，）用卫生纸在肛门处轻轻按揉擦干，移去弯盘，撤出有孔巾、橡胶单和治疗巾，脱下手套。嘱患者尽可能忍耐，使药物保留 1 小时以上，以达到目的
整理、记录	整理患者和床单位，致谢。清理用物，洗手，记录（灌肠时间，灌肠液的种类、量，患者的反应）

（2）注意事项

1）肛门、直肠、结肠等手术后的患者和排便失禁患者不宜做保留灌肠。

2）肠道抗感染治疗以晚上睡前灌肠为宜，有利于保留药物，达到治疗目的。

考点：保留灌肠的操作要点、注意事项

3）灌肠前嘱患者排便，肛管要细，插入要深，注入药液要慢，量要少，液面距肛门不超过 30cm，使灌入药液能保留较长时间，利于肠黏膜充分吸收，达到治疗目的。

【评价】

（1）护患沟通有效，患者能配合操作。

（2）操作方法正确。达到保留灌肠的目的。

（二）简易通便法

采用简单而易行，经济而有效的措施，协助患者排便，解除便秘。适用于年老、体弱、久病卧床的便秘患者。常用的方法如下。

1. 开塞露法　开塞露用甘油或山梨醇制成，装在塑料壳内。使用时将封口端剪去（开口端应光滑），首先挤出少量液体润滑开口处，患者取左侧卧位，分开臀裂显露肛门，嘱患者深呼吸，放松肛门括约肌，将开塞露前端轻轻插入肛门后将药液全部挤入直肠内（图 11-4）。成人每次 20ml，小儿每次 10ml。嘱患者忍耐 5 ～ 10 分钟，以刺激肠蠕动，软化粪块，利于排便。

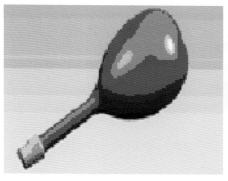
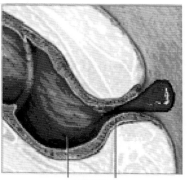

A. 开塞露　　　　　　　　　　　　B. 开塞露的使用

图 11-4 开塞露简易通便法

2. 甘油栓通便法 甘油栓是甘油和明胶制成的栓剂。使用时,术者手垫上纱布或戴手套,捏住栓剂底部(较粗的一端)轻轻插入肛门至直肠内,用纱布抵住肛门处轻轻按揉,嘱患者保留 5 ～ 10 分钟后排便。因机械性刺激及润滑作用而通便。

3. 肥皂栓通便法 将普通肥皂削成圆锥形(底部直径 1cm,长 3 ～ 4cm)。护士戴手套,蘸热水后轻轻插入肛门。由于肥皂的化学性和机械性刺激而引起排便。如有肛裂、肛管皮肤黏膜溃疡及肛门剧烈疼痛者,则不宜使用此法。

(三)肛管排气法

肛管排气法是将肛管从肛门插入直肠,以排除肠腔内积气,减轻腹胀的方法。

【目的】

帮助患者排除肠腔内积气,减轻腹胀。

【评估】

1. 患者的临床诊断、病情、意识状态、生命体征、腹胀情况等。

2. 心理状态和合作程度。

【准备】

1. 工作人员准备 同灌肠法。

2. 用物准备

(1)治疗盘内备:肛管、玻璃接管、橡胶管、棉签、透明玻璃瓶(内盛水 3/4 满,瓶口系带或带挂钩)

(2)治疗盘外放:润滑剂、细长胶布条(1cm×15cm)、橡胶圈、别针、卫生纸、弯盘、小橡胶单、治疗巾、清洁手套。

3. 环境准备 同灌肠法。

4. 患者准备 了解肛管排气的目的、过程和注意事项,愿意配合。

【实施】

1. 操作步骤 见表 11-4。

表 11-4 肛管排气法

操作流程	操作要点
核对、解释	备齐用物,携至床旁,核对床号、姓名,解释目的及方法
环境与体位	关门窗,拉窗帘或用屏风遮挡,调节室温。左侧卧位或仰卧位,协助患者褪裤至膝部,露出臀部,垫治疗巾于臀下,需要时,臀部铺有孔巾

续表

操作流程	操作要点
系瓶带、连接管	瓶系（挂）于患者床旁，橡胶管一端插入玻璃瓶的液面下，另一端与肛管相连
插管	戴手套，润滑肛管前端，一手用卫生纸分开患者的臀部露出肛门，嘱患者深呼吸，另一手将肛管从肛门缓慢地轻轻旋转插入 15～18cm
固定	用胶布条将肛管固定在臀部，留出足够长的橡胶管用别针固定在床单上（图 11-5）。肛管保留不超过 20 分钟
观察	观察排气情况。排气畅通，瓶内液面下有气泡逸出；排气不畅，瓶中气泡很少或无
拔管	拔出肛管，清洁肛门，取下手套
整理	协助患者取舒适体位，整理床单位，清理用物，致谢。洗手、记录（排气时间及效果，患者的反应）

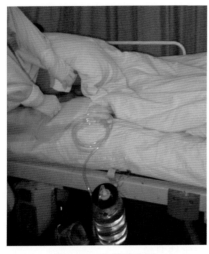

图 11-5　肛管排气法

2. 注意事项

（1）排气不畅时，沿结肠解剖位置做离心按摩或协助患者更换卧位，以促进排气。

（2）长时间留置肛管会导致肛门括约肌功能降低，甚至出现肛门括约肌永久性松弛。必要时，可隔 2～3 小时再插管排气。

【评价】

1. 护患沟通有效，患者愿意配合操作。操作方法正确。

2. 患者腹胀减轻或消失，感觉舒适，无并发症发生。

 链接

肛门侵入性操作的进入方向

在临床工作中，我们技术上要精益求精，必须理论指导实践，才能增加患者的舒适感，减轻痛苦，做到真正意义的人性化服务。在临床上，经常需要进行肛门插管和其他一些经肛门的侵入性操作。如灌肠、肛管排气、测肛温、为患者挖出干硬的粪便、肛门直肠镜检查等。如果进入肛门、直肠方向不正确，会引起损伤、出血等并发症。因此，要顺应肠道解剖至所需长度。肛管位于直肠会阴曲的尾侧，肛管的长轴从前上斜向后下，此轴向前上的延长线约通过肚脐。因此，肛门插管应以脐的方向为准，先插入约 4 cm 再转向后上，进入直肠。

第二节　排尿护理

 案例 11-2

患者李某，女性，45 岁。主诉：反复右上腹痛 2 年。诊断：慢性胆囊炎伴胆囊结石。在全麻下行"腹腔镜胆囊切除术"，术毕返回病房，现为术后第 2 天，患者诉排尿困难。护理体检：耻骨联合上膨隆，可触及一囊性包块。

问题：1. 该患者发生了什么情况?

2. 引起该问题的因素有哪些?

3. 作为护士的你，该如何为患者解除痛苦?

一、与排尿有关的解剖与生理

（一）泌尿系统的解剖与功能

泌尿系统由肾、输尿管、膀胱及尿道组成（图 11-6）。

1. 肾　肾是成对的实质性器官，位于脊柱两侧，呈蚕豆状，右肾略低于左肾。肾的主要功能是产生尿液、排泄人体新陈代谢的终末产物、过剩盐类、有毒物质和药物。

2. 输尿管　输尿管为连接肾和膀胱的细长肌性管道，左右各一。输尿管的主要生理功能是将尿液由肾输送至膀胱，此时尿液是无菌的。

3. 膀胱　膀胱位于小骨盆内、耻骨联合的后方。空虚时，其顶部不超过耻骨联合上缘。膀胱为储存尿液的囊状肌性器官，其形状、大小、位置均随尿液充盈的程度而变化。一般膀胱内储存的尿液达到 300 ～ 500ml 时，才会有尿意。膀胱的主要生理功能是贮存和排泄尿液。

4. 尿道　尿道是尿液排出体外的通道，始于膀胱的尿道内口，末端出口止于体表。男、女性尿道有很大差异。男性尿道长 18 ～ 20cm，有三个狭窄，即尿道内口、膜部和尿道外口；两个弯曲，即耻骨下弯和耻骨前弯。耻骨下弯固定、无变化，而耻骨前弯则随阴茎位置的不同而变化，如将阴茎向上提起，耻骨前弯即可消失（图 11-7）。女性尿道长 4 ～ 5cm，较男性尿道粗、短、直，富于扩张性，尿道外口位于阴蒂下方，呈矢状裂，与阴道口、肛门相邻，比男性容易发生尿道的感染（图 11-8）。

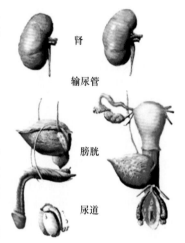

图 11-6　男性、女性泌尿生殖系统解剖结构

考点： 男、女性尿道的区别

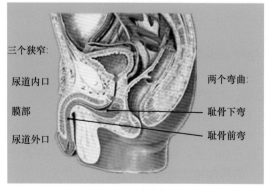

图 11-7　男性尿道

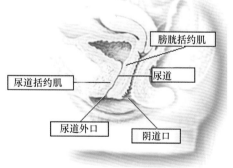

图 11-8　女性尿道

（二）排尿反射

排尿活动是一种受大脑皮质控制的反射活动。当膀胱内尿量充盈达 400 ～ 500ml 时，膀胱壁的牵张感受器受压力的刺激而兴奋，冲动沿盆神经传入脊髓骶段的排尿反射初级中

枢；同时，冲动也上传到大脑皮质，产生尿意。如果条件允许，排尿行为进行；如果个体认为环境不适宜排尿，则排尿行为将受到一定程度的抑制。

二、与排尿有关的评估

（一）正常排尿

正常情况下，排尿受意识支配，无痛，无障碍，可自主随意进行。成人日间排尿3～5次，夜间0～1次，每次尿量200～400ml，每24小时排出尿量1000～2000ml。新鲜尿呈澄清、透明的淡黄色，密度为1.015～1.025，pH为5～7，呈弱酸性。受食物的影响。尿液排出放置一段时间后，由于尿液中尿素分解放出氨，故有氨臭味。

（二）异常排尿

1. 尿液性状评估

（1）尿量与次数异常：24小时尿量超过2500ml者称多尿，见于糖尿病、尿崩症等。24小时尿量少于400ml或每小时尿量少于17ml者为少尿，见于心脏病、肾病、休克等患者。24小时尿量少于100ml或12小时内无尿，称无尿或尿闭，见于严重的心脏病、肾病和休克等患者。如每次尿量少，且伴有尿频、尿急、尿痛及排尿不尽等症状称为膀胱刺激症，常见于膀胱炎患者。

（2）尿液颜色异常：肉眼血尿呈红色或棕色，见于泌尿系肿瘤、结石、炎症、外伤、结核等患者；血红蛋白尿呈酱油色或浓茶色，见于溶血患者；胆红素尿呈黄褐色，见于传染性肝炎、黄疸患者；乳糜尿呈乳白色，见于丝虫病等（图11-9）。

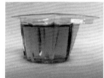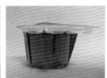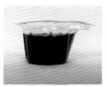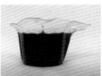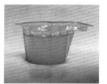

A. 正常尿　　　　B. 血尿　　　　C. 血红蛋白尿　　　　D. 胆红素尿　　　　E. 乳糜尿

图11-9　尿液颜色

（3）透明度异常：尿中有脓细胞、红细胞、大量上皮细胞、黏液、管型等，可致尿液浑浊。见于泌尿系感染。

（4）气味异常：新鲜尿有氨臭味，提示泌尿道感染；尿液呈烂苹果味，提示糖尿病酮症酸中毒；尿液有大蒜臭味，提示有机磷农药中毒。

（5）pH异常：酸中毒患者的尿液呈强酸性；严重呕吐患者的尿液呈强碱性。

（6）比重异常：若尿比重固定为1.010左右，提示肾功能严重障碍。

2. 膀胱充盈度评估　当膀胱积尿充盈时膀胱底部可超出耻骨上缘，视诊可见下腹部略隆起并可用手触及。膀胱触诊一般采取单手滑行触诊法：嘱患者仰卧屈膝位，检查者以右手自脐开始向耻骨方向滑行触摸，触及膀胱。若膀胱增大为积尿所致，其形状呈扁圆形或圆形，囊性感，较固定。按压时有尿意，排尿或导尿后缩小或消失。

3. 排尿型态评估

（1）尿潴留：指尿液大量存留在膀胱内不能自主排出者称尿潴留。当尿潴留时，膀胱容积可增至3000～4000ml，膀胱高度膨胀至脐部，下腹部膨隆、疼痛及压痛，并伴有排尿困难，体检可见耻骨上膨隆，触及囊样包块，叩诊呈浊音或实音。见于各种原因引起的

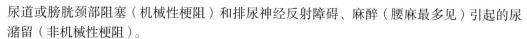

尿道或膀胱颈部阻塞（机械性梗阻）和排尿神经反射障碍、麻醉（腰麻最多见）引起的尿潴留（非机械性梗阻）。

（2）尿失禁：指排尿失去意识控制，尿液不自主流出者称尿失禁。尿失禁可分为四种：真性尿失禁、假性尿失禁、压力性尿失禁、急迫性尿失禁。

真性尿失禁：指膀胱的神经功能障碍或受损，使膀胱尿道括约肌失去功能，尿液不自主地流出，膀胱完全不能储存尿液，表现为持续滴尿，见于昏迷、瘫痪的患者。

假性尿失禁：又叫充溢性尿失禁。膀胱内储存部分尿液，当充盈到一定压力时，即不自主溢出少量尿液，膀胱内压力降低时，排尿停止。主要原因是脊髓排尿中枢活动受抑制，如脊髓损伤的患者。

压力性尿失禁：由于膀胱、尿道括约肌张力减低，骨盆底部肌肉及韧带松弛，当咳嗽、喷嚏或运动时，腹肌收缩，腹内压升高，以致不自主地排出少量尿液（排尿量少于50ml）。多见于经产妇。

急迫性尿失禁：当患者有强烈的、急迫的排尿愿望时，立刻不自主排尿。表现为在膀胱容量较低的情况下，出现尿频、尿急，导致尿失禁。见于膀胱感染、机械刺激。

考点：排尿状态的评估

 护考链接

A_2型题

患者男性，70岁。因肾衰竭住院。护士观察其24小时尿量为360ml，该患者的排尿状况是（ ）

A. 正常 　　　　B. 尿量偏少 　　　　C. 无尿

D. 少尿 　　　　E. 尿潴留

分析：正常尿量为24小时1000～2000ml；24小时尿量超过2500ml为多尿；24小时尿量少于400ml或每小时尿量少于17ml为少尿；24小时尿量少于100ml或12小时内无尿，称无尿或尿闭。故本题正确答案为D。

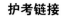 **案例 11-2 分析 1**

李阿姨胆囊切除术后第2天出现排尿困难。护理体检示耻骨联合上膨隆，触及增大的膀胱，有囊性感。根据尿潴留的定义，李阿姨出现了尿潴留。

（三）影响排尿的因素

1. 心理因素 心理因素对排尿有很大影响，当情绪紧张、焦虑、恐惧或剧烈疼痛时，可能会促使排尿或抑制排尿。排尿还受暗示影响，如有些人听到流水声便产生尿意或听见口哨声尿意更加强烈等。

2. 环境因素 排尿应该在隐蔽的场所进行。当个体在缺乏隐蔽的环境时，就会产生许多压力，而影响正常的排尿。

3. 个人习惯 排尿与个人习惯有关，如大多数人习惯于起床和睡前排尿。另外，排尿的姿势、时间是否充裕及环境是否合适也会影响排尿的完成。

4. 饮食、饮水 液体的摄入量直接影响尿量和排尿的次数。如大量饮水和摄入含水分多的食物，尿量会增加；咖啡、茶、酒类饮料有利尿作用，可使排尿增多；摄入含盐较高的饮料或食物则会造成水钠潴留，使尿量减少。

5. 气候因素 夏季炎热，出汗多，导致尿液浓缩，尿量减少；冬季寒冷，外周血管收缩，体内水分相对增加，反射性抑制抗利尿激素的分泌，尿量增加，排尿次数增加。

6. 疾病因素 神经系统的损伤和病变，使排尿反射的神经传导和排尿的意识控制发生障碍，出现尿失禁；肾的病变使尿液生成障碍，出现少尿或无尿；泌尿系统的肿瘤、结石或狭窄也可导致排尿障碍，出现尿潴留。老年男性因前列腺肥大压迫尿道，可出现排尿困难。

7. 治疗及检查 外科手术、外伤可导致失血、失液，若补液不足，尿量减少。手术中使用麻醉药可干扰排尿反射，改变患者的排尿形态，导致尿潴留。某些诊断性检查前要求患者禁食禁水，也影响尿量。某些药物直接影响排尿，如利尿药可使尿量增加，镇痛药、镇静药影响神经传导而干扰排尿。

8. 其他因素 婴儿因大脑发育不完善，其排尿不受意识控制，2～3岁后才能自我控制。妇女在妊娠时，可因子宫增大压迫膀胱致使排尿次数增多。老年人因膀胱肌肉张力减弱，出现尿频。

案例 11-2 分析 2

李阿姨胆囊切除术后第 2 天出现的尿潴留，可能与麻醉、镇痛、镇静药的影响和情绪紧张、焦虑，担心预后有关。

三、排尿异常患者的护理措施

（一）尿潴留患者的护理

1. 心理护理 安慰患者，消除其焦虑和紧张情绪。

2. 提供隐蔽的排尿环境 关闭门窗，用屏风或窗帘遮挡，请无关人员回避。适当调整治疗和护理时间，使患者安心排尿。

3. 调整体位和姿势 取适当体位，病情许可协助患者以习惯姿势排尿，如扶患者坐起或抬高上身。对需绝对卧床休息或某些手术患者，应事先有计划的训练床上排尿，避免术后不习惯卧床排尿而造成的尿潴留。

4. 诱导排尿 利用条件反射，如让患者听流水声或用温水冲洗会阴诱导排尿；亦可采用中医方法如针灸刺激排尿；热敷下腹部，以解除肌肉紧张，促进排尿；如果病情许可，可用手按压膀胱协助排尿。切记不可强力按压，以防膀胱破裂。

5. 药物排尿 必要时根据医嘱肌内注射卡巴胆碱。尿潴留患者禁用利尿药。

6. 健康教育 指导患者养成定时排尿的习惯，教会患者自我放松的正确方法。

7. 经上述处理无效时，可遵医嘱采用导尿术。

（二）尿失禁患者的护理

1. 心理护理 患者常感到羞涩、焦虑、自卑，护士要理解尊重患者，主动关心问候患者，提供必要的帮助，使其树立信心，积极配合治疗和护理。

2. 皮肤护理 注意保持皮肤清洁干燥。床上铺橡胶单和中单，也可使用尿垫或一次性纸尿裤。经常用温水清洗会阴部皮肤，勤换衣裤、床单、尿垫。根据皮肤情况，定时按摩受压部位，防止压疮的发生。

3. 室内环境 定时开门窗通风换气，保持空气清新。

4. 外部引流 必要时应用接尿装置引流尿液。男患者可用尿壶接尿，也可用阴茎套连接集尿袋接尿，但此法不宜长期使用，每天定时取下阴茎套和尿壶，清洗会阴部和阴茎，并将局部暴露于空气中。女患者可用女式尿壶紧贴外阴部接尿。

5. 重建正常的排尿功能

（1）尿失禁的患者不愿多喝水，结果可能导致尿路感染加重病情。护士应向患者说明

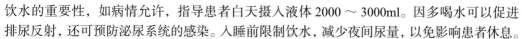

饮水的重要性，如病情允许，指导患者白天摄入液体 2000 ～ 3000ml。因多喝水可以促进排尿反射，还可预防泌尿系统的感染。入睡前限制饮水，减少夜间尿量，以免影响患者休息。

（2）观察排尿反应，定时使用便器，建立规则的排尿习惯。刚开始每 1 ～ 2 小时使用便器一次，以后间隔时间可以逐渐延长，以促进排尿功能的恢复。使用便器时，用手按压膀胱，协助排尿，注意用力要适度。

（3）指导患者进行盆底肌的锻炼，以增强控制排尿的能力。具体方法：患者取立、坐或卧位，试做排尿（排便）动作，先慢慢收紧盆底肌肉，再缓缓放松，每次 10 秒左右，连续 10 次。每日进行数次，以不觉疲乏为宜。

（4）留置导尿：对长期尿失禁的患者，可行导尿术留置导尿，避免尿液浸渍皮肤。并定时夹闭和引流尿液，锻炼膀胱壁肌肉张力，重建膀胱正常功能。

考点：排尿异常患者的护理措施

> **案例 11-2 分析 3**
>
> 管床护士帮助李阿姨采取听流水声、会阴温水冲洗、按摩、针灸等方法均未奏效。请同学们想一想，还有什么办法能帮助李阿姨？对，可根据医嘱给李阿姨实施导尿术。
>
> 在下面的学习中同学们要熟记导尿术的概念、目的，男、女患者导尿的操作方法及注意事项。

四、与排尿有关的护理技术

（一）导尿术

导尿术是指在严格无菌操作下，用无菌导尿管自尿道插入膀胱引出尿液的方法。导尿术容易引起医源性感染，如果医护人员违反操作规程或缺乏责任心易引起泌尿系统的感染。因此，为患者导尿时，必须严格遵守无菌操作原则及操作规程，避免增加患者的痛苦。

【目的】

1. 为尿潴留患者放出尿液，以减轻痛苦。

2. 协助临床诊断：如留取未污染的尿标本做细菌培养；测膀胱容量、压力及检查残余尿量；进行尿道或膀胱造影等。

3. 为膀胱肿瘤患者进行膀胱化疗。

考点：导尿术的目的

【评估】

1. 护士　了解导尿的目的，是否需要留取尿标本及留置导尿管

2. 患者　患者的性别、年龄、病情、排尿情况、意识、心理状态、合作程度；会阴部的清洁情况及皮肤黏膜情况、膀胱充盈程度。

3. 环境　要求隐蔽、安全、舒适。

【准备】

1. 操作者准备　仪表端庄，着装规范，洗手，戴口罩。

2. 用物准备

（1）治疗车上层：一次性导尿包（为生产厂商提供的灭菌导尿用物包，包括初步消毒、再次消毒和导尿用物。初步消毒用物：小方盘，内盛数个消毒液棉球袋，镊子、纱布、手套（图 11-10）。再次消毒及导尿用物：方盘，气囊导尿管，镊子 2 把，自带无菌液体的 10ml 注射器，标本瓶，纱布，内盛 4 个消毒液棉球袋，润滑油棉球袋，弯盘，集尿袋，孔巾，手套，外包治疗巾）（图 11-11）。手消毒液，一次性垫巾或小橡胶单和治疗巾 1 套，浴巾。

（2）治疗车下层：便盆及便盆巾，生活垃圾桶、医疗垃圾桶。

（3）其他：根据环境情况酌情准备屏风。

3. 环境准备 酌情关闭门窗，设置隐蔽环境，调节室温，光线充足或有足够的照明。

4. 患者准备 患者了解导尿的目的、过程及配合要点；清洁外阴，做好导尿的准备。

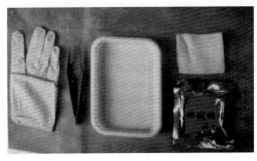

图 11-10 初步消毒用物

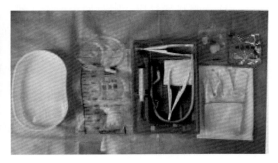

图 11-11 导尿用物

【实施】

1. 操作步骤

（1）女患者导尿术：见表 11-5。

表 11-5 女患者导尿术

操作步骤	操作要点
核对解释	携用物至患者床旁，核对患者床号、姓名，再次向患者解释操作目的及有关事项
准备	护士立于患者右侧，移床旁椅至操作同侧的床尾，将便盆放床旁椅上，打开便盆巾，松开床尾盖被，协助患者褪去对侧裤腿，盖在近侧腿上，并盖上浴巾，对侧腿用盖被遮盖
安置体位	协助患者取仰卧屈膝位，两腿略外展，暴露外阴
垫巾、开包	将一次性垫巾（或小橡胶单和治疗巾）垫于臀下，打开导尿包，外包装袋放床尾，取出初步消毒用物置于近外阴处，操作者左手戴上手套，将消毒液棉球倒入小方盘内
初步消毒	操作者右手持镊子夹取消毒棉球依次消毒阴阜、大阴唇，戴手套的左手拇指、示指分开大阴唇，消毒小阴唇和尿道口，每个棉球限用一次，消毒顺序由外向内，自上而下（图 11-12）。污棉球置床尾外包装袋上；消毒完毕脱下手套置小方盘内，将小方盘移至床尾外包装袋上
打开导尿包	用手消毒液消毒双手后，将导尿包放在患者两腿之间，按无菌技术操作原则打开治疗巾
戴手套，铺孔巾	取出无菌手套，按无菌技术操作原则戴好手套，取出孔巾，铺在患者的外阴处并暴露会阴部
整理用物，润滑尿管	按操作顺序整理好用物，取出导尿管，用润滑液棉球润滑导尿管前段，根据需要将导尿管和集尿袋的引流管连接，取消毒液棉球放于弯盘内
再次消毒	弯盘置于外阴处，左手拇、示指分开并固定小阴唇，右手持镊子夹消毒液棉球，分别消毒尿道口、小阴唇（先对侧，再近侧）、尿道口，每个棉球限用一次，消毒顺序由内向外再向内，自上而下。消毒毕，污棉球、镊子放弯盘内移至床尾。左手继续固定小阴唇
插管导尿	右手将方盘移至孔巾口旁，嘱患者张口呼吸，用另一镊子夹持导尿管对准尿道口轻轻插入尿道 4～6cm，见尿后再插入 1cm（图 11-13）
固定，接尿	松开固定小阴唇的左手下移固定导尿管，将尿液引入集尿袋或方盘内
夹管，倒尿	当方盘内尿液盛 2/3 满后，夹闭导尿管尾端，将尿液倒入便盆内。如有需要，再打开导尿管继续放尿；或将尿液引入集尿袋内至合适量
留取标本	如需作尿培养，用无菌标本瓶接取中段尿 5ml，盖好瓶盖，放置合适处
拔管，整理	导尿毕，轻轻拔出导尿管，放入方盘内，擦净外阴，撤下洞巾，收拾导尿用物放在治疗车下层。撤出臀下一次性垫巾（或橡胶单和治疗巾）放治疗车下层。脱去手套，协助患者穿裤，整理床单元。询问患者是否舒适，交待注意事项，致谢
洗手，记录	测量尿量，洗手，记录导尿的时间、导出尿量、尿液性状及患者反应。标本送验

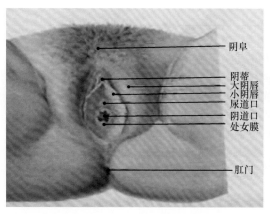

图 11-12 女性会阴部解剖名称

阴阜
阴蒂
大阴唇
小阴唇
尿道口
阴道口
处女膜
肛门

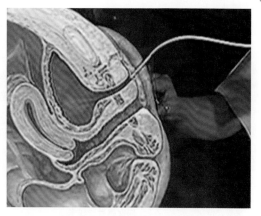

图 11-13 女患者导尿管插入

链接

导尿管的种类

导尿管的种类：一般分为单腔导尿管（用于一次性导尿）、双腔导尿管（用于留置导尿）、三腔导尿管（用于膀胱冲洗或向膀胱内滴药）三种。其中双腔导尿管和三腔导尿管均有一个气囊，以达到将尿管头端固定在膀胱内防止脱落的目的。根据患者情况选择合适大小的导尿管（图 11-14）。

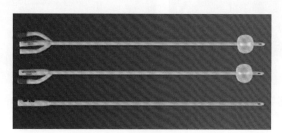

图 11-14 不同管腔的导尿管

（2）男患者导尿术：见表 11-6。

表 11-6 男患者导尿术

操作步骤	操作要点
核对、解释	同女患者导尿术
准备	同女患者导尿术
安置体位	同女患者导尿术
垫巾、开包	同女患者导尿术
初步消毒	操作者右手持镊子夹取消毒棉球依次消毒阴阜、阴茎、阴囊。戴手套的左手取无菌纱布包住阴茎，将包皮向后推，充分暴露尿道口及冠状沟，由尿道口向外向后旋转擦拭消毒尿道口、龟头及冠状沟数次。每个棉球限用一次。污棉球置床尾外包装袋上；消毒完毕将纱布、镊子置小方盘，脱下手套，将小方盘移至床尾
打开导尿包	用手消毒液消毒双手后，将导尿包放在患者两腿之间，按无菌技术操作原则打开治疗巾
戴手套，铺孔巾	取出无菌手套，按无菌技术操作原则戴好手套，取出孔巾，铺在患者的外阴处并暴露会阴部

续表

操作步骤	操作要点
整理用物，润滑导尿管	按操作顺序整理好用物，取出导尿管，用润滑液棉球润滑导尿管前段，根据需要将导尿管和集尿袋的引流管连接，取消毒液棉球放于弯盘内
再次消毒	将弯盘移至近外阴处，左手用无菌纱布包住阴茎，将包皮向后推，充分暴露尿道口，再次消毒尿道口、龟头、冠状沟。污棉球放弯盘内，消毒完毕将镊子放弯盘内，弯盘移至床尾
插管导尿	左手继续持无菌纱布固定阴茎并提起，使之与腹壁成60°（图11-15），将方盘移至孔巾口旁，嘱患者张口呼吸，用另一镊子夹持导尿管对准尿道口轻轻插入尿道 20～22cm（图11-16），见尿后再插入1～2cm，将尿液引入集尿袋内或方盘内
固定，接尿	同女患者导尿术
夹管，倒尿	同女患者导尿术
留取标本	同女患者导尿术
拔管，整理	同女患者导尿术
洗手，记录	同女患者导尿术

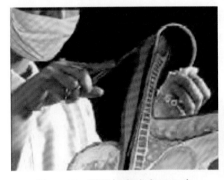

图 11-15　阴茎与腹壁成 60°角

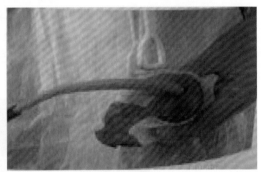

图 11-16　男患者导尿管插入

2. 注意事项

（1）严格执行无菌操作原则，预防尿路感染。

（2）老年女性尿道口回缩，插管时应仔细辨认。导尿管如误入阴道，应立即拔出，更换导尿管重新插入。

（3）选择粗细适宜的导尿管，插入导尿管和拔出导尿管时，动作要轻柔以免损伤尿道黏膜。

（4）注意保护患者隐私，操作环境要遮挡。

考点：操作要点　（5）对膀胱高度膨胀且极度虚弱的患者，第一次导尿量不可超过 1000ml。以防大量放尿，导致腹腔内压突然降低，大量血液滞留于腹腔血管内，造成血压下降，产生虚脱；亦可因膀胱突然减压，导致膀胱黏膜急剧充血，引起血尿。

【评价】

1. 患者及家属理解导尿目的，配合操作。

2. 护士能维护患者的自尊，保护患者隐私，关心体贴患者，护患沟通有效。

3. 导尿操作过程顺利，符合无菌要求。用后物品处置符合消毒技术规范。

（二）导尿管留置术

导尿管留置术是指导尿后将导尿管留在膀胱内，以引流尿液，可避免反复插管引起感染。

【目的】

1. 抢救休克、危重患者时，准确测量每小时尿量、测量尿比重，以密切观察患者的病情变化。

2. 盆腔手术前留置导尿管，使膀胱在术中保持空虚状态，避免术中误伤膀胱。

3. 某些泌尿系统疾病术后留置导尿管，便于引流和冲洗，并可减轻手术切口的张力，促进切口的愈合。

4. 尿失禁或会阴部有伤口的患者引流尿液，保持会阴部的清洁干燥。

5. 为尿失禁患者进行膀胱功能训练。

【评估】

同女患者导尿术。

【准备】

1. 护士准备 仪表端庄、着装规范、洗手、戴口罩。

2. 患者准备 患者及家属了解留置导尿的目的、过程和注意事项，学会在活动时防止导尿管脱落的方法等，如患者不能配合时，请他人协助维持适当的姿势；清洁外阴，做好导尿的准备。

3. 用物准备 同导尿术

4. 环境准备 同导尿术

【实施】

1. 操作步骤 见表 11-7。

表 11-7 导尿管留置术

操作步骤	操作要点
核对，解释	携用物至患者床旁，核对患者床号、姓名，再次解释
消毒，插管	同导尿术初步消毒、再次消毒会阴部及尿道口，插入导尿管
固定尿管	见尿液流出后再插入 7～10cm。夹住导尿管尾端，连接注射器，根据导尿管上注明的气囊容积向气囊内注入等量的无菌生理盐水，轻拉导尿管有阻力感时，即证明导尿管已固定于膀胱内（图 11-17）
固定集尿袋	导尿成功后，夹闭引流管，撤下孔巾，擦净外阴，用安全别针将集尿袋的引流管固定于床单上，固定时引流管应留出足以翻身的长度，防止患者翻身牵拉使导尿管滑脱。集尿袋固定于床边低于膀胱的高度，开放导尿管（图 11-18，图 11-19）
整理	收拾导尿用物放在治疗车下层。撤出臀下一次性垫巾（或橡胶单和治疗巾）放治疗车下层。脱去手套，协助患者穿好裤子，取舒适卧位，整理床单位，清理用物
洗手，记录	记录留置导尿管的时间、患者的反应等

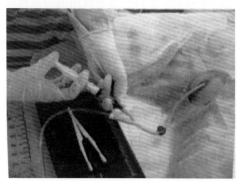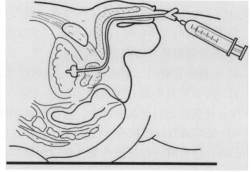

图 11-17 气囊导尿管固定法

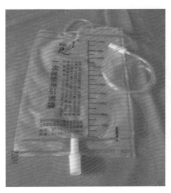
图 11-18　集尿袋

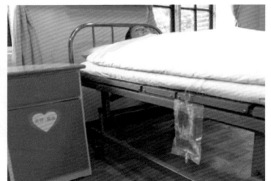
图 11-19　集尿袋固定

链接

导尿管插入困难的原因及处理

　　导尿时最常遇到的问题是导尿管插入困难，其原因有多种，如尿道口因创伤、炎症等所致的狭窄及尿道结石、畸形所致的堵塞，男性前列腺增生、炎性水肿等所致的膀胱颈部梗阻。处理：对尿道狭窄的患者可选用新、细而质地较硬的导尿管，但要严格沿着尿道的走形方向缓缓插入，切忌强行硬插，损伤尿道黏膜；有尿道损伤史的患者，插管时要考虑有无假性尿道形成的可能；对尿道痉挛插管困难的患者，可予尿道内 2% 利多卡因 2ml，5分钟后再行插管。

2. 注意事项

　　(1) 向患者及家属解释留置导尿的目的及护理方法，鼓励其主动参与护理。

　　(2) 向患者及家属说明摄取足够水分和适当的活动对预防泌尿道感染的重要性。每天尿量应维持在 2000ml 以上，可达到自然冲洗尿道，预防尿路结石形成的目的。

　　(3) 保持尿液引流通畅。避免因导尿管受压、扭曲、堵塞等导致泌尿系统的感染。

　　(4) 气囊导尿管固定时要注意不能过度牵拉尿管，以防膨胀的气囊卡在尿道内口，压迫膀胱壁或尿道，导致黏膜组织的损伤。

　　(5) 离床活动时，应将导尿管远端固定在大腿上，以防导尿管脱出。集尿袋不得超过膀胱高度并避免挤压，防止尿液反流，导致感染的发生。

3. 留置导尿管患者的护理

　　(1) 防止逆行感染的措施

　　1) 保持尿道口清洁，女患者用消毒液棉球擦拭外阴及尿道口，男患者用消毒液棉球擦拭尿道口、龟头及包皮，每日 1～2 次。排便后及时清洗肛门及会阴部皮肤。

　　2) 集尿袋的更换：每日定时更换，排空集尿袋，记录尿量。

　　3) 尿管的更换：每周更换导尿管 1 次，硅胶导尿管可酌情延长更换时间。

　　4) 留置尿管期间，如病情允许，应鼓励患者多饮水，达到冲洗尿道的目的。

　　(2) 训练膀胱功能：可采用间歇性夹管方式，夹闭导尿管阻断引流，每 3～4 小时开放一次，使膀胱定时充盈和排空，促进膀胱功能的恢复。

　　(3) 密切观察尿液情况：注意倾听患者的主诉并观察尿液情况，发现尿液浑浊、沉淀、有结晶时，应及时进行膀胱冲洗并送检尿标本。每周检查尿常规 1 次。

　　【评价】

　　1. 尿液引流通畅，局部皮肤清洁干燥，未发生泌尿系统感染，导尿管固定稳妥。

2. 拔管后，患者能自行排尿，无留置导尿引起的排尿功能障碍。

考点：留置导尿目的、护理措施及注意事项

（三）膀胱冲洗术

膀胱冲洗是利用三通的导尿管，将无菌溶液灌入膀胱内，再利用虹吸原理将灌入的液体引流出来的方法。

【目的】

1. 对留置导尿管的患者，保持引流通畅，预防感染。

2. 清洁膀胱　清除膀胱内的血凝块、黏液、细菌等异物。

3. 治疗某些膀胱疾病　如膀胱炎、膀胱肿瘤。

【评估】

1. 患者的病情、临床诊断、意识状态、生命体征、膀胱冲洗的目的。

2. 患者的心理状况、合作理解程度。

【准备】

1. 用物准备（密闭式膀胱冲洗术）

（1）治疗车上层：按导尿术准备的导尿用物，遵医嘱准备的冲洗液、无菌膀胱冲洗器 1套，消毒液，无菌棉签，医嘱执行本，手消毒液。

（2）治疗车下层：便盆及便盆巾，生活垃圾桶，医用垃圾桶。

（3）其他：常用冲洗溶液有生理盐水、0.02% 呋喃西林溶液、3% 硼酸溶液及 0.1% 新霉素溶液。灌入溶液的温度为 38 ～ 40℃。若为前列腺肥大摘除术后患者，用 4℃左右的 0.9%氯化钠溶液灌洗。

2. 患者准备　患者及家属了解膀胱冲洗的目的、过程和注意事项，学会在操作时如何配合。

3. 环境准备　酌情屏风遮挡。

4. 护士准备　同导尿术。

【实施】

1. 操作步骤　见表 11-8。

表 11-8　膀胱冲洗术

操作步骤	操作要点
核对、解释	携用物至床旁，核对、解释，关门窗，屏风遮挡
导尿固定	按留置导尿术插好并固定导尿管
排空膀胱	便于冲洗液顺利滴入膀胱；有利于药液与膀胱内壁充分接触，并保持有效浓度
准备冲洗	按输液法消毒瓶塞，打开膀胱冲洗装置，将针头插入瓶塞，溶液倒挂于输液架上，排气后关闭冲洗管；若导尿时使用的为三腔气囊导尿管，直接将冲洗管与导尿管中冲洗腔连接（图 11-20）；若导尿时使用的为单腔或双腔导尿管，需用"Y"型接管连接，分开导尿管和集尿袋引流管接头连接处，分别消毒，分别与"Y"型管的两个分管连接，主管与冲洗导尿管连接（图 11-21）
冲洗膀胱	夹闭引流管，开放冲洗管，使溶液流入膀胱，调节滴速 60 ～ 80 滴 / 分，待患者有尿意或滴入溶液 200 ～ 300ml 后，夹闭冲洗管，放开引流管，将冲洗液全部引流出来后，再关闭引流管；按需要如此反复冲洗。冲洗中注意询问患者的感受，观察患者的反应及引流液的性状
消毒、固定	冲洗完毕，取下冲洗管，消毒导尿管口和引流管接头并连接，清洁外阴，固定好导尿管
整理、记录	协助患者取舒适卧位，整理床单位，清理物品。洗手，记录冲洗液名称、量、引流量、引流液性质、冲洗过程中患者的反应

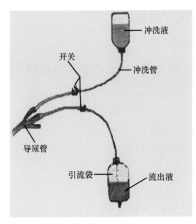
图 11-20　三腔导尿管连接膀胱冲洗术

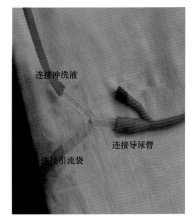
图 11-21　"Y"型管连接膀胱冲洗术

2. 注意事项

（1）严格执行无菌操作，防止医源性感染。

（2）避免用力回抽造成黏膜损伤。若引流量少于灌入的液体量，应考虑是否有血块或脓液堵塞，可增加冲洗次数或更换导尿管。

（3）冲洗时嘱患者深呼吸，尽量放松，以减少疼痛，若患者出现腹痛、腹胀、膀胱剧烈收缩等情况，应暂停冲洗。

（4）冲洗后如出血较多或血压下降，应立即报告医生，并准确记录冲洗量及性状。

（5）如果滴入药液，需在膀胱内保留 30 分钟后再引流。

【评价】

1. 操作正确、熟练，操作过程无污染，注意保护关心患者。

2. 达到操作目的，病人安全。

3. 护患沟通有效，健康教育正确，患者乐于配合。

小结

　　排便和排尿是人重要的生理需要之一，当患者由于种种原因出现排便和排尿问题时，护士应用护理程序的工作方法，运用排便、排尿的知识和技能，结合相关的解剖、生理、病理、健康评估、专科护理等知识，正确评估患者排便和排尿的健康问题，从而采取针对性的、人性化的护理措施，解除患者的疾苦，恢复正常的排便和排尿机能，满足其生理的需要。

 自测题

A₁ 型题

1. 胆道完全阻塞的患者，大便呈（　　　）

　A. 黄褐色　　　　　　　B. 暗红色

　C. 黄绿色　　　　　　　D. 陶土色

　E. 淡黄色

2. 患膀胱炎时，患者排出新鲜尿液有（　　　）

　A. 硫化氢味　　　　　　B. 烂苹果味

　C. 氨臭味　　　　　　　D. 粪臭味

　E. 芳香味

3. 排尿观察属异常的是（　　　）

　A. 24 小时尿量 1000ml　　B. 尿呈淡黄

　C. 比重 1.015 ～ 1.025　　D. 夜间排尿 0 ～ 1 次

E. 新鲜尿有氨臭味

4. 膀胱肿瘤患者采取导尿术的目的是

A. 放出尿液，减轻痛苦

B. 取不受污染的尿标本做细菌培养

C. 测量膀胱容量

D. 检查残余尿

E. 进行膀胱腔内化疗

5. 关于女性患者导尿的操作，错误的是（　　）

A. 患者取仰卧屈膝位

B. 脱下近侧裤腿盖到对侧腿上

C. 初次消毒外阴的顺序为自上而下，由外向内

D. 第二次消毒顺序自上而下，由内向外再向内

E. 导尿管插入尿道 4～6cm，见尿液流出后再插入 1～2cm

6. 为男性患者导尿时，提起阴茎与腹壁成60°角，其目的是（　　）

A. 使耻骨下弯消失　　B. 使耻骨前弯消失

C. 使尿道内口扩张　　D. 使尿道膜部扩张

E. 使尿道外口扩张

7. 关于尿失禁患者的护理措施，错误的是（　　）

A. 理解与尊重病人

B. 保持会阴部清洁干燥

C. 控制饮水，减少尿量

D. 长期尿失禁的患者可持续导尿

E. 指导患者锻炼盆底肌肉

8. 为尿潴留患者导尿的目的是（　　）

A. 放出尿液，减轻痛苦

B. 取不受污染的尿标本做细菌培养

C. 测量膀胱容量

D. 检查残余尿

E. 进行膀胱腔内化疗

9. 为男性患者导尿出现导尿管插入受阻，应该（　　）

A. 拔出导尿管重新插入

B. 嘱患者忍耐，用力插入

C. 稍停片刻，嘱患者深呼吸再缓慢插入

D. 更换金属导尿管

E. 行局部麻醉后，再插入导尿管

10. 为女性患者导尿时，导尿管误入阴道时应立即（　　）

A. 嘱病人休息片刻再插入

B. 更换导尿管，重新插入

C. 拔出导尿管，重新插入

D. 重新消毒外阴，更换导尿管插入

E. 重新更换导尿包后再插入

11. 糖尿病酮症酸中毒时尿液呈（　　）

A. 烂苹果味　　　　B. 氨臭味

C. 酸味　　　　　　D. 大蒜味

E. 苦味

12. 为休克患者留置导尿的目的是（　　）

A. 引流尿液，减轻痛苦

B. 保持会阴部清洁干燥

C. 协助诊断

D. 记录尿量，观察病情变化

E. 训练膀胱功能

A₂型题

13. 患者，男性，40岁。粪便呈果酱样，初步诊断为慢性阿米巴痢疾，医嘱用甲硝唑灌肠治疗。护理措施正确的是（　　）

A. 灌肠前臀部抬高 20cm

B. 液面与肛门的距离 40～60cm

C. 灌肠时患者取右侧卧位

D. 灌入药液量应少于 500ml

E. 灌入后保留 30 分钟

14. 患者，女性，65岁。脑出血后昏迷，排便失禁多日。以下哪项是护理的重点（　　）

A. 鼓励患者多饮水

B. 给予患者高蛋白饮食

C. 观察患者排便时的心理反应

D. 保护臀部皮肤，防止发生压疮

E. 观察记录粪便性质、颜色及量

15. 患者，女性，53岁。诊断为尿毒症，患者精神萎靡，食欲差，24小时尿量80ml，下腹部无胀满，无胀痛。护士诊断患者目前的排尿状况是（　　）

A. 尿潴留　　　　　B. 蛋白尿

C. 少尿　　　　　　D. 无尿

E. 多尿

16. 陈女士，由于膀胱胀大使得胎头长时间不能下降，影响产程，护士准备给她插入导尿管，但陈女士不同意，此时护士应（　　）

A. 患者自行排尿，解除膀胱压力

B. 请示护士长改用其他办法

C. 请家属协助劝说

D. 耐心解释，讲清导尿的重要性，并用屏风遮挡

E. 报告医生择期手术

17. 患者，男性，62岁。先是夜间尿频，后逐步排尿时间延长，尿不净。今下午排不出尿，小腹胀痛来院就诊。护士首先应如何处理（　　）

A. 膀胱穿刺抽尿

B. 膀胱造瘘

C. 遵医嘱导尿并留置导尿管

D. 压腹部排尿

E. 急诊做前列腺摘除术

18. 患者，女性，剖宫产术后12小时，排尿时有困难。用温水冲洗会阴部的目的是（　　）

A. 减轻紧张心理，分散注意力

B. 利用条件反射，促进排尿

C. 使患者感觉舒适

D. 清洁会阴，防止尿路感染

E. 用温热作用缓解尿道痉挛

19. 患者，男性，60岁。因前列腺增生而发生急性尿潴留，患者膀胱高度膨胀而又极度虚弱。为其导尿时，首次放尿量不应超过（　　）

A. 500ml　　　　　B. 800ml

C. 1000ml　　　　D. 1500ml

E. 2000ml

20. 患者，王某，女性，昏迷，尿失禁，给其留置导尿。下述护理措施正确的是（　　）

A. 每日更换导尿管

B. 每周用消毒液清洗尿道口

C. 鼓励患者喝水

D. 定时更换卧位

E. 倒尿液时引流管须高于耻骨联合

21. 患者，刘先生，66岁。前列腺肥大多年，昨晚起至现在已10小时未排尿，下腹部胀痛，查体腹部叩诊实音。此时不应采取的护理方法是（　　）

A. 口服利尿药　　　B. 轻轻按摩下腹部

C. 让患者听流水声　D. 针刺中极、三阴交

E. 导尿术

22. 患者，男性，56岁。因外伤瘫痪导致尿失禁，给予留置导尿，护士巡视时发现患者尿液浑浊、色黄。护士应给予的措施是（　　）

A. 经常清洗尿道口

B. 遵医嘱进行膀胱冲洗

C. 及时更换导尿管

D. 观察尿量并记录

E. 促进膀胱功能恢复

A₃/A₄型题

（23～27题共用题干）

患者，李某，男性，70岁。肝性脑病前期，表现为意识错乱、睡眠障碍、行为失常，3天未排便。

23. 患者出现了便秘，遵医嘱为患者提供的主要护理措施是（　　）

A. 清洁灌肠　　　　B. 保留灌肠

C. 调整排便姿势　　D. 腹部环形按摩

E. 大量不保留灌肠

24. 灌肠筒内液面距肛门为（　　）

A. 10～20cm　　　B. 20～30cm

C. 30～40cm　　　D. 40～60cm

E. 60～80cm

25. 肛管插入直肠的深度是（　　）

A. 3～6cm　　　　B. 7～10cm

C. 11～13cm　　　D. 14～16cm

E. 18～20cm

26. 灌肠中若患者出现脉速、面色苍白、出冷汗、腹痛，正确的处理是（　　）

A. 移动肛管　　　　B. 停止灌肠

C. 挤捏肛管　　　　D. 调整灌肠筒高度

E. 嘱患者放松长呼气

27. 行大量不保留灌肠，禁用的灌肠溶液是（　　）

A. 生理盐水　　　　B. 1、2、3灌肠液

C. 肥皂水　　　　　D. 0.9%氯化钠

E. 油剂

（28～29题共用题干）

患者，李某，男性，45岁。尿潴留，遵医嘱为该患者进行留置导尿。

28. 导尿管插入尿道深度为（　　）

A. 12～14cm　　　B. 14～16cm

C. 16～18cm　　　D. 18～20cm

E. 20～22cm

29 为防止逆行感染及尿盐沉积阻塞管腔，留置导尿管应（　　）

A. 每日更换一次　　B. 每周更换两次

C. 每周更换一次　　D. 第 2 周更换一次

E. 每 3 周更换一次

（30 ～ 33 题共用题干）

张女士，43 岁。因外伤导致尿失禁，遵医嘱为该患者留置导尿管。留置后第 3 天患者尿液有氨臭味。

30. 为患者留置导尿的目的是（　　）

A. 测量尿相对密度

B. 预防泌尿系感染

C. 记录每小时尿量

D. 持续保持膀胱空虚状态

E. 引流尿液保持会阴部清洁干燥

31. 张女士可能发生的情况是（　　）

A. 尿毒症　　　　　B. 酮体中毒

C. 膀胱手术部位出血　D. 膀胱炎

E. 膀胱组织坏死

32. 针对上述情况，采取的首要护理措施是（　　）

A. 建议医生使用抗生素

B. 立即拔出导尿管

C. 建议医生再次手术

D. 膀胱冲洗

E. 指导患者多饮水

33. 密闭式膀胱冲洗操作，不妥的一项是（　　）

A. 在无菌操作下备好冲洗液及装置

B. 每次滴入溶液 400 ～ 500ml

C. 分离并消毒导尿管及集尿袋引流管的接头

D. 每日需冲洗 3 ～ 4 次

E. 冲洗管和引流管 24 小时更换 1 次

（付能荣　何春秀）

12

第十二章　冷、热疗技术

　　冷、热疗法是临床工作中常用的物理治疗方法，可以缓解患者痛苦，增进患者舒适，对某些疾病有一定的治疗作用。由于冷、热疗技术方法简便、易于操作，被广泛应用于医院、家庭和社区。护理人员应正确掌握冷热的应用方法，了解影响冷热疗效的因素及不良反应，以确保患者安全，满足其身心需要。

第一节　概　　述

案例 12-1

　　患者刘某，女，28 岁。因急性支气管炎入院治疗。入院后护士小李为其进行护理体检，体温 39.3℃，脉搏 98 次 / 分，呼吸 23 次 / 分，脉速，面色潮红，呼吸急促，皮肤灼热。

　　问题：1. 护士小李对该患者应采取何种护理措施进行降温？

　　　　　2. 实施该降温措施时应注意什么？

一、冷、热疗法的概念

　　冷、热疗法是应用低于或高于人体温度的物质作用于人体皮肤表面，通过神经传导引起皮肤和内脏器官血管的收缩或舒张，改变机体各个系统的血液循环和新陈代谢过程，以达到治疗目的的方法。

　　冷和热都是温度刺激，当这类刺激作用于皮肤表面时，神经末梢发出冲动，通过传入神经纤维传到大脑皮层，位于大脑皮层的感觉中枢对冲动进行识别并通过传出神经纤维发出指令，使机体产生反应。

二、冷、热疗法的效应

（一）生理效应

　　当机体受到冷热刺激后，可产生一系列生理反应。由于冷觉感受器数量较温觉感受器多，因此人体对冷的反应较热敏感。一般情况下，冷疗产生的效应是与热疗相反的（表 12-1）。

（二）继发效应

　　继发效应又称之为续发效应，是指当机体用冷或热超过一定时间后，会出现与生理效应相反的作用。如使用热疗本应引起小动脉扩张，但持续用热 1 小时后，局部却会出现小动脉的收缩；用冷本应引起小动脉收缩，但持续用冷 30 分钟到 1 小时后，局部却会发生小动脉的扩张。因此，在为患者进行冷疗或热疗时，以 20 ～ 30 分钟为宜，如需反复使用中间应给予 1 小时休息时间，让组织复原。继发反应的实质是机体为避免接触过冷或过热物质对组织造成损伤的防御反应，是机体自我保护的表现。

考点：冷、热疗法的继发效应

表 12-1 冷、热疗法的生理效应

生理效应	用热	用冷
血管反应	舒张	收缩
血液流动	增快	减慢
淋巴流动	增快	减慢
毛细血管通透性	增加	减少
血液粘稠度	降低	增加
神经传导速度	增快	减慢
结缔组织伸展性	增强	减弱
细胞代谢	增快	减慢
需氧量	增加	减少
体温	上升	下降

三、影响冷、热疗法效果的因素

（一）方式

不同的冷热应用方式，产生的效果有所不同。水是良好的导体，其传导能力和渗透力比空气强，所以相同温度的干冷、干热与湿冷、湿热比较，湿冷、湿热的效果明显优于干冷、干热。在临床工作中，应根据患者的病变部位和治疗要求选择恰当的方法，在达到疗效的同时，避免冻伤或烫伤的发生。

（二）面积

人体接受冷疗或热疗面积的大小和反应的强弱有关。应用面积越大，冷、热疗法的效果越强，反之，则弱。但需要注意的是使用面积越大，患者的耐受性越差，更大面积地用冷或用热将会引起全身反应。因此，在实施全身用冷或用热时，护士应特别注意观察患者的反应。

（三）温度

人体体表温度与冷、热疗温度差异越大，机体对冷热刺激的反应则越强，反之，则相反。若环境温度高于或等于机体温度时用热，热疗效应会加强；而在冷环境中用冷，冷疗效果相应也会加强。因此，在冷、热疗应用的过程中，应考虑人体体表温度和环境温度对治疗效果的影响。

（四）时间

冷、热疗法要想达到治疗目的，掌握合理的使用时间是关键。在适宜的时间内，冷、热疗的效果与时间呈正相关。但如果时间过长，则会产生继发效应，而抵消治疗效应；甚至出现不良反应，如寒战、皮肤苍白、冻伤、烫伤等。

（五）部位

用冷或热的部位不同，产生的效应也不同。不同厚度的皮肤对冷、热刺激敏感性不同，

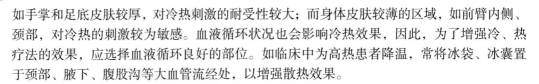

如手掌和足底皮肤较厚，对冷热刺激的耐受性较大；而身体皮肤较薄的区域，如前臂内侧、颈部，对冷热的刺激较为敏感。血液循环状况也会影响冷热效果，因此，为了增强冷、热疗法的效果，应选择血液循环良好的部位。如临床中为高热患者降温，常将冰袋、冰囊置于颈部、腋下、腹股沟等大血管流经处，以增强散热效果。

（六）个体差异

考点： 影响冷、热疗法效果的因素

年龄、身体状况、性别、居住地环境、肤色等均可影响冷、热疗法的效应。婴幼儿由于体温调节中枢功能尚未发育成熟，对冷、热变化的适应能力有限；而老年人则由于其功能减退，对冷、热刺激的反应敏感性降低。如昏迷、血液循环障碍、血管硬化、感觉迟钝等患者对冷热刺激的敏感性降低，应防止烫伤或冻伤。通常情况，女性对冷、热刺激的敏感性较男性强；长期居住在热带的人群对热的耐受能力较强，而长期居住在寒带地区的人群对冷的耐受能力较强。浅肤色者比深肤色者对冷热反应更强烈。同一个体长期使用同一温度，对刺激的敏感性会逐渐降低。

第二节　冷　疗　法

一、冷疗法的作用

1. 减轻局部组织充血或出血　冷疗可使血管收缩，毛细血管通透性降低，减轻局部充血；用冷还可使血液循环减慢，血液粘稠度增加，从而减轻局部充血和出血。常用于鼻出血、牙科手术后、扁桃体摘除术后、局部软组织损伤初期（48小时内）等。

2. 控制炎症扩散　冷疗可使局部血管收缩，由于血流减少，细胞的新陈代谢降低，细菌的活力也降低，从而抑制炎症的扩散。适用于炎症早期。

3. 减轻疼痛　冷疗使血管收缩，毛细血管通透性降低，局部渗出减少；同时冷疗还可通过抑制细胞活动，减慢神经冲动传导，降低末梢神经敏感性从而减轻疼痛。适用于烫伤、牙痛、急性损伤初期及组织肿胀压迫神经末梢所致的疼痛。

考点： 冷疗的作用

4. 降低体温　当冷直接作用于皮肤时，可通过传导和蒸发等方式使体温降低。全身用冷后，毛细血管收缩，继而皮肤血管扩张，增加散热，降低体温。对脑外伤、脑缺氧患者，可以利用局部或全身降温，减少脑细胞需氧量，有利于脑细胞功能的恢复。临床上常用于高热、中暑等患者。

二、冷疗的禁忌证

（一）血液循环障碍

当机体血液循环不良时，用冷会使血管收缩，导致局部组织缺血缺氧加重，甚至变性坏死。因此大面积组织受损、全身微循环障碍、休克、水肿、糖尿病等患者不宜冷疗。

（二）慢性炎症或深部化脓病灶

用冷可使局部血流量减少，影响炎症的吸收。

（三）组织破损

用冷可减少血液循环，增加组织损伤，影响伤口愈合。特别是大范围组织损伤，禁用冷疗。

（四）对冷过敏

对冷过敏者冷疗后，可能出现皮肤红斑、荨麻疹、关节疼痛、肌肉痉挛等过敏症状。

（五）冷疗的禁忌部位

1. 枕后、耳郭、阴囊处　由于皮肤薄，血液供应少，易引起冻伤。

2. 心前区　用冷可致反射性心率减慢，心房、心室纤颤及房室传导阻滞。

3. 腹部　用冷易出现腹痛、腹泻。

4. 足底　用冷可致反射性末梢血管收缩而影响散热或引起一过性冠状动脉收缩。

考点：冷疗的禁忌症及禁忌部位

三、冷疗的方法

冷疗分为局部冷疗法和全身冷疗法两大类。局部冷疗法有冰袋、冰囊、冰帽、冷湿敷等；全身冷疗法有乙醇拭浴、温水拭浴等。

（一）冰袋、冰囊的使用

【目的】

降温、止血、局部消肿、限制炎症扩散、减轻疼痛。

【评估】

1.患者的年龄、病情、意识状态、自理能力、局部组织情况，如皮肤颜色、温度，有无硬结、感觉障碍等。

2.患者的心理反应及合作程度。

3.环境温度及湿度。

【准备】

1. 工作人员准备　着装整齐，修剪指甲，洗手、戴口罩。

2. 用物准备　治疗盘内放冰袋或冰囊（图12-1）、布套、冰块、盆、木槌、帆布袋、小毛巾。

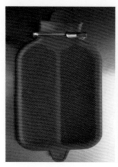
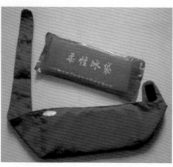
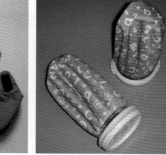

A. 冰袋　　　　　　　　　　　　　B. 新型冰囊

图 12-1　冰袋、冰囊

3. 环境准备　根据情况调节室温，如需暴露患者可用屏风遮挡，保持环境清洁、安静。

4. 患者准备　患者了解冷疗的目的、方法、注意事项和配合要点。

【实施】

1. 操作步骤　见表12-2。

表 12-2　冰袋、冰囊使用方法

操作流程	操作要点
装冰袋	将冰块放入帆布袋内，用木槌敲成小块，再放入盆中，用水融化其棱角，然后将冰块装入冰袋或冰囊1/2～2/3满，排出袋内空气后，将袋口夹紧或塞紧
检查	擦干冰袋或冰囊后，将其倒提晃动，检查不漏水后套上布套
放置、冷敷	备齐物品，携至床旁，核对床号、姓名，检查用冷部位皮肤情况，放冰袋或冰囊于所需部位，忌压部位采用悬吊式。高热降温，将冰袋置于前额、头顶、颈部外侧、腋下、腹股沟等大血管流经处；扁桃体摘除术后，将冰囊紧贴皮肤置于颈前颌下，减少出血
观察	观察局部血液循环情况、体温变化及冷疗用物是否漏水。如局部皮肤出现青紫、麻木感，应立即停止使用，严格执行交接班制度
整理、记录	撤除用物，整理床单位，洗手，记录使用部位、时间、效果和反应
用物处理	将冰袋或冰囊内水倒空后，倒挂晾干，吹入少量空气，夹紧袋口备用。布袋及时送洗

2. 注意事项

（1）应根不同目的掌握用冷时间，用于治疗的时间不得超过30分钟。如果用于高热降温，则30分钟后应进行体温测量，当体温降至39℃以下，应取下冰袋，做好记录。如需长时间用冷，可间隔1小时后再重复使用。密切观察患者病情变化及用冷部位血液循环情况。定时检查用冷部位皮肤颜色，避免冻伤，听取患者主诉，出现异常情况立即停止用冷。

（2）使用过程中注意观察冰袋或冰囊有无漏水，冰块融化后应及时更换，保持布套干燥。

考点：冷疗的时间

（3）注意用冷部位血液循环状况，如出现皮肤苍白、青紫或有麻木感等，应立即停止用冷。

【评价】

1. 护患沟通有效，能满足患者身心需要。

2. 操作方法正确，达到冷疗目的，患者感觉舒适、安全，无不良反应。

（二）冰帽的使用

【目的】

头部降温，预防脑水肿。

【评估】

1. 患者的年龄、病情、意识状态、自理能力、头部状况。

2. 患者的心理反应及合作程度。

【准备】

1. 工作人员准备　着装整齐，修剪指甲，洗手、戴口罩。

2. 用物准备　冰帽（图12-2A）或冰槽（图12-2B）、冰块、盆及冷水、木槌、帆布袋、勺、海绵垫、水桶、肛表。若冰槽降温备不脱脂棉球及凡士林纱布。

3. 环境准备　根据情况调节室温，保持环境整洁、安静，酌情关闭门窗或遮挡患者。

4. 患者准备　患者及家属了解冰帽冷疗的目的、方法、配合要点和注意事项。

【实施】

1. 操作步骤　见表12-3。

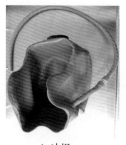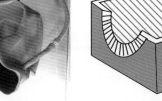

A. 冰帽　　　　　　　　　　　B. 冰槽

图 12-2　冰帽和冰槽

表 12-3　冰帽使用方法

操作流程	操作要点
核对、解释	备齐用物，携至患者床旁，查对床号、姓名，告知冷疗目的、方法，取得患者配合
降温	(1) 冰帽降温：将患者头部置于冰帽中，将海绵垫垫于后颈部、枕部、双耳郭处；排水管放于水桶内
	(2) 冰槽降温：将患者头部置于冰帽中，双耳塞不脱脂棉球，双眼覆盖凡士林纱布。以防冰水流入耳内，保护角膜
观察	观察效果及反应，严格执行交接班制度，维持肛温在 33℃ 左右，不可低于 30℃，以防心房颤动、心室纤颤、房室传导阻滞等并发症的发生
整理、记录	撤除用物，整理床单位，记录使用的部位、时间、效果和反应
用物处理	冰帽处理同冰袋；冰槽将水倒空后，及时擦拭清洁备用

2. 注意事项

（1）密切观察患者：观察体温和心率的变化，肛温不可低于 30℃，以防发生心室纤颤等并发症。观察患者头部皮肤色泽，尤其注意耳郭、后颈和枕部皮肤，以防冻伤。

（2）观察冰帽、冰槽、冰块情况：冰帽或冰槽有无漏水、冰块是否融化，有则及时更换或添加，以保证冷疗效果。

（3）防继发反应发生：为防止继发反应，冷疗时间不宜超过 30 分钟。

【评价】

1. 护患沟通有效，能满足患者身心需要。

2. 操作方法正确，达到冷疗目的，患者感觉舒适、安全，无不良反应。

考点：头部降温的目的和注意事项

（三）冷湿敷法

【目的】

降温、止血、消炎、止痛。

【评估】

同冰袋、冰囊使用法评估内容。

【准备】

1. 工作人员准备　着装整齐，修剪指甲，洗手、戴口罩。

2. 用物准备

（1）治疗盘内备：长钳 2 把、敷布 2 块、棉签、橡胶单、治疗巾。

（2）治疗盘外备：装有冰水的小盆。必要时，备换药用物。

3. 环境准备　根据情况调节室温，保持环境整洁、安静。如需暴露患者，可用屏风遮挡。

4. 患者准备 患者及家属了解冷疗的目的、方法、配合要点和注意事项。

【实施】

1. 操作步骤 见表 12-4。

表 12-4 冷湿敷法

操作流程	操作要点
核对、解释	携物至床旁，查对床号、姓名，告知冷疗目的、方法，取得患者配合
患处观察、垫单	暴露患处后，观察皮肤情况，将橡胶单和治疗巾垫于受敷处皮肤下
冷敷	将敷布置于冰水中，待敷布浸湿后，用长钳夹起拧至不滴水为度，再将敷布抖开敷于患处。每 3～5 分钟更换一次敷布，持续时间为 15～20 分钟
观察	观察局部皮肤情况及患者反应
整理、记录	撤除用物，擦干患者皮肤，整理床单元，记录冷敷的部位、时间、效果和患者反应
用物处理	将物品消毒后备用

2. 注意事项

(1) 密切观察局部皮肤变化及患者反应。

(2) 敷布需拧干至不滴水为宜。

(3) 若为物理降温，在冷湿敷 30 分钟以后应测量体温，并将结果记录于体温单上。

【评价】

1. 护患沟通有效，能满足患者身心需要。

2. 操作方法正确，达到冷疗目的，患者感觉舒适、安全，无不良反应。

（四）温水（乙醇）拭浴

【目的】

为高热患者降温

【评估】

同冰袋、冰囊使用法评估内容，并询问有无乙醇过敏史。

【准备】

1. 工作人员准备 着装整齐，修剪指甲，洗手、戴口罩。

2. 用物准备

(1) 治疗盘内备：大、小毛巾各 2 块，热水袋、冰袋及布套，清洁衣裤。

(2) 治疗盘外备：脸盆内备 32～34℃温水约 2/3 满或盛放浓度为 25%～35% 乙醇溶液 200～300ml。必要时备屏风、便器。

3. 环境准备 根据情况调节室温，如需暴露患者可用屏风遮挡。

4. 患者准备 患者及家属了解擦浴的目的、方法、配合要点和注意事项。

【实施】

1. 操作步骤 见表 12-5。

表 12-5 温水（乙醇）拭浴

操作流程	操作要点
核对、解释	携物至床旁，查对床号、姓名，告知擦浴目的、方法，取得患者配合
患者准备	松开床尾盖被，将冰袋置于头部，将热水袋置于足底，协助患者根据需要脱去衣裤，放松腰带，将大毛巾垫于擦拭部位下

续表

操作流程	操作要点	
拭（擦）浴	将小毛巾浸入温水或乙醇中，拧至半干后缠于手上呈手套状，以离心方向轻轻拍拭，每侧部位可拍拭 3 分钟，拭浴毕，用大毛巾擦干皮肤后穿好衣裤 拍拭顺序：双上肢→腰背部→双下肢 双上肢：颈部外侧→上臂外侧→手背；侧胸→腋窝→上臂内侧→手心 腰背部：颈下肩部→臀部 双下肢：髂骨→大腿外侧→足背；腹股沟→大腿内侧→内踝；臀下→大腿后侧→腘窝→足跟	
观察	观察患者有无寒战、面色苍白、脉搏、呼吸异常	**考点：**拭浴所
整理、记录	撤除用物，协助患者取舒适体位，整理床单元，记录拭浴时间、效果和患者反应	用乙醇及温水
用物处理	将物品消毒后备用	的准备要求

2. 注意事项

（1）擦浴前头部置冰袋，有助于降温，并可防止头部充血引起头痛；热水袋置足底，有助于足部血管扩张减轻头部充血，使患者感觉舒适。

（2）擦浴时要随时观察患者情况，询问其感受，如有异常应停止擦浴，通知医生。注意保护患者隐私，以满足其身心需要。

（3）拭浴应以拍拭方式进行，避免摩擦生热。对腋窝、肘窝、腹股沟、腘窝等血管丰富处，适当延长时间有利于散热。

（4）禁擦后颈部、胸前区、腹部、足底等处，以免引起不良反应。

（5）新生儿、血液疾病患者应慎用乙醇拭浴以免发生不良反应。

（6）拭浴后 30 分钟测量体温并记录，若患者体温在 39℃以下应撤去冰袋。

【评价】

1. 护患沟通有效，保护患者，满足患者身心需要。

2. 操作方法正确，应选择血液循环良好的部位拭浴，使患者感觉舒适、安全，无不良反应。

案例 12-1 分析

该患者因支气管炎导致高热，护士小李采用冰袋物理降温。在使用冰袋时，为了增强冷疗效果，在降温过程中应密切观察患者病情，观察冰袋有无漏水，防止继发反应的发生。

链接

降 温 毯

降温毯（图 12-3）是采用计算机自动控制，其作用机制是经过调节毯面内的循环水温的高低而调节毯面的温度。来控制患者体温的降低速度。其降温面积大、降温迅速，克服了传统物理降温中降温速度和效果无法控制的缺点，同时具有操作简单、安全性能高、节省时间的优点。从观察结果看，如仅用降温毯而不戴冰帽，降温较缓慢，且体温不稳定，有出现反弹现象。特别对一些颅脑疾病患者，如同时戴冰帽，一方面有降温作用，另一方面可减少脑组织耗氧量，保护脑细胞，防止脑水肿的发展，降低颅内压，为控制感染提供了保证，同时可减少强力抗生素的使用量，进而减少了

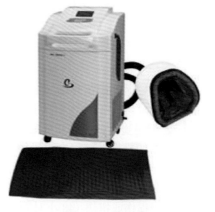

图 12-3　降温毯

患者的医药费用，从而提高了社会效益。又大大降低了医护人员的劳动强度，减少了护理所需时限，克服了冰袋冷敷、乙醇拭浴中的冰袋需随时更换，所需护理时限长的缺点。而且降温毯的毯面温度可进行调节，患者不易发生寒战，感觉舒适。

护考链接

A_3 型题

学生刘某，男，18 岁。篮球比赛时不慎导致右踝关节扭伤，同学立即将其送入医务室，经查确诊为软组织损伤。

1. 为防止皮下出血与肿胀，早期护士应如何处理（　　）

A. 热敷　　　　　　B. 冷敷　　　　　　C. 冷、热敷交替使用

D. 热水足浴　　　　E. 夹板固定

2. 给予处理后护士给予如下指导，哪项不妥（　　）

A. 出院后继续冷敷帮助局部消肿止痛

B. 患肢抬高制动避免水肿加重

C. 损伤 48 小时后局部可以进行热敷

D. 多休息，暂时避免负重和行走

E. 遵医嘱用药

分析：冷、热疗法通过不同的作用原理缓解患者的肿胀和疼痛。在软组织损伤初期冷疗可以降低毛细血管通透性减少渗出，减轻对局部神经末梢压迫，而减轻疼痛。48 小时后用热疗可以改善血液循环，加速致痛物质排出，促进炎性渗出物的吸收，解除对局部神经末梢的刺激和压迫而减轻疼痛。因此 1、2 题答案分别为 B、A。

第三节 热 疗 法

案例 12-2

张某，女，28 岁。进食后出现腹部剧烈疼痛、面色苍白、大汗淋漓，家人立即将其送入医院就诊。刚刚参加工作的小王见患者痛苦难忍，立即为患者准备了热水袋。欲帮其减轻疼痛，她的做法对吗？为什么？

一、热疗法的作用

1. 减轻深部组织充血　热疗使皮肤血管舒张，血流量增加，全身血液重新分布，使深部血流量减少，常用于深部组织充血。

2. 促进炎症的消散和局限　热疗使局部血管舒张，血液循环速度增快，促进组织中毒素和废物的排出。随着血流量增加，白细胞数量增多，吞噬能力和新陈代谢均增加，机体局部和全身的抵抗力和修复力也增强，因此在炎症早期用热可促进炎性渗出物的吸收和消散；在炎症后期用热，由于白细胞释放蛋白溶解酶，有助于溶解、清除坏死组织，使炎症局限。如软组织损伤或扭伤（48 小时后），用热可促进软组织渗出物的吸收和消散。

3. 减轻疼痛 热疗能降低痛觉神经的兴奋性，改善血液循环，减轻炎性水肿，加速致痛物质排出及渗出物的吸收，从而解除局部神经末梢因刺激和压迫而引起的疼痛。热疗还可使肌肉和韧带等组织松弛，可缓解因肌肉痉挛、僵硬、关节强直而引起的疼痛。常用于腰肌劳损、肾绞痛、胃肠痉挛等患者。

4. 保暖与舒适 热疗可使局部血管扩张，促进血液循环，使患者感到温暖舒适。多用于危重、年老体弱、早产儿及末梢循环不良患者的保暖。

考点：热疗的作用及作用机理

二、热疗的禁忌证

（一）急腹症尚未明确诊断前

热疗能够减轻疼痛，因而易掩盖病情真相，导致贻误诊断和治疗。

（二）面部危险三角区感染化脓

面部危险三角区血管丰富又无静脉瓣，且与颅内海绵窦相通，热疗能使该处血管扩张，血流量增多，容易导致细菌和毒素进入血循环，使炎症扩散，有造成颅内感染和败血症的危险。

（三）各种脏器内出血

热疗可使局部血管扩张，增加脏器的血流量和血管通透性，而加重出血倾向。

（四）软组织损伤早期（48小时内）

热疗可促进局部血液循环，扩张血管，从而加重皮下出血、肿胀及疼痛。因此，挫伤、扭伤或砸伤等软组织损伤早期，忌用热疗。

（五）其他

1. 心、肝、肾功能不全者 大面积热疗可使皮肤血管扩张，减少内脏器官的血液供应，加重病情。

2. 皮肤湿疹 采用热疗可能会加重皮肤受损，也可使患者瘙痒难忍。

3. 急性炎症 热疗可使局部温度升高，有利于细菌繁殖和分泌物增多，而加重病情，故牙龈炎、中耳炎、结膜炎禁用热疗。

4. 孕妇 用热会影响胎儿的生长。

5. 金属移植物部位 金属能导热，容易造成患者烫伤。

6. 恶性肿瘤 热疗可加速正常细胞的代谢，同时也可使异常细胞代谢增强，从而加重病情；热疗还会加速血液循环而使肿瘤扩散和转移。

7. 麻痹、感觉异常者慎用。

考点：热疗的禁忌及原理

护考链接

A_1 型题

面部"危险三角区"感染不宜做热敷的理由是（　　）

A. 皮肤细嫩易烫伤　　B. 易引起鼻出血　　C. 易造成颅内感染

D. 加速病灶化脓　　E. 使局部疼痛加重

分析：热疗的禁忌证是护考重点。面部"危险三角区"血管丰富，与颅内海绵窦相通，热疗容易导致细菌和毒素进入血液循环造成颅内感染和败血症。因此，该题正确答案为C。

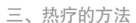

三、热疗的方法

热疗的方法有干热法和湿热法两种，干热法包括热水袋、烤灯等，湿热法包括湿热敷、热水坐浴、温水浸泡法等。

（一）热水袋的使用

【目的】

常用于保暖、解痉、镇痛。

【评估】

1. 患者的年龄、病情、意识状态、治疗状况，热疗部位皮肤情况。

2. 患者有无局部或肢体末梢循环不良、感觉迟钝等。

3. 患者的自理能力、表达能力及合作程度。

【准备】

1. 工作人员准备 着装整齐，修剪指甲，洗手、戴口罩。

2. 用物准备 治疗盘内放热水袋（图 12-4）、布套、盛有热水的水壶、水温计、毛巾。

3. 环境准备 根据情况调节室温，如需暴露患者可用屏风遮挡，保持环境清洁、安静。

4. 患者准备 患者了解热疗的目的、方法、注意事项。

【实施】

图 12-4　热水袋

1. 操作步骤 见表 12-6。

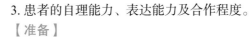

表 12-6　热水袋使用方法

操作流程	操作要点
灌袋、排气	检查热水袋有无破损，测量水温为 60 ~ 70℃。将热水袋放平后，取下塞子，一手持热水袋口边缘，另一手灌入热水，边灌边提高袋口，以免热水溢出，灌至热水袋容积的 1/2 ~ 2/3 满即可。将热水袋慢慢放平，排尽空气，旋紧塞子
检查	擦干热水袋后倒提，并轻轻抖动，检查无漏水后装入布套
核对、解释	备齐物品，携至床旁，核对床号、姓名，解释操作目的和注意事项检查皮肤情况
热敷	将热水袋放在所需部位，用热时间不超过 30 分钟
观察	观察局部情况，如发现皮肤潮红、患者主诉疼痛应停止使用，并在局部涂凡士林保护皮肤
整理、记录	撤除用物，整理床单位，记录使用部位、时间、效果和反应
用物处理	将热水袋倒空后倒挂晾干，吹入少量空气，旋紧袋口备用；布袋及时送洗

2. 注意事项

（1）对婴幼儿、老年人、昏迷、麻醉未醒、末梢循环不良、感觉障碍等患者，热水袋的水温应调至 50℃以内，并用大毛巾包裹，避免直接接触患者的皮肤而引起烫伤。

（2）热水袋使用过程中，应经常观察。如发现皮肤潮红，患者主诉疼痛，应立即停止使用，并在局部涂凡士林保护皮肤。

考点：热水袋的使用法

（3）热水袋如需持续使用，护士要严格交接班，及时更换热水。

案例 12-2 分析

该患者因急性腹痛入院待查，在急腹症未明确诊断前禁止热疗，以免掩盖病情而贻误诊断和治疗。护士小王仅仅考虑到热疗可以减轻患者疼痛，而忽视了热疗的禁忌证。对低年资护士应加强专业知识教育，以免给患者带来更大的痛苦。

【评价】

1. 护患沟通有效，能满足患者身心需要。

2. 操作方法正确，达到热疗目的，患者感觉舒适、安全，无烫伤。

（二）烤灯的使用

烤灯是利用热的辐射作用于人体，使人体局部温度升高、血管扩张、局部血液循环加速，促进组织代谢、改善局部组织营养状况。临床常用的烤灯有鹅颈灯、红外线灯等

【目的】

消炎、解痉、镇痛，促进创面干燥结痂，促进肉芽组织生长，用于感染的伤口、压疮、臀红、神经炎、关节炎等症状。

【评估】

1. 患者的年龄、病情、意识状态、自理能力、热疗部位皮肤情况。

2. 患者的自理能力及合作程度。

【准备】

1. 工作人员准备　着装整齐、修剪指甲、洗手、戴口罩。

2. 用物准备　鹅颈灯或红外线灯（图 12-5）。必要时，备有色眼镜、屏风。

3. 环境准备　根据情况调节室温，酌情关闭门窗或遮挡患者。

4. 患者准备　患者了解使用烤灯的目的、方法、配合要点和注意事项。

【实施】

1. 操作步骤　见表 12-7。

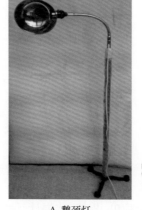
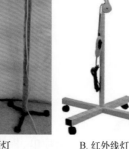

A. 鹅颈灯　　　　B. 红外线灯

图 12-5　烤灯

表 12-7　烤灯使用方法

操作流程	操作要点
备灯	检查烤灯性能，根据治疗部位选择适当功率的灯泡
核对、解释	携灯至床旁，核对床号、姓名，再次告知患者烤灯使用的目的、方法、注意事项，为患者取恰当体位，充分暴露照射部位
照射治疗	移动红外线灯头至治疗部位斜上方或侧方，如有保护罩可垂直照射，灯距一般为 30 ～ 50cm，以患者自觉温热为佳，照射时间为 20 ～ 30 分钟
观察	观察患者有无发热、心慌、头晕，以皮肤出现均匀红斑为合适剂量
整理、记录	照射结束撤除用物，嘱患者休息 15 分钟后再离开，记录照射部位、时间、效果和反应
用物处理	用物消毒后，归回原处备用

2. 注意事项

（1）根据治疗部位选择灯泡：如手足等小部位用 250W 为宜，胸、腹、腰背部等可用

500～1000W 的大灯头（鹅颈灯 40～60W）。

（2）意识不清、感觉障碍、血液循环障碍、瘢痕者，治疗应加大灯距，避免烫伤。

（3）照射面颈部、前胸部的患者，应注意保护眼，可戴有色眼镜或用纱布遮盖，避免发生白内障。

考点： 使用烤灯的目的及注意事项

（4）照射过程中，随时观察患者局部皮肤反应，以皮肤出现桃红色的均匀红斑为合适剂量；如皮肤出现紫红色，应立即停止照射，并涂凡士林保护皮肤。

【评价】

同热水袋使用法。

📚 **链接**

特定电磁波治疗仪（TDP）

TDP（图 12-6）是一种常用的理疗设备，可供医院、社区和家庭使用，对于软组织损伤、风湿性关节炎、肩周炎、小儿腹泻等有辅助治疗作用。TDP 主要采用电加热装置，使覆盖于其上的治疗板受热，产生特定波长和不同能量的综合电磁波，对患者的病患部位（或穴位）进行照射，以达到治疗和辅助治疗的作用。目前主要用于消炎、消肿、止痛、止泻、提高机体免疫力等。

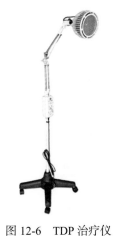

图 12-6　TDP 治疗仪

（三）热湿敷法

【目的】

消炎、消肿、解痉、镇痛。

【评估】

1. 患者的年龄、病情、意识状态、自理能力、局部皮肤、伤口状况。
2. 患者的心理反应及合作程度。

【准备】

1. 工作人员准备　着装整齐，修剪指甲，洗手、戴口罩。

2. 用物准备　长钳 2 把、敷布 2 块、纱布、凡士林、棉签、橡胶单、治疗巾、棉垫、水温计、治疗盘、装有热水的小盆，酌情备热源或热水袋，必要时备换药用物。

3. 环境准备　根据情况调节室温，保持环境整洁、安静，如需暴露患者可用屏风遮挡。

4. 患者准备　患者及家属了解热疗目的、方法、配合要点和注意事项。

【实施】

1. 操作步骤　见表 12-8。

表 12-8　热湿敷法

操作流程	操作要点
核对、解释	携物至床旁，查对床号、姓名，告知热疗目的、方法，取得患者配合
患处观察、垫巾	患者取舒适体位，暴露患处后，观察皮肤情况，将橡胶单和治疗巾垫于受敷处皮肤下，将凡士林涂于受敷部位后盖上纱布
热敷	将敷布置于 50～60℃的热水中浸湿后，将布取出拧至不滴水，抖开敷布用手腕掌侧试温，不烫手即可敷于患处（如局部不忌压，上面可放置热水袋，并盖棉垫或用大毛巾包裹以保持温度）。如患者感觉过热，可揭开敷布一角散热。每 3～5 分钟更换一次敷布，持续时间为 15～20 分钟

续表

操作流程	操作要点
观察	观察局部皮肤情况及患者反应
整理、记录	撤除用物，用纱布擦净患处，整理床单位，记录热敷部位、时间、效果和患者反应
用物处理	用物消毒后，归回原处备用

考点：热湿敷的方法

2. 注意事项

（1）热湿敷过程中，应注意观察局部皮肤状况，每 3 ～ 5 分钟更换一次敷布，以保持适当温度。

（2）面部热湿敷的患者，敷后 15 分钟方能外出，以防受凉感冒。

（3）有伤口的部位作热湿敷时，应按无菌操作进行，敷后伤口按换药法处理。

【评价】

1. 护患沟通有效，能满足患者身心需要。

2. 操作方法正确，达到热疗目的，患者感觉舒适、安全，无不良反应。

（四）热水坐浴

【目的】

消炎、消肿、镇痛，常用于会阴、肛门疾病及手术后等患者。

【评估】

1. 患者的年龄、病情、意识状态、自理能力、局部皮肤、伤口状况。

2. 患者的心理反应及合作程度。

【准备】

1. 工作人员准备　着装整齐，修剪指甲，洗手、戴口罩。

2. 用物准备　坐浴椅（图 12-7）、消毒坐浴盆、水温计、热水壶、药液（遵医嘱）、毛巾、无菌纱布。必要时备屏风、换药用物。

3. 环境准备　根据情况调节室温，关闭门窗。必要时，可用屏风遮挡。

4. 患者准备　患者了解坐浴目的、方法、配合要点和注意事项。

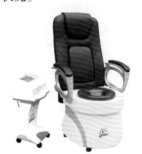

图 12-7　坐浴椅

【实施】

1. 操作步骤　见表 12-9。

表 12-9　热水坐浴

操作流程	操作要点
核对、解释	携物至床旁，查对床号、姓名，再次告知坐浴目的、方法，协助排尿、排便、洗手
准备坐浴液	将备好的药液置于浴盆内 1/2 满，调节水温至 40 ～ 45℃
协助坐浴	协助患者脱裤至膝部，先用纱布蘸拭；待臀部皮肤适应水温后，再坐入盆中。注意调节水温，添加热水时要注意安全，嘱患者偏离浴盆，以防烫伤。坐浴时间为 15 ～ 20 分钟
观察	观察患者有无面色苍白、脉搏、呼吸异常、眩晕等
整理、记录	坐浴毕，擦干臀部，穿好裤子，记录坐浴时间、效果和患者反应
用物处理	将物品消毒后备用

考点：热水坐浴的目的、水温、时间

2. 注意事项

（1）坐浴过程中，应注意患者安全，随时观察其面色、脉搏等，如患者主诉头晕、乏力等，应立即停止坐浴。

（2）对会阴、肛门部有伤口的患者，应准备无菌浴盆及坐浴液，并于坐浴后按换药法处理伤口。

（3）女患者在月经期、妊娠末期、产后 2 周内及阴道出血、盆腔器官有急性炎症时，不宜坐浴，以免引起感染。

【评价】

1. 护患沟通有效，保护患者隐私，满足患者身心需要。

2. 操作方法正确，达到坐浴目的，患者感觉舒适、安全，无不良反应。

（五）温水浸泡法

【目的】

消炎、镇痛、清洁及消毒伤口，常用于手、足、前臂、小腿部感染等。

【评估】

同热水坐浴法评估内容。

【准备】

1. 工作人员准备　着装整齐，修剪指甲，洗手、戴口罩。

2. 用物准备　治疗盘内备长镊子、纱布、浸泡盆（根据浸泡部位选择）、浸泡溶液（遵医嘱）、温度 40 ～ 45℃、水温计、毛巾，必要时备换药用物。

3. 环境准备　根据情况调节室温，如需暴露患者可用屏风遮挡，保持环境清洁、安静。

4. 患者准备　患者了解浸泡目的、方法、注意事项和配合要点。

【实施】

1. 操作步骤　见表 12-10。

表 12-10　温水浸泡法

操作流程	操作要点
核对、解释	查对床号、姓名，告知温水浸泡目的、方法，协助排尿、排便
配药、调温	将配置好的溶液置于浸泡盆内 1/2 满，调节水温至 40 ～ 45℃
协助浸泡	将需浸泡的肢体慢慢放入盆中，需要时用镊子夹取纱布清洗创面，随时添加热水或药液，以维持所需温度，浸泡时间为 15 ～ 20 分钟
观察	观察患者局部皮肤有无发红、疼痛等
整理、记录	浸泡完毕，擦干肢体，协助患者取舒适卧位，有伤口的患者，按换药法处理伤口，洗手后记录浸泡部位、时间、所用药液及浸泡效果和患者反应
用物处理	将物品消毒后备用

2. 注意事项

（1）密切观察浸泡部位皮肤情况，倾听患者主诉，注意调节水温。

（2）浸泡部位如有伤口，应采用无菌技术处理。

【评价】

同热水坐浴法评价内容。

小结

冷疗分为局部冷疗法和全身冷疗法两大类。局部冷疗法有冰袋、冰囊、冰帽、冷湿敷等；全身冷疗法有乙醇擦浴、温水擦浴等。主要用于控制炎症扩散、减轻局部组织充血或出血、减轻疼痛、降低体温。冷疗的方式、面积、温度、时间、部位及个体差异都可以影响冷疗的效果。热疗的方法有干热法和湿热法两种，干热法包括热水袋、烤灯等；湿热法包括湿热敷、热水坐浴、温水浸泡法等。主要用于减轻深部组织充血、促进炎症的消散和局限、减轻疼痛和保暖。在应用冷、热疗法时，应注意正确采用冷、热疗操作方法，避免不良反应发生，充分发挥冷、热疗的效应。

 自测题

A₁ 型题

1. 使用冰袋时下列哪项操作不妥（　　）
   A. 将冰块砸成小块，用水冲去棱角
   B. 将小冰块装满水袋即拧紧袋口
   C. 擦干袋外水渍，检查有无漏水
   D. 将冰袋装入布套
   E. 置于病人需要部位

2. 防治脑水肿常用冰槽，其主要目的是（　　）
   A. 增强脑细胞代谢
   B. 降低体温
   C. 降低脑血管通透性
   D. 降低脑组织代谢
   E. 收缩血管，使血流减慢

3. 足底用冷可引起（　　）
   A. 腹泻
   B. 反射性心率减慢
   C. 一过性冠状动脉收缩
   D. 传导阻滞
   E. 心房颤动

4. 影响热疗效果的因素中，下列哪项表述不正确（　　）
   A. 湿热比干热穿透力强
   B. 个体对热的耐受性有所不同
   C. 热效应与热敷面积成正比
   D. 热效应与热敷时间成正比
   E. 室温过低，热效相应减低

5. 不宜热水坐浴的患者是（　　）
   A. 肛裂感染　　　　B. 子宫脱垂
   C. 肛周脓肿　　　　D. 急性盆腔炎

E. 痔手术后

6. 湿热敷的作用，错误的是下列哪一项（　　）
   A. 降低痛觉神经的兴奋性
   B. 增加深部组织充血
   C. 可使痉挛的肌肉松弛
   D. 可改善血液循环
   E. 促进炎症的消散或局限

A₂ 型题

7. 徐某，女，24 岁。急性胃肠炎，腹痛，怕冷，应给患者（　　）
   A. 乙醇按摩　　　　B. 红外线照射
   C. 冷湿敷　　　　　D. 热湿敷
   E. 放置热水袋

8. 刘某，因感冒导致呼吸困难入院，护士为其测量体温 39.5℃。下列措施哪项不妥（　　）
   A. 卧床休息
   B. 测体温每小时 1 次
   C. 口腔护理每日 2 ～ 3 次
   D. 进食高热量流食
   E. 冰袋放枕部、腹股沟处

9. 张大爷，65 岁，昏迷 1 周，四肢冰冷用热水袋保暖，水温应调至（　　）
   A. 48℃　　　　　　B. 55℃
   C. 62℃　　　　　　D. 70℃
   E. 80℃

10. 某男，40 岁。左前臂Ⅱ°烧伤 5 天，局部创面湿润，疼痛，可在局部进行（　　）
    A. 红外线照射，每次 20 ～ 30 分钟
    B. 热湿敷，水温 40 ～ 60℃

C. 冷湿敷，每次 10 ～ 15 分钟

D. 放置热水袋，水温 60 ～ 70℃

E. 放置冰袋，每次 30 分钟

11. 杨女士，早晨下楼时不慎将脚扭伤，当时感到疼痛，下午肿胀明显，为减轻其肿胀和疼痛，护士建议可使用的方法是（　　）

　A. 放置热水袋　　　　B. 热湿敷

　C. 红外线照射　　　　D. 冷湿敷

　E. 乙醇按摩

12. 李某，40 岁，肛裂感染，遵医嘱行热水坐浴，水温应控制在（　　）

　A. 30 ～ 35℃　　　　B. 35 ～ 40℃

　C. 40 ～ 45℃　　　　D. 45 ～ 50℃

　E. 55 ～ 60℃

13. 患儿，男，8 岁。高热 3 天，行乙醇擦浴时，禁忌擦浴的部位是（　　）

　A. 面部、腹部、足部

　B. 胸前区、腹部、足底

　C. 面部、背部、掖窝

　D. 腘窝，腋窝、腹股沟

　E. 肘窝、手心、腹股沟

14. 患者男性，40 岁。中暑高热，入院后查体：体温 40.8℃，脉搏 112 次 / 分，呼吸 24 次 / 分，护士为其做乙醇擦浴。乙醇的浓度和量分别是（　　）

　A. 10% ～ 20%，50 ～ 100ml

　B. 21% ～ 34%，100 ～ 200ml

　C. 25% ～ 35%，200 ～ 300ml

　D. 40% ～ 50%，300 ～ 400ml

　E. 40% ～ 50%，400 ～ 500ml

15. 患者，女性，68 岁。昏迷，用热水袋时要求水温不超过 50℃，其原因是（　　）

　A. 机体对热敏感度增加

　B. 局部感觉迟钝

　C. 皮肤抵抗力下降

　D. 血管对热反应过敏

　E. 加深患者昏迷程度

A₃/A₄ 型题

（16 ～ 18 题共用题干）

　患者男性，40 岁。因脑外伤入院，神志不清，处于昏迷状态，查体：体温 39.3℃，脉搏 118 次 / 分，呼吸 24 次 / 分，血压 100/60mmHg，遵医嘱予降温。

16. 最适宜的降温方式为（　　）

　A. 额部置冰袋　　　　B. 温水拭浴

　C. 乙醇拭浴　　　　　D. 腹股沟处置冰囊

　E. 头部冰帽

17. 采用此法给予降温的主要目的是（　　）

　A. 控制炎症扩散

　B. 减轻局部充血或出血

　C. 降低神经末梢的敏感性

　D. 减轻对脑细胞的损害

　E. 促进炎症消散

18. 在运用冷疗时，应注意保护（　　）

　A. 后颈、两耳、枕部　　B. 额部、两耳

　C. 额部、颈部　　　　　D. 枕部、额部

　E. 枕部、后颈

（19 ～ 21 题共用题干）

　患者，女性，分娩时会阴部侧切，现切口部位出现红、肿、热、痛，医嘱给予红外灯局部照射。

19. 照射时间宜控制在（　　）

　A. 5 分钟　　　　　　B. 10 分钟

　C. 10 ～ 20 分钟　　　D. 20 ～ 30 分钟

　E. 40 分钟

20. 照射过程中发现局部皮肤出现紫红色，应采取的措施是（　　）

　A. 改用热湿敷　　　　B. 局部纱布覆盖

　C. 抬高照射距离　　　D. 换用低功率灯头

　E. 立即停用，局部涂凡士林

21. 照射完，需嘱患者休息 15 分钟再离开治疗室，目的是（　　）

　A. 观察疗效　　　　　B. 预防感冒

　C. 防止晕倒　　　　　D. 减轻疼痛

　E. 促进炎症局限

（王　琼）

13

第十三章 给药技术

药物疗法是临床最常用的一种治疗手段，其目的包括治疗疾病、减轻不适、协助诊断、维持正常生理功能、预防疾病以及促进健康。护士是药物疗法的直接执行者，又是患者用药安全的监护者。为保证患者准确、安全、有效的用药，护士必须了解用药的基本知识，熟练掌握正确的给药技术，指导患者安全用药，并观察用药后的疗效与反应。

第一节 给药的基本知识

案例 13-1

张某，女性，54 岁。因"心悸、气短、咳嗽、咳痰"入院。医疗诊断：慢性支气管炎。遵医嘱给予止咳糖浆口服；青霉素皮试，青霉素 640 万单位加入 0.9%NS 250ml ivgtt qd；庆大霉素超声波雾化。护士严格执行查对制度，规范实施治疗措施。输液后不久，患者出现头晕眼花，胸闷、气促、面色苍白、脉搏细数、血压下降。

问题：1. 护士在给药时，应遵守哪些原则？
  2. 该患者的用药有哪些给药途径？

一、概 述

（一）药物的种类

常用的药物种类，根据给药的不同途径大致可以分为以下几种。

1. 内服药 固体剂型有片剂、胶囊、丸剂、散剂等；液体剂型有溶液、酊剂、合剂等。

2. 注射药 有水溶剂、油剂、混悬剂、结晶、粉剂等。

3. 外用药 有软膏、滴剂、酊剂、洗剂、搽剂、涂膜剂、栓剂、粉剂等。

4. 新型制剂 胰岛素泵、植入慢溶片、粘帖敷片等。

（二）药物的领取

药物的领取各医院有所不同，大致分为以下几种。

1. 口服药由中心药房专人负责配药、核对，病区护士负责核对领回，再次进行核对，无误后发药。病区内的药柜有一定基数的常用药物由专人负责保管，根据消耗量填写领药单，定期到药房领取补充。

2. 注射药、抢救药、临时医嘱的口服药等，由病区专门负责日间用药的护士到中心药房领取。

3. 贵重药、剧毒药、麻醉药需凭医生处方领取（麻醉药用专门红色处方）。

一些医院采用电子计算机联网管理，可大大提高管理效率。

（三）药物的保管原则

1. 药柜位置应符合要求 药柜应放在通风、干燥、光线明亮处，避开阳光直射，药柜由专人负责并保持其整洁。

2. 药物应分类放置 柜内所有药物应按注射、内服、外用、剧毒等分类放置。按药物有效期的先后顺序排列，有计划使用，以免浪费。剧毒药、麻醉药管理要实行"五专制度"，即专人负责、专柜加锁、专用账册、专用处方、专册登记。并列入交班内容。

3. 药瓶标签应明显 药瓶应有明显的标签，标签上的药名字迹要清晰，应用中、英文对照书写，并标明浓度和剂量。一般内服药用蓝色边标签，外用药用红色边标签，剧毒药、麻醉药用黑色边标签。凡没有标签或标签模糊的药品均不可使用。

4. 药物质量须保证 药物使用前要按规定检查药品的质量和有效期，如药物发生浑浊、沉淀、发霉、变色、异味、潮解、超过有效期等情况，均不可使用。

5. 药物须妥善保管

（1）根据药物的性质妥善保管

1）易氧化和遇光变质类药物：口服药应装有色瓶中、盖紧，放阴凉处，如氨茶碱、维生素 C 等；针剂类药的盒内用墨纸遮盖，如氢化可的松、盐酸肾上腺素等。

2）容易挥发、潮解或风化的药物：须装瓶并盖紧瓶盖，如糖衣片、酵母片、乙醇等。

3）容易被热破坏的药物：须放 2 ～ 10℃的冰箱内冷藏，如各种疫苗、胎盘球蛋白、抗毒血清等生物制品。

4）容易燃烧的药品：应远离明火处放置，以防意外，如乙醇、乙醚等。

考点：药物的
保管原则

5）中药置于阴凉干燥处，芳香性药品密封加盖保存。

（2）患者专用药物：应单独存放，并注明床号、姓名，医护人员不可随意借用他人。

二、给药原则

给药原则是一切用药的总则。给药过程与患者健康、生命密切相关。护士执行药疗时，应严格执行查对制度，严格遵守给药原则，确保患者安全有效用药。

（一）严格按医嘱给药

在用药前必须查对医嘱，严格按照医嘱执行，不可擅自更改医嘱。如有疑问的医嘱，须向医生了解清楚后方可给药，不得擅自更改，也不可机械执行。

（二）严格执行查对制度

认真做到"三查八对"，确保给药准确。

1."三查" 操作前、操作中、操作后查（查八对内容）。

2."八对" 床号、姓名、药名、浓度、剂量、时间、用法、有效期。

（三）安全正确合理给药

1. 准确给药 在给药操作过程中做到"五准确"，即准确的药物、准确的浓度、准确的剂量、准确的时间、准确的途径、准确的患者。

2. 做好用药指导 药物配好后要及时分发使用，并给与相应药物的用药指导。

3. 注意配伍禁忌 当有两种或两种以上药品配伍使用时，应注意有无配伍禁忌，避免发生药源性疾病。

4. 防止发生过敏反应 对易发生过敏反应的药物，使用前要先了解用药史、过敏史、家族过敏史，必要时，做好过敏试验。

（四）密切观察用药后反应

用药后要注意观察药物的疗效及不良反应。对易过敏及副作用较大的药物，应加强用药前的询问和用药后的观察，必要时做好记录。发现给药错误，及时报告给与处理。给药时间缩写与时间安排见表13-1。

表13-1　给药时间缩写与时间安排

给药时间缩写	给药时间安排
qm	6：00
qd	8：00
bid	8：00，16：00
tid	8：00，12：00，16：00
qid	8：00，12：00，16：00，20：00
q2h	6：00，8：00，10：00，12：00，14：00，16：00…
q3h	9：00，12：00，15：00，18：00
q4h	8：00，12：00，16：00，20：00
q6h	8：00，14：00，20：00，2：00
qn	20：00

三、给药途径

不同给药途径可以影响药物的吸收速度和生物利用度。给药的途径应按照药物的性质、剂型、组织对药物的吸收、病变部位、患者的病情等情况而定。常用的给药途径有口服、舌下含化、吸入、直肠给药、外敷、注射（皮内、皮下、肌内、静脉）等。

机体对药物吸收的速度由快至慢其顺序：吸入＞舌下含化＞直肠给药＞肌内注射＞皮下注射＞口服＞外敷。

考点： 给药原则

四、给药时间及时间间隔

为了维持血液中有效药物浓度，发挥最大药效，根据药物的半衰期确定给药次数与间隔时间。例如异烟肼，半衰期为6小时，每日给药4次；磺胺嘧啶半衰期为13小时，每日给药2次。药疗和护理工作中，常用外文缩写来表示用药次数与间隔时间。医院常用的外文缩写见表13-2。

表13-2　医院常用的外文缩写及中文译意

外文缩写	中文译意	外文缩写	中文译意
qd	每日一次	qod	隔日一次
bid	每日二次	biw	每周二次
tid	每日三次	qm	每晨一次
qid	每日四次	qn	每晚一次
q1h	每1小时一次	am	上午
q2h	每2小时一次	pm	下午
q3h	每3小时一次	st	立即
q4h	每4小时一次	DC	停止
q6h	每6小时一次	prn	需要时（长期）
hs	临睡前	sos	需要时（临时）

外文缩写	中文译意	外文缩写	中文译意
ac	饭前	aa	各
pc	饭后	ID	皮内注射
12n	中午 12 点	H	皮下注射
12mn	午夜 12 点	IM 或 im	肌内注射
gtt	滴	IV 或 iv	静脉注射
po	口服	gtt	滴、滴剂
OS	左眼	AS	左耳
OD	右眼	AD	右耳

考点： 医院常用的外文缩写，给药时间安排

案例 13-1 分析

护士应该按给药原则进行给药。青霉素易引起过敏反应，用药后，注意观察有无过敏反应发生，一旦出现，及时通知医生，配合抢救。

该患者的给药途径有口服、吸入、皮内和静脉给药。

第二节　口服给药法

案例 13-2

李某，女性。32 岁。因咽喉疼痛、低热，伴有咳嗽、咳痰 2 天，来院就诊。医生开了抗生素、止咳糖浆等口服药物。

问题： 护士应如何指导患者正确服用药物？

口服给药是临床最常用的给药方法，是指药物经口服后，经胃肠道黏膜吸收进入血，从而发挥局部或全身的治疗作用，此法较安全。但口服给药吸收较慢，故不适用于急救、意识不清、呕吐不止、禁食等患者。

【目的】

药物经胃肠道吸收、利用而产生疗效，以起到减轻症状、协助诊断、预防、治疗疾病的作用。

【评估】

1. 患者的病情、年龄、意识、治疗等情况。
2. 患者对服药的认识、遵医行为、心理反应及合作程度。
3. 患者有无吞咽困难、呕吐，有无口腔、食管疾患。

【准备】

1. 护士准备 着装整齐，仪表端庄，修剪指甲，洗手，戴口罩。

2. 患者准备 了解用药目的、配合方法及用药的注意事项。

3. 用物准备 服药本、小药卡、药盘、药杯、药匙、量杯、滴管、研钵、湿纱布、吸水管、治疗巾、水壶（温开水）等。

4. 环境准备 环境整洁，光线充足、温湿度适宜。

【实施】

1. 操作步骤 见表 13-3。

表 13-3 口服给药法

操作流程	操作要点
核对、解释	备齐用物，携至床旁，核对床号、姓名、服药本及小药卡，解释目的和过程，请患者配合。
环境、体位	环境安静、整洁，温、湿度适宜。
配药	按床号将小药卡插入药盘内，放好药杯。①固体药用药匙取出所需药量，放入药杯（图 13-1）。②水剂先摇匀药液，用量杯量取。一手拇指置于所需刻度上，并使之与护士视线平齐，另一手持药瓶，瓶签向上（掌心），倒出所需药液（图 13-2），保证剂量准确。③油剂或不足 1ml(1ml 以 15 滴计算）的药液，可先加入少量温开水，再用滴管吸取药液（图 13-3），以减少损失。④配药完毕，重新核对。发药前应与另一护士核对（图 13-4）
发药	①再次核对药物。②携用物至患者旁，核对患者床号及姓名，确认无误后发药。③协助患者服药，为鼻饲患者给药时，应将药物研碎溶解后，由胃管注入。④发药后，再次核对，收回药杯。
观察	观察患者服药后效果及不良反应。若有异常及时报告医生，酌情处理。
整理	①服药后，收回药杯，消毒备用。油类药杯先去除油污，再做上述处理。②一次性药杯用后，消毒后再做毁型处理。
记录	洗手，记录

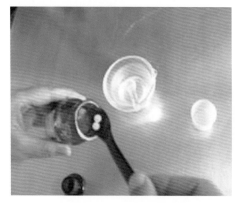

图 13-1 取片剂药物法

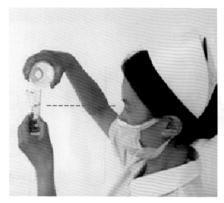

图 13-2 取水溶液方法

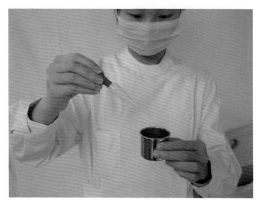

图 13-3 滴管吸取药液法

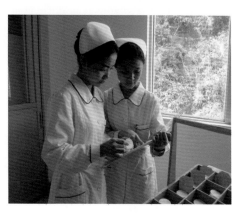

图 13-4 护士核对药物

2. 注意事项

（1）严格执行查对制度，一次只取一人药物，防止差错事故的发生，保证患者用药安全。

（2）发药前了解患者有关情况，如因特殊检查或手术等原因暂时不能服药的，暂不发药，并做好交班接；如患者出现呕吐，查明情况，给予处理；不能自行服药的患者应协助服药；婴幼儿、上消化道出血或口服固体药困难者，可将药物研碎后再服用；鼻饲者将药研碎，用温开水溶解后，由胃管灌入，再注入少量温开水冲净胃管。

（3）发药时若患者提出疑问，护士应认真听取，重新核对，确认无误后给予耐心解释，再协助患者服下。

（4）根据药物不同的特性进行用药指导

1）抗生素及磺胺类药物应按时服药，以保持有效的血药浓度。

2）健胃及刺激食欲的药物宜饭前服，因其刺激舌味觉感受器，可促进胃液分泌，增进食欲；助消化药及对胃黏膜有刺激的药物宜饭后服用，利于消化食物和减少对胃黏膜的刺激。

3）服用强心苷类药物（如洋地黄）前，应先测脉率（心率）及节律。如脉率低于60次/分钟或节律异常，应暂停服药，并报告医生。

4）对牙有腐蚀作用或可造成牙染色的药物，如酸剂、铁剂，服用时需避免与牙接触。可用吸水管吸入药液，并及时漱口。服用铁剂药物时还应叮嘱患者勿饮茶，以免影响铁剂的吸收。

5）止咳糖浆对呼吸道黏膜有安抚作用，服后不宜立即饮水，以免冲淡药液，降低疗效。如同时服用多种药物，应最后服用止咳糖浆。

6）磺胺类药物和退热药，服后宜多饮水。因磺胺类药物经肾代谢，为防止尿少时析出磺胺结晶，堵塞肾小管；后者多饮水可促进发汗降温作用，增强药物疗效。

7）对特殊药物，如麻醉药、催眠药、抗肿瘤药，应待患者服下后，方可离开。

8）有配伍禁忌的药物不能同时服用。如呋喃妥因（呋喃呾啶）与碳酸氢钠等。

考点：口服给药注意事项

（5）发药后应观察服药效果及不良反应。如发现异常，应及时通知医生，给予处理。

【评价】

1. 患者理解服药的目的，能积极主动配合。

2. 用药安全、有效，不良反应降低到最低程度。

3. 护士操作熟练、准确，护患沟通有效，患者满意。

案例 13-2 分析

护士在指导患者服用药物时，应根据药物的性质及特点，合理安排服药的时间及顺序。应指导该患者先服抗生素等其他药物，最后服止咳糖浆，服后不要立即喝水，以免冲淡药液，降低疗效。

第三节　吸入给药法

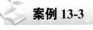

案例 13-3

患儿越某，2岁。肺炎入院，咳嗽，有痰，医嘱进行超声波雾化吸入治疗。

问题：1. 护士应如何向患者家属解释进行超声波雾化吸入治疗的目的？

2. 进行超声波雾化吸入治疗的注意事项有哪些？

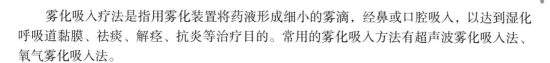

雾化吸入疗法是指用雾化装置将药液形成细小的雾滴，经鼻或口腔吸入，以达到湿化呼吸道黏膜、祛痰、解痉、抗炎等治疗目的。常用的雾化吸入方法有超声波雾化吸入法、氧气雾化吸入法。

<h2 style="text-align:center">一、目　　的</h2>

1. 预防和治疗呼吸道感染　消除炎症，减轻呼吸道黏膜水肿，稀释痰液，帮助祛痰。常用于肺炎、咽喉炎、肺脓肿支气管扩张及肺结核等患者。

2. 改善通气功能　解除支气管痉挛，保持呼吸道通畅。常用于支气管哮喘等患者。

3. 湿化气道　常用于呼吸道湿化不足，也配合人工呼吸器、气管切开术后使用，使呼吸道湿化。

4. 治疗肺癌　间歇吸入抗癌药物，以治疗肺癌。

考点：雾化吸入疗法目的

<h2 style="text-align:center">二、常用药物</h2>

1. 抗生素　如庆大霉素、卡那霉素等。可控制呼吸道感染，消除炎症。

2. 祛痰药　如α-糜蛋白酶、乙酰半胱氨酸（易咳净，痰易净）。可稀释痰液，帮助祛痰。

3. 平喘药　常用有氨茶碱、沙丁胺醇（舒喘灵）。可解除支气管痉挛。

4. 糖皮质激素　常用地塞米松，与抗生素同时使用，可减轻呼吸道黏膜水肿，增加抗炎效果。

考点：雾化吸入疗法常用药物

案例 13-3 分析 1

护士向患者家属解释进行超声波雾化吸入治疗的目的：通过选用抗生素及祛痰药物进行超声波雾化吸入治疗，可控制呼吸道感染，促进痰液排除，改善通气功能，保持呼吸道通畅。

<h2 style="text-align:center">三、常用方法</h2>

（一）超声波雾化吸入法

超声波雾化吸入法是应用超声波声能，产生高频振荡，使药液变成细微的气雾，由呼吸道吸入而产生疗效的方法。超声波雾化吸入器（图 13-5）由超声波发生器、水槽、晶体换能器、雾化罐、透声膜、螺纹管和口含嘴或面罩组成。其特点是雾量大小可以调节，雾滴小而均匀（直径 5μm 以下）。药液可随深而慢的吸气到达终末细支气管和肺泡，治疗效果好，并因雾化器电子部分产热，能对雾化液加温，使患者感觉温暖舒适。

【评估】

1. 患者的病情、呼吸系统状况、自理能力、用药情况。

2. 患者对接收吸入治疗的心理反应及合作程度。

【准备】

1. 护士准备　着装规范，仪表端庄，修剪指甲，洗手、戴口罩。

2. 患者准备　了解超声雾化吸入治疗的目的及配合方法。并愿意配合。

3. 用物准备　超声雾化吸入器、所需药物、生理盐水、冷蒸馏水、水温计、50ml 注射器、弯盘。

4. 环境准备　环境安静、整洁，光线、温湿度适宜。

【实施】

1. 操作步骤 见表 13-4。

表 13-4 超声波雾化吸入法

操作流程	操作要点
连接、加水、加药	将超声波雾化吸入器主机与各附件连接；在水槽内加入冷蒸馏水（图 13-6），要求浸没雾化罐底部的透声膜。将药液用生理盐水稀释至 30 ~ 50ml，加入雾化罐内（图 13-7），盖紧水槽盖，连接管道（图 13-8）
核对、解释	携用物至患者旁，核对床号、姓名，解释目的，协助患者取舒适卧位
调节	打开电源开关，指示灯亮后，预热 3 ~ 5 分钟，调整定时开关至 15 ~ 20 分钟处，调节雾量开关（大档雾量 3ml/min、中档雾量 2ml/min、小档雾量 1ml/min）（图 13-9）
吸入	气雾喷出时，将口含嘴放入患者口中（或将面罩罩住患者口鼻），嘱患者用口作深而慢的吸气，鼻呼气（图 13-10）
治疗毕	取下口含嘴或面罩，先关雾化开关，再关电源开关，以防损坏电子管；协助患者擦干面部，取舒适卧位，感谢患者合作
整理	倒净水槽内余水并擦干，雾化罐、螺纹管浸泡于消毒液中 1 小时，再洗净晾干后备用，口含嘴或面罩应消毒
记录	洗手，记录

考点： 操作要点

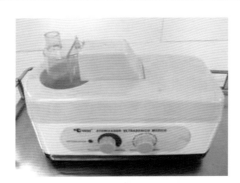

图 13-5 超声波雾化吸入器

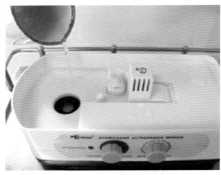

图 13-6 水槽内加蒸馏水

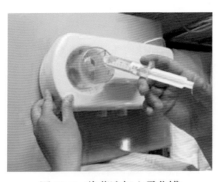

图 13-7 将药液加入雾化罐

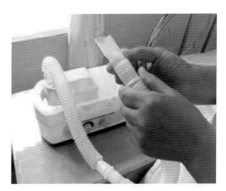

图 13-8 连接管道

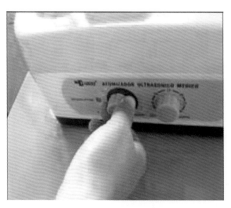
图 13-9　调节雾量大小

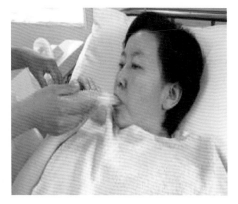
图 13-10　患者吸入

2. 注意事项

（1）使用前检查机器各部件情况，确保性能良好、连接正确。注意机器的保养。

（2）水槽底部晶体换能器和雾化罐底部的透声膜薄而脆，易破碎，操作时，动作要轻，以免损坏。

（3）水槽和雾化罐内切忌加温水或开水。使用时，注意测量水温，超出 50℃ 或水量不足时，应关机换冷蒸馏水。

（4）连续使用时，水槽内无足够冷水及雾化罐内无药液的情况下不能开机。应补充水及药液，并间隔 30 分钟。

（5）在治疗过程中如需加药液，不必关机，直接从盖上小孔添加药液即可；但要加水入水槽，必须关机操作。

（6）治疗中应密切观察患者状况，有无呛咳、支气管痉挛等不适反应。必要时给予处理。

（7）雾化时间不宜过长，一般每次雾化时间为 15 ～ 20 分钟；雾量不宜过大，以免引起患者不适。

考点：雾化吸入操作注意事项

案例 13-3 分析 2

护士给患儿进行超声波雾化吸入治疗时，应该注意如上所述的注意事项。

【评价】

1. 护患沟通有效，患者可以理解治疗的目的，并主动配合。患者满意。

2. 患者呼吸道炎症减轻或消除，感觉舒适，达到治疗目的。

3. 操作正确，机器性能良好。

（二）氧气雾化吸入法

氧气雾化吸入法是利用高速气流，将药液形成雾状，随吸气进入呼吸道而产生疗效的方法。

【目的】

治疗或控制呼吸道炎症、减轻支气管痉挛、改善通气功能、稀释痰液利于排出。

【评估】

1. 患者的病情、呼吸系统状况、自理能力、用药情况。

2. 患者对吸入治疗的认识、心理反应及合作程度。

【准备】

1. 护士准备　着装整齐、仪表端庄、修剪指甲、洗手、戴口罩。

2.患者准备 了解治疗目的、清楚配合方法。

3.用物准备 氧气雾化吸入器（图13-11）、氧气装置一套（湿化瓶内不装水）、生理盐水、药液、5ml注射器、弯盘等。

4.环境准备 环境安静、整洁，光线、温湿度适宜，室内应避免火源。

【实施】

1.操作步骤 见表13-5。

表13-5　氧气雾化吸入法

操作流程	操作要点
安装氧气	将氧气表安装在氧气筒上，检查氧气流出是否通畅
加药	按医嘱将药液稀释至5ml，注入雾化器内（图13-12）
核对、解释	携用物至患者旁，核对床号、姓名，解释目的，协助患者取舒适卧位，向患者讲解并示范操作方法
连接雾化器	连接雾化器的接气口于氧气装置的输氧管上，调节氧流量6～8L/min，检查雾化吸入器连接是否完好，有无漏气（图13-13，图13-14，图13-15）
吸入	嘱患者手持雾化器，将口含嘴放入患者口中，紧闭嘴唇深吸气，用鼻呼气，如此反复，直至将药液吸完为止
治疗毕	取出雾化器，关闭氧气开关。协助患者擦干面部，取舒适卧位，感谢患者配合
整理	用物处理按消毒隔离原则进行（一次性吸入器按规定处理）
记录	洗手，记录

考点： 操作要点

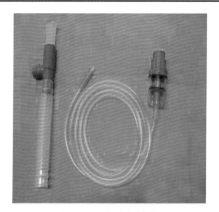

图13-11　氧气雾化器

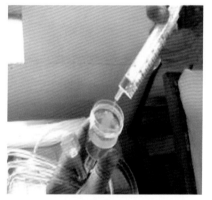

图13-12　药液注入雾化器内

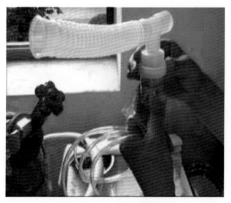

图13-13　连接雾化器

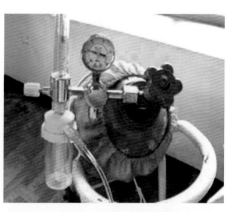

图13-14　连接氧气装置（湿化瓶内不加水）

2. 注意事项

（1）初次使用的患者，护士应指导患者使用方法，做深吸气动作，以利于药液进入呼吸道深处。

（2）使用前应检查雾化器连接是否漏气，保证安全有效的治疗。

（3）氧气湿化瓶内勿放水，以免液体进入雾化器影响药液浓度，降低疗效。

（4）操作时严禁接触明火和易燃物品，以保证用氧安全。

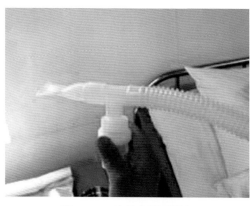

图 13-15　连接完毕无漏气

【评价】

1. 患者理解治疗的目的，能主动配合。

2. 患者呼吸道炎症减轻或消除，感觉舒适，达到治疗目的。

3. 操作正确，机器性能良好。

考点： 氧气雾化吸入操作法注意事项

第四节　注 射 法

案例 13-4

患者，胡某，男，35 岁。上呼吸道感染，咽痛，发热，体温 39.8℃ 医嘱：安痛定 2mg 肌内注射 st。

问题：1. 护士为患者注射药物应遵守哪些操作规程？

2. 如果做臀大肌注射，该如何定位？

注射给药法是将一定量的无菌药液注入人体组织或血管内的技术，达到诊断、预防和治疗疾病目的。注射给药的特点是药物迅速发挥作用，适用于因各种原因不宜口服给药、某些药物易受消化液影响而失效或不能经胃肠黏膜吸收的患者。

在临床上常用的注射法有皮内注射、皮下注射、肌内注射、静脉注射（图 13-16）。

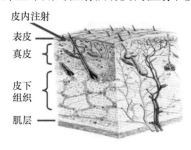

A. 皮内注射

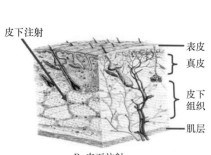

B. 皮下注射

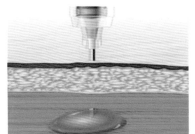

C. 肌内注射

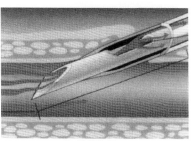

D. 静脉注射

图 13-16　各种注射法的进针深度

一、注射原则

（一）严格遵守无菌操作原则

1. 环境 清洁、干燥、宽敞，无尘埃飞扬，符合无菌操作的环境要求。

2. 护士 注射前必须洗手，戴口罩，修剪指甲，保持衣帽整洁。

3. 注射器 使用一次性注射器并保持无菌。

4. 注射部位 按要求进行消毒。常规消毒用棉签蘸2%碘酊，以注射点为中心，由内向外螺旋式消毒，直径大于5cm，待干（约20秒）后，用75%乙醇同法脱碘，范围略大于碘酊消毒的面积，乙醇待干后，方可注射。另外，若用0.5%碘伏消毒，以同样方法消毒两遍，无需脱碘。

（二）严格执行查对制度

严格执行"三查、八对、一注意、五准确"。仔细检查药物质量，发现药物有浑浊、沉淀、变色、变质，药物已过有效期或安瓿有裂隙等现象，则不可使用。同时注意药物配伍禁忌，需要注射几种药物时，应确认无配伍禁忌才可用药。

（三）选择合适的注射器和针头

根据药物剂量、性质选择合适的注射器和针头。注射器应完好无损，不漏气；针头应锐利、无钩、不弯曲、不生锈，型号合适；注射器和针头的衔接必须紧密；一次性注射器的包装应密封无破损，并在有效期内。

（四）注射药物现用现配

药液应按规定临时抽取，现配现用，及时注射，以防止药物效价下降或被污染。

（五）注射前排尽空气

注射前须排尽注射器内空气，尤其是动、静脉注射，防止气体进入血管形成空气栓塞。排气时，应注意防止浪费药液和污染针头。

（六）选择合适的注射部位

注射部位应避开神经和血管（动、静脉注射除外）。不能在局部皮肤有炎症、化脓感染、瘢痕、硬结及患皮肤病处进针。需长期注射的患者应有计划地更换注射部位。

（七）掌握合适的进针角度和深度

根据不同注射法有不同的进针角度和深度要求，进针时不可将针梗全部刺入注射部位。

（八）注射前检查回血

进针后、推注药液前，需抽动活塞，检查有无回血。动、静脉注射必须见到回血方可推药。皮下、肌内注射时无回血方可注药，如有回血，需拔出针头重新进针，切不可将药液注入血管内。

（九）掌握无痛注射技术

解除患者的顾虑，分散其注意力；指导并协助患者采取合适的体位，使肌肉放松，易于进针；注射时做到"两快一慢"（进针快、拔针快、推药慢且均匀）；注射刺激性较强的药物时，应选用粗长针头，且做深部注射。几种药物需同时注射时，一般先注射无刺激性或刺激性较弱的，再注射刺激性强的药物，以减轻疼痛。

（十）严防交叉感染

注射时做到一人一套物品，包括注射器、针头、止血带、小垫枕，避免交叉感染；所有物品须按消毒隔离要求处理，一次性用物按规定进行处理，不可随意丢弃。勿用手直接接触使用过的针头，防止针刺伤或划伤。

案例 13-4 分析 1

给胡某注射安痛定时，应严格遵守以上注射原则。

链接

注射废物的分类收集

注射医疗废物的收集装置包括：利（锐）器盒一个，黄色包装袋 2 个（均为有医院警示标识的防渗漏、防锐器穿透专用包装袋或容器）。

注射废物分类收集：使用过的注射器，不要套针帽，也不要用手分离针头，应针尖向下伸入利器盒，将针头与注射器分离，针头入利器盒，用后的安瓿等锐器也放入利器盒。一次性注射器收集于一个黄色包装袋内，其他废弃物如棉签、密封瓶等收集于另一黄色包装袋内，按医疗废物转运程序运行。

考点： 注射原则

二、注 射 用 物

（一）治疗车上层

1. 基础注射盘 常规放置下列物品。

（1）无菌持物镊：浸泡于消毒液内或放于灭菌后的干燥容器内。

（2）皮肤消毒液：2% 碘酊、75% 乙醇或 0.5% 碘伏等。

（3）其他：无菌治疗巾或无菌纱布（放于敷料罐内）、无菌棉签、砂轮、启瓶器、弯盘等。静脉注射时，另加止血带、小垫枕等。

2. 注射器和针头

（1）注射器及针头的构造（图 13-17）：注射器分为空筒和活塞两部分。空筒前端有乳头，空筒标有刻度；活塞包括活塞体、活塞轴、活塞柄。其中乳头、空筒内壁、活塞体应保持无菌，不得用手触摸；针头分针尖、针梗和针栓三部分，除针栓外壁以外，其余部分应保持无菌，不得用手触摸。

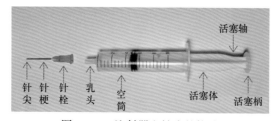

图 13-17 注射器和针头的构造

（2）注射器和针头的规格：见表 13-6。

表 13-6　各种注射法选用注射器和针头的规格

注射法	注射器	针头
皮内注射	1ml	4～5 号
皮下注射	1ml，2ml	5～6 号
肌内注射	2ml，5ml	6～7 号
静脉注射	5ml、10ml、20ml、30ml、50ml 或 100ml	6～9 号（或头皮针）
静脉采血	2ml、5ml、10ml，视采血量而定	6～16 号

3. 注射药物　按医嘱准备。常用的注射药剂型有溶液、油剂、混悬剂、结晶、粉剂。结晶和粉剂需溶解后方可使用。

4. 注射本或注射卡　根据医嘱准备注射本或注射卡，是注射给药的依据，便于查对，以避免给药错误的发生。

（二）治疗车下层

考点：注射用物准备

污物桶 2 个，医疗垃圾和生活垃圾分开处理；利器盒 1 个，放置损伤性废弃物（如用过的针头）。

三、药液抽吸法

药液的抽吸应严格按照无菌操作原则和查对制度进行。

【目的】

遵医嘱准备药液，为注射作准备。

【评估】

1. 了解给药目的、药物性质及给药方法。

2. 环境是否清洁，光线是否充足。

【准备】

1. 护士准备　着装整洁，修剪指甲，洗手、戴口罩。

2. 用物准备

(1) 注射盘及盘内常规物品。

(2) 合适注射器和针头。

(3) 注射卡：根据医嘱准备。

(4) 注射药物：遵医嘱准备。

3. 环境准备　环境清洁，光线充足，符合无菌操作要求。

【实施】

1. 操作步骤　见表 13-7。

表 13-7　药液抽吸法

操作流程	操作要点
核对药物	核对药物名称与注射卡，检查药物质量及有效期。
抽吸药液	(1) 自安瓿内吸药
	1) 消毒、折断安瓿：轻弹安瓿顶端，将药液弹至体部，用消毒砂轮在安瓿颈部划一锯痕，消毒安瓿及拭去玻璃细屑，折断安瓿检查并取出注射器和针头，
	2) 吸药：将针头斜面向下放入安瓿内的液面下抽动活塞，吸取药液（图 13-18，图 13-19）

续表

操作流程	操作要点
抽吸药液	（2）自密封瓶内吸药
	1）消毒瓶塞：用启瓶器去除铝盖中心部分，用2％碘酊、75％乙醇消毒瓶塞及周围，待干
	2）溶解粉剂、结晶药：用无菌等渗盐水或注射用水或专用溶媒将粉剂、结晶药充分溶解（如为流体剂型则省去此步骤）
	3）注入空气：检查注射器后，向瓶内注入与所需药液等量空气
	4）吸药：倒转药瓶，使针头斜面在液面下，吸取所需药液量。以示指固定针栓，拔出针头（图 13-20）
排尽空气	将针头垂直向上，先回抽活塞，使针头内的药液流入注射器内，并使气泡集中在乳头根部，再轻推活塞，排出气体（图 13-21）
保持无菌	将原空安瓿（密封瓶／针头保护套）套在针头上。再次核对后，放于无菌巾或无菌棉垫内备用
整理	整理治疗台，清理用物，洗手。

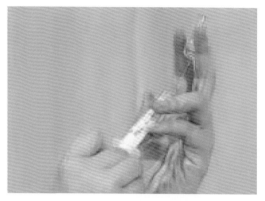

图 13-18　自小安瓿内吸取药液

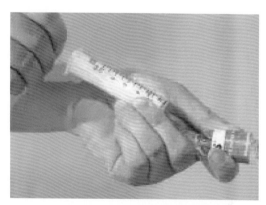

图 13-19　自大安瓿内吸取药液

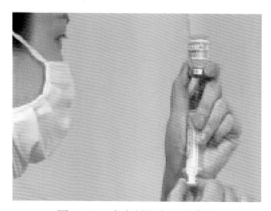

图 13-20　自密封瓶内吸取药液

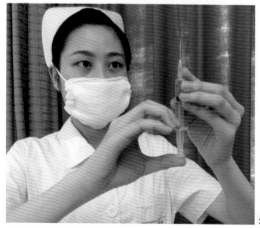

图 13-21　排尽空气

考点：药液抽吸的方法

2. 注意事项

（1）严格执行查对制度，遵守无菌操作原则。

（2）吸药时手不可触及注射器及针头的无菌部位；针栓不可插入安瓿内，以防止污染药液。

(3) 针头在进入和取出安瓿时，针尖、针梗不可触及安瓿口外缘。

(4) 排气时，示指固定针栓，不可触及针梗；轻推活塞柄排气，不可浪费药液（悬而不滴），以免影响药量的准确性。

(5) 药液应现用现抽吸，避免药液污染和效价降低。

(6) 吸取混悬液应先摇匀再立即吸取，较浓稠或油性的药物不易抽吸，若不怕热，可用双手对搓几下药瓶，再进行抽吸。

【评价】

1. 严格按照操作规范抽吸药液，手法正确，药量准确。

2. 吸药过程中，无污染无差错。

四、常用注射技术

（一）皮内注射法（ID）

皮内注射法是将小量药液或生物制品注射于表皮与真皮之间的方法。

【目的及部位】

1. 药物过敏试验　前臂掌侧的下段内侧。因该处皮肤较薄，易于注射；且皮肤色泽浅，便于观察有无药物过敏反应。

2. 预防接种　常选用上臂三角肌下缘，如卡介苗的预防接种。

3. 局部麻醉的起始步骤　实施局部麻醉处的皮肤。

【评估】

1. 患者的病情、治疗过程及"三史"（用药史、过敏史、家族史）。

2. 患者的认知反应、意识状态、心理状态及合作程度。

3. 患者注射部位皮肤情况，避开红肿、硬结、瘢痕等处。

4. 环境是否清洁，光线是否充足。

【准备】

1. 护士准备　着装整洁，修剪指甲，洗手、戴口罩；熟悉药物的用法及药理作用。

2. 用物准备

(1) 注射盘及盘内常用物品。

(2) 1ml 注射器、4½ 针头。

(3) 注射卡：根据医嘱准备。

(4) 注射药物：遵医嘱准备。

(5) 如做药物过敏试验，需另备 0.1％盐酸肾上腺素及 2ml 注射器。

3. 环境准备　清洁、安静，光线适宜。

4. 患者准备　了解皮内注射的目的、方法、注意事项及配合要点；取舒适体位并暴露注射部位。

【实施】

1. 操作步骤　见表 13-8。

表 13-8　皮内注射法

操作流程	操作要点
备药	核对医嘱及注射卡，检查药液质量并吸取药液
核对、解释	携用物至床旁，核对患者床号、姓名，查对无误后，解释操作目的和过程

续表

操作流程	操作要点
选择部位	协助患者取合适的体位,选择并暴露注射部位
消毒	75%乙醇消毒注射部位皮肤,待干
再次核对	再次进行核对,排尽空气
进针	左手绷紧皮肤,右手以持锥法持注射器,示指固定针栓,针头斜面向上与皮肤成5°角刺入皮内(图13-22A)
推药	左手拇指固定针栓,右手推注药液0.1ml,使局部隆起呈半球状皮丘,皮肤发白并显露毛孔(图13-22B)
拔针、计时、核对	注药毕,快速拔针,计时。再次核对床号、姓名
指导患者	告知患者注意事项
整理	清理用物,协助患者取舒适卧位,致谢
记录	密切观察患者用药后反应,洗手,记录

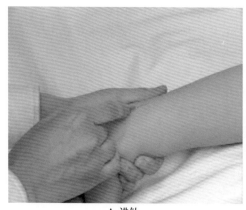
A. 进针

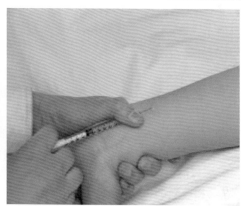
B. 推药

图 13-22　皮内注射

2. 注意事项

(1)做药物过敏试验前,须询问患者的"三史"(用药史、过敏史、家族史),并备好急救药品,以防发生意外。如对所用药物过敏,严禁做药物过敏试验并与医生联系,做好标记。

(2)禁用含碘消毒剂消毒皮肤,以免脱碘不彻底或患者对碘过敏,影响对局部反应的观察。

(3)进针角度不宜太大,以免将药液注入皮下,影响药物作用的效果及对反应的观察和判断。

(4)拔针后应嘱患者切勿按揉局部,以免影响对结果的判断。

(5)皮试结果不能确定时,可做对照试验:在另一前臂相同部位注射0.1ml的生理盐水,20分钟后做对照观察。

【评价】

1.患者理解皮内注射的目的,能积极配合,无不适,沟通有效。

2.操作技术熟练,进针深度、角度、选择的注射部位及注入药物剂量准确,皮丘符合要求。

（二）皮下注射法（H）

皮下注射法是将少量药液或生物制剂注入皮下组织的技术。

【目的】

1. 用于不宜口服给药，且需在短时间内发挥药效的药物治疗，如肾上腺素、胰岛素等药物的注射。适合小剂量及刺激性弱的药物注射，以免吸收不良造成局部硬结、疼痛等反应。

2. 局部给药　如局部麻醉、封闭疗法。

3. 各种疫苗、菌苗的预防接种。

【评估】

1. 患者病情、治疗状况、肢体活动能力，对药物治疗的认知及合作程度。

2. 注射部位皮肤及皮下组织情况；根据注射目的选择合适部位：常选用上臂三角肌下缘，也可选上臂外侧（中 1/3）、腹壁、后背、臀部、大腿前侧及外侧（图 13-23）。

3. 环境是否清洁，光线是否充足。

【准备】

1. 护士准备　着装整洁，修剪指甲，洗手、戴口罩；熟悉药物的用法及药理作用。

2. 用物准备　注射盘；1～2ml 注射器、5～6 号针头；注射卡（根据医嘱准备）；药物（遵医嘱准备）。

3. 环境准备　清洁、安静，温度适宜，光线充足。

4. 患者准备　了解皮下注射的目的、方法、药物作用、配合要点及注意事项；取舒适体位并暴露注射部位。

【实施】

1. 操作步骤　见表 13-9。

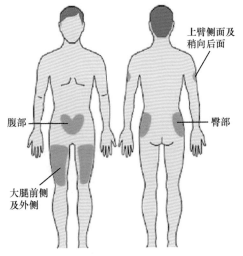

图 13-23　皮下注射部位

（图中标注：上臂侧面及稍向后面、臀部、腹部、大腿前侧及外侧）

表 13-9　皮下注射法

操作流程	操作要点
备药	核对医嘱及注射卡，检查药液质量并吸取药液
核对、解释	携用物至床旁，核对患者床号、姓名，查对无误后，解释操作目的和过程
选择部位	协助患者取合适的体位，选择并暴露注射部。
消毒	常规消毒注射部位皮肤，待干
再次核对	再次进行核对，无误后排尽空气
进针	左手拇指向下绷紧皮肤，夹一干棉签于无名指与小拇指之间，右手以持锥法持注射器，示指固定针栓，针头斜面向上与皮肤成 30°～40° 角，快速将针梗的 1/2～2/3 刺入皮下（图 13-24A）
抽回血	右手保持原姿势，松开左手，右手抽动活塞
推药	如无回血，缓慢、均匀注入药液（图 13-24B）
拔针、核对	注药毕，用干棉签轻压穿刺点，快速拔针后按压片刻。再次核对床号、姓名
整理	整理用物，协助患者取舒适卧位，致谢
记录	密切观察患者用药后全身和局部反应，洗手，记录

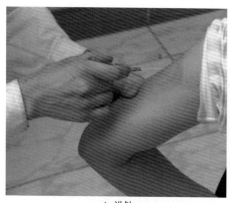

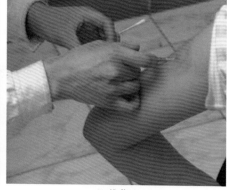

A. 进针   B. 推药

图 13-24 皮下注射

2. 注意事项

（1）针头刺入角度不宜超过45°，过瘦者捏起注射部位并减小进针角度，以免刺入肌层。

（2）皮下注射尽量避免应用对局部组织刺激性强或剂量较大的药物。

（3）对长期需要皮下注射者，应有计划地更换注射部位，轮流注射，以促进药物充分吸收，利于局部组织的修复，避免局部产生硬结。

（4）注射量少于1ml药液时，应选择1ml注射器，以保证注入药液剂量准确。

【评价】

1. 护士操作熟练规范，进针深度、选择部位及注入药物的剂量准确，注射部位未出现硬结、感染。

2. 患者理解皮下注射的目的及药物作用相关知识，能积极配合，有安全感，无不适，护患沟通有效。

（三）肌内注射法（IM 或 im）

肌内注射法是将一定量的药液注入肌肉组织的方法。由于人体肌肉组织有着丰富的毛细血管网，毛细血管壁是多孔的类脂质膜结构，药物透过的速度较快，自肌内注射的药物通过毛细血管壁到达血液内，吸收较完全而迅速。

【目的】

1. 用于不宜或不能口服或静脉注射，且要求短时间内迅速发挥疗效者。

2. 注射药量较大或刺激性较强的药物，不宜皮下注射者。

【部位】

注射部位一般选择肌肉丰厚且距大血管、神经较远处，且避免表面有炎症、瘢痕、损伤等部位。其中最常用的部位为臀大肌，其次为臀中肌、臀小肌、股外侧肌及上臂三角肌（图13-25）。

1. 臀大肌注射定位法 臀大肌起自髂骨翼外面和骶骨的背面，肌束平行斜向外下方

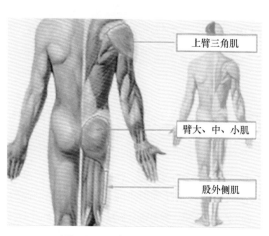

图 13-25 常用肌内注射部位

止于股骨上部。坐骨神经被臀大肌覆盖（图13-26），注射时应避免损伤坐骨神经。具体定位方法有以下两种：

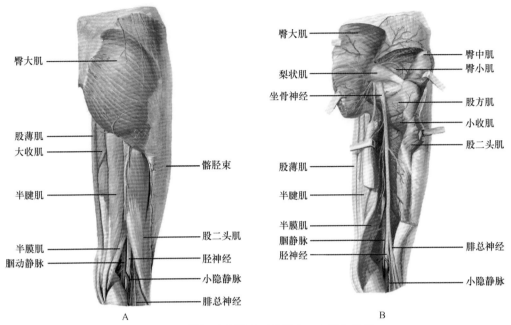

图 13-26　臀部及大腿后面的肌肉、血管和神经

（1）十字法：从臀裂顶点向左或向右划一水平线，自髂嵴最高点做一垂线，将一侧臀部分为四个象限，其外上象限避开内角（从髂后上棘至股骨大转子的连线）为注射部位（图 13-27）。

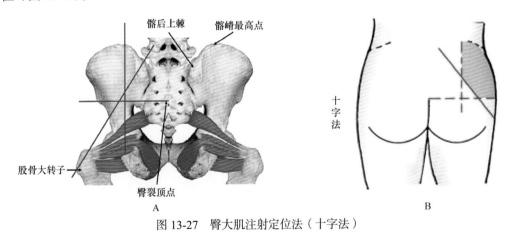

图 13-27　臀大肌注射定位法（十字法）

（2）连线法：取髂前上棘与尾骨连线的外上 1/3 处为注射部位（图 13-28）。

案例 13-4 分析 2

给胡某在臀大肌处注射安痛定时，应用以上方法进行定位，避免损伤坐骨神经。

2.臀中肌、臀小肌注射的定位法　此处血管、神经较少，脂肪组织也较薄，可用于小儿、危重或不能翻身的患者，目前使用日趋广泛。定位方法有两种。

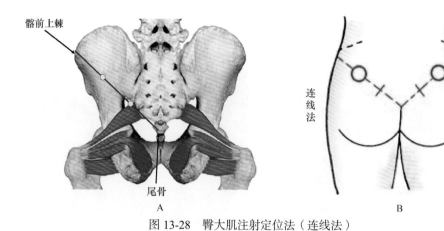

图 13-28 臀大肌注射定位法（连线法）

（1）三横指定位法：髂前上棘外侧三横指处（以患者自体手指宽度为准）为注射部位。

（2）示指、中指定位法：示指尖和中指尖尽量分开，分别置于髂前上棘和髂嵴下缘处，由示指、中指和髂嵴之间构成一个三角形区域，此区域即为注射部位（图 13-29）。

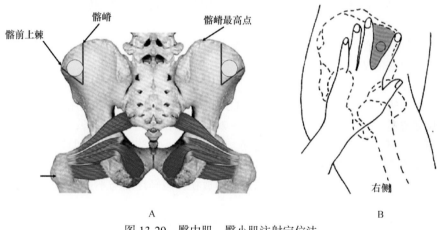

图 13-29 臀中肌、臀小肌注射定位法

3. 股外侧肌注射定位法 大腿中段外侧，成人膝关节上 10cm，髋关节下 10cm，宽约 7.5cm 的范围（图 13-30）。此处范围较广，较少有大血管、神经干通过，可供多次注射者。

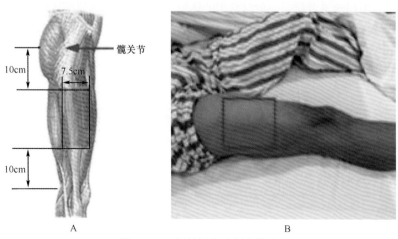

图 13-30 股外侧肌注射定位法

4. 上臂三角肌 注射定位法: 上臂外侧, 肩峰下 2～3 横指处 (图 13-31)。此处注射方便, 但肌肉较薄, 只能做小剂量注射。

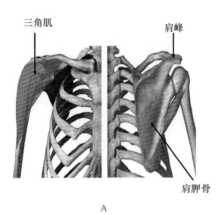

三角肌

肩峰

肩胛骨

A

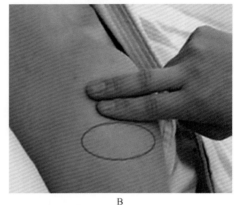

B

图 13-31 上臂三角肌注射定位法

【评估】

1. 患者病情、肢体活动能力、治疗情况、用药史、过敏史和家族史, 对药物治疗的认知及合作程度。

2. 患者注射部位的皮肤及肌肉组织状况。

3. 环境是否清洁, 光线是否充足。

【准备】

1. 护士准备 着装整洁, 修剪指甲, 洗手、戴口罩; 熟悉药物的使用方法及药理作用。

2. 用物准备 选用 2～5ml 注射器, 6～7 号针头; 药物遵医嘱准备; 其余同皮下注射法。

3. 环境准备 清洁、安静, 温度适宜, 光线充足。必要时, 用屏风或围帘遮挡。

4. 患者准备 了解肌内注射的目的、方法、配合要点及药物的作用和注意事项; 取合适体位并暴露注射部位。为了使注射部位肌肉放松, 减轻疼痛与不适, 肌内注射时患者可采用以下体位。

(1) 侧卧位: 上腿伸直, 下腿稍弯曲, 使臀部肌肉放松。

(2) 俯卧位: 足尖相对, 足跟分开, 头偏向一侧。

(3) 仰卧位: 常用于危重及不能翻身的患者, 采用臀中、小肌注射较为方便。嘱患者自然平卧, 肌肉放松。

(4) 坐位: 为门诊患者接受注射时常用的体位。上臂三角肌或臀部肌内注射, 如为后者, 患者坐的位置要稍高一些, 便于操作。

【实施】

1. 操作步骤 见表 13-10。

表 13-10 肌内注射法

操作流程	操作要点
备药	核对医嘱及注射卡, 检查药液质量并吸取药液
核对、解释	携用物至床旁, 核对患者床号、姓名, 查对无误后, 解释操作目的和过程
选择部位	协助患者取合适的体位, 选择并暴露注射部位

续表

操作流程	操作要点
消毒	常规消毒注射部位皮肤,待干
再次核对、排气	再次进行核对,无误后排尽空气
进针	左手无名指与小指之间夹一干棉签,拇指和示指绷紧皮肤,右手握笔式持注射器,中指固定针栓,针头与皮肤成90°角,快速刺入2.5~3cm(相当于针梗的2/3)(图13-32A)
抽回血	右手中指固定针栓,松开左手抽动活塞
推药	如无回血,缓慢、均匀注入药液(图13-32B)
拔针	注药毕,用干棉签轻压穿刺点,快速拔针后按压片刻。再次核对床号、姓名
整理	清理用物,协助患者取舒适卧位,致谢
记录	密切观察患者用药后全身和局部用药反应,洗手,记录

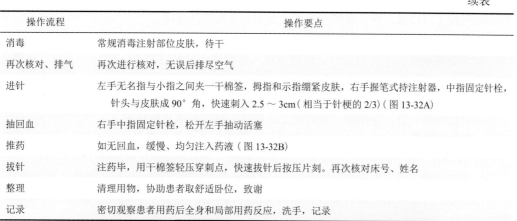

A. 进针   B. 推药

图 13-32 肌内注射

2. 注意事项

(1)由于臀大肌毗邻坐骨神经,故定位应准确,避免损伤坐骨神经。对2岁以下婴幼儿不宜选用臀大肌注射。婴幼儿在独立行走之前,臀部肌肉发育不完善,进行臀大肌注射时有损伤坐骨神经的危险,一般应选择臀中、小肌注射。

(2)两种以上药物同时注射时,注意配伍禁忌。

(3)需长期肌内注射者,需经常更换注射部位,选用细长针头,并注意观察局部对药物的吸收情况.如出现吸收差,有硬结等情况,可做局部热敷、理疗等处理。

(4)注射时勿将针梗全部刺入,以免发生断针。若针梗折断,首先稳定患者情绪,嘱患者保持原体位不动,以防断针移动,迅速用无菌血管钳取出断针。

【评价】

1.护士操作技术熟练,进针深度、选择部位及注入药物剂量准确,能按无痛注射法进行操作。

2.护士无菌观念强,注射部位未出现硬结、感染。

3.患者了解肌内注射的目的及药物作用的相关知识,积极配合注射,护患沟通有效。

(四)静脉注射法(Ⅳ)

静脉注射法是指将一定量药液注入静脉的方法。药液直接进入血液循环,是药效发挥最快的给药方法。

【目的】

1. 药物不宜口服、皮下或肌内注射，又需迅速发挥药效时。

2. 静脉输液、输血或静脉高营养治疗。

3. 作某些诊断、试验检查时，由静脉注入造影剂作诊断性检查，如对肝、肾、胆囊造影检查。

【部位】

一般选择粗、直、弹性好、相对固定的静脉，避开关节及静脉瓣。

1. 四肢浅静脉 上肢常选用肘部浅静脉（贵要静脉、正中静脉、头静脉）或手背浅静脉（图 13-33A，图 13-33B）；下肢常选用大隐静脉、小隐静脉和足背静脉（图 13-34）。

2. 头皮静脉 小儿头皮静脉极为丰富，且静脉表浅易见，易于固定，方便患儿肢体活动，故患儿静脉注射多选用头皮静脉。常用的头皮静脉有颞浅静脉、额前正中静脉、耳后静脉和枕后静脉。

3. 股静脉 股静脉位于股三角内，髂前上棘和耻骨结节连线的中点为股动脉定位，扪及股动脉，其内侧 0.5cm 处为股静脉（图 13-35）。操作时，勿损伤重要血管和神经。

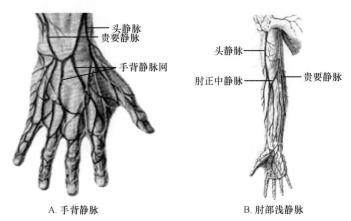

A. 手背静脉　　　　　　　　　　B. 肘部浅静脉

图 13-33　手背和肘部浅静脉

踝部和足部静脉的分布与腕部和手部静脉的分布类似，它们将缺氧血送入人体的主要静脉，并使之由此返回心脏。

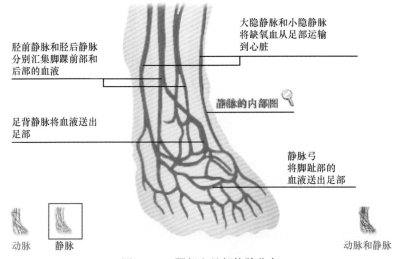

图 13-34　踝部和足部静脉分布

【评估】

1.患者病情、肢体活动能力、治疗情况、用药史、过敏史和家族史，对药物治疗的认知及合作程度。

2.注射部位的皮肤状况、静脉充盈度和静脉管壁弹性等。

3.环境是否清洁、光线是否充足。

【准备】

1.护士准备 同肌内注射法。

2.用物准备 注射器（视药量而定）、6～9号针头或头皮针；其余同肌内注射法。

3.环境准备 同肌内注射法。

4.患者准备 了解静脉注射的目的、方法、药物作用、注意事项及配合要点；取合适体位，暴露注射部位。

【实施】

1.操作步骤 见表13-11。

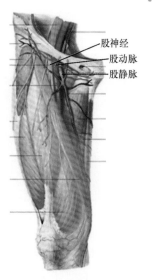

图 13-35　股静脉解剖位置

表 13-11　静脉注射法

操作流程	操作要点
四肢浅静脉注射	
备药	核对医嘱及注射卡，检查药液质量并吸取药液
核对、解释流程	携用物至床旁，核对患者床号、姓名，查对无误后，解释操作目的和流程
选择静脉	选择合适的静脉，用手指探明静脉的走向和深浅，选择粗、直、弹性好、易固定的血管，将小垫枕放于穿刺部位下，在穿刺点上方6cm处扎止血带，嘱患者握拳
消毒	用2%碘酊消毒皮肤，用75%乙醇脱碘，或用碘伏消毒注射部位皮肤2次，待干
再次核对、排气	再次进行核对，无误后排尽空气
穿刺	左手绷紧静脉下端皮肤，右手持锥法持注射器，示指固定针栓，针尖斜面向上与皮肤成15°～30°角自静脉的上方或侧方刺入皮下，再沿静脉的走向潜行刺入静脉
推药	见回血后进针少许，松开止血带，嘱患者松拳，示指固定针栓，缓慢推注药液（图13-36）
拔针	注药完毕，用干棉签沿血管走向轻压穿刺点及静脉进针点，快速拔针，按压3～5分钟（或嘱患者屈肘3～5分钟）不出血即可，再次核对床号、姓名
股静脉注射法	常用于患者急救时紧急穿刺，注入药物、加压输液、输血或采集血标本
备药、核对解释	同四肢浅静脉注
安置体位	协助患者取仰卧位，两腿伸直、略外展、外旋，必要时在穿刺侧腹股沟下垫一沙袋或软枕
消毒	常规消毒局部皮肤及操作者左手示指、中指
穿刺	左手示指、中指扪及股动脉，右手持锥法或握笔法持注射器，针头与皮肤成45°或90°角，在股动脉内侧0.5cm处刺入，左手抽动活塞，见有暗红色血液，提示进入股静脉
推药	右手示指固定针栓，左手推注药物
拔针	注射完毕，快速拔针，用无菌纱布按压局部3～5分钟，再次核对床号、姓名
整理	清理用物，协助患者取舒适卧位，致谢
记录	密切观察患者用药后全身和局部用药反应，洗手，记录

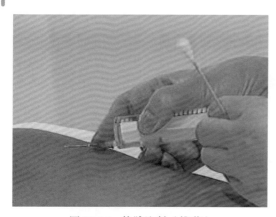

图 13-36 静脉注射（推药）

2. 注意事项

（1）严格执行"三查八对"、无菌技术操作原则和消毒隔离原则。

（2）根据患者的年龄、病情及药物的性质，掌握推注药物的速度，并注意倾听患者的主诉，观察注射局部情况及病情变化。

（3）需长期静脉注射者，要有计划地使用并保护静脉，应由小到大，由远心端向近心端选择静脉。

（4）当注射对组织有强烈刺激性药物时，应另备装有生理盐水的注射器和头皮针，先用生理盐水注射器穿刺成功后，确认针头在静脉内无漏液后，再更换吸有药物的注射器进行注射，防止药物溢出血管外造成组织坏死。

考点：各种注射法定义、部位、方法及注意事项

（5）股静脉穿刺时，如抽出鲜红色血液，说明针头刺入股动脉，应立即拔出针头，并用无菌纱布紧压穿刺处 5 ～ 10 分钟，直至不出血。

3. 静脉穿刺常见失败原因及处理措施（图 13-37）

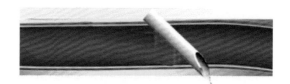

图 13-37 静脉穿刺失败的常见原因

（1）针头未完全进入血管（较浅）：针头斜面一半在血管内，一半在血管外，抽吸有回血，但推药时部分药液溢出至皮下，局部肿胀并有痛感。此时，应沿静脉走向再进针少许，抽有回血，患者无疼痛感，方可注药。

（2）针头刺破血管下壁进入深层组织（过深）：抽吸无回血，注入少量药液局部无隆起，患者有痛感。此时应拔出针头，重新选择血管穿刺。

（3）针头刺破对侧血管壁（较深）：针头刺入较深，针头斜面一半穿破对侧血管壁，部分药物溢出至深部组织，抽吸有回血，推注少量药液时局部可无隆起，但患者有痛感。此时应拔出针头，重新选择血管穿刺。

（4）针头未刺入静脉（多为刺入过浅）：针头未刺入血管。抽吸无回血，推注少量药液后局部隆起，患者有痛感。

📚 链接

特殊患者静脉穿刺要点

1. 肥胖患者　肥胖者皮下脂肪较厚，静脉较深，难以寻找，但相对固定。注射前先摸清血管走向，然后由静脉上方进针，进针角度稍加大（30° ～ 40°）。

2. 水肿患者　水肿患者皮下组织积液，静脉难以辨识。注射前可沿静脉解剖位置，用手按揉局部，以暂时驱散皮下水分，使静脉充分显露后再行穿刺。

3. 脱水患者　脱水患者血管充盈不良，穿刺困难。注射前，可在局部从远心端向近心端方向反复推揉、按摩，或局部热敷，待静脉充盈后再穿刺。

4.老年患者 老年人皮下脂肪较少，血管易滑动且脆性大，针头难以刺入静脉或易穿破血管对侧。注射时，可用手指分别固定穿刺段静脉上下两端，在静脉的上方进针，角度稍减小，同时注意穿刺不可过猛，以防血管破裂。

【评价】

1.严格按注射原则进行，操作技术熟练，一次性注射成功，注射部位无渗出、肿胀、未发生感染。

2.能分析静脉注射失败的常见原因，并进行相应处理。根据患者情况提高静脉穿刺成功率。

3.患者了解静脉注射的目的及药物作用的相关知识，积极配合，护患沟通有效。

第五节 药物过敏试验法

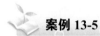

案例 13-5

王某，男，26 岁，青霉素过敏试验阴性，遵医嘱给与肌内注射青霉素 80 万 U，首次注射 5 分钟后，患者突然感到胸闷、气促、面色苍白、口唇发绀、出冷汗，脉细弱，脉搏 120 次 / 分钟，呼吸 30 次 / 分钟，血压 70/50mmHg，呼之不应。

问题：1.请判断该患者发生了什么情况？

2.如何采取急救措施？

3.如何预防该情况的发生？

临床上患者在应用某些药物时，常可引起不同程度的过敏反应，甚至发生过敏性休克，如不及时抢救可至危及生命。为了合理用药，充分发挥药效，防止过敏反应的发生，在使用此类致敏性高的药物时，护士应认真履行如下给药职责：详细询问"三史"（即用药史、过敏史、家族史）；无过敏史还需做药物过敏试验；在做药物过敏试验的过程中，要准确配制药液，熟练掌握操作方法，认真观察反应，准确判断结果，并做好发生过敏反应的抢救准备，熟练掌握抢救技术。

一、药物过敏反应的特点

药物过敏反应（又称变态反应或超敏反应），属于异常免疫反应，是抗原抗体相互作用的结果。具有以下特点。

1. 仅发生于少数的用药人群中 各种药物引起过敏反应的发生率有高有低，不具有普遍性。

2. 很小剂量即可发生过敏反应 一旦患者对药物过敏，无论剂量大小均可发生过敏反应。此可作为与药物中毒反应相鉴别的重要依据。

3. 与正常药理反应或毒性反应无关 药物过敏反应是在用法、用量都正常的情况下的不正常反应，其临床表现与正常药理反应或毒性反应无关。

4. 一般发生于再次用药过程中 药物过敏反应的发生需要致敏阶段，因此，药物过敏反应通常不发生在首次用药，而是再次用药后发作。

5. 药物过敏的发生与体质有关 是对某些药物"质"的过敏，而非"量"的中毒。即对某药过敏的人，任何制剂、任何剂量、任何给药途径，均可发生过敏反应。

二、常用药物过敏试验法

（一）青霉素过敏试验

青霉素属 β- 内酰胺类抗生素，是目前临床常用的抗生素之一，具有疗效高、毒性低的优点，但易发生过敏反应。其过敏反应发生率在各种抗生素中最高，为 3% ～ 6%。多发生于多次接受青霉素治疗者，偶见初次用药的患者。青霉素过敏的人接触该药后，任何年龄、给药途径、剂量、制剂均可发生过敏反应。因此，在使用各种剂型的青霉素之前都应先做过敏试验，结果阴性方可给药。此外，半合成青霉素（如阿莫西林、氨苄西林、羟苄西林等）与青霉素之间有交叉过敏反应，用药前也要做皮肤过敏试验。

1. 青霉素过敏反应的原因 青霉素本身不具有免疫原性，但其制剂中所含的高分子聚合物及其降解产物（如青霉烯酸、青霉噻唑酸等）作为半抗原进入人体后，与蛋白质、多糖及多肽类结合而成为全抗原，刺激机体产生特异性的抗体（以 IgE 为主），IgE 黏附于皮肤、鼻、咽、声带、支气管黏膜下等微血管周围的肥大细胞及血液中的嗜碱性粒细胞表面，使机体呈致敏状态。当其再次接触该抗原后，该抗原与人体内的特异性抗体（IgE）结合，发生抗原 - 抗体反应，导致细胞破裂，释放组胺、缓激肽、5- 羟色胺等血管活性物质。这些物质作用于效应器官，使平滑肌痉挛、微血管扩张、毛细血管通透性增高、腺体分泌增多，进而产生一系列过敏反应的综合临床表现（图 13-38）。

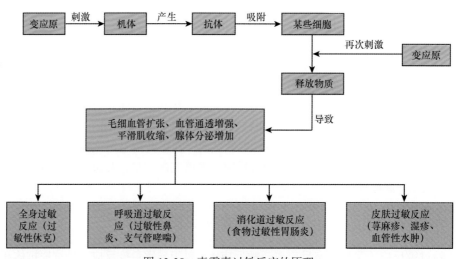

图 13-38 青霉素过敏反应的原理

青霉素 G 溶液的效价在室温下迅速降低，放置 2 小时即可降低 50%，青霉素 G 分子在水溶液中很快经过分子重排而成为青霉烯酸，青霉烯酸可与人体蛋白结合成青霉烯酸蛋白和青霉噻唑蛋白而成为全抗原。青霉烯酸随着温度和时间的延长逐渐增加。因此临床应用青霉素 G 时应现用现配，不宜放置过久，以防止和减少过敏性反应的发生。

2. 青霉素过敏反应的临床表现 青霉素过敏反应的临床表现有多种，涉及皮肤、呼吸、循环、中枢神经、消化等系统，最严重的表现为过敏性休克。

（1）过敏性休克：属于 I 型变态反应，是过敏反应中最严重的反应，发生率为 5/万～10/万，发生迅猛，可出现抢救不及时而死于严重的呼吸困难和循环衰竭的情况。多在用药后 5 ～ 20 分钟内发生，有的甚至注射药物后数秒内闪电式发生，既可发生于皮内试验过程中，也可发生于初次注射时（皮内试验结果阴性），极少数发生于连续用药的过程中，主要表现如下。

1）呼吸道阻塞症状：由喉头水肿、支气管痉挛、肺水肿引起，患者胸闷、气促、哮喘、发绀、呼吸困难、喉头阻塞，伴濒死感。

2）循环衰竭症状：由于周围血管扩张及通透性增加，导致有效循环血容量不足，表现为面色苍白、出冷汗、脉细弱、血压下降等表现。

3）中枢神经系统症状：因脑组织缺血缺氧引起头晕、眼花、面部及四肢麻木、躁动不安、意识丧失、抽搐、大小便失禁等。

4）皮肤过敏症状：皮肤瘙痒、荨麻疹及其他皮疹。

其中，最早出现的是呼吸道症状、皮肤过敏反应。因此，在给患者使用青霉素时，必须认真观察病情变化，注意倾听患者的主诉。

考点：青霉素过敏性休克的临床表现

（2）血清病型反应：一般于用药后的 7～12 天发生，临床表现和血清病相似，如发热、关节肿痛、皮肤发痒、荨麻疹、全身淋巴结肿大、腹痛等症状。

（3）各器官或组织的过敏反应

1）皮肤过敏反应：轻者表现为瘙痒、荨麻疹，严重者可发生剥脱性皮炎。

2）呼吸道过敏反应：可引起哮喘或促发原有哮喘发作。

3）消化系统过敏反应：可引起过敏性紫癜，以腹痛和便血为主要症状。

3. 青霉素过敏性休克的急救措施 由于青霉素过敏性休克发生迅猛，务必做好预防及急救准备，一旦出现过敏性休克，应立即采取有效措施组织抢救。

（1）立即停药，就地抢救，协助患者平卧，注意保暖，报告医生。

（2）即刻皮下注射 0.1% 盐酸肾上腺素 0.5～1ml，患儿酌减，如症状不缓解，每隔 30 分钟皮下或静脉注射该药 0.5ml，也可气管内滴入，直至脱离危险期。盐酸肾上腺素是抢救过敏性休克的首选药物，具有收缩血管、增加外周阻力、兴奋心肌、增加心排出量、提升血压及松弛支气管平滑肌等作用。

（3）纠正缺氧、改善呼吸：给予氧气吸入，改善缺氧症状。呼吸受抑制时，应立即进行人工呼吸，并肌内注射尼可刹米、洛贝林等呼吸中枢兴奋药。喉头水肿导致窒息者可插入气管导管，借助人工呼吸机辅助或控制呼吸。

（4）维护循环功能：静脉滴注 10% 葡萄糖溶液或平衡溶液以扩充血容量。若血压仍不回升，可按医嘱加入多巴胺、间羟胺等升压药物。心搏骤停者进行胸外心脏按压。

（5）抗过敏和纠正酸中毒：遵医嘱给药，静脉注射地塞米松 5～10mg 或将氢化可的松 200mg 加入 5%～10% 葡萄糖溶液 500ml 内静脉滴注；抗组胺类药物，如肌内注射盐酸异丙嗪 25～50mg 或苯海拉明 40mg（抗组胺药物可竞争靶细胞上的组胺受体）；纠正酸中毒。

（6）密切观察病情，详细记录：密切观察患者生命体征、神志和尿量等，注意保暖，做好病情动态记录。不断评价治疗与护理效果，为进一步处置提供依据。未脱离危险期前不宜搬动。

考点：青霉素过敏性休克的处理

4. 青霉素过敏反应的预防 青霉素过敏反应，尤其是过敏性休克可危及患者生命。因此，积极采取预防措施是避免发生过敏反应的关键。

（1）用药前必须详细询问患者"三史"（用药史、过敏史、家族史），对有青霉素过敏史者禁止做过敏试验；无过敏史者，初次用药（使用各种剂型）、停药 3 天后再用者，或使用中更换药物批号时，均须做过敏试验，试验结果阴性方可用药。

（2）正确实施青霉素过敏试验：过敏试验药液的配制、皮内注入的剂量及试验结果判断应准确。

（3）配制试验药液或稀释青霉素的 0.9% 氯化钠溶液应专用。

（4）青霉素水溶液极不稳定，放置后易引起效价降低，还可分解产生各种致敏物质，因此，使用青霉素应现用现配。

（5）试验结果阳性的处理：试验结果为阳性者，禁用青霉素，并在"两单四卡"（即体温单、医嘱单、注射卡、床头卡、病历卡、门诊卡）上用红色醒目地注明"青霉素阳性"，并告知患者及家属。

（6）一般不宜空腹进行过敏试验或药物注射：有的患者因空腹用药晕针、疼痛刺激等，产生头晕眼花、出冷汗、面色苍白、恶心等反应，易与过敏反应相混淆，须注意区别。

（7）加强责任心：必须严格执行查对制度。在做过敏试验前及用药过程中，均须密切观察患者反应，并做好相应的急救准备工作。首次注射青霉素者须观察30分钟以上。

（8）不能在同一时间同一手臂上做两种及以上药物的过敏试验，以免影响对结果的判断。

考点：青霉素过敏反应的预防

5. 青霉素过敏试验法

【目的】

预防青霉素过敏反应

【评估】

（1）患者病情、用药史、过敏史、家族史，是否空腹。

（2）患者对药物过敏试验的认识，局部皮肤情况、心理反应及合作程度。

【准备】

（1）护士准备：同皮内注射。

（2）用物准备：注射盘、青霉素、10ml生理盐水、1ml和5ml一次性注射器，注射卡，0.1%盐酸肾上腺素、地塞米松、氧气及其他急救器械。

（3）环境准备：同皮内注射。

（4）患者准备：患者了解试验目的，不空腹，无青霉素类药物过敏史，能积极配合，取舒适体位，暴露注射部位。

【实施】

（1）试验液配制：以每毫升含200～500U的青霉素G生理盐水溶液（即200～500U/ml）为例，皮内试验剂量0.1ml（含青霉素20～50U）。具体配制方法见表13-12。临床青霉素G的制剂有40万U、80万U、160万U、400万U，下面以每瓶含青霉素G80万U为例进行配制。

考点：青霉素过敏试验液的配制

表13-12 青霉素皮内试验液的配制方法

步骤	青霉素G	加生理盐水（ml）	药物浓度（U/ml）	要求
溶解溶液	80万U/瓶	4	20万	充分溶解
1次稀释	取上液0.1ml	至1	2万	混匀
2次稀释	取上液0.1ml	至1	2000	混匀
3次稀释	取上液0.1～0.25ml	至1	200～500	混匀

（2）试验方法：首先确定患者无青霉素过敏史，于患者前臂掌侧下段内侧皮内注射青霉素皮试液0.1ml（含青霉素G 20～50U），记录时间。20分钟后，判断试验结果并记录。

（3）结果判断（图13-39）：①阴性：皮丘无改变，周围无红肿、无红晕，无自觉症状。②阳性：局部皮丘隆起，出现红晕硬块，直径大于1cm，或红晕周围出现伪足，局部有痒感。严重时，可有头晕、心慌、胸闷、气短等过敏症状，甚至发生过敏性休克。

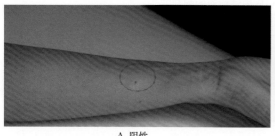
A. 阴性

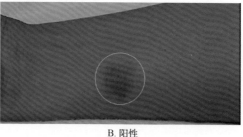
B. 阳性

图 13-39 青霉素过敏皮试结果判断

考点：青霉素过敏试验结果的判断

（4）注意事项

1）患者对青霉素过敏则不能做皮试，应和医生取得联系，更换其他药物。

2）消毒皮肤忌用含碘消毒剂，注射部位不可用手按揉，以防影响结果判断。

3）皮试观察期间嘱患者不可随意离开，如有异常不适，要及时告知医护人员。

4）如对皮试结果有怀疑，可在对侧前臂皮内注射生理盐水 0.1ml，以做对照，确认青霉素皮试结果为阴性后方可用药。使用青霉素治疗过程中要继续严密观察反应。

【评价】

（1）患者了解皮试目的，乐意配合操作。

（2）护士严格执行无菌操作和查对制度，操作方法和试验结果判断准确。

（3）护患沟通有效，患者有安全感，无不良反应。

案例 13-5 分析

该患者发生的情况为过敏性休克；应立即对该患者采取相应的急救措施使患者脱离危险；做好青霉素过敏性休克的预防和急救措施。

（二）头孢菌素类药物过敏试验

头孢菌素是一类高效、低毒、广谱的抗生素，因可致过敏反应，故用药前需做皮肤过敏试验。头孢菌素类和青霉素之间可呈现不完全的交叉过敏反应，对青霉素过敏者有 10% ～ 30% 对头孢菌素过敏，对头孢菌素过敏者绝大多数对青霉素过敏。以先锋霉素 Ⅵ（0.5g/ 瓶）为例介绍过敏试验法。

【目的】

预防头孢菌素过敏反应。

【评估】

同青霉素过敏皮内试验法。

【准备】

同青霉素过敏皮内试验法，药物为头孢菌素。

【实施】

1. 试验液配制 以每毫升含 500 微克的先锋霉素 Ⅵ 生理盐水溶液（500ug/ml）为标准，皮内试验的剂量 0.1ml（含 50μg）（表 13-13）。

表 13-13　先锋霉素Ⅵ皮内试验液的配制方法

步骤	先锋霉素Ⅵ	加生理盐水（ml）	药物浓度（ml）	要求
溶解药液	0.5g/瓶	2	250mg	充分溶解
1 次稀释	取上液 0.2ml	至 1	50mg	混匀
2 次稀释	取上液 0.1ml	至 1	5 mg	混匀
3 次稀释	取上液 0.1ml	至 1	500 ug	混匀

2. 其他　试验方法、结果判断、过敏反应表现和处理同青霉素。

3. 注意事项

（1）头孢菌素类药物可致交叉过敏。因此，凡对某一种头孢菌素过敏者，一般不可再使用其他品种的头孢菌素类药物。

（2）若患者对青霉素类药物过敏，但病情需要使用头孢菌素类药物时，在严密观察下做药物过敏试验，并做好抗过敏性休克的急救准备。青霉素过敏性休克者，绝对禁忌使用头孢菌素。

（三）链霉素过敏试验

链霉素可引起类似于青霉素的过敏反应，过敏性休克发生率虽较青霉素低，但其反应更严重、死亡率更高。故使用链霉素时，必须做药物过敏试验，试验结果阴性方可用药。链霉素主要对革兰阴性细菌及结核分枝杆菌有较强的抗菌作用，不良反应以对第Ⅷ对脑神经的损害为多见。

【目的】

预防链霉素过敏反应。

【评估】

同青霉素过敏皮内试验法。

【准备】

同青霉素过敏皮内试验法，药物为链霉素。另备葡萄糖酸钙或氯化钙、新斯的明。

【实施】

1. 试验液配制　以每毫升含 2500U 的链霉素生理盐水溶液（2500U/ml）为标准，皮内试验的剂量 0.1ml（含 250U）（表 13-14）。

表 13-14　链霉素皮内试验液的配制方法

步骤	链霉素	加生理盐水（ml）	药物浓度（U/ml）	要求
溶解药液	100 万 U/ 支	至 4	25 万	充分溶解
1 次稀释	取上液 0.1ml	至 1	2.5 万	混匀
2 次稀释	取上液 0.1ml	至 1	2500	混匀

2. 试验方法、结果判断和记录　同青霉素过敏皮内试验法。

3. 过敏反应的临床表现与急救处理

（1）临床表现：链霉素过敏反应临床较为少见，其表现与青霉素过敏反应大致相同。轻者表现为发热、皮疹、荨麻疹，重者可致过敏性休克。

（2）急救处理：一旦发生过敏性休克，其救治措施与青霉素过敏性休克基本相同。

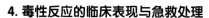

4. 毒性反应的临床表现与急救处理

（1）临床表现：链霉素的毒性反应较其过敏反应更常见、更严重，可出现全身麻木、肌肉无力、耳鸣、耳聋、眩晕等症状。

（2）急救处理：静脉注射 10% 葡萄糖酸钙或 5% 氯化钙溶液。由于钙离子可与链霉素络合，从而减轻毒性症状。如出现肌肉无力、呼吸困难，遵医嘱皮下注射新斯的明 0.5～1mg。必要时给予 0.25mg 静脉注射。

5. 注意事项　同青霉素过敏皮内试验法。

【评价】

1. 患者了解试验目的及注意事项，并主动配合。

2. 皮试液配制过程正确，剂量准确。

3. 注射部位准确，操作规范，试验结果判断正确。

（四）破伤风抗毒素过敏试验及脱敏注射法

破伤风抗毒素（TAT）是一种免疫马血清，是特异性抗体，对人体是异种蛋白，具有抗原性，能中和患者体液中的破伤风毒素，使机体产生被动免疫。临床上常用于救治破伤风患者，也可用于破伤风疾病的预防，但注射后也容易引起过敏反应。主要临床表现为发热、速发型或迟缓型血清病，反应一般不严重，偶尔可见过敏性休克，抢救不及时可导致死亡。因此，首次使用 TAT 前，必须做过敏试验；或曾用过破伤风抗毒素，停用超过 7 天者，再次使用，还须重做过敏试验。试验结果为阴性，方可将所需剂量一次注射完。

【目的】

预防 TAT 过敏反应。

【评估】

同青霉素过敏皮内试验法。

【准备】

同青霉素过敏皮内试验法，药物为 TAT。

【实施】

1. 试验液配制　以每毫升含 150IU 的 TAT 生理盐水溶液（150IU/ml）为标准。具体配制方法：取每毫升含 TAT1500IU 的药液 0.1ml，加 0.9% 氯化钠溶液至 1ml 即为标准试验液。

2. 试验方法　皮内注射 TAT 试验液 0.1ml（含 TAT15IU），20 分钟后观察，判断试验结果并记录。

3. 结果判断

（1）阴性：局部皮丘无变化，周围无红肿，全身无异常反应。

（2）阳性：局部皮丘红肿硬结，直径大于 1.5cm，红晕直径超过 4cm，有时出现伪足、痒感。全身过敏反应、血清病型反应与青霉素过敏反应类似，偶见过敏性休克。

考点：TAT 过敏试验结果的判断

4. 阳性患者脱敏注射法　对 TAT 过敏试验阳性患者，可采取小剂量多次注射法。脱敏注射法是将所需要的 TAT 分次少量注入体内。其机制是小量抗原进入人体后，同吸附于肥大细胞或嗜碱性粒细胞上的 IgE 结合，使其逐步释放出少量的组胺等活性物质。经过多次小量的反复注射后，可使细胞表面的 IgE 抗体大部分，甚至全部被结合消耗掉，最后全部注入所需药量时，便不会发生过敏反应。但这种脱敏是暂时的，经过一定时间后，IgE 能再产生，重建致敏状态，以后如再用 TAT，仍需重做皮内试验（表 13-15）。

表 13-15 破伤风抗毒素脱敏注射法

次数	TAT（ml）	加生理盐水（ml）	注射途径	间隔时间（分钟）
1	0.1	至 1	肌内注射	20
2	0.2	至 1	肌内注射	20
3	0.3	至 1	肌内注射	20
4	余量	至 1	肌内注射	20

在脱敏注射前应按抢救过敏性休克的需要准备好急救物品，注射过程中密切观察，如发现患者出现气促、发绀、荨麻疹等全身反应或发生过敏性休克时立即停止注射，并迅速处理。如反应轻微，待反应消退后，酌情增加注射次数，减少每次注射剂量，以达到顺利注入所需药量的目的。

考点：TAT 脱敏注射法及脱敏注射的观察

5. 注意事项 同青霉素过敏皮内试验法。

【评价】

1. 患者了解试验目的及注意事项，并主动配合。

2. 护患沟通有效，患者有安全感，无不良反应发生。

（五）普鲁卡因过敏试验

普鲁卡因是一种常用局部麻醉药，可作浸润麻醉、传导麻醉、腰椎麻醉及硬膜外麻醉。偶可引起过敏反应。当首次因手术或特殊检查需用普鲁卡因时，须做皮肤过敏试验，结果阴性才可使用。

【目的】

预防普鲁卡因过敏反应。

【评估】

同青霉素过敏皮内试验法。

【准备】

同青霉素过敏皮内试验法，药物为普鲁卡因。

【实施】

1. 试验药液配制 以 0.25% 普鲁卡因溶液为标准。具体配制方法应根据普鲁卡因原液浓度而异，如 1% 的普鲁卡因原液，则取 0.25ml 加生理盐水至 1ml 即可；如 2% 的普鲁卡因原液，则取 0.1ml 加生理盐水至 0.8ml 即配成。

2. 试验方法 取 0.25% 普鲁卡因液 0.1ml 皮内注射。20 分钟后观察，判断试验结果并记录。

3. 结果判断和过敏反应的处理 同青霉素过敏反应。

4. 注意事项 同青霉素过敏皮内试验法。

【评价】

1. 患者了解皮试目的，积极配合。

2. 护患沟通有效，患者有安全感，无不良反应。

（六）细胞色素 C 过敏试验

细胞色素 C 是一种细胞呼吸激活剂，常作为组织缺氧治疗的辅助用药，偶见过敏反应发生，用药前须做过敏试验。

【目的】

预防细胞色素 C 过敏反应。

【评估】

同青霉素过敏皮内试验法。

【准备】

同青霉素过敏皮内试验法，药物为细胞色素 C。

【实施】

1. 试验方法　常用试验方法有以下两种。

（1）皮内注射法：取细胞色素 C（每支 2ml 含 15mg）0.1ml，加生理盐水稀释至 1ml（0.75mg/ml）。皮试液以每毫升试验液含细胞色素 C0.75mg 为标准，皮内注射 0.1ml。20 分钟后观察，判断结果。

（2）划痕试验法：前臂掌侧下段内侧，用 75% 乙醇常规消毒皮肤，取细胞色素 C 原液（每毫升含 7.5mg）1 滴，滴于皮肤上，用无菌针头在表皮上划痕两道，长度约为 0.5cm，深度以有微量渗血为度，20 分钟后判断结果。

2. 试验结果判断　局部发红，直径大于 1cm，有丘疹者为阳性。

3. 过敏反应的处理　同青霉素过敏试验法。

4. 注意事项　同青霉素过敏皮内试验法。

【评价】

同青霉素过敏皮内试验法。

（七）碘过敏试验

临床上常用碘化物造影剂作肾脏、胆囊、膀胱、心血管、脑血管等造影，此类药物可发生过敏反应。因此，凡首次用药者，应在碘造影前 1 ～ 2 天做过敏试验，结果为阴性时方可做碘造影检查。

【目的】

预防碘过敏反应。

【评估】

同青霉素过敏皮内试验法。

【准备】

同青霉素过敏皮内试验法，药物为碘液。

【实施】

1. 试验方法

（1）口服法：口服 5% ～ 10% 碘化钾 5ml，每日 3 次，于检查前 3 天开始，观察结果。

（2）皮内注射法：取碘造影剂 0.1ml 皮内注射。20 分钟后观察，判断结果。

（3）静脉注射法：必须先皮内试验，阴性后再做静脉试验，取碘造影剂（30% 泛影葡胺）1ml 静脉注射。观察 5 ～ 10 分钟后，判断结果。结果为阴性方可造影。

2. 试验结果判断

（1）口服法：出现口麻、头晕、心慌、恶心、呕吐、流泪、流涕、荨麻疹等症状为阳性。

（2）皮内注射法：局部有硬块、红肿，直径超过 1cm 为阳性。

（3）静脉注射法：如出现恶心、呕吐、手足麻木，血压、脉搏、呼吸和面色改变则为阳性反应。

3. 过敏反应的处理　同青霉素过敏试验法。

4. 注意事项

(1) 造影前须询问患者的用药史，有碘过敏者禁忌用碘造影剂。

(2) 各种碘过敏试验并非绝对可靠，少数患者过敏试验虽为阴性，但在注射碘造影剂的过程中仍可发生过敏反应。偶有在过敏试验过程中，即出现过敏性休克，故造影前应做好急救准备，并密切观察，以便需要时及时采取急救措施。

【评价】

同青霉素过敏皮内试验法。

护考链接

A_2 型题

患儿，2 岁。因肺炎入院治疗，准备做青霉素皮试时，错误的做法是（　　）

A. 如青霉素过敏需做皮试　　　　B. 青霉素试验液应现配现用

C. 皮试前应准备急救药物　　　　D. 青霉素更换批号重做皮试

E. 停用青霉素超过 3 天重做皮试

分析：本题重点考核的是青霉素过敏反应预防的知识，必须掌握。对有青霉素过敏史者禁止做青霉素过敏试验。正确答案为 A。

小结

药物疗法是临床常用的治疗方法。口服给药法是临床最方便、最安全的给药途径，正确用药，可避免差错事故的发生。雾化给药法主要有超声波雾化吸入法和氧气雾化吸入法。注射技术是护理技术中的重要组成部分，是护士的基本功之一。在各种注射技术中护士均需严格贯彻注射原则，熟练掌握抽吸药液及各种注射技术。药物过敏试验法以青霉素过敏试验法为代表，从过敏反应的预防、过敏试验法实施及过敏反应的处理等方面进行了阐述。其他药物过敏试验法与青霉素比较，以便理解和记忆。

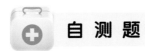

自 测 题

A_1 型题

1. 剧毒药和麻醉药的最主要保管原则是（　　）

A. 药品用中外文对照　　　B. 装密封瓶内保存

C. 加锁并认真交班　　　　D. 与内服药分开放置

E. 放在药柜醒目位置

2. 应远离明火处保存的药物是（　　）

A. 抗毒血清　　　　　B. 胎盘球蛋白

C. 乙醚、乙醇　　　　D. 肾上腺素

E. 苯酚

3. 应放在 4℃冰箱内保存的药物是（　　）

A. 乙醇　　　　　　B. 苯巴比妥

C. 细胞色素 C　　　D. 丙种球蛋白

E. 地塞米松

4. 药物保管中，剧毒药瓶上的标签颜色是（　　）

A. 蓝色　　　　　　B. 红色

C. 绿色　　　　　　D. 黑色

E. 黄色

5. 药物使用原则下列选项错误的是（　　）

A. 根据医嘱给药

B. 给药时间、剂量、浓度要正确

C. 凡发生过敏的药物应停止使用

D. 操作时要严格执行查对制度

E. 注意观察患者用药后反应

6. 给药的时间应准确的原因是（　　）

  A. 患者的个体差异　　　B. 便于集中投药

  C. 药物的半衰期　　　　D. 病情影响

  E. 药物久置失效

7. 给药途径中发挥药效最快的是（　　）

  A. 口服　　　　　　　　B. 皮下注射

  C. 吸入疗法　　　　　　D. 静脉注射

  E. 舌下含服

8. 使用一次性注射器时，首先要检查（　　）

  A. 注射器是否完整，有无裂痕

  B. 注射器和针头是否能衔接紧密

  C. 注射器和针头的型号是否合适

  D. 针头是否锐利、无钩、无弯曲

  E. 是否密封在有效期内

9. 下列有关皮内注射的描述错误的一项是（　　）

  A. 不可用碘酊消毒

  B. 注射部位可在前臂掌侧下段

  C. 进针角度为 5°

  D. 拔针时按住针眼

  E. 也可用于预防接种

10. 有关臀大肌注射的体表定位连线法的描述正确的是（　　）

  A. 髂嵴和尾骨联线的外上 1/3 处

  B. 髂嵴和尾骨联线的外下 1/3 处

  C. 髂前上棘和尾骨联线的内下 1/3 处

  D. 髂前上棘和尾骨联线的中 1/3 处

  E. 髂前上棘和尾骨联线的外上 1/3 处

11. 为患者进行臀大肌注射时，患者侧卧的正确姿势是（　　）

  A. 下腿伸直，上腿稍弯曲

  B. 上腿伸直，下腿稍弯曲

  C. 双膝向腹部弯曲

  D. 两腿弯曲

  E. 两腿伸直

12. 静脉注射时，止血带应系在穿刺点上方约为（　　）

  A. 2cm　　　　　　　　B. 4cm

  C. 6cm　　　　　　　　D. 8cm

  E. 10cm

13. 股静脉的穿刺部位应在（　　）

  A. 股动脉内侧 0.5cm 处进针

  B. 股动脉外侧 0.5cm 处进针

  C. 股神经内侧 0.5cm 处进针

  D. 股神经外侧 0.5cm 处进针

  E. 股神经和股动脉之间

14. 进行股静脉穿刺时，患者的正确体位是（　　）

  A. 仰卧，屈膝

  B. 仰卧，屈膝，略外展

  C. 仰卧，下肢伸直

  D. 仰卧，下肢伸直，略内收

  E. 仰卧，下肢伸直，略外展

15. 为 2 岁以下的婴儿进行肌内注射时，最好选用（　　）

  A. 臀中肌、臀小肌　　　B. 上臂三角肌

  C. 前臂外侧肌　　　　　D. 股外侧肌

  E. 臀大肌

16. 进行静脉注射操作时，不妥的操作方法是（　　）

  A. 右手持注射器，针头斜面向上

  B. 在穿刺点上方约 6cm 处扎紧止血带

  C. 注射毕，用力按压刺点，同时拔针

  D. 针头与皮肤成 20° 角，由静脉侧方刺入

  E. 见回血，松开止血带，嘱患者松拳，注射

17. 进行药物过敏试验前，最重要的准备工作是（　　）

  A. 环境要整洁、宽阔

  B. 备好 70% 乙醇及无菌棉签

  C. 抽药剂量要准确

  D. 询问病人有无过敏史

  E. 选择合适的注射部位

18. 对长期进行肌内注射的患者，护士在注射前要特别注意（　　）

  A. 评估患者局部组织状态

  B. 针梗不可全部刺入

  C. 询问患者有无过敏史

  D. 认真消毒病人局部皮肤

  E. 病人体位的舒适

19. 静脉注射过程中，发现患者局部有肿胀、疼痛，试抽有回血，可能原因是（　　）

  A. 针头穿透血管壁，针头斜面完全在血管外

  B. 针刺入过深，药物注在组织间隙

C. 针头斜面一半在血管外

D. 针头斜面紧贴血管壁

E. 针头阻塞

20. 静脉注射过程中，局部疼痛、肿胀，试抽无回血，可能的原因是（　　）

A. 针头阻塞

B. 针头刺入皮下

C. 针头斜面紧贴血管壁

D. 针头斜面一半在管腔外

E. 针刺入过深，药物注在组织间隙

21. 备口服药时下列哪项不妥（　　）

A. 溶液，应将药水摇匀后再用量杯取药

B. 片剂，应用药匙取药

C. 油剂，可在杯内先加少许温开水

D. 药液不足 1ml 时，用量杯测量

E. 配药完毕核对后，发药前经另一护士核对

22. 发药时，如果病员提出疑问应（　　）

A. 弃去药物，重新配药

B. 报告护士长

C. 报告医生

D. 重新核对，确认无误，解释后再给药

E. 安慰病人不会配错放心服用

23. 尿少时易析出结晶的药物是（　　）

A. 阿司匹林

B. 溴化铵

C. 磺胺类药

D. 糜蛋白酶

E. 发汗药

24. 立即执行的外文缩写是（　　）

A. st

B. prn

C. bid

D. qd

E. qid

25. 静脉注射不正确的步骤是（　　）

A. 在穿刺点上方约 6cm 处扎止血带

B. 常规消毒皮肤后嘱患者握拳

C. 针头与皮肤成 20° 角进针

D. 见回血后即推注药液

E. 注射毕用干棉签按压拔针

26. 破伤风抗毒素过敏试验液 0.1ml 含破伤风抗毒素的量是（　　）

A. 5IU

B. 15IU

C. 100IU

D. 150IU

E. 1500IU

27. 青霉素过敏试验注射后，观察结果的时间是

（　　）

A. 10 分钟

B. 15 分钟

C. 20 分钟

D. 25 分钟

E. 30 分钟

28. 肌内注射青霉素 80 万 U，bid 表示（　　）

A. 每日 2 次

B. 每日 4 次

C. 每日 6 次

D. 每 2 小时 1 次

E. 每 1 小时 2 次

A₂ 型题

29. 刘某，肺炎，需用青霉素治疗，在做皮试时突然发生青霉素过敏性休克，其原因可能是（　　）

A. 从未使用过青霉素

B. 体内已有特异性抗体

C. 青霉素剂量过大

D. 患者抵抗力差

E. 致病菌对青霉素敏感

30. 患者李某，因贫血，需服用硫酸亚铁，发药时，护士应（　　）

A. 待患者服下后再离开

B. 发药前测量脉搏

C. 告诉患者服药后多饮水

D. 告诉患者服药后不宜饮水

E. 告诉患者服药后不宜饮茶

31. 为患者张某静脉注射 10% 葡萄糖酸钙 10ml，推注时，患者诉说疼痛，推注稍有阻力，局部肿胀，抽无回血，提示（　　）

A. 针头滑出静脉

B. 针头部分阻塞

C. 针头斜面紧贴血管壁

D. 静脉有痉挛

E. 针头斜面有一部分穿透下面血管壁

32. 患者郭某，患急性肺炎，注射青霉素数秒钟后出现胸闷、气短、面色苍白、出冷汗及濒危感，脉搏细弱，测血压 60/40mmHg，此时首先应采取的急救措施是（　　）

A. 给予胸外心脏按压

B. 注射强心剂

C. 进行人工呼吸

D. 皮下注射 0.1% 盐酸肾上腺素 1ml

E. 给予呼吸兴奋剂

33. 患者田某，因足部被铁钉扎伤，需注射破伤风抗毒素，但皮试结果为阳性，此时应采取的措施是（　　）

A. 报告医师、停止医嘱

B. 将抗毒素分 4 次逐渐增量，每隔 20 分钟 1 次，直至余量注完

C. 将抗毒素分 4 次逐渐减量，每隔 20 分钟 1 次，直至余量注完

D. 将抗毒素平均分 4 次，每隔 20 分钟 1 次注射

E. 按原计划注射，同时给予抗过敏药

34. 患者，女性，50 岁。因支气管哮喘需做雾化吸入，医嘱要求使用氨茶碱，其目的是（　　）

A. 减轻黏膜水肿　　　B. 消除炎症

C. 稀释痰液　　　　　D. 解除支气管痉挛

E. 保持呼吸道湿润

35. 患者，女性，38 岁。因感染服磺胺药治疗，护士嘱其多喝水，其目的是（　　）

A. 保护肝　　　　　　B. 减少副作用

C. 促进吸收　　　　　D. 冲淡药味

E. 防止在肾析出结晶

36. 吴某，男性，24 岁。因上呼吸道感染选用抗生素治疗，青霉素皮试阴性后肌内注射青霉素，5 分钟后患者出现憋气、面色苍白、脉搏细弱、血压下降。首先应采取的急救措施是（　　）

A. 报告医生　　　　　B. 氧气吸入

C. 皮下注射肾上腺素　D. 注射抗组织胺药物

E. 建立静脉通道

37. 患者李某，扁桃体炎，注射青霉素后第 10 天感觉皮肤瘙痒，腹痛，护理体检：体温 37.8℃，膝关节肿痛，全身淋巴结肿大，考虑该患者可能发生青霉素过敏（　　）

A. 皮肤过敏反应　　　B. 消化系统过敏反应

C. 呼吸道过敏反应　　D. 血清病型反应

E. 关节炎，与注射青霉素无关

38. 患者，李某，青霉素皮试结果：局部皮肤红肿，直径 1.5cm，无自觉症状，正确的处理方法是（　　）

A. 可以注射青霉素

B. 可以注射青霉素，但剂量要减少，准备急救药品

C. 在对侧肢体做对照试验

D. 暂停该药，下次使用重做试验

E. 禁用青霉素

39. 患者，男性，65 岁。患糖尿病 12 年，常规胰

岛素 6U 餐前 30 分钟用药，合适的注射部位是（　　）

A. 腹部脐周　　　　　B. 股外侧肌

C. 前臂外侧　　　　　D. 臀大肌

E. 臀中肌

A₃型题

（40～42 题共用题干）

患者，男性，68 岁，慢性支气管炎，最近 23 天咳嗽、咳痰，痰液粘稠不易咳出，入院后给予雾化吸入治疗。

40. 超声雾化吸入治疗的目的不包括（　　）

A. 消除炎症　　　　　B. 解除支气管痉挛

C. 稀释痰液　　　　　D. 帮助祛痰

E. 保持口腔清洁

41. 该患者做雾化吸入治疗，首选的药物是（　　）

A. 卡那霉素　　　　　B. 沙丁胺醇

C. 氨茶碱　　　　　　D. 地塞米松

E. α-糜蛋白酶

42. 雾化吸入治疗结束后，下列物品不需要消毒的是（　　）

A. 水槽　　　　　　　B. 雾化罐

C. 螺纹管　　　　　　D. 口含嘴

E. 面罩

（43～45 题共用题干）

患者李某，20 岁，患急性扁桃体炎，医嘱青霉素皮试。

43. 使用青霉素前行过敏试验，其皮内注射剂量为（　　）

A. 10U　　　　　　　B. 50U

C. 100U　　　　　　D. 500U

E. 2500U

44. 皮试后 5 分钟患者出现胸闷、气急伴濒危感，皮肤瘙痒，面色苍白，出冷汗，脉细速，血压下降，烦躁不安，考虑患者出现何种情况（　　）

A. 青霉素毒性反应　　B. 血清病型反应

C. 呼吸道过敏反应　　D. 过敏性休克

E. 皮肤组织过敏反应

45. 根据患者病情，首先应采取的抢救措施是（　　）

A. 立即平卧，皮下注射盐酸肾上腺素

B. 立即皮下注射异丙肾上腺素

C. 立即静脉注射地塞米松

D. 立即注射呼吸兴奋剂

E. 立即静脉输液，给予升压药

（46～48 题共用题干）

患者丁某，因腿部烧伤，急诊入院，医嘱破伤风抗毒素注射，注射前询问患者一周前曾用过破伤风抗毒素。

46. 破伤风抗毒素皮试液浓度为（　　）

　　A. 15 IU/ml　　　　　　B. 50 IU/ml

　　C. 100 IU/ml　　　　　D. 150 IU/ml

　　E. 500 IU/ml

47. 皮试后 20 分钟患者局部皮丘红肿，硬结大于 1.5cm，红晕大于 4cm，患者自述有痒感，正确的做法是（　　）

　　A. 禁用 TAT 注射

　　B. 备好抢救物品后再注射

　　C. 注射肾上腺素等药物抗过敏

　　D. 采用脱敏疗法注射 TAT

　　E. 再做过敏试验并用生理盐水做对照

48. 关于 TAT 脱敏注射法，正确的是（　　）

　　A. 分 2 次，量由小到大，每隔 20 分钟注射 1 次

　　B. 分 3 次，量由小到大，每隔 20 分钟注射 1 次

　　C. 分 3 次，量平均，每隔 20 分钟注射 1 次

　　D. 分 4 次，量由小到大，每隔 20 分钟注射 1 次

　　E. 分 4 次，量平均，每隔 20 分钟注射 1 次

（49～51 题共用题干）

患者，女性，38 岁。因哮喘发作到医院就诊，医嘱给予青霉素 80 万 U 肌内注射，每日 2 次。

49. 用药前首先为患者做青霉素皮试，操作时错误的是（　　）

　　A. 皮试前询问用药史和过敏史

　　B. 用注射用水稀释皮试液

　　C. 皮试液现用现配

　　D. 备好盐酸肾上腺素

　　E. 在前臂掌侧下段做皮试

50. 注入皮内的青霉素量是（　　）

　　A. 10U　　　　　　　　B. 20U

　　C. 60U　　　　　　　　D. 100U

　　E. 200U

51. 皮试后，患者出现胸闷、气促伴濒危感，面色苍白、出冷汗，患者可能发生（　　）

　　A. 呼吸道过敏反应　　　B. 青霉素过敏性休克

　　C. 青霉素毒性反应　　　D. 皮肤过敏反应

　　E. 血清病型反应

（王一晨）

14

第十四章　静脉输液和输血技术

　　静脉输液和输血是临床常用的基本护理操作技术，也是医院治疗疾病、抢救患者的重要手段之一。机体在疾病和创伤时，体液平衡易发生紊乱，机体内环境遭到破坏，如不及时纠正，将导致严重后果。静脉输液和输血是纠正水、电解质及酸碱平衡失调，恢复内环境稳定状态的重要措施之一。在静脉输液和输血过程中，可能会发生不同程度的不良反应。因此，护士必须严格执行操作规程，熟练准确进行操作，密切观察不良反应，切实保证患者输液、输血治疗的安全和有效。

第一节　静脉输液法

 案例 14-1

　　患者，女性，41 岁。化脓性扁桃体炎，高热。输液治疗中，患者出现胸闷、呼吸困难、咳粉红色泡沫痰。

　　问题：1. 患者发生了什么情况？

　　　　　2. 护士该如何处理？

　　静脉输液是利用大气压和液体静压形成的输液系统内压高于机体静脉压的原理，将大量无菌溶液或药液直接输入静脉内的技术。

一、静脉输液的目的

　　1. 补充水分及电解质，维持酸碱平衡　常用于各种原因引起的脱水、酸碱平衡失调患者，如腹泻、剧烈呕吐、大手术后。

　　2. 增加血容量，维持血压，改善微循环　常用于严重烧伤、大失血、休克等患者。

　　3. 输入药物，治疗疾病　常用于中毒、感染、脑及各种组织水肿，以及各种需经静脉输入药物治疗的患者。

　　4. 供给营养，促进组织修复，增加体重，获得正氮平衡　常用于慢性消耗性疾病、不能由口进食和胃肠道吸收功能障碍患者。

考点：静脉输液的目的

二、常用溶液

　　1. 晶体溶液　由于晶体溶液分子量小，在血管内存留时间短，对维持细胞内外水平衡有重要作用，纠正体内的水、电解质失调效果显著。

　　2. 胶体溶液　胶体溶液的分子量大，在血管内存留时间长，能有效维持血浆的胶体渗透压，增加血容量，改善微循环，提升血压。

3. 静脉高营养液 供给患者热能，纠正负氮平衡，补充多种维生素和矿物质。临床常用溶液种类及作用（表14-1）。

表 14-1 临床常用溶液及作用

种类	分类	溶液	作用
晶体溶液	葡萄糖溶液	5% 葡萄糖注射液、10% 葡萄糖注射液	供给水分和热能
	等渗电解质溶液	0.9% 氯化钠注射液、复方氯化钠注射液、5% 葡萄糖氯化钠注射液	补充水分及电解质，维持体液容量和渗透压平衡
	碱性溶液	5% 碳酸氢钠溶液、1.4% 碳酸氢钠溶液、11.2% 乳酸钠溶液、1.84% 乳酸钠溶液	纠正酸中毒，维持酸碱平衡
	高渗溶液	25% 葡萄糖溶液、50% 葡萄糖溶液、20% 甘露醇	利尿、脱水、提高血浆渗透压、消肿、降低颅内压
胶体溶液	右旋糖酐	中分子右旋糖酐	提高血浆胶体渗透压，扩充血容量
		低分子右旋糖酐	降低血液黏稠度，预防血栓形成，改善微循环
	代血浆	乙基淀粉、明胶类代血浆	输入后可增加血浆胶体渗透压和循环血量。适用于急性大出血患者
	血液制品	5% 白蛋白、血浆蛋白	提高胶体渗透压，补充蛋白质和抗体，促进组织修复
	静脉高营养液	复方氨基酸、脂肪乳剂、维生素等	供给热能，维持正氮平衡，补充各种维生素和矿物质

考点：常用溶液及其作用

三、常用输液部位

静脉输液时，应根据患者的病情缓急、病程长短、身体的胖瘦和患者年龄、意识状态、体位、即将进行的手术部位等情况选择血管，并根据输入溶液的性质及量，选择合适的输液部位。对于长时间需输液的患者，原则上应先从四肢远心端静脉开始穿刺，逐渐向近心端移动，有计划地选择静脉，保护穿刺部位。常用的输液部位如下。

1. 周围静脉 周围静脉是指分布于肢体末端的静脉，一般成人多选此部位。上肢常用手背静脉网、肘正中静脉、贵要静脉、头静脉；下肢常用足背静脉网、小隐静脉、大隐静脉。

2. 头皮静脉 通过头皮浅表静脉进行输液，小儿多选此部位，因为小儿头皮静脉分支多、表浅易见、不易滑动、便于固定。如颞浅静脉、额静脉、耳后静脉及枕静脉。

3. 颈外静脉、锁骨下静脉 颈外静脉、锁骨下静脉位于头颈部，需要长期持续输液或需要静脉高营养的患者，多选此部位。

四、静脉输液技术

根据进入血管通道的器材所到达的位置，可以分为周围静脉输液法和中心静脉输液法。周围静脉输液法又根据所输入的液体包装是否是开放的，分为密闭式输液和开放式输液法。目前临床常用的静脉输液法是密闭式输液，下面以之为例进行阐述。

（一）周围静脉输液法

【评估】

1.患者的年龄、病情、意识状态、心肺功能状况。

2.患者的心理状态、配合程度。

3.患者穿刺部皮肤情况、血管状况及肢体活动度。

4.输液的目的、药物性质、作用及不良反应。

【准备】

1. 工作人员准备　着装整齐，修剪指甲，洗手、戴口罩。

2. 患者准备　了解输液的目的、配合要求及注意事项，排空大小便，取舒适体位。

3. 用物准备

（1）遵医嘱准备液体及药物，核对无误。

（2）治疗车上层：治疗盘、密闭式一次性输液器、加药用注射器及针头、消毒止血带、一次性手套、无菌棉签、弯盘、开瓶器、输液贴或胶布、瓶套、输液卡、小垫枕、砂轮、手消毒液、治疗巾、输液巡视卡、输液执行单。必要时备夹板、绷带、输液架等。

（3）治疗车下层：锐器收集盒、注射器收集盒，感染性医疗垃圾桶和非感染性医疗垃圾桶。

4. 环境准备　环境安静、整洁、宽敞，光线适宜，符合无菌操作要求。

【实施】

1. 操作步骤　见表 14-2。

表 14-2　周围静脉输液法

操作流程	操作要点
进行输液	
准备药液	根据医嘱填写输液卡、瓶签，准备药液，两人进行核对（核对执行单、输液卡、瓶签上的床号、姓名、药液名称、剂量、浓度、时间、用法和有效期）。检查药液（无浑浊、沉淀、变色）和需用无菌物品的有效期和质量。将输液标签贴于输液瓶或输液袋上。必要时，备瓶套
加药	启开液体瓶铝盖中心部分（或拉开输液袋的易拉环），常规消毒瓶塞，遵医嘱再次查对，无误后，加入药物。在输液标签或瓶签上记录加药时间、加药者签名。需要时套瓶套
插输液器	再次消毒瓶塞，检查输液器（包装、有效期、质量及头皮针型号），打开包装袋，关闭调节器，拧紧针头，取出插端，将输液管（和通气管）的连接针头插入瓶塞至针头根部
核对、解释	携用物至床旁，核对床号（住院号）、姓名，查看腕带，进行解释
体位、部位	协助患者取舒适卧位，在穿刺部位肢体下放小枕、治疗巾、压脉带，选合适的穿刺静脉。消毒双手
挂瓶、排气	将输液瓶挂于输液架上。护士一手持针翼和调节器，稍抬高滴管下端输液管，另一手倒置并挤捏墨菲氏滴管，使溶液流至滴管 1/2 ～ 2/3 满时，放下滴管（转正），放低滴管下端的输液管（图 14-1，图 14-2），打开调节器，使液体顺输液管缓慢下降至乳头，关闭调节器。对光检查滴管下段输液管内无气泡，挂妥输液管
扎带、消毒	戴一次性手套，在穿刺点上方约 6cm 处扎止血带（图 14-3）。嘱患者握拳，常规消毒皮肤 2 次。两次消毒中间，备输液贴或胶布
核对、再排气、穿刺	再次核对无误。取下护针帽，第二次排气（直至排尽导管和针头内的空气。避免药液浪费），关闭调节器，并再次确认无气泡。左手绷紧皮肤，右手持针柄，针尖斜面向上，以 15° ～ 30° 角从静脉上方或侧方刺入皮下，再沿静脉方向潜行刺入（图 14-4），见回血后放平针头再送入少许
固定、整理	一手拇指固定针柄，另一手松止血带，嘱患者松拳，松调节器（"三松"），确认液体滴入通畅、患者无不适后，第一条胶布固定针柄；第二条灭菌输液贴盖住针眼处；第三条（或加第四条胶布固定呈"U"形或"9"形针头硅胶管）。必要时，用夹板绷带固定肢体。取出止血带、小垫枕和治疗巾，脱去手套
调速	根据病情、年龄、药物性质等调节滴速或遵医嘱调节（图 14-5）。一般成人 40 ～ 60gtt/min，儿童 20 ～ 40 gtt / min

操作流程	操作要点
核对、记录	再次核对床号（住院号）、姓名、药物，消毒双手，在执行单、输液巡视卡和瓶签上记录输液时间，并签名。挂输液巡视卡于输液架上
整理、宣教、致谢	协助患者取舒适卧位，整理床单位。向患者说明所输药物、告知输液中注意事项（不可自行调节滴速；若出现溶液不滴、注射部位异常或全身有不适等均应及时呼叫等）。将呼叫器放于患者易取处，感谢患者配合
巡视	输液中加强巡视，严密观察有无输液反应及输液故障等。耐心听取患者主诉，观察输液部位状况，及时排除输液故障，保证输液通畅
更换药液	核对无误后，常规消毒瓶塞（或撕去瓶口贴），从上一瓶中拔出输液管插瓶针插入下一瓶中（若输液器和通气管分离，应先插通气管）。观察输液通畅、滴速适宜、滴管下段输液管无气泡后方可离去。每次换瓶后，及时在输液卡上记录
停止输液	
核对、拔针	核对床号（住院号）、姓名、药物，确认输液结束，向患者解释。撕下胶布，关闭调节器（可折叠近针头根部硅胶管，以避免回血），先轻按穿刺点上方的输液贴，快速拔针后用力按压（拇指指腹沿静脉走向，纵向按压针头破皮肤点和破静脉点）3～5分钟，至不出血（图14-6）
安置患者	协助患者取舒适卧位，整理床单位，致谢
整理、记录	按规定分类处理用物，洗手，记录

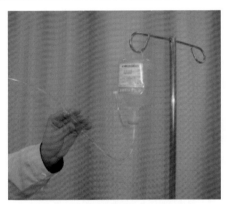

图 14-1　静脉输液排气方法（1）

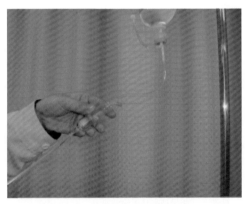

图 14-2　静脉输液排气方法（2）

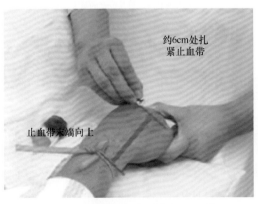

图 14-3　距穿刺点 6cm 扎紧止血带

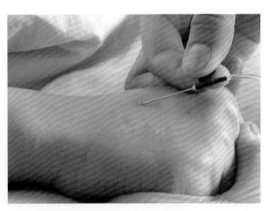

图 14-4　20°穿刺

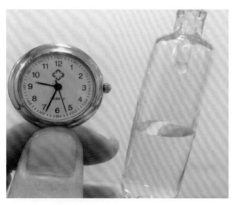
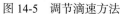

图 14-5 调节滴速方法

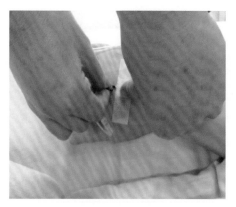

图 14-6 拔针

2. 注意事项

（1）严格执行查对制度，严格遵守无菌操作原则。

（2）根据病情、药物性质和患者的合作情况挑选静脉。宜选择粗、直、弹性好，避开关节处静脉。若需长期输液，注意保护及合理使用静脉，应从远端小静脉至近心端选择静脉。

（3）根据病情、输液原则、药物性质合理安排输液顺序，加入药物时需注意药物的配伍禁忌。

（4）根据患者的病情、年龄和药物性质调节滴速。对年老体弱、婴幼儿、心肺肾功能不良者及输入高渗药物、含钾药物、血管活性药物者，严格控制滴速。对心肺功能良好者，输液速度可酌情加快；对严重脱水、血容量不足、输入脱水剂等，病情允许情况下需快速输液。

（5）输液中加强巡视。密切观察输液是否通畅、固定是否牢靠，滴速如何，余液多少（以便及时加药、接瓶或拔针）。观察输液局部有无肿胀、疼痛，耐心听取患者主诉，判断有无局部及全身的异常表现，及时处理和记录。

（6）输液前，必须排尽输液管及针头内的气体，防止空气栓塞；输液过程中，及时更换输液瓶；加压输液时，必须有护士看护，输液完毕后及时拔针。

（7）需连续输液者，每 24 小时更换输液器。

（8）严禁在输液的肢体进行抽血化验或测量血压。

考点： 静脉输液操作要点及注意事项

【评价】

1. 护患沟通有效，患者能配合操作，且对服务满意。

2. 操作方法正确，达到目的，无并发症发生。

（二）头皮静脉输液法

小儿头皮静脉丰富，分支较多，互相沟通成网，无静脉瓣，浅表易见，不易滑动。另外头皮静脉穿刺便于患儿保暖和肢体活动，不易拉脱，故婴幼儿静脉输液首选头皮静脉。头皮静脉与动脉的鉴别见表 14-3。临床常选择颞浅静脉、额静脉、耳后静脉和枕静脉（图 14-7）。

表 14-3　小儿头皮静脉与动脉的鉴别

鉴别项目	头皮静脉	头皮动脉
颜色	浅蓝色	皮肤色或粉红色
搏动	无	有
血流方向	向心	离心
血管壁	薄，易被压瘪	厚，不易被压瘪
活动度	固定	易滑动
回血颜色	暗红色	鲜红色
穿刺后表现	无痛苦，回血正常，推药阻力小	痛苦状或尖叫，回血呈冲击状，推药阻力大，局部出现树枝样苍白

考点：小儿头皮静脉和动脉的鉴别

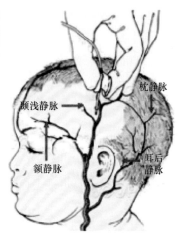

图 14-7　小儿头皮静脉

【评估】

1. 患儿年龄（月龄）、病情、意识状态、个体特征及营养状况。

2. 穿刺部位皮肤、血管状况、肢体活动度。

3. 患儿家属对头皮静脉输液的理解及配合程度。

【准备】

1. 工作人员准备　着装整齐、修剪指甲、洗手、戴口罩。

2. 用物准备　同密闭式周围静脉输液法，另备 4～5 号头皮针、5～10 ml 注射器和 75% 乙醇，按需要抽取 0.9% 氯化钠 5～10 ml、备皮用物。

3. 环境准备　病室安静、整洁、温度适宜。

【实施】

1. 操作步骤　见表 14-4。

表 14-4　小儿头皮静脉输液法

操作流程	操作要点
1～5 点同密闭式周围静脉输液法	
选择静脉	患儿取舒适体位，助手或家属固定患儿的头部和肢体，操作者位于患儿头端，带手套
消毒皮肤	选择相对粗、直、清晰血管。酌情剃去局部毛发，75% 乙醇消毒局部皮肤、待干
再次核对	再次核对床号、姓名、药液，排尽输液管内气体
静脉穿刺	用抽取 0.9% 氯化钠注射液 5 ml 的注射器与头皮针连接、排气，左手拇指、示指固定血管两端，右手持针柄，针尖斜面向上沿静脉方向平行刺入，见回血后再进针少许，注入少量 0.9% 氯化钠液，确认针头在血管内，分离注射器，将头皮针与输液器连接后，打开调节器，见液体通畅后固定
调速	根据医嘱调节滴数
核对	再次核对患儿和用药信息
整理、记录	协助患儿取舒适卧位，整理床单位；按规定分类处理用物；洗手、记录

2. 注意事项

（1）注意婴幼儿头皮静脉与动脉的鉴别。

（2）消毒皮肤不使用碘酊消毒。因碘剂对皮肤刺激性大，脱碘不彻底可影响血管的清晰度。

(3) 根据病情、年龄、药物性质及治疗要求调节滴速。一般每分钟不超过 20 滴。

(4) 输液过程中，注意观察患儿病情变化及输液情况。

(5) 危重患儿操作过程中，应密切观察病情变化，如呼吸和面色，切不可只集中注意寻找静脉穿刺而忽略了病情变化。

(6) 长期输液的患儿应经常更换体位，以防发生坠积性肺炎和压疮。

【评价】

1. 患儿输液过程安全、通畅、顺利。

2. 穿刺时，护士动作轻、稳、准，操作规范。

（三）静脉留置针输液法

静脉留置针作为头皮钢针的换代产品，其应用是目前静脉输液发展的必然趋势。由于持续保留静脉通道的通畅，非常有利于抢救和治疗，使静脉输液更加方便，减轻了护士的工作量。因此，临床广泛用于输液时间长、输液量较多的患者及老人、儿童、躁动不安的患者、输全血或血液制品的患者，需做糖耐量试验及连续多次采集血标本等患者。穿刺宜选择粗、直、弹性好、血流丰富、清晰易见、避开关节及静脉瓣的静脉。常用前臂贵要静脉、头静脉、肘正中静脉，下肢的隐静脉等外周静脉穿刺置管，尽量选择前臂掌侧中间部位。

【评估】

同密闭式周围静脉输液法。

【准备】

同密闭式周围静脉输液法。另备型号合适的静脉留置针 1 套及无菌透明敷贴（规格 6cm×7cm）。封管需另备：5 ～ 10ml 注射器 1 付，12500 U 肝素钠 1 支及生理盐水 250ml 或 10ml 生理盐水 1 支。

【实施】

1. 操作步骤 见表 14-5。

表 14-5 静脉留置针输液法

操作流程	操作要点
1 ～ 5 同密闭式周围静脉输液法，嘱患者清洗穿刺部位皮肤	
连接、排气	再次查对药液无误后，将输液瓶挂于输液架上，排尽输液管和头皮针内的空气。部分打开留置针外包装，显露肝素帽，再将输液器上的头皮针插入肝素帽内，排尽肝素帽和留置针内空气，关闭调节器，放妥
消毒	扎止血带，选择合适静脉。松止血带，于穿刺部位下铺治疗巾，第一次消毒穿刺部位皮肤，直径 8cm（大于所用透明敷贴面积），待干。打开透明敷贴外包装，并在其中一条纸质胶布上注明置管日期和时间（图 14-8），另备胶布 1~2 条。戴一次性手套，再次消毒
转松针芯	在穿刺点上方 10cm 处扎止血带，去除护针帽，检查针尖和外套管尖端完好。转动针芯以松解针芯和外套管，并使针尖斜面向上，再次排气冲管
穿刺、送管	核对无误，嘱患者握拳，左手绷紧皮肤，右手持针翼（蝶形针翼夹住两翼），一般于静脉上方进针，针头与皮肤成 15°～30°角缓地直刺静脉，见回血后以 5°～10°角推进 0.2cm 左右。一手固定留置针，一手退出针芯约 0.5cm 后固定，将外套管全部送入静脉
撤针、固定	按压导管尖端处静脉抽出针芯，松止血带，嘱患者松拳，打开调节器。确认输液通畅，以 75% 乙醇消毒皮肤和针翼（避开针眼），待皮肤干燥后用透明敷贴密闭式固定留置针，以写有留置时间的胶布"U"形固定留置针延长管，使肝素帽高于外套管头端，再妥善固定头皮针，取出止血带和治疗巾
调节滴数、宣教、查对记录、整理、观察、更换药液同密闭式周围静脉输液法	

操作流程	操作要点
正压、封管	确认患者输液完毕后，实施封管。关闭调节器，取下胶布，将头皮针拔出少许至只留针尖斜面在肝素帽内，将头皮针与输液器分离，连接抽有肝素钠封管液的注射器，先以脉冲方式推注 2~5ml 封管液，再以一手稳妥固定肝素帽，边拔头皮针边快速推注封管液正压封管。用夹子夹闭留置针硅胶管近针头端
宣教	完成封管后详细告知患者注意事项
再次输液	核对无误，常规消毒肝素帽及其周围皮肤，松开夹子，将抽有生理盐水的注射器连接输液头皮针，刺入肝素帽内，抽到回血后，推注 5 ～ 10ml 生理盐水冲管，分离注射器，将头皮针与输液器紧密衔接进行输液。也可直接将输液头皮针插入肝素帽内，再次输液。打开调节器，酌情调节滴速进行输液
停液、拔管	核对，小心揭开胶布和无菌透明敷贴，常规消毒皮肤和穿刺点，关闭调节器，置无菌输液贴（无菌干棉签）于穿刺点上，轻压穿刺点，迅速拔出套管针，按压进针点至无出血（按压时间长于一般头皮针）
安置患者	协助患者取舒适卧位，整理床单位
整理用物	按规定要求整理用物、洗手、记录

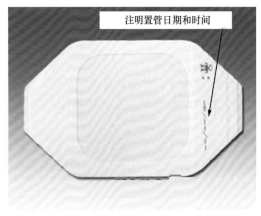

注明置管日期和时间

图 14-8　透明敷贴

2. 注意事项

（1）使用静脉留置针时，必须严格执行无菌技术操作规程；正确选择留置针，能满足输液治疗的情况下，用最短、最细的导管留置。

（2）静脉留置针者应注意保护肢体，不输液时避免肢体下垂。能够下床活动的患者，避免使用下肢静脉留置，以防止有回血堵塞留置针。

（3）再次输液前先试抽回血，再用无菌的生理盐水冲洗导管。如无回血且冲洗有阻力，应考虑导管堵塞，应拔出静脉留置针，禁止用力推注以"冲通"留置针。

（4）外周静脉留置针一般可保留 3 ～ 4 天，最长不超过 7 天，留置期间密切观察穿刺局部情况和生命体征变化，如有异常及时拔管并给予相应处理。

（5）封管液可选用生理盐水 5 ～ 10ml 或稀释肝素液 3 ～ 5ml，目前临床也有用正压来福接头代替肝素帽胶塞，可不用封管液封管。对于血小板减少症、血友病和肝肾功能不全等不宜使用肝素的患者可使用 5 ～ 10ml 生理盐水封管。

【评价】

同密闭式周围静脉输液法。

五、输液速度与时间的计算

在输液过程中，每毫升溶液的滴数（滴 / 毫升）称为该输液器的滴系数。目前临床常用的输液器有 10、15、20、50 等几种型号。静脉输液的速度和时间可按下列公式计算：

（一）已知输入液体总量和计划所用的时间，计算每分钟滴数

每分钟滴数（滴）= 液体的总量（ml）× 滴系数（滴 / 毫升）/ 输液所用时间（min）。

（二）已知每分钟滴数和输液的总量，计算输完液体所需的时间

考点：输液速度和时间的计算

输液所需时间 (h) = 液体的总量 (ml) × 滴系数（滴 / 毫升）/[每分钟滴数（滴 / 分）× 60（min）]。

护考链接

A_2 题型

患者，男性，45 岁。输液 1000ml，滴速为 50 滴 / 分，计划从上午 8 时 30 分开始，估计何时输完（　　）

A. 上午 11 时 10 分　　　　B. 中午 12 时 30 分　　　　C. 下午 1 时 30 分

D. 下午 2 时 10 分　　　　E. 下午 2 时 30 分

分析：根据公式：输液所用时间 (h) = 液体的总量 (ml) × 滴系数（滴 / 毫升）/[每分钟滴数（滴 / 分）× 60（min）]，1000 ml × 15 滴 / 分 ÷ 50 滴 / 分 ÷ 60 分钟 / 小时 = 5 小时。从上午 8 时 30 分开始，经过 5 小时输完，就是下午 1 时 30 分，故正确答案为答案 C。

六、常见输液故障及排除方法

（一）溶液不滴

1. 针头滑出血管外　液体注入皮下组织，可见局部肿胀伴有疼痛，无回血。处理：将针头拔出，更换血管重新穿刺。

2. 针头斜面紧贴血管壁　妨碍液体顺利滴入血管。处理：调整针头位置或稍变换肢体位置，使点滴通畅。

3. 压力过低　输液瓶位置过低、输液肢体位置过高所致。处理：适当抬高输液瓶或放低肢体位置。

4. 静脉痉挛　穿刺肢体长时间暴露在寒冷环境中或输入的液体温度过低导致。处理：局部热敷。

5. 针头阻塞　捏住输液管下端同时轻轻挤压靠近针头的输液管，感觉有阻力，但松手又无回血，考虑针头阻塞。处理：更换针头，重新穿刺。

（二）滴管内液面过低

折叠滴管下端输液管，同时挤压塑料滴管，迫使液体流入滴管，直至液面升高至滴管 1/2 处（即简易排气法，见图 14-9A）。

（三）滴管内液面过高

从输液架上取下输液瓶，倾斜液面，使插入瓶内的针头露于液面上，待溶液缓缓流下，直至滴管露出液面，再将瓶挂于输液架上，继续进行滴注（图 14-9B）。

（四）滴管内液面自行下降

若输液的滴管内液面自行下降，首先应检查连接针插入输液袋是否到位；若已经插到位而液面继续下降，则考虑滴管及滴管上端输液管有裂隙所致漏气，予以更换。

考点：输液故障的判断、排除方法

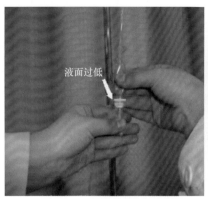 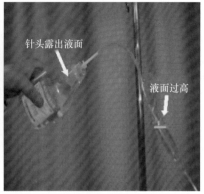

A. 液面过低   B. 液面过高

图 14-9   滴管内液面过低及过高的处理

七、常见输液反应及其防治

（一）发热反应

1. 原因   输入致热物质引起。多由于输液瓶清洁灭菌不完善或又被污染，输入的溶液或药物制品不纯，消毒保存不良，输液器消毒不严或被污染，输液过程中未能严格执行无菌操作等所致。

2. 临床表现   常于输液数分钟至一小时后发生，患者表现为畏寒、寒战和发热。轻者中度发热，停止输液后数小时，体温可自行恢复正常；严重者体温可高达41℃，并伴有恶心、呕吐、头痛、脉搏细速等全身症状。

3. 预防   严格检查药液质量、输液用具的包装及灭菌有效期等，严格无菌技术操作，防止致热物质进入体内。

4. 护理措施

（1）轻者减慢或停止输液，通知医生。重者，立即停止输液并通知医生处理，保存余液和输液器、针头，根据需要送检。

（2）密切观察体温等生命体征及其他伴随症状。

（3）给予对症处理：寒战者，予以保暖措施；高热者，使用冰袋、乙醇擦浴等物理降温措施。遵医嘱给予抗过敏药或激素、抗生素等药物治疗。

（二）循环负荷过重（急性肺水肿/急性左侧心力衰竭）

1. 原因   主要原因是输液速度过快，短时间内输入过多液体，使循环血量剧增，心脏负荷过重。尤其是心肺功能不良、老年、儿童患者更易发生。

2. 临床表现   患者突然出现呼吸困难、胸闷、咳嗽、咳大量粉红色泡沫样痰，严重时痰液可从口鼻涌出，听诊双肺满布湿啰音，心率快且律不齐。

3. 预防   输液过程中，密切观察患者情况，严格控制输液速度和总量，尤是年老体弱、婴幼儿、心肺疾患患者。

4. 护理措施

（1）立即停止输液并通知医生紧急处理，保留静脉通道以利抢救。安慰患者。

（2）采取减轻心脏负荷的措施：如果病情允许，可协助患者取端坐位、双腿下垂，以减少下肢静脉回流；必要时进行四肢轮扎，每5～10分钟轮流放松一个肢体的止血带，可

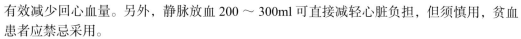

有效减少回心血量。另外，静脉放血 200 ～ 300ml 可直接减轻心脏负担，但须慎用，贫血患者应禁忌采用。

（3）采取有效措施改善缺氧症状：给予高流量氧气吸入（6 ～ 8L/min），以提高肺泡内压力，减少肺泡内毛细血管渗出。氧气吸入时湿化瓶内加入 20% ～ 30% 乙醇，可有效降低肺泡内泡沫的表面张力，促使泡沫破裂消散，改善气体交换，减轻缺氧症状。

（4）遵医嘱予镇静、平喘、强心、利尿和扩血管药物，以稳定患者紧张情绪，扩张周围血管，加速液体排出，减少回心血量，减轻心脏负荷。

（5）严密观察病情变化，如生命体征、意识、面色、尿量等。

（三）静脉炎

1. 原因 主要原因是长期输入浓度高、刺激性强的药液，静脉内放置刺激性较强的塑料导管时间过长，引起局部静脉壁发生物理、化学性炎症反应；也可由于操作中未严格执行无菌操作，导致局部静脉感染。

2. 临床表现 沿静脉走向出现条索状红线，局部组织红、肿、热、痛，有时伴畏寒、发热等全身症状。

3. 预防 严格执行无菌技术操作；对血管壁有刺激性的药物应充分稀释后应用，放慢点滴速度，并防止药物溢出血管外；有计划地更换输液部位，保护静脉。

4. 护理措施

（1）停止在此部位输液，并抬高、制动患肢，严禁按摩患处。局部用 50% 硫酸镁溶液湿热敷或 95% 乙醇湿敷，每日 2 次，每次 20 分钟。

（2）超短波理疗：每日 1 次，每次 15 ～ 20 分钟。

（3）中药治疗：如意金黄散兑醋，局部外敷。

（4）如合并全身感染，遵医嘱给予抗生素治疗。

（四）空气栓塞

1. 原因 输液管内空气未排尽，输液装置衔接不紧或有裂隙；加压输液、输血无专人守护；液体输完未及时更换药液或拔针。

进入静脉的空气，随血液循环首先被带到右心房，然后进入右心室，如果空气量少，则随血液被右心室压入肺动脉分散到肺小动脉内，最后经毛细血管吸收，损害较小；如果空气量大，空气进入右心室后堵塞其顶端的肺动脉入口（图 14-10），血液不能进入肺内进行有效气体交换，导致机体严重缺氧，甚至立即死亡。

2. 临床表现 患者突然感到胸部异常不适（类似胸闷）或胸骨后剧烈疼痛，随即出现呼吸困难、严重发绀，并伴濒死感。听诊心前区常闻及响亮、持续的"水泡音"。

3. 预防 输液前认真检查输液器质量，排尽导管内的空气；输液过程中加强巡视，及时添加药液、更换输液瓶，排除输液故障（如液面自行下降）；加压输液、输血须专人守护；拔除管径较粗、近胸腔的深静脉导管后，必须立即严密封闭穿刺点。

4. 护理措施

（1）立即关闭输液调节器，取左侧头低足高卧位。该体位有助于气体浮向右心室尖部，避免阻塞肺动脉入口（图 14-11）。伴随着心脏的舒缩，空气被血液打成泡沫，分次小量进入肺动脉内，最后逐渐被吸收。

（2）给予高流量氧气吸入，提高患者血氧浓度，纠正缺氧状态。

（3）有条件者，用中心静脉导管抽出空气。

（4）严密观察患者病情变化，及时对症处理，做好记录。

考点：原因、预防、临床表现和处理

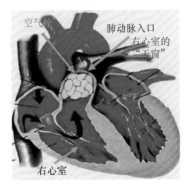

图 14-10　站立时的空气栓

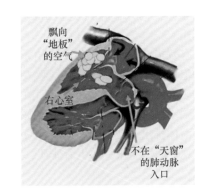

图 14-11　左侧头低足高位时的空气栓

第二节　静脉输血法

案例 14-2

患者，男性，30 岁。因"腹痛 4 小时"被家属送来急诊，意识模糊。体检：面色苍白，脉搏 140 次 / 分，血压 60/40mmHg，诊断为急性胰腺炎伴休克，急需大量输血。

问题：1. 此时给患者输血的目的是什么？

2. 在输血前需要做哪些准备？

静脉输血是将全血或成分血（血浆、红细胞、白细胞、血小板）等通过静脉输入体内的方法。输血是临床急救和治疗疾病的一项重要措施。护理人员在输血时，为确保安全，必须遵循输血原则，熟练掌握输血相关知识和技术，准确配血、正确核对，严密监测输血过程，观察输血反应。

近年来，随着输血理论与技术的飞速发展，无论是在血液的保存与管理、血液成分的分离，还是献血员的监测及输血器材的改进等方面，都取得了明显的进步，为临床安全、有效用血提供了保障。

一、静脉输血的目的及原则

（一）静脉输血的目的

1. 补充血容量　增加有效循环血量，提高血压，增加心排出量，促进循环。常用于失血、失液引起的血容量减少或休克患者。

2. 纠正贫血　增加血红蛋白含量，促进携氧功能。常用于贫血患者和某些慢性消耗性疾病的患者。

3. 补充血浆蛋白　增加蛋白质，改善营养状况，维持血浆胶体渗透压，减轻组织渗出和水肿。常用于低蛋白血症及大出血、大手术后患者。

4. 补充血小板和凝血因子　改善凝血功能，有利于止血。常用于凝血功能障碍及大出血的患者。

5. 补充抗体、补体　增强机体免疫力，提高机体抗感染能力。常用于严重感染患者。

6. 排除有害物质　改善组织器官的缺氧状况，常用于一氧化碳、苯酚等化学物质中毒严重者（先放血，再输血）。

考点：静脉输血的目的

（二）静脉输血的原则

1. 输血前必须进行血型鉴定及交叉配血试验。

2. 无论是输全血还是成分血，原则上均应选用同型血液输注。但在紧急情况下，如无同型血，可用 O 型血输给患者，应限制在 400ml 以内，且要放慢输入速度。

3. 患者如果需要再次输血，则必须重做交叉配血试验。

二、血液制品的种类

（一）全血

指采集的血液未经任何加工而全部保存备用的血液。分为新鲜血和库存血两类。

1. 新鲜血　在 4℃常用抗凝保养液中可以保存 1 周，基本保留了血液中的所有成分，可以补充各种血细胞、凝血因子和血小板。适用于血液病患者。

2. 库存血（图 14-12）　在 4℃的冰箱内可冷藏保存 2～3 周。主要保留了红细胞和血浆蛋白，随着保存时间的延长，白细胞、血小板和凝血酶原等成分破坏较多，含保存液的血液 pH 为 7.0～7.25，随着保存时间延长，葡萄糖分解、乳酸增高，pH 逐渐降低，红、白细胞逐渐破坏，钾离子外溢，酸性增强，大量输入可以导致酸中毒和高血钾的发生。适用于各种原因引起的大出血。

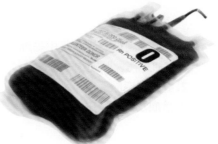

图 14-12　库存血

（二）成分血

成分血是根据血液成分比重不同，将血液成分进行分离，加工成各种血液制品，包括红细胞类、白细胞类、血小板类及血浆制品（表 14-6）。根据患者病情需要输入不同成分，其优点主要是针对性强、节约血源、疗效好、副作用少且经济方便等，是目前临床常用的方法。

表 14-6　成分血的种类

名称	保存温度	保存时间	适应证
红细胞悬液（图 14-13）	4℃ ±2℃	ACD：21 天；CPD：28 天；CPDA：35 天	用于战地急救及中小手术者
洗涤红细胞	4℃ ±2℃	24 小时	用于免疫性溶血性贫血者、脏器移植术后、需反复输血的患者
浓缩红细胞	4℃ ±2℃	同红细胞悬液	用于携氧功能缺陷和血容量正常的贫血患者
浓缩白细胞悬液	4℃ ±2℃	48 小时	用于粒细胞缺乏伴严重感染者
浓缩血小板悬液（图 14-14）	22℃ ±2℃	24 小时（普通袋）或 5 天（专用袋制备）	用于血小板减少或功能障碍性出血者
新鲜液体血浆	4℃ ±2℃	24 小时	用于凝血因子缺乏者
新鲜冰冻血浆（图 14-15）	–30℃以下	1 年	用于抗休克和纠正低蛋白血症，可以补充不稳定的凝血因子（Ⅴ、Ⅷ）
普通冰冻血浆	–30℃以下	5 年	同新鲜冰冻血浆，可以补充稳定的凝血因子和血浆蛋白

注：ACD（A. 枸橼酸；C. 枸橼酸钠；D. 葡萄糖）保存液；CPD（C. 枸橼酸钠；P. 磷酸盐；D. 葡萄糖；加入枸橼酸、腺嘌呤）保存液。CPDA 是 CPD- 腺嘌呤。

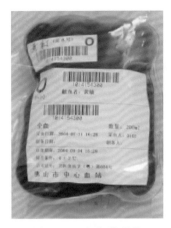
图 14-13　红细胞悬液

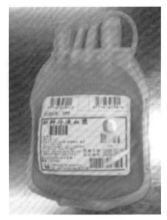
图 14-14　浓缩血小板

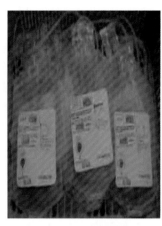
图 14-15　新鲜冰冻血浆

（三）其他血液制品

1. 白蛋白制剂　从血浆中提纯，能提高机体血浆蛋白及胶体渗透压。用于低蛋白血症的患者，如外伤、肝硬化、肾病及烧伤等。

考点：各种血液制品的保存要求及适用范围

2. 纤维蛋白原　用于纤维蛋白缺乏症，弥漫性血管内凝血（DIC）患者。

3. 抗血友病球蛋白　用于血友病患者。

三、静脉输血方法

目前临床采用密闭式输血法，包括间接静脉输血法和直接静脉输血法两种。

【评估】

1. 患者的年龄、病情、治疗情况、血型、输血史及有无输血后不良反应。

2. 患者的心理状态及对输血相关知识的了解程度。

3. 穿刺部位皮肤、血管状况。

【准备】

1. 工作人员准备　着装整齐，修剪指甲，洗手，戴口罩。

2. 输血前准备

（1）备血：根据医嘱填写输血申请单，并抽取血标本 2ml，一并送往血库，做血型鉴定和交叉配血试验。采血时，禁忌同时采集两个患者的血标本，以免发生混淆。

（2）取血：根据输血医嘱，凭提血单到血库取血，并和血库工作人员共同做好"三查八对"三查：查血液制品的有效期、血液质量、输血装置是否完好；八对：核对床号、姓名、住院号、血袋（瓶）号、血型、交叉配血试验结果、血液种类及剂量。正常库血置后分两层，上层为浅黄色的血浆，下层为暗红色的红细胞，两者边界清楚、无红细胞溶解、无凝块、无气泡和其他异常物质。若血浆变红、血细胞呈紫红色、两者界线不清者不得使用；若血袋封口不严、破裂、标签模糊或脱落也不得使用。

（3）取血后：血液取出后勿剧烈震荡，以免红细胞大量破坏而引起溶血。血液不能加温，以免血浆蛋白凝固变性而引起不良反应。如为库存血，需在室温下放置 15 ～ 20 分钟后再输入。

（4）核对：输血前，需与另一名护士再次核对，确定无误并检查血液无凝块后方可输入。

3. 患者准备　了解输血的目的、方法、注意事项和配合要点。输血前，应取得患者的理解并征求同意，签署知情同意书。

4. 用物准备

（1）间接静脉输血法：同密闭式输液法，仅将一次性输液器换成一次性输血器、0.9% 氯化钠溶液。

（2）直接静脉输血法：同静脉注射，另备 50ml 注射器数具（按输血量而定）、3.8% 的 枸橼酸钠溶液、血压计袖带。

考点： 输血前的准备

5. 环境准备　整洁、安静、舒适、安全。

【实施】

1. 间接静脉输血法

（1）操作步骤：见表 14-7。

表 14-7　间接静脉输血法

操作流程	操作要点
再次核对	将输血用物携至患者床旁，与另一名护士再次进行"三查八对"，确定无误后签名
建通道、输盐水	同密闭式静脉输液法，输入少量生理盐水冲洗管道
摇匀血液	以手腕旋转方式，轻轻摇匀血液
连接血袋输血	戴手套，打开并常规消毒储血袋封口处，将输血器针头从生理盐水瓶内拔出，插入血袋输血接口，缓慢将储血袋挂于输液架上
调节滴速	开始输入时速度宜慢，不超过 20 滴 / 分，观察 15 分钟左右，如无不良反应后，再根据年龄和病情调节滴速。成人一般 40 ～ 60 滴 / 分，儿童酌减
核对、观察、交代	再次核对血型，观察患者有无不良反应，向患者和家属交代注意事项
整理、记录	撤去治疗巾，取出止血带，脱手套，整理床单位，洗手，记录，致谢
巡视	输血中加强巡视，严密观察有无输血反应及输血故障等。耐心听取患者主诉，观察输血部位状况，及时排除输血故障，保证输血通畅
再输盐水	输血完毕或输另外一袋血前，需输入少量生理盐水，使输血器内的血液全部输入人体内，再拔针或更换
拔针、整理用物	及时拔针，整理床单位，将血袋取回至少保存 24 小时，用物按规定处理
洗手、记录	洗手、记录（输血时间、种类、血量、血型、血袋号、有无输血反应等）

（2）注意事项

1）在取血和输血过程中，严格执行无菌操作和查对制度。输血前必须由两名护士按要求逐项查对，避免差错事故发生。

2）输血前后及两袋血之间需要滴注少量生理盐水，以防免发生不良反应。

3）血制品内不可随意加入其他药品，如钙剂、酸性及碱性药品，高渗、低渗溶液，以防血液凝集或溶解。

4）输血过程中，加强巡视，观察有无输血反应，并询问患者有无不适。一旦出现输血反应，通知医生，及时处理。若发生严重反应，立即停止输血，并按输血反应进行处理。

5）严格掌握输血速度，对年老体弱、严重贫血、心力衰竭患者应谨慎，滴速宜慢。

6）输完的血袋送回输血科保留 24 小时，以备患者输血后发生输血反应时，查找分析原因。

7）输入成分血时，由于剂量少，输注时间短，护士应全程严密监护，以免发生不良反应。

2. 直接静脉输血法　是将供血者血液抽出后立即输给患者的方法。常用于患者急需输血及婴幼儿少量输血时使用。

(1) 操作步骤：见表 14-8。

表 14-8　直接静脉输血法

操作流程	操作要点
准备、核对	供血者和患者卧于相邻病床上，分别暴露一侧肢体，核对两人姓名、血型、交叉配血试验结果，做好解释
抽取抗凝剂	用注射器抽取一定量抗凝剂，一般 50ml 血中需加入 3.8% 的枸橼酸钠 5ml
穿刺抽血、输血	由三名护士共同协作，护士甲将血压计袖带缠绕于供血者上臂充气，用准备好的加有抗凝剂的注射器抽取供血者血液，护士乙传递，护士丙将抽出的血液输入受血者体内（即抽血、传递、输注）。如此连续进行。连续抽血时，不必拔出针头，只需更换注射器，在抽血间歇期放松袖带，并用手指压迫穿刺部位上方静脉，减少出血
拔针、整理	输血完闭后，及时拔针，用无菌纱布块按压穿刺点至不出血，整理用物，洗手记录

(2) 注意事项：需注意从供血者血管内抽血时不可过急过快，应密切观察供血者面色、血压，及时询问有无不适；为受血者推注血液时不可过快，也应密切观察。其余同间接静脉输血法。

考点：输血的方法及注意事项

【评价】

1. 护患沟通有效，能满足患者身心需要。

2. 操作方法正确，达到输血目的，患者感觉舒适、安全、无输血反应发生。

四、输血反应及护理

输血在临床上具有非常重要的意义，但有一定危险性，可能引起输血反应、甚至危及生命。护士必须严密观察患者，及时发现输血反应的征象，积极采取有效措施处理各种输血反应。

（一）发热反应

发热反应是最常见的输血反应。

1. 原因　输入致热原，如血液、保养液、储血袋和输血器等被致热源污染；多次输血后，受血者血液中产生白细胞和血小板抗体，再次输血发生抗原抗体反应引起发热。违反无菌操作，造成污染。

2. 临床表现　可发生在输血过程中或输血后 1 ～ 2 小时内，患者先有发冷、寒战，继而出现高热，体温可达 38 ～ 41℃，还可以伴有头痛、恶心、呕吐、肌肉酸痛等全身症状。

3. 预防　严格管理血制品和输血用具，严格执行无菌操作，有效预防致热原。

4. 护理

(1) 反应轻者减慢输血速度，症状可自行缓解；重者立即停止输血，密切观察生命体征，给予对症处理（畏寒、发冷者，应保暖；高热患者，可给予物理降温）并及时通知医生。

(2) 遵医嘱给予解热镇痛药和抗过敏药物。

(3) 保留输血器、剩余血连同贮血袋一并送检，查找反应原因。

（二）过敏反应

1. 原因

(1) 患者为过敏体质，对输入的异体蛋白过敏。

（2）输入的血制品中含致敏物质，如供血者采血前服用过可致敏的药物或食物。

（3）多次输血的患者，体内产生过敏性抗体，当再次输血时，抗原抗体相互作用而发生输血反应。

（4）供血者血液内的变态反应性抗体随血液传给受血者，一旦与相应抗原接触，即可发生过敏反应。

2. 临床表现　过敏反应大多发生在输血后期或即将结束时，程度轻重不一，症状出现越早，反应越严重。轻度反应表现为皮肤瘙痒、局部或全身荨麻疹；中度反应表现为血管神经性水肿，多见于颜面部，表现为眼睑、口唇高度水肿；重度反应表现为喉头水肿、呼吸困难，甚至发生过敏性休克。

3. 预防　正确管理血制品；加强对供血者的选择和管理，勿选用有过敏史的供血者；在采血前 4 小时内，供血者不宜进食高蛋白、高脂肪食物，宜用清淡饮食或糖水；对有过敏史的受血者，在输血前可遵医嘱给予抗过敏药物。

4. 护理

（1）过敏反应轻者减慢输血速度，重者立即停止输血，通知医生。根据医嘱皮下注射盐酸肾上腺素 0.5 ～ 1ml 或给予抗过敏药物，如苯海拉明、异丙嗪、地塞米松等以缓解症状。

（2）对症处理：呼吸困难者给予氧气吸入；严重喉头水肿者进行气管插管或气管切开；循环衰竭者给予抗休克治疗。

（3）监测生命体征变化。

（三）溶血反应

溶血反应是受血者和供血者的红细胞发生异常破坏或溶解引起的一系列临床症状，是最严重的输血反应。分为血管内溶血和血管外溶血。

1. 血管内溶血

（1）原因

1）输入异型血：供血者和受血者血型不符而造成血管内溶血，发生反应快，后果严重。

2）输入变质血：输血前红细胞已经被破坏溶解，如血液贮存过久，保存温度不当，血液被细菌污染，剧烈震荡，血液中加入高渗、低渗溶液或影响 pH 的药物等。

（2）临床表现：轻者与发热反应相似，重者在输入 10 ～ 15ml 后即可出现症状，死亡率高。通常将溶血反应的临床表现分为以下三个阶段。

第一阶段：由于受血者血清中的凝集素和输入血中红细胞表面的凝集原发生凝集反应，使红细胞凝集成团，阻塞部分小血管所致。典型表现是四肢麻木、腰背剧痛，还可出现头部胀痛、面部潮红、胸闷、恶心、呕吐等。

第二阶段：由于凝集的红细胞发生溶解，大量血红蛋白释放到血浆中。典型表现是黄疸和血红蛋白尿，同时伴有寒战、高热、呼吸困难、血压下降等。

第三阶段：由于大量血红蛋白进入肾小管，遇酸性物质形成结晶，堵塞肾小管。另外，由于抗原、抗体相互作用，又可引起肾小管内皮缺血、缺氧而坏死脱落，进一步加重了肾小管堵塞，导致急性肾衰竭，主要表现为少尿、无尿、高钾血症、酸中毒，严重者可迅速死亡。

（3）预防

1）认真做好血型鉴定和交叉配血试验。

2）输血前认真查对，杜绝差错事故发生。

3）严格遵守血液保存规则，不使用变质血液。

（4）护理

1）立即停止输血，通知医生。

2）将余血送检，重做血型鉴定和交叉配血试验。

3）给患者吸氧，建立静脉通道，遵医嘱给予升压药或其他药物治疗。

4）保护肾，防止急性肾衰竭，双侧腰部封闭，并用热水袋热敷肾区，缓解肾小管痉挛。口服或静脉注射碳酸氢钠，碱化尿液，增加血红蛋白溶解度，避免阻塞肾小管。

5）若出现休克症状，给予抗休克治疗，密切观察生命体征，监测每小时尿量，必要时进行腹膜透析或血液透析，安慰患者，消除其恐惧、紧张心理。

2. 血管外溶血　多由 Rh 系统内的抗体引起，ABO 血型相同，但是 Rh 因子系统内的抗 D、抗 C、抗 E 不同型，临床上常见，绝大多数是由 D 抗原与其相应的抗体相互作用产生抗原抗体免疫反应所致。反应的结果是红细胞破坏溶解，释放出的游离血红蛋白转化为胆红素，经肝迅速分解，然后通过消化道排出体外。Rh 阴性患者首次输入 Rh 阳性血液时不发生溶血反应，但是输血 2～3 周后体内产生抗 Rh 因子的抗体，如果再次输入 Rh 阳性的血液，即可发生溶血反应。Rh 因子导致的血管外溶血较少见，而且发生缓慢，一般在输血后几小时或几天后才出现，症状较轻，有轻度的发热伴乏力、血胆红素升高。对此类患者应查明原因，确诊后避免再次输血。

（四）大量输血后反应

大量输血一般是指 24 小时内输入血量相当于或超过患者总血容量。常见的反应有循环负荷过重、出血倾向及与枸橼酸钠中毒、酸中毒和高钾血症等。

1. 循环负荷过重（急性肺水肿）　原因、预防、临床表现及处理措施同静脉输液反应。

2. 出血倾向

（1）原因：长期反复输入库存血或大量输入库存血，由于库血内血小板基本被破坏、凝血因子减少，可引起出血。

（2）临床表现：表现为皮肤、黏膜瘀斑，穿刺点淤血或手术区域异常渗血。

（3）护理：在短时间内输入大量库血时，可间隔输入新鲜血或浓缩血小板，以避免出血倾向的发生，密切观察患者意识、血压、脉搏变化，注意皮肤黏膜、手术伤口有无出血现象。

3. 枸橼酸钠中毒

（1）原因：枸橼酸钠作为常用抗凝剂在库血中广泛应用，随着库血的大量输入，导致体内的枸橼酸钠堆积，当患者肝功能受损时，枸橼酸钠不能完全氧化排出，而与血中游离钙结合，使血钙浓度降低。

（2）临床表现：表现为手足抽搐、血压下降、心率缓慢，甚至心搏骤停。

（3）护理：在无禁忌证情况下，每输入库血 1000ml，应遵医嘱静脉注射 10% 葡萄糖酸钙或氯化钙 10ml，以防止低血钙的发生。

（五）其他反应

其他反应如空气栓塞，微血管栓塞、传播疾病，特别是病毒性肝炎、疟疾、艾滋病等。因此，要严格把握从采血到输血的各个环节，避免和控制输血可能给患者带来的负面影响。

A₃ 型题

患者，女性，30 岁。因"宫外孕破裂大出血"入院。医嘱输血 1000ml。

1. 该患者输血的目的是（　　）

A.补充血容量　B.增加血红蛋白　C.补充凝血因子　D.增加清蛋白　E.增加营养

2. 患者输血即将结束时，出现手足抽搐、血压下降，首先应考虑（　　）

A.过敏反应　B.发热反应　C.溶血反应　D.枸橼酸钠中毒　E.病毒性肝炎

3. 针对上述问题应如何处理（　　）

A.静脉推注 10% 葡萄糖酸钙 10ml　B.静滴 4% 的碳酸氢钠 10ml

C.静脉滴注 0.9% 氯化钠 10ml　D.皮下注射盐酸肾上腺素 0.5ml

E.静脉推注地塞米松 10mg

分析：该患者大出血，输血目的是补充血容量。该患者手足抽搐且血压下降结合输入血量较多，应优先考虑为枸橼酸钠中毒。遵医嘱补充钙剂可以增加血钙浓度，以减少枸橼酸钠与钙离子结合所致的血钙降低。以上三道题正确答案应分别为 A、D、A。

考点：常见输血反应及护理

案例 14-2 分析

患者因急性胰腺炎导致休克，此时输血主要的目的是补充血容量。在输血前为了保障输血安全，应遵医嘱备血、取血、严格执行"三查八对"制度，认真进行每次核对，待患者或家属签署输血治疗同意书后，及时输血以保证良好的治疗效果。

小结

静脉输液法和输血是广泛应用于临床的治疗和抢救技术。机体在疾病和创伤时，体液平衡易发生紊乱，机体内环境遭到破坏，如不及时纠正，将导致严重后果。护士必须严格执行操作规程，熟练、准确将药液和血液输入患者体内，密切观察不良反应，切实保证患者输液、输血治疗的安全和有效。

自 测 题

A₁ 型题

1. 输液溶液与其作用不符的一项是（　　）

A.输入 5% 碳酸氢钠可调节酸碱平衡

B.脂肪乳剂为静脉高营养液

C.20% 甘露醇可助利尿脱水

D.中分子右旋糖酐主要是可改善微循环

E.浓缩白蛋白可补充蛋白质

2. 为增强肠瘘患者的抵抗力，可输入（　　）

A.5% 葡萄糖溶液　　B.低分子右旋糖酐

C.中分子右旋糖酐　　D.5% 碳酸氢钠溶液

E.水解蛋白

3. 小儿头皮静脉的叙述，错误的一项是（　　）

A.外观微蓝色

B.无搏动

C.管壁充盈，不易被压瘪

D.不易滑动，便于固定

E.血流方向为向心运动

4. 小儿头皮静脉输液如误入动脉，不可能出现的表现是（　　）

A.回血呈冲击状

B. 推注药液时阻力较大

C. 呈树枝分布状苍白

D. 出现痛苦貌或尖叫

E. 局部发绀、水肿

5. 静脉留置针保留时间一般为（ ）

A. 1～2 天　　　　　B. 2～3 天

C. 3～4 天　　　　　D. 4～7 天

E. 7～14 天

6. 输液注意事项中哪项错误（ ）

A. 根据病情安排输液顺序

B. 输液过程中加强巡视

C. 加入药物注意配伍禁忌

D. 硅胶管内有回血，须及时用稀释肝素溶液冲注

E. 需连续输液者，应每 2 天更换一次输液器

7. 茂菲滴管内液面自行下降的原因是（ ）

A. 茂菲滴管有裂缝　　B. 患者肢体位置不正

C. 静脉痉挛　　　　　D. 输液速度过快

E. 输液管管径粗

8. 输液过程中，患者咳大量粉红色泡沫痰，应立即给其取（ ）

A. 平卧位　　　　　　B. 侧卧位

C. 俯卧位　　　　　　D. 半卧位

E. 端坐位，两腿下垂

9. 静脉留置针堵塞，下列正确的处理方法是（ ）

A. 挤捏留置针延长管

B. 拔除导管

C. 用注射器回抽

D. 将外套管拔出或送进少许

E. 注射器抽稀释肝素液强行冲通

10. 临床操作时防止和消除微粒污染的措施不包括（ ）

A. 严格执行无菌技术操作

B. 认真检查液体质量

C. 提前配置药液

D. 使用一次性输液器

E. 输液器通气管末端放置空气滤膜

11. 患者需同时输入几种药物时，首先应注意（ ）

A. 合理安排输入顺序

B. 按医嘱调整滴速

C. 药物有无配伍禁忌

D. 药物混合时的外观变化

E. 输入过程中患者可能出现的反应

12. 静脉输液导管内空气未排尽可能发生什么危险（ ）

A. 脑气栓引起昏迷

B. 冠状血管气栓引起心肌坏死

C. 肺动脉气栓引起严重缺氧或死亡

D. 左心房气栓引起心律不齐

E. 右心房气栓引起室性期前收缩

13. 在输注前既做血型鉴定又做交叉试验的血制品是（ ）

A. 全血　　　　　　　B. 血浆

C. 代血浆　　　　　　D. 自体血

E. 冻干血浆

14. 关于输血前的准备工作，哪项是错误的（ ）

A. 作血型鉴定和交叉配血试验

B. 须两人进行"三查八对"

C. 勿剧烈震荡血液

D. 库血温度低可在阳光下放置 15～20 分钟

E. 输血前，先静脉滴注生理盐水

15. 关于直接输血，错误的叙述是（ ）

A. 常用于婴幼儿少量输血

B. 此过程由三位护士协作完成

C. 直接输血 150ml；需加 4% 枸橼酸钠 5ml

D. 需同时消毒供血者和患者皮肤

E. 更换注射器时不拔出针头

16. 哪项不是输血过敏反应的表现（ ）

A. 皮肤瘙痒，荨麻疹　B. 血管性水肿

C. 手足抽搐，心率慢　D. 呼吸困难

E. 喉头水肿

17. 发生溶血反应时，护士首先应（ ）

A. 停止输血，保留余血

B. 通知医生和家属，安慰患者

C. 碱化尿液

D. 密切观察生命体征和尿量

E. 热敷双侧腰部

18. 大量输库血时，为防止发生枸橼酸钠中毒反应可采用（ ）

A. 肌内注射异丙嗪

B. 静脉注射 10% 葡萄糖酸钙

C. 静脉注射 5% 地塞米松

D. 皮下注射盐酸肾上腺素

E. 两瓶血之间输入少量生理盐水

19. 输血目的不包括（ ）

A. 增加血红蛋白，促进携氧功能

B. 增加清蛋白

C. 供给各种凝血因子

D. 补充水和电解质，维持酸碱平衡

E. 补充血容量，增加心排出量

20. 取血时不能震荡的理由是（ ）

A. 以免污染引起发热反应

B. 以免血浆蛋白凝固引起反应

C. 以免红细胞与血浆混合

D. 以免进入空气，引起空气栓塞

E. 以免红细胞破坏释放血红蛋白，引起溶血反应

A₂ 型题

21. 张某，男，56 岁。输液过程中，患者突然感到胸部异常不适，随即发生呼吸困难，严重发绀，心前区闻及响亮持续的"水泡声"。应判断为（ ）

A. 发热反应　　　　B. 过敏反应

C. 肺水肿　　　　　D. 空气栓塞

E. 心肺衰竭

22. 张某，男，30 岁。输大量库血后，皮肤黏膜出现瘀点、瘀斑，伤口渗血。其原因是（ ）

A. 缺乏血小板、凝血因子

B. 皮肤穿刺太深

C. 穿刺时穿通血管

D. 肺水肿

E. 溶血反应

23. 李某，女，45 岁。输血过程中出现畏寒、寒战，伴头痛、恶心、呕吐，测体温 39.5℃。下列哪项措施不妥（ ）

A. 暂停输血

B. 畏寒时注意保暖

C. 高热时行物理降温

D. 给抗过敏药后继续输血

E. 密切观察病情

24. 患者，李某，男，42 岁。患胰腺炎，于上午 8 时开始输液，输液量共 1500ml，每分钟滴注 60 滴，预约下午做 B 超检查，请估计何时完成输液（ ）

A. 2：15PM　　　　B. 3：30PM

C. 2：30PM　　　　D. 4：15PM

E. 3：15PM

25. 患者，男性，45 岁。护士为其静脉注射 25% 的葡萄糖溶液时，患者自述疼痛，推注时稍有阻力，推注部位局部隆起，抽无回血，此情况应考虑是（ ）

A. 静脉痉挛　　　　B. 针头部分阻塞

C. 针头滑出血管外　D. 针头斜面紧贴血管壁

E. 针头斜面部分穿透血管壁

26. 患者，女性，36 岁。因突发头晕、头痛伴恶心、呕吐入院，入院后诊断为高血压脑出血。医嘱要求给予脱水治疗，首选液体是（ ）

A. 低分子右旋糖酐　B. 中分子右旋糖酐

C. 代血浆　　　　　D. 浓缩白蛋白

E. 20% 甘露醇

27. 患者，女性，74 岁。输液过程中发生肺水肿，吸氧时需用 20%～30% 乙醇湿化，其目的是（ ）

A. 减低肺泡表面张力　B. 消毒吸入的氧气

C. 使患者呼吸道湿润　D. 使痰液湿薄，易咳出

E. 减低肺泡内泡沫表面张力

28. 患者，女，58 岁。静脉输液中。护士巡视病房，发现其液体不滴，检查发现针头处无肿胀和疼痛，挤压无阻力，松手时无回血。最可能的情况及其处理是（ ）

A. 输液压力过低——提高输液瓶

B. 针头滑出血管外——更换针头和静脉，重新穿刺

C. 静脉痉挛——热敷局部静脉

D. 针头斜面紧贴血管壁——调整针头或输液肢体的位置

E. 针头阻塞——更换针头和静脉，重新穿刺

29. 患者，男，25 岁。因手术后输血出现皮肤瘙痒，眼睑、口唇水肿，应考虑为（ ）

A. 过敏反应　　　　B. 枸橼酸钠中毒

C. 细菌污染　　　　D. 溶血反应

E. 发热反应

30. 熊某，女，28 岁。输血 15 分钟后感觉头胀、四肢麻木，腰背剧痛，血压下降。下列处理措施中错误的是（ ）

A. 热水袋敷腰部

B. 观察血压、尿量

C. 余血送检做血型鉴定和交叉试验

D. 减慢输血速度

E. 立即通知医生

A₃/A₄ 型题

（31 ～ 32 题共用题干）

　　王某，男，45 岁。患十二指肠溃疡，突然呕血，面色苍白，脉搏 120 次 / 分钟，血压 8/6kPa（60/45mmHg）。医嘱：输血 400ml。

31. 为患者输两袋血之间应输入少量（　　）

　　A. 5% 葡萄糖溶液

　　B. 5% 葡萄糖氯化钠溶液

　　C. 0.9% 氯化钠溶液

　　D. 复方氯化钠溶液

　　E. 10% 葡萄糖溶液

32. 给患者输血的目的是补充（　　）

　　A. 凝血因子　　　　B. 血红蛋白

　　C. 血小板　　　　　D. 抗体

　　E. 血容量

（33 ～ 35 题共用题干）

　　张某，60 岁，在输液过程中突然出现呼吸困难，气促、咳嗽、咳泡沫血痰等症状。

33. 给患者用 20% ～ 30% 乙醇湿化吸氧，作用是（　　）

　　A. 增加迷走神经兴奋性

　　B. 增加外周阻力

　　C. 降低肺泡内泡沫表面张力

　　D. 降低肺泡表面张力

　　E. 降低吸入气体中的细菌密度

34. 这时护士对患者应采取下列哪项措施（　　）

　　A. 左侧卧位和头低足高位

　　B. 右侧卧位和头高足低位

　　C. 去枕平卧位

　　D. 俯卧位

　　E. 端坐位

35. 该患者的症状是输液的（　　）

　　A. 循环负荷过重　　　B. 发热反应

　　C. 静脉炎　　　　　　D. 空气栓塞

　　E. 过敏反应

（孙雯婕）

第十五章 标本采集技术

随着现代医学的发展，诊断疾病的方法日益增多。其中，必要的标本检验是临床诊断的依据之一。标本是指通过医务人员采取患者少许的血液、排泄物（粪、尿）、分泌物（痰液、鼻腔分泌物）、呕吐物、体液（胸腔积液、腹腔积液）和脱落细胞（食管、阴道）等样品，通过实验室检查，了解机体的功能状态、疾病的性质及病情的进展情况。正确的检验结果对疾病的诊断、治疗和预后的判断具有一定的价值。因此，为了取得检验结果的准确性，护士必须正确掌握标本采集的基本知识和操作技能，为患者提供高效、优质的服务，使患者满意。

第一节 标本采集的原则

 案例 15-1

患者王某，女性，50岁。入院诊断为"亚急性细菌性心内膜炎"收入内科住院。医生开出血培养标本的医嘱。

问题：如你是该患者的责任护士，在采集各项标本时应遵循什么原则？

一、按照医嘱采集标本

各项标本的采集均应按医嘱执行。医生填写检验申请单，目的要明确，字迹要清楚，并签全名。护士对检验申请有疑问时，应及时核准后方可执行。

二、采集前做好充分准备

1. 采集标本前应明确检验项目、检验目的、采集的方法、采集标本量及注意事项。
2. 评估患者的病情、心理反应及合作程度。向患者及家属解释留取标本的目的和要求，消除患者顾虑，以取得信任和合作。
3. 根据检验目的准备好物品，选择适当容器，在容器外面贴上标签，并注明患者的科别、床号、姓名、性别、检验目的和送检日期。

三、严格执行查对制度

在采集前、中、后及送检前，应认真核对医嘱、申请项目、患者姓名、病床号、科室、住院号、申请时间、采集容器及方法等。

四、正确采集标本，及时送检

1. 护士必须掌握正确的采集方法、采集量、采集容器和采集时间　如留取细菌培养标本，采集时严格执行无菌操作技术，标本放入无菌容器内且容器无裂缝、瓶塞干燥，不可混入防腐剂、消毒剂及其他药物，并在患者使用抗生素前采集。如已使用抗生素，应根据药物半衰期，在血药浓度最低时采集，并在检验单上注明。

2. 及时送检　标本采集后应及时送检，不应放置过久，以避免污染或变质而影响检验结果。特殊标本还应注明采集时间。

案例 15-1 分析

为王某采集血培养标本时，应遵守以上标本采集原则，尤其注意采集培养标本的要求。

第二节　各种标本采集法

案例 15-2

患者李某，男性，58 岁。近半个月来反复出现发热，恶心、呕吐，纳差，疲乏。为明确诊断，医生开出给李先生做血糖、肝功能、血培养标本、尿常规、粪常规检验的医嘱。

问题：1. 护士该如何为该患者采集血糖、肝功能、血培养标本？

2. 如何指导患者留取尿常规、粪常规标本？

3. 第二天，为了做尿糖定量检查，医生开出留 24 小时尿标本的医嘱。如何指导患者留取 24 小时尿标本？选择哪种防腐剂？

一、血标本采集法

临床上血标本采集法包括静脉血标本采集法、动脉血标本采集法和毛细血管采集法。

（一）静脉血标本采集法

静脉血标本分为两类：一类是全血标本、血清标本；另一类是血培养标本。

【目的】

1. 全血标本　用于测定血液中某些物质的含量，如血糖、尿素氮、尿酸、肌酐等。

2. 血清标本　用于测定血清酶、脂类、电解质和肝功能等。

3. 血培养标本　用于血液的细菌学检查，如伤寒沙门菌培养等。

【评估】

1. 患者的一般情况，理解能力、接受能力和合作程度。

2. 患者穿刺部位皮肤、静脉状况及肢体活动度。

3. 了解需做的检查项目及要求，如做血培养标本，则了解患者寒战或发热的高峰时间及了解抗生素使用情况。

【准备】

1. 护士准备　着装整齐，洗手、戴口罩、戴手套。

2. 用物准备

（1）治疗车上层：检验单，注射盘内垫巾备消毒剂、棉签、止血带、小垫枕、一次性手套、按检验项目选用真空采血器［包括采血针、真空采血管（图 15-1）］或 5 ～ 10ml 的一次性

考点：静脉血标本采集的目的

注射器、标本容器（按需要备干燥试管、抗凝管或血培养瓶），采集血培养标本时备酒精灯和火柴。

（2）治疗车下层：医疗垃圾桶、生活垃圾桶、利器盒。

3. 环境准备　病室整洁、安静、明亮、通风。

4. 患者准备　患者理解采集血标本的目的及相关注意事项，并做好准备。如采集生化检验的血标本，应在早晨空腹时采集。

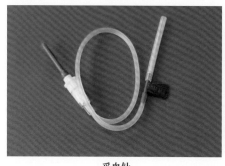

采血针

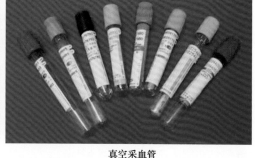

真空采血管

图 15-1　真空采血器

 链接

真空采血器

真空采血器由真空采血管、采血针组成。采血针为双向针，一端为头皮式，可刺入静脉，另一端以密封橡皮套包裹，可插入真空采血管。真空采血管是其主要组成部分，主要用于血液标本的采集与保存。真空采血管在生产过程中预置了一定量的负压，当采血针穿刺进入血管后，由于采血管内的负压作用，血液自动流入采血管内；同时，采血管内预置了各种添加剂，完全能够满足临床的多项综合的血液检测。真空采血器作为临床血液快速准确采集器，具有安全、密闭，转运方便，头色不同，易于分辨等优点，在临床上得到广泛使用。

【实施】

1. 操作步骤　见表 15-1。

表 15-1　静脉血标本采集操作流程

操作流程	操作要点
核对、解释	备齐用物，携用物至床边，核对床号、姓名及检验单的项目；向患者或家属解释留取标本的目的、方法及注意事项，以取得合作
体位、选静脉、垫巾	患者取坐位或仰卧位，选择合适的静脉，垫铺有治疗巾的小垫枕
扎止血带、消毒	在穿刺点上方约 6cm 扎止血带，消毒皮肤，嘱患者握拳，戴一次性手套
	（1）全血、血清标本采集法
进针方法	1）真空采血器采血法：手持双向真空采血针，将头皮针端按静脉注射的方法刺入静脉，见回血后，将采血针另一端针头插入真空试管内，血液在负压作用下自动流入试管（图 15-2）。如需继续采集，取下真空采血管，置换另一真空采血管。采血完毕，松开止血带，嘱患者松拳，用干棉签按压穿刺点，迅速拔出针头，利用真空试管剩余负压将采血针内的血液吸入管内，嘱患者屈肘按压穿刺点片刻
	2）注射器采血法：手持一次性注射器，按静脉注射法将针头刺入静脉，见回血后抽动活塞抽取血液至所需量，抽血毕，松止血带，嘱患者松拳，用干棉签按压穿刺点，迅速拔出针头，按压局部（图 15-3）

操作流程	操作要点
进针方法	3) 经血管通路采血法：外周血管通路仅在置入时可用于采血，短期使用或预期使用时间不超过48小时的外周导管可专门用于采血，但不能给药。采血后，血管通路要用足够量的生理盐水冲净导管中的残余血液
	(2) 血培养标本采集法
	1) 注射器直接穿刺采血法（同全血、血清标本采集）
	2) 经血管通路采血法（同全血、血清标本采集标本采集）
取标本	根据检查目的不同，将标本置于不同容器中（以注射器采血为例）
	(1) 血培养标本：注入密封瓶时，先除去铝盖中心部，常规消毒瓶盖，更换针头后将血液注入瓶内，轻轻摇匀；注入三角烧瓶时，先点燃酒精灯，松开瓶口纱布，取出瓶塞，迅速在酒精灯火焰上消毒瓶口后，取下针头，将血液注入瓶内，轻轻摇匀，再将瓶口、瓶塞消毒后塞好，扎紧封瓶纱布
	(2) 全血标本：取下针头，将血液沿着管壁缓慢注入盛有抗凝剂的试管内，轻轻摇动，使血液与抗凝剂充分混匀
	(3) 血清标本：取下针头，将血液沿管壁缓慢注入干燥试管内，注意勿将泡沫注入，避免震荡，以防止红细胞破裂造成溶血
整理	协助患者取舒适卧位，整理床单位和用物，交代注意事项，向患者致谢
记录	洗手，记录
送检	将标本连同检验单及时送检

考点：操作要点

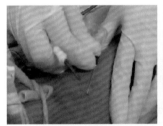
A. 扎止血带，消毒后，进针

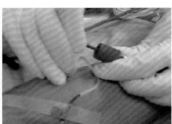
B. 血气针刺入真空采血管

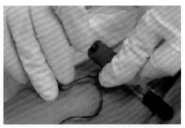
C. 血液在负压作用下自动流入试管

图 15-2　真空采血器采集静脉血标本

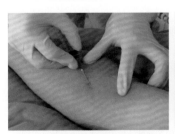
A. 扎止血带，消毒后，进针

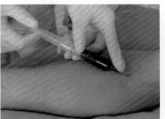
B. 抽动活塞抽取血液

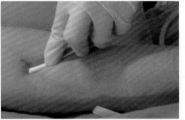
C. 松止血带，拔出针头，按压局部

图 15-3　注射器采集静脉血标本

2. 注意事项

(1) 严格执行查对制度和无菌操作制度。

(2) 根据检验目的准备合适的标本容器，并计算采血量。

(3) 做生化检验时，需空腹抽血，应事先通知患者，避免因进食而影响检验结果（因

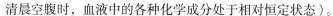

清晨空腹时，血液中的各种化学成分处于相对恒定状态）。

（4）严禁在输液、输血的针头或同侧肢体抽取血标本，应在对侧肢体采集血标本，以免影响检验结果。

（5）同时采集多种血标本时，注入容器的顺序：血培养瓶→抗凝管→干燥管，动作应迅速准确。或根据采血管说明书要求依次采集血标本。

（6）血培养标本采集时血培养瓶应在室温下避光保存；根据是否使用过抗生素，准备合适的需氧瓶和厌氧瓶；血标本注入厌氧菌培养瓶时，注意勿将注射器中空气注入瓶内；间歇性寒战患者应在寒战或体温高峰前取血；当预测寒战或高热时间有困难时，应在寒战或发热时尽快采集血培养标本；两次血培养标本采集时间至少间隔 1 小时；根据检验目的 **考点：注意** 计算采血量，选择标本容器和注射器。一般血培养取血 5ml，亚急性细菌性心内膜炎患者， **事项** 为提高培养阳性率，采血量增至 10 ～ 15ml。

（7）标本采集后尽快送检，送检过程中避免过度震荡。

【评价】

1. 采集方法正确，及时送检。

2. 护患沟通有效，患者能配合操作，无不良反应。

案例 15-2 分析 1

血液生化检验如肝功能、空腹血糖等，一般要求早晨空腹安静时采血。因为体内的化学成分受许多因素调节：如饮食后大量葡萄糖及脂类物质吸收进入血液，使血糖和血脂上升，游离脂肪酸及无机磷降低；运动后会使乳酸、丙酮酸、乳酸脱氢酶、转氨酶、肌酸激酶等升高，血糖降低。早晨空腹安静时采血，可以避免上述因素的影响。按血培养标本采集要求，采血培养标本。

链接

临床血液标本采集的相关知识（表 15-2）

表 15-2　临床常用血液检验标本采集指南

检验项目	标本要求	真空管盖颜色	有、无抗凝剂	采血量
生化类项目检验	空腹静脉全血	红头生化类普通管	无抗凝剂	3 ～ 5ml
免疫类检验	空腹静脉全血	红头生化类普通管	无抗凝剂	3 ～ 5ml
胰岛素功能、C 肽	空腹、1 小时、2 小时	红头生化类普通管	无抗凝剂	3 ～ 5ml
T_3、T_4、TSH	空腹静脉全血	红头生化类普通管	无抗凝剂	3 ～ 5ml
肿瘤标记物、激素	空腹静脉全血	红头生化类普通管	无抗凝剂	3 ～ 5ml
输血前检查	静脉全血	红头生化类普通管	无抗凝剂	3 ～ 5ml
乙型肝炎 DNA 测定	静脉全血	红头生化类普通管	无抗凝剂	3 ～ 5ml
血凝检验	静脉无脂血全血	蓝色管	枸橼酸钠 1：9 抗凝	2ml
血沉检验	静脉随机全血	黑色管	枸橼酸钠 1：4 抗凝	2ml
血流变学检验	空腹静脉全血	浅绿色管	肝素钠抗凝	3 ～ 5ml
血常规细胞分析	静脉随机全血	紫红色管	EDTA-K2 抗凝管	2ml
ABO、RH 血型	静脉随机全血	紫红色管	EDTA-K2 抗凝管	2ml
交叉配血、合血	静脉随机全血	紫红色管	EDTA-K2 抗凝管	2ml

续表

检验项目	标本要求	真空管盖颜色	有、无抗凝剂	采血量
人类白细胞抗原 HLA-B27	静脉全血	紫红色管	EDTA-K2 抗凝管	2ml
糖化血红蛋白	静脉随机全血	紫红色管	EDTA-K2 抗凝管	2ml
血气分析	随机动脉全血	动脉血气针、注射器抽肝素抗凝动脉血		1 ~ 2ml

注：采集静脉血样顺序：红头管—蓝头管—黑头管—绿头管—紫红色管

（二）动脉血标本采集法

【目的】

常用于做血气分析，判断患者缺氧的情况，为治疗提供依据。

【评估】

1. 患者的诊断、病情、年龄、有无出血倾向、自理能力、体温、吸氧状况或者呼吸机参数的设置。

2. 穿刺部位皮肤及动脉搏动情况。

【准备】

1. 护士准备　着装整齐，洗手、戴口罩，必要时戴手套；认真核对，向患者解释标本采集的目的及注意事项。

2. 用物准备　检验单，注射盘内备消毒剂、棉签、小沙袋、动脉血气针（图 15-4）、无菌纱布、无菌软塞、无菌手套。或备 5ml 或 10ml 一次性注射器、肝素。

3. 环境准备　病室整洁、安静、明亮、通风。

4. 患者准备　患者理解采集血标本的目的及相关注意事项，并做好准备。

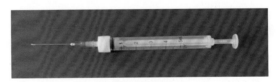

图 15-4　动脉血气针

【实施】

1. 操作步骤　见表 15-3。

表 15-3　动脉血标本采集操作流程

操作流程	操作要点
核对、解释	携带物至床边，核对床号、姓名及检验单；解释目的、方法及注意事项，以取得合作
取体位	患者取卧位或坐位，暴露穿刺部位（成人常选择股动脉或桡动脉，新生儿宜选择桡动脉）
选部位	桡动脉：穿刺点位于前臂掌侧腕关节上 2cm 动脉搏动明显处；股动脉：穿刺点位于髂前上棘与耻骨结节连线中点稍下方，动脉搏动明显处
消毒、戴无菌手套	常规消毒局部皮肤，戴无菌手套
穿刺、取血标本	(1) 动脉血气针采血：检查动脉血气针，将血气针活塞拉至所需的血量刻度，血气针筒自动形成吸引等量液体的负压。用戴无菌手套的手指触动脉搏动明显处，以两指固定动脉，右手持血气针在两指间垂直或与动脉成 40° ~ 45° 迅速进针，动脉血自动流入注射器内，至所需血量。拔出针头后立即刺入软塞，以隔绝空气。同时，用无菌纱布块按压穿刺点 5 ~ 10 分钟。必要时，用沙袋压迫止血。用手搓动注射器以使血液与抗凝剂混匀，避免凝血（图 15-5）

续表

操作流程	操作要点
穿刺、取血标本	（2）普通注射器采集：取出一次性注射器并检查，抽取肝素 0.2ml 湿润注射器内壁弃去余液和注射器内残留气泡。用左手示指和中指在已消毒范围内摸到动脉搏动最明显处，右手持注射器，在两指间垂直刺入或与动脉走向成 40°～45° 迅速进针，见有鲜红色血涌入注射器时，一手固定注射器，一手抽取所需血量，采血 1ml。拔出针头后立即刺入软塞，以隔绝空气。同时，用无菌纱布块按压穿刺点 5～10 分钟。必要时，用沙袋压迫止血。将注射器轻轻转动以使血液与抗凝剂混匀，避免凝血
整理	协助患者取舒适卧位，整理床单位和用物。交代注意事项，向患者致谢
记录	洗手，记录
送检	将标本连同检验单及时送检

考点：桡动脉的定位及动脉血气针采血的方法

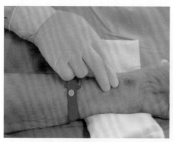
A. 戴无菌手套后再次定位

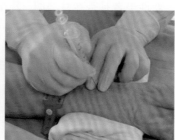
B. 垂直进针

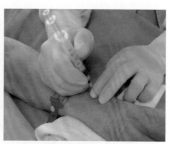
C. 动脉血自动流入注射器

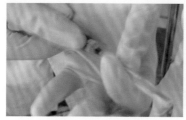
D. 拔出针头后立即刺入软塞

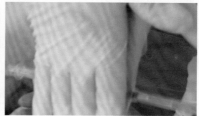
E. 用手搓动注射器，使血液与抗凝剂混匀

图 15-5　动脉血气针采集

2. 注意事项

（1）严格执行无菌操作及查对制度，预防感染。

（2）若饮热水、洗澡、运动，需休息 30 分钟后再采血，避免影响结果。

（3）如使用注射器采血时，应先铺无菌治疗盘，再选用 0.5ml（12500U/ 支）肝素湿润注射器后，排尽空气置于无菌治疗盘内。写好铺盘时间备用。

（4）穿刺部位应压迫止血，至不出血为止。凝血功能障碍者穿刺后应延长按压时间，至少 10 分钟。有出血倾向者慎用。

（5）标本应隔绝空气，避免混入气泡或静脉血。采集标本后立即送检。

【评价】

同"静脉血标本采集法"。

（三）毛细血管采集法

用于血常规检查。由于该采血方法目前均由检验人员执行，方法从略。

二、尿标本采集法

尿标本采集法主要包括常规标本、12 小时或 24 小时尿标本、尿培养标本的采集。

【目的】

1. 常规尿标本 用于检查尿液的色泽、透明度、细胞及管型，测定比重，并做尿蛋白及尿糖定性检测。

2. 12 或 24 小时尿标本 用于尿的定量检查，如钠、钾、氯、17-羟类固醇、17-酮类固醇、尿糖定量或尿浓缩查结核杆菌等。

3. 尿培养标本 采集未被污染的尿液作细菌学检查。

【评估】

1. 患者年龄、诊断、病情、自理能力及有无影响标本采集的因素。

2. 检查项目的目的及要求，女性患者是否在月经期，若在月经期，则不宜留取尿标本。

3. 患者的心理反应、认知及合作程度。

【准备】

1. 护士准备 着装整齐，洗手、戴口罩，必要时戴手套；认真核对，向患者解释标本采集的目的及注意事项。

2. 用物准备 检验单。根据采集标本种类，另备以下物品。

（1）常规尿标本：容量为 100ml 以上的清洁容器。

（2）12 小时或 24 小时尿标本：检验单、容量为 3000ml 以上的清洁容器及防腐剂（根据检验项目准备，见表 15-4）。

（3）尿培养标本：无菌试管、试管夹。必要时，备外阴冲洗及导尿术用物一套。

3. 环境准备 病室整洁、安静、明亮、通风。必要时，备屏风遮挡患者。

4. 患者准备 患者理解采集标本的目的、方法，愿意接受并配合。

表 15-4 常用防腐剂的作用及用法

名称	作用	用法	举例
40% 甲醛	固定尿中有机成分，防腐	每 30ml 尿液加 40% 甲醛 1 滴	爱迪氏计数
浓盐酸	防止尿中激素被氧化，防腐	24 小时尿液中加 5～10 ml	17-羟类固醇与 17-酮类固醇
甲苯	保持尿液的化学成分不变	在 100 ml 加 0.5%～1% 甲苯 10ml	尿蛋白定量、尿糖定量、尿钾、钠、氯、肌酐、肌酸的定量检查

考点： 常用防腐剂的作用及用法

【实施】

1. 操作步骤 见表 15-5。

表 15-5 尿标本采集操作流程

操作流程	操作要点
核对、解释	核对患者的床号、姓名、检验单，向患者及家属解释目的及方法，以取得配合
留取标本	根据检验的项目留取不同标本
	（1）常规尿标本采集法
	1）嘱患者留取晨起后第一次尿液的中段尿约 100 ml 于清洁容器内（图 15-6）
	2）尿胆原检测：留取 14:00～16:00 时间段的尿液
	（2）12 小时或 24 小时尿标本采集法（按要求备好防腐剂）

操作流程	操作要点
留取标本	1)24 小时尿标本：将容器置于阴凉处，指导患者于晨 7 时排空膀胱后，开始留尿，至次晨 7 时排出最后一次尿。将 24 小时的全部尿液留于容器中
	2)12 小时尿标本：方法同上，时间则自晚 7 时至次晨 7 时止
	(3) 尿培养标本采集法
	1) 尿管尿液采集法：导尿术后弃去前段，留取 10 ～ 15ml 尿液置于灭菌容器内送检（图 15-7）；留置导尿患者应先夹闭尿管 30 秒，消毒导尿管外部及尿管口，用注射器接导尿管抽取尿液（防止带入消毒剂）；长期留置尿管者，应在更换新导尿管后留取尿标本
	2) 中段尿留取法：先确认患者膀胱的充盈度（膀胱内存有 4 ～ 6 小时或以上的尿液），按导尿术要求清洁、消毒外阴（不铺洞巾），嘱患者自行排尿，弃去前段尿，用试管夹夹住无菌试管，留取中段尿 10ml，塞紧塞子
整理	协助患者取舒适卧位，整理床单位和用物
记录	洗手，记录
送检	将标本连同检验单及时送检

考点：操作要点

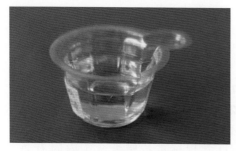

图 15-6　尿常规标本

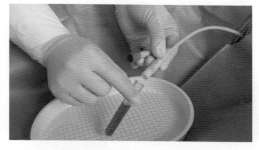

图 15-7　导尿术后留取标本

2. 注意事项

（1）常规尿标本留晨起第一次尿，以减少食物、药物及运动对检验结果的影响。

（2）会阴部分泌物过多时，应先清洁或冲洗会阴后再留取。女患者月经期不宜留取尿标本。不可将经血、白带、精液、粪便或其他异物混入尿液中。

（3）昏迷或尿潴留患者，可通过导尿术留取尿标本。

（4）留取 12 小时或 24 小时尿标本应做好交接班。并根据检验要求加入防腐剂。

（5）留取尿培养标本时，应严格执行无菌技术操作，选择在抗生素应用前采集。

（6）不能留取尿袋中的尿液标本送检。

（7）留取尿标本前不宜过多饮水。

考点：注意事项

【评价】

1. 患者无泌尿系统感染发生。

2. 正确执行查对制度，采集方法正确，及时送检。

3. 与患者沟通有效，患者主动配合。

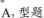

护考链接

A₂型题

患者，女性，26岁。今日晨起呕吐，月经停止2周，疑为妊娠前期，为确诊需采集尿标本，留取标本时间宜为（　　）

A.晨起　　　　　　B.饭前　　　　　　C.饭后　　　　　　D.睡前　　　　　　E.即刻

分析：因为晨尿内绒毛膜促性腺的激素含量高，容易获得阳性结果。所以做妊娠试验要留晨尿。正确答案为A。

三、粪便标本采集法

粪便标本采集主要包括常规标本、隐血标本、寄生虫及虫卵标本和培养标本的采集。

【目的】

1. 常规标本　用于检查粪便性状、颜色、混合物及寄生虫卵等。

2. 隐血标本　用于检查粪便内肉眼不能观察到的微量血液。

3. 寄生虫及虫卵标本　用于检查寄生虫成虫、幼虫及虫卵。

4. 培养标本　用于检查粪便中的致病菌。

【评估】

1.患者年龄、病情、自理能力及有无影响标本采集的因素。

2.检查目的及要求。

3.患者的心理反应、认知及合作程度。

【准备】

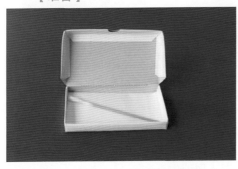

图15-8　蜡纸盒采集常规便标本

1. 护士准备　着装整齐，洗手、戴口罩。

2. 用物准备　检验单。根据患者采集标本种类不同，另备以下物品。

（1）常规标本：蜡纸盒（内附有竹签）（图15-8），清洁便器。

（2）隐血标本：蜡纸盒（内附有竹签），清洁便器。

（3）寄生虫及虫卵标本：蜡纸盒（内附有竹签）或载玻片及透明胶带（查找蛲虫使用），清洁便器。

（4）培养标本：无菌培养瓶或无菌蜡纸盒，无菌长棉签或竹签，消毒便器。

3. 环境准备　病室整洁、安静、明亮、通风。必要时，备屏风遮挡患者。

4. 患者准备　患者理解采集标本的目的、方法，愿意接受并配合。

【实施】

1. 操作步骤　见表15-6。

表15-6　粪便标本采集操作流程

操作流程	操作要点
核对、解释	携用物至床边，核对床号、姓名及检验项目，向患者及家属解释目的及方法，以取得配合
留取标本	根据检验的项目留取不同标本
	（1）常规标本：嘱咐患者排便于清洁便器内，用竹签在不同的部位取带血或黏液的粪便约5g（约蚕豆大小）放入蜡纸盒内。如为水样便应取15～30 ml盛于容器中

续表

操作流程	操作要点
留取标本	(2) 隐血标本：嘱患者在检查前 3 天内禁食肉类、肝类、血类、叶绿素类等饮食，禁服铁剂，避免出现假阳性，于第 4 天留取 5g 粪便，置于蜡纸盒内
	(3) 寄生虫及虫卵标本：①查找寄生虫体或虫卵计数，采集 24 小时粪便。②服驱虫剂后或做血吸虫孵化检查，应留取全部粪便。③检查阿米巴原虫：应在采集前用容器用热水加温，便后连同容器用即送检（因阿米巴原虫在低温环境可失去活力，不易查到）。④检查蛲虫：取透明薄膜纸于晚 12 时左右或清晨排便前由肛门口周围拭取，立即镜检；或嘱患者睡觉前或清晨未起床前，将透明胶带贴在肛门周围处。取下并将已粘有虫卵的透明胶带面贴在载玻片上或将透明胶带对合，立即镜检
	(4) 培养标本：嘱患者排便于消毒便器内，用无菌长棉签或竹签取脓血或黏液的粪便 2 ～ 5g，放入无菌培养瓶或无菌蜡纸盒内。如患者无便意，护士可用无菌长棉签蘸取无菌生理盐水，插入患者肛门 6 ～ 7cm，沿一方向边旋转边退出棉签，放入无菌培养瓶中，塞紧
整理	撤通便器，协助患者取舒适卧位，整理床单位和用物，向患者致谢
记录	洗手，记录
送检	将标本连同检验单及时送检

考点：操作
要点

2. 注意事项

(1) 留取标本后要及时送检。粪便标本应新鲜，不可混入尿液及其他杂物，以免影响检验结果。

(2) 灌肠后的粪便不宜作为检查标本。

(3) 留取培养标本时，应严格遵守无菌操作。

案例 15-2 分析 2

按大、小便常规标本采集要求，进行大、小便常规标本采集；按 24 小时尿标本采集要求收集 24 小时尿标本，加入甲苯防腐。

【评价】

1. 正确执行查对制度，采集方法正确，及时送检。

2. 与患者沟通有效，患者主动配合。

四、痰标本采集法

为协助诊断呼吸系统的某些疾病，如肺部感染、肺结核、肺癌等，常采集痰标本进行细胞、细菌等检查。临床上常用的痰标本有三种：常规痰标本、24 小时痰标本和痰培养标本。

【目的】

1. 常规痰标本　用于检查痰液的一般性状，查细菌、寄生虫卵和癌细胞等。

2. 24 小时痰标本　检查 24 小时痰液的量及观察痰的性状。

3. 培养标本　检查痰液中的致病菌。

【评估】

1. 患者的年龄、病情、治疗、排痰情况及配合程度。

2. 患者口腔黏膜有无异常。

3. 观察痰液的颜色、量、分层、气味、黏稠度和有无肉眼可见的异常物质等。

【准备】

1. 护士准备　着装整齐，洗手、戴口罩。

2. 用物准备 检验单。根据患者采集标本种类不同准备物品

(1) 常规标本备痰盒或痰杯。

(2) 24 小时痰标本备清洁广口瓶（容量 500ml）。

(3) 培养标本备朵贝尔溶液，无菌培养瓶或盒。必要时备吸痰用物（电动吸引器、吸痰管等）、集痰器、手套等。

3. 环境准备 病室整洁、安静、明亮、通风。

4. 患者准备 患者理解采集标本的目的、方法，愿意接受并配合。

【实施】

1. 操作步骤 见表 15-7。

表 15-7 痰标本采集操作流程

操作流程	操作要点
核对、解释	携用物至床边，核对床号、姓名及检验项目，向患者及家属解释目的及方法，以取得配合
留取标本	根据检验的项目留取不同标本
	(1) 常规痰标本
	1) 自行咳痰患者：嘱其晨起用温开水漱口清洁口腔，深吸气后用力咳出呼吸道深部痰液，盛于痰盒或痰杯内。标本量不少于 1ml
	2) 痰量少或无痰患者：可采用 10% 盐水加温至 45℃ 左右雾化吸入后，将痰液咳出
	3) 无法自然咳嗽、不合作或人工辅助呼吸患者的痰液采集：患者取适当卧位，先叩击患者背部，然后将集痰器（图 15-9）分别与吸引器、吸痰管连接，抽吸痰液 2 ~ 5ml 于集痰器内
	4) 气管镜采集法：在气管镜引导下，协助医生直接采集标本
	(2) 24 小时痰标本：在广口集痰瓶内加少量清水。患者起床后（晨 7 时），进食前漱口后，第一口痰开始留取，至次日晨（次晨 7 时）进食前漱口后最后一口痰结束。全部痰液留入集痰瓶内。记录痰标本起始时间、总量、外观和性状
	(3) 培养标本：患者能自行留取痰液时，清晨起床后未进食前先用朵贝尔溶液漱口，再用清水漱口，深呼吸数次后，用力咳出气管深处的痰液于无菌培养瓶或盒内。昏迷患者按无菌吸痰法吸取痰液
整理	协助患者取舒适卧位，整理床单位和用物
记录	洗手，记录
送检	将标本连同检验单及时送检。如常规标本查癌细胞，瓶内应放 10%甲醛溶液或 95%乙醇溶液固定后，送验

考点：操作要点

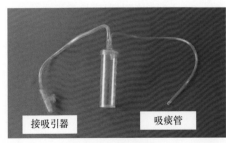

接吸引器　　吸痰管

图 15-9　集痰器

2. 注意事项

(1) 护士在采集过程中要注意根据检查目的选择正确的容器。

(2) 患者做痰培养及痰找癌细胞检查时，应及时送检。

(3) 留取标本时嘱患者不可将漱口水、鼻涕等混入。

(4) 24 小时痰标本采集时，要注明起止时间。

(5) 留取痰标本查癌细胞时，应用 95%乙醇或 10%甲醛固定的送检。

【评价】

1. 正确执行查对制度，采集方法正确，及时送检。

2. 与患者沟通有效，患者主动配合。

五、咽拭子标本采集法

【目的】

从咽部和扁桃体处取分泌物做细菌培养，以协助诊断。

【评估】

1. 检查项目的要求。

2. 了解患者身体状况，观察患者口腔黏膜有无异常和咽部情况。

3. 解释操作目的，取得患者配合。

【准备】

1. 护士准备 着装整齐，洗手、戴口罩；认真核对，向患者解释标本采集的目的及注意事项。

2. 用物准备 检验单、无菌咽拭子培养管、酒精灯、火柴、无菌生理盐水及压舌板。

3. 患者准备 患者理解采集标本的目的、方法，愿意接受并配合。

4. 环境准备 病室整洁、安静、明亮、通风。

【实施】

1. 操作步骤 见表 15-8。

表 15-8 咽拭子采集操作流程

操作流程	操作要点
核对、解释	携用物至床边，核对床号、姓名及检验项目，向患者及家属解释目的及方法，以取得配合
留取标本	点燃酒精灯，指导患者用清水漱口后，嘱患者发"啊"音（必要时以压舌板轻压舌部）。取出无菌拭子，蘸无菌生理盐水，轻柔、迅速地擦拭两侧腭弓及咽、扁桃体的分泌物（如做真菌培养时，应在溃疡面上采集分泌物）。将试管口在酒精灯火焰上消毒，将拭子插入试管中（图 15-10），塞紧
整理	协助患者取舒适卧位，整理床单位和用物，向患者致谢
记录	洗手，记录
送检	将标本连同检验单及时送检

考点：咽拭子标本采集的部位

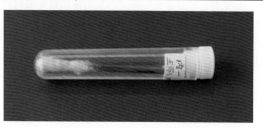

图 15-10 咽拭子培养试管

2. 注意事项

（1）采集标本应避免在患者进食后 2 小时进行，动作要轻柔，防止患者呕吐。

（2）防止标本污染，影响检验结果。

【评价】

1. 正确执行查对制度，采集方法正确，及时送检。

2. 与患者沟通有效，患者主动配合。

六、呕吐物标本采集法

留取呕吐物标本检验，可用于明确呕吐物的性质，以协助诊断。如毒物不明的中毒患者，留取呕吐物送检，以明确毒物的性质等。当患者呕吐时，可用痰杯或弯盘接取呕吐物后，在容器外贴好标签，及时送检；中毒患者洗胃时，第一次抽取的胃液留标本送检。

小结

在临床，通过标本的检查可在一定程度上反映机体正常的生理现象和病理改变，有助于协助临床诊断、治疗。本章节主要学习了标本采集的原则，介绍了血、尿、粪、痰等标本采集的目的、操作步骤、注意事项等内容。护士应掌握正确采集标本的方法，采集过程中严格执行查对制度、遵守无菌技术操作原则及标准预防措施，以保证检验结果的准确性。

自 测 题

A₁ 型题

1. 符合标本采集的原则是（　　）
   A. 注明标本采集的时间
   B. 所有容器必须无菌
   C. 医生填写检验申请单
   D. 细菌标本应加防腐剂
   E. 检验单一出，必须立即采集

2. 测定 17- 羟类固醇、17- 酮类固醇的尿液中应加入防腐剂是（　　）
   A. 甲醛　　　　　　B. 甲苯
   C. 浓盐酸　　　　　D. 稀盐酸
   E. 麝香草酚

3. 静脉采血，全血标本应准备（　　）
   A. 干燥瓶　　　　　B. 抗凝瓶
   C. 培养瓶　　　　　D. 石蜡油瓶
   E. 无菌瓶

4. 为防止血清标本溶血，下列哪项是错误的（　　）
   A. 备干燥试管　　　B. 选用干注射器及针头
   C. 立即送验　　　　D. 不能震荡
   E. 采血后不用取下针头，快速将血液注入试管

5. 血钾，钠，氯，钙测定时，标本应置于（　　）
   A. 橙色抗凝管　　　B. 紫色抗凝管
   C. 蓝色抗凝管　　　D. 黑色抗凝管

E. 红头生化类普通管

6. 同时抽取多项血标本时，应将血液先注入（　　）
   A. 抗凝管　　　　　B. 干燥试管
   C. 血培养管　　　　D. 生化管
   E. 普通试管

7. 做血气分析的血标本应放置于（　　）
   A. 肝素抗凝注射器中密封
   B. 干燥试管中密封
   C. 无菌试管中密封
   D. 枸橼酸钠试管中密封
   E. 草酸钾抗凝试管中密封

8. 不属于尿常规检查的目的是（　　）
   A. 尿蛋白和尿糖定性　　B. 比重
   C. 细胞和管型　　　　　D. 尿糖定量
   E. 尿的颜色、透明度

9. 检查蛲虫时，标本采集的时间是（　　）
   A. 清晨起床排便后　　B. 上午 9 时
   C. 餐后 2 小时　　　　D. 午后 4 时
   E. 晚上 12 时

10. 检查粪便中的寄生虫体应（　　）
    A. 留取全部粪便
    B. 取不同部位的粪便
    C. 取少许粪便

D. 取脓血及黏液部分粪便

E. 粪便置于加温容器中立即送检

11. 查阿米巴原虫，留取粪便标本的正确方法是（ ）

　　A. 清晨留取少许

　　B. 粪便置于加温容器中立即送检

　　C. 取粪便表面的部分

　　D. 取粪便的不同部位

　　E. 取粪便异常部位

12. 尿常规检查应在何时留取标本最合适（ ）

　　A. 饭前半小时　　　B. 全天尿液

　　C. 早晨第一次尿　　D. 随时收集尿液

　　E. 饭后半小时

13. 下列哪项不是留取 24 小时尿标本的目的（ ）

　　A. 检查尿中的钾钠氯

　　B. 做尿糖定量或尿浓缩试验

　　C. 做细菌学检查

　　D. 做尿 17- 羟类固醇、17- 酮类固醇检查

　　E. 检查结核杆菌

14. 血清标本除下列哪项外都可测定（ ）

　　A. 血清酶　　　　　B. 脂类

　　C. 电解质　　　　　D. 血气分析

　　E. 肝功能

15. 采集动脉血标本时，抽血毕，须用无菌纱布加压止血（ ）

　　A. 20 分钟　　　　　B. 8 分钟

　　C. 3 分钟　　　　　D. 2 分钟

　　E. 30 秒种

16. 采集痰培养标本时应用的漱口液是（ ）

　　A. 朵贝尔溶液　　　B. 1% ～ 4% 碳酸氢钠

　　C. 1% ～ 3% 过氧化氢　D. 0.1% 醋酸

　　E. 生理盐水

A₂ 型题

17. 患者，李某，女性，56 岁。疑诊为肺癌。若留取痰标本查找癌细胞，则固定标本的溶液宜选用（ ）

　　A. 70% 乙醇　　　　B. 2% 碘伏

　　C. 10% 甲醛　　　　D. 40% 甲醛

　　E. 稀盐酸

18. 患者，覃某，男，3 岁。因患手足口病入院，需做咽拭子培养，操作中不正确的是（ ）

　　A. 嘱患者发 "啊"

　　B. 用清洁拭子蘸无菌生理盐水

　　C. 轻柔、迅速地擦拭两侧腭弓

　　D. 将试管口在酒精灯火焰上消毒

　　E. 拭子插入试管中，塞紧

19. 患者，方某，女性。留中段尿做细菌培养。下述错误的是（ ）

　　A. 在膀胱充盈时进行

　　B. 清洁外阴方法同导尿术

　　C. 铺洞巾

　　D. 用无菌试管接中段尿

　　E. 接尿量 5 毫升

20. 患者，女性，39 岁。拟行中段尿细菌培养及药物敏感试验。护士指导其采集标本，其中不正确的是（ ）

　　A. 应尽量采用新鲜晨尿

　　B. 要排尿 "成线" 不中断

　　C. 将尿液直接排到清洁干燥容器内

　　D. 在有关医疗文件上注明标本已采

　　E. 尿液量不应少于 5 ～ 10ml

21. 患者，男，52 岁。因脑出血收入 ICU 住院。医嘱有采集动脉血进行血气分析，护士小李在进行操作过程中，不正确的一项是（ ）

　　A. 选择桡动脉　　　B. 消毒皮肤

　　C. 检查动脉血气针　D. 戴无菌手套、定位

　　E. 与桡动脉成 5° 进针，动脉血自动流入注射器内

22. 患者，王某，胃溃疡多年，近几天自感疲乏，头晕，上腹部闷痛，留取大便标本做何检查（ ）

　　A. 隐血　　　　　　B. 常规

　　C. 细菌培养　　　　D. 寄生虫

　　E. 虫卵

23. 患者，陈某，糖尿病。需留尿做尿糖定量检查，采集标本法是（ ）

　　A. 留清晨第一次尿 100ml

　　B. 随时留尿 100ml

　　C. 饭前留尿 100ml

　　D. 饭后留尿 100ml　　E. 留 24 小时尿

24. 患者，男性，42 岁。发热 2 周，伴进行性贫血，全身乏力，急诊入院。体温 39.2℃，脉搏 98 次 / 分，B 超检查提示脾大，初诊为亚急性心

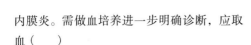

内膜炎。需做血培养进一步明确诊断，应取血（　　）

A. 2～3ml   B. 4～5ml

C. 6～8ml   D. 10～15ml

E. 18～20ml

25. 患者，男性，50岁。因患肺炎入院，医生开出医嘱行肝功能检查，护士嘱患者早晨空腹采血，是因为（　　）

A. 标本不易溶血，不影响检验结果

B. 取血方便，不影响检验结果

C. 饭前留尿 100ml

D. 饭后留尿 100ml

E. 空腹血液化学成份相对稳定，检验结果准确

A₃型题

（26～28题共用题干）

患者，李某，男性，40岁。为协助确诊肾小球肾炎，医嘱采集12小时尿进行检查爱迪计数。

26. 留取尿液的正确方法是（　　）

A. 晨 7 时开始留尿，至晚 7 时弃去最后一次尿

B. 晨 7 时排空膀胱后开始留尿，至晚 7 时最后一次尿

C. 晚 7 时开始留尿，至次晨 7 时弃去最后一次尿

D. 晚 7 时排空膀胱后开始留尿，至次晨 7 时留取最后一次尿

E. 任意取连续 12 小时尿液

27. 标本中应加入的防腐剂是（　　）

A. 甲醛   B. 稀盐酸

C. 浓盐酸   D. 甲苯

E. 乙醇

28. 在尿标本中加防腐剂的作用是（　　）

A. 固定尿中的有机成分

B. 防止尿液改变颜色

C. 保持尿液化学成分不变

D. 防止尿中激素被氧化

E. 避免尿液被污染

（马　燕）

16

第十六章　危重患者的护理及抢救技术

危重患者是指病情严重，随时可能发生生命危险的患者。如果抢救及时，护理得当，患者可转危为安，反之，即可发生生命危险。因此，护士必须及时、准确地观察患者的病情变化，熟练掌握各种基本抢救技术，熟悉抢救室工作的组织管理和抢救流程，做好充分准备，与医生密切配合，保证抢救工作的顺利进行。

第一节　危重患者的支持性护理

 案例 16-1

患者，张某，女，68岁。因"反复胸闷、气急、头晕"入院。查体：体温 36.6℃，脉搏 100 次 / 分，呼吸 26 次 / 分，血压 172/80 mmHg。患者于 2 个月前，无明显诱因睡眠中突然出现胸闷、气急，坐起后症状自行缓解，未进行治疗。近 1 个月胸闷、气急症状逐渐加重，并伴头晕。遂来院就诊，诊断为"心力衰竭"。医嘱给予强心、利尿、扩血管药物、氧气吸入等治疗。

问题：1. 护士应重点观察哪些内容？

2. 如何为患者实施相应的护理措施？

一、危重患者的病情观察

（一）病情观察的意义

病情观察是临床护理工作中的重要内容，也是护士的基本职责。护士必须要具有扎实的专业知识、娴熟的专业技能、敏锐的观察力和判断力，及时、准确地观察病情，为诊断、治疗、护理和并发症的预防提供依据，为抢救患者赢得时间。

（二）病情观察的方法

通过交谈、护理体检、借助仪器设备（如心电监护仪及血糖检测仪）和查阅资料（交接班记录、病历记录和各种检查报告等）观察患者病情。详见第二章第二节（五）收集资料的方法"。

（三）病情观察的内容

1. 生命体征　生命体征是机体内在活动的一种客观反映，是衡量机体健康状况的指标。正常人的体温、脉搏、呼吸和血压在一定范围内相对稳定。当病情危重时，体温、脉搏、呼吸和血压均可出现不同程度的变化。

（1）体温：体温低于35℃时，称体温不升，多见于极度衰竭、休克、早产儿等；体温突然升高，多见于急性感染的患者；持续高热、超高热或体温持续不升，均提示病情危重。

（2）脉搏：脉搏大于140次/分或小于60次/分，出现细脉、细脉、间歇脉等，甚至摸不到桡动脉，提示患者病情有变化，随时需要抢救。

（3）呼吸：呼吸频率高于40次/分或低于8次/分，以及出现潮式呼吸、间断呼吸等，均是病情危重的表现。

（4）血压：收缩压持续高于180mmHg或舒张压持续高于110mmHg表示重度高血压；收缩压持续低于70mmHg或脉压低于20mmHg多见于休克患者。

2. 意识状态　意识是大脑功能活动的综合表现。意识障碍是指个体对外界环境刺激缺乏正常反应的一种精神状态。凡影响大脑活动的疾病均会引起不同程度的意识改变。意识障碍的程度由轻到重依次可分为嗜睡、意识模糊、昏睡和昏迷。

（1）嗜睡：是最轻的意识障碍。表现为睡眠时间延长，易唤醒，醒后能正确、简单、缓慢的回答问题，能勉强配合检查。刺激去除后又很快入睡。

（2）意识模糊：其程度较嗜睡深，正常的外界刺激不能唤醒。强刺激唤醒后，能做出简单的思维活动，语言不连贯，对时间、地点、人物的定向力完全或部分障碍。此期，可出现错觉、幻觉、谵妄、烦躁或精神错乱。

（3）昏睡：意识障碍程度加重。处于深睡眠状态，不易唤醒，强刺激下可唤醒，表现答非所问，对答含糊，停止刺激即又进入熟睡。

（4）昏迷：是最严重的意识障碍，也是病情危重的信号。

1）轻度昏迷：意识大部分丧失，无自主运动，对声、光刺激无反应，对疼痛的刺激有痛苦表情，可做出退缩或防御动作。角膜反射、瞳孔对光反射、眼球运动、吞咽反射均存在，生命体征可无明显改变。

2）中度昏迷：对各种刺激反应迟钝，对强刺激可有防御反应，角膜反射减弱，瞳孔对光反射迟钝，眼球无转动，生命体征有改变，可有大小便失禁或潴留。

3）重度昏迷：对各种强刺激无反应，全身肌肉松弛，深浅反射消失，呼吸不规则，血压下降，大小便失禁或潴留。

3. 瞳孔　瞳孔变化是许多颅内疾病、药物中毒等病情变化的一个重要指征。应观察瞳孔的大小、对称性、形状及对光反应。

（1）瞳孔的形状与大小

1）正常瞳孔：圆形、位置居中、边缘整齐，在自然光线下，直径2～5mm，且两侧等大等圆，对光反应灵敏。

2）异常瞳孔：①瞳孔散大：直径大于5mm称为瞳孔散大。双侧瞳孔散大常见于颅内压增高、颅脑损伤、阿托品、颠茄类药物中毒及濒死状态等；单侧瞳孔散大、固定常提示同侧颅内病变（颅内血肿、脑肿瘤等）所致的小脑幕裂孔疝的发生；两侧瞳孔不等大，提示颅内出血、脑肿瘤及脑疝等。②瞳孔缩小：瞳孔直径小于2mm称瞳孔缩小，小于1mm为针尖样瞳孔。双侧瞳孔缩小常见于有机磷农药、巴比妥类、氯丙嗪、吗啡等药物中毒，单侧瞳孔缩小常提示同侧小脑幕切迹疝早期。

（2）瞳孔对光反应：正常瞳孔对光反应灵敏，当光线照射瞳孔时，瞳孔立即缩小，移去光线后又可增大。当瞳孔大小不随光线刺激而发生变化时，称为瞳孔对光反应消失，常见于病情危重或深昏迷患者。

4. 一般情况

（1）饮食与营养：饮食在疾病的治疗中占重要地位，注意观察患者的饮食习惯、食欲、

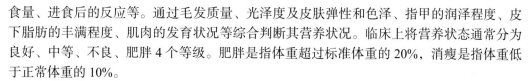

食量、进食后的反应等。通过毛发质量、光泽度及皮肤弹性和色泽、指甲的润泽程度、皮下脂肪的丰满程度、肌肉的发育状况等综合判断其营养状况。临床上将营养状态通常分为良好、中等、不良、肥胖 4 个等级。肥胖是指体重超过标准体重的 20%，消瘦是指体重低于正常体重的 10%。

（2）面容与表情：疾病可以影响患者的面容与表情，不同疾病呈现不同的面容和表情。如急性病容，患者表现为表情痛苦、面色潮红、烦躁不安、呼吸急促、痛苦呻吟等，见于急性感染性疾病和急腹症等；慢性病容，患者表现为面容憔悴、肤色灰黄、目光黯淡、精神萎靡、消瘦无力等，见于恶性肿瘤、结核病等慢性消耗性疾病的患者；危重病容表现为面容枯槁、面色苍白或铅灰、表情淡漠、眼眶凹陷等，见于大出血、严重休克、脱水等患者。

（3）皮肤与黏膜：皮肤与黏膜的变化可以反映某些全身性疾病。观察患者皮肤的完整性、颜色、弹性、温度、湿度，有无出血、水肿、黄疸、发绀、皮疹、皮下结节、囊肿和压疮等情况。

（4）姿势与体位：患者的姿势和体位常与疾病有密切关系。大多数患者可采取主动体位；昏迷或衰竭患者呈被动体位；急性腹痛患者常双腿蜷缩，以减轻腹部疼痛，呈被迫体位等。

（5）休息与睡眠：观察患者休息的方式，睡眠的习惯、深度、时间，有无失眠、入睡困难、易醒、多梦、嗜睡等现象。

（6）呕吐物与排泄物：呕吐可由多种疾病引起，应观察呕吐物的性状、量、颜色、气味、呕吐的时间、次数、方式等；排泄物包括大小便、痰液、汗液等，应注意观察其颜色、性状、气味、量及次数等。

5. 心理状态的观察　危重患者的心理状态复杂多变。疾病带来的痛苦和死亡的威胁，使患者出现恐惧、焦虑、烦躁、悲伤、绝望等不良情绪。可通过观察患者的眼神、语言或动作，了解其内心情绪变化，给予相应的护理，以取得最大程度的配合。

6. 治疗后反应的观察

（1）特殊检查后的观察：如内镜、造影、各种穿刺等，有可能给患者带来不适或创伤，应注意观察被检查者的面部表情、主诉和生命体征，倾听其主观感受，了解各项处置的注意事项，预防并发症。

（2）特殊治疗后的观察：如手术、吸氧、引流、输血等，要认真观察治疗后的反应。如观察手术伤口处有无出血，引流液的性状、量等，输血有无不良反应，吸氧治疗后疗效的观察等。

（3）用药后的观察：应注意观察药物疗效、有无过敏反应和不良反应。如使用利尿药和退热药，观察有无水、电解质紊乱和虚脱现象，发现问题及时处理。

案例 16-1 分析 1

根据该患者情况，护士重点观察的内容有生命体征、意识、皮肤与黏膜、用药后的反应等。

考点：危重患者病情观察内容

二、危重患者的支持性护理

由于危重患者病情的特殊性，要求护士必需在认真观察、准确判断的基础上，给予及时准确的护理，是减轻患者痛苦、缩短病程、减少并发症和后遗症发生的关键。

（一）病情监测与记录

危重患者病情重、变化快，需要对其各个系统进行持续性的监测，及时了解病情变化情况并做好护理记录。重点监测的有中枢神经系统、循环系统、呼吸系统和肾脏。

（二）保持呼吸道通畅

保持呼吸道通畅是护理危重患者的关键。指导并协助患者做深呼吸、协助变换体位、轻扣背部、雾化吸入等，以促进痰液的排出；对于昏迷患者，使其仰卧头偏向一侧，及时处理呕吐物与分泌物，预防异物误吸气管形成窒息或吸入性肺炎。

（三）加强临床护理

1. 口腔护理 保持患者口腔清洁，每日进行口腔护理 2～3 次，可预防口腔感染，增进患者的食欲。

2. 皮肤护理 保持皮肤清洁、干燥，及时更换污染的床单和衣物，使患者舒适。加强预防压疮的各项措施，做到"六勤一注意"，即勤观察、勤翻身、勤擦洗、勤按摩、勤整理、勤更换和注意交接班，防止压疮的发生。

3. 眼护理 危重患者眼部常出现分泌物，应及时用湿棉球或纱布擦拭干净。对眼睑不能闭合的患者，可涂金霉素眼膏或覆盖凡士林纱布，保护角膜，预防角膜感染。

（四）补充营养和水分

危重患者的分解代谢增加，机体消耗大，应注意补充水分和营养。保证患者有足够的营养和水分的摄入，以增强抵抗力。对自理缺陷的患者，应协助其进食；对不能经口进食者，可采用鼻饲或给予静脉营养；对各种原因造成体液不足的患者，应补充足够的水分。

（五）维持排泄功能

协助患者进行大小便的排泄，保持大小便通畅。如出现尿潴留，可先采取诱导的方法，必要时进行导尿，以减轻患者的痛苦；留置导尿的患者应执行留置导尿护理常规；如患者便秘，可进行简易通便或灌肠。

（六）保持引流管通畅

危重患者身上常会安置多种引流管，如胃肠减压管、留置导尿管等，应注意妥善安置，防止脱落、扭曲、阻塞、受压等，确保引流管通畅。

（七）确保安全

对意识不清、烦躁的患者要有专人看护，合理使用防护具，防止坠床或碰伤等；对牙关紧闭或抽搐的患者，要用牙垫或压舌板（裹上数层纱布）放于上下臼齿之间，防止舌咬伤；且室内光线要暗，工作人员动作轻稳，避免刺激而引发抽搐。

（八）保护并促进肢体功能

经常为患者翻身，做四肢的主动或被动运动。当患者病情平稳时，应尽早协助其做肢体运动，每日 2～3 次。同时，按摩以促进血液循环，增加肌肉张力，帮助恢复功能。预防肌腱及韧带退化、肌肉萎缩、关节僵直、静脉血栓形成和足下垂的发生，必要时给予矫形装置。

（九）心理护理

危重患者由于病痛的折磨、死亡的威胁等导致出现烦躁、焦虑、忧郁、恐惧等不良情绪。护士要细心观察，关心、理解、尊重患者，通过耐心细致的工作，消除不良因素的影响，使者以最佳的心理状态配合治疗和护理。

案例 16-1 分析 2

护士为该患者实施的护理措施：①病情监测记录；②保持呼吸道通畅；③补充水分和营养；④加强心理护理。

第二节 危重患者的抢救技术

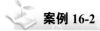

案例 16-2

患者，吴某，男性，70 岁。吸烟 40 年，慢性咳嗽、咳痰、喘息 10 余年。3 日前因受凉病情加重，来院就诊，门诊以"慢性肺源性心脏病合并肺性脑病"收入院。护理体检：神志恍惚，躁动，呼吸急促，32 次 / 分，口唇及四肢末梢明显发绀，痰液黏稠。

问题：1. 患者为何种程度的缺氧？判断的依据是什么？

2. 护士应如何为患者吸氧？

3. 护士应如何为患者吸痰？

一、抢救工作管理

（一）抢救工作的组织管理

1. 成立抢救小组 抢救一般分为全院性或科室性抢救。全院性抢救由院长组织实施，各科室由经验丰富、业务能力强的医务人员参与抢救工作；科室性抢救一般由科主任、护士长负责组织实施，参加抢救的医护人员分工明确，听从指挥。

2. 制定抢救方案和护理计划 医护人员共同参与抢救方案的制定，护理人员根据患者的情况明确护理诊断，制订抢救护理计划，解决患者现存的或潜在的健康问题。

3. 严格执行查对制度 急救药物须经两人核对后方可使用。抢救中执行口头医嘱时，须向医生复述一遍，双方确认无误后方可执行，抢救完毕需及时由医生补写医嘱和处方。抢救中各种药物的空安瓶、输液空瓶、输血袋等应集中放置，以便统计和查对。

4. 做好抢救记录及交接班 及时做好抢救记录，及时、准确、清晰和完整，并注明执行时间与执行者。严格执行交接班制度，保证抢救和护理措施的落实。

（二）抢救设备及其管理

1. 抢救室 抢救室应设在距医护办公室较近、且在病区中心的单间，以便于观察。室内宽敞、安静、温湿度适宜、光线充足。

（1）抢救床：应放在抢救室的中间，要求四不靠边。以能升降的活动床为佳，并备一块木板，以备胸外心脏按压用。

（2）抢救设备与器械：吸氧设备（氧气筒给氧或中心给氧系统）、电动吸引器（或中心吸引装置）、心电图机、电除颤仪、心脏起搏器、电动洗胃机、呼吸机、简易人工呼吸器、心电监护仪等。

（3）抢救车：抢救患者时抢救车放置患者床尾，抢救车内放置抢救物品（图 16-1）

1）常见抢救药品：见表 16-1。也可根

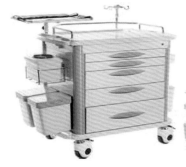

图 16-1 抢救车

据专科情况，确定各科备用的急救药品种类。

表 16-1　抢救药品

类别	药物
中枢兴奋药	尼可刹米（可拉明）、洛贝林（山梗菜碱）等
升压药	去甲肾上腺素、盐酸肾上腺素、异丙肾上腺素、间羟胺、多巴胺等
降压药	硝普钠、肼屈嗪、硫酸镁注射液等
抗心力衰竭药	毛花苷丙（西地兰）、毒毛花苷 K 等
抗心律失常药	利多卡因、维拉帕米（异搏定）、普鲁卡因胺等
血管扩张药	酚妥拉明、硝酸甘油、硝普钠等
止血药	酚磺乙胺（止血敏）、卡巴克洛（安络血）、氨甲苯酸、维生素 K_1 等
抗过敏药	异丙嗪（非那根）、苯海拉明、阿司咪唑等
激素类药	氢化可的松、地塞米松、可的松等
脱水利尿药	20% 甘露醇、25% 山梨醇、呋塞米（速尿）等
镇痛镇静药	哌替啶（杜冷丁）、苯巴比妥钠、氯丙嗪（冬眠灵）、吗啡等
抗惊厥药	地西泮（安定）、异戊巴比妥钠、硫喷妥钠、硫酸镁注射液等
碱性药	5% 碳酸氢钠、11.2% 乳酸钠
解毒药	阿托品、碘解磷定、氯解磷定、亚甲蓝等
激素类药	氢化可的松、地塞米松、可的松等
其他药品	生理盐水、各种浓度的葡萄糖、低分子右旋糖酐、10% 葡萄糖酸钙等

2）一般物品：治疗盘、血压计、听诊器、开口器、压舌板、舌钳、无菌敷料敷料、无菌棉签、无菌治疗巾、无菌橡胶手套、各种规格的注射器、输液器、输血器、各种型号的引流瓶及引流管、吸氧管、吸痰管、绷带、夹板、手电筒、止血带、砂轮、应急灯、电插板、输液架等。

3）各种无菌包：静脉切开包、气管切开包、气管插管包、导尿包、开胸包、各种穿刺包等。

4）记录本：抢救车内放置物品交接班记录本。车内一切物品要每班交接并做好记录。

2. 抢救设备管理　为了不延误抢救时机，所有抢救物品应严格管理，做到"五定"，即定点安置、定专人保管、定数量品种、定期消毒灭菌、定期检查维修，完好率达到 100%。护士还应熟悉抢救器械的性能和使用方法，并能排除一般故障，以确保急救物品随时处于可用状态。

二、常用抢救技术

（一）吸氧法

氧气吸入法是常用的抢救措施之一，是指通过给氧提高患者的动脉血氧分压（PaO_2）和血氧饱和度（SaO_2），预防和纠正各种原因引起的缺氧状态。

1. 缺氧程度的判断　根据缺氧的临床表现及血气分析检查，判断缺氧的程度（表 16-2）。

表 16-2　缺氧程度判断

程度	发绀	呼吸困难	神志	血气分析	
				氧分压 (PaO₂) (kPa)	二氧化碳 (PaCO₂) (kPa)
轻度	轻度	不明显	清楚	> 6.6	> 6.6
中度	明显	明显	正常或烦躁不安	4.6 ~ 6.6	> 9.3
重度	显著	严重，"三凹征"明显	昏迷或半昏迷	< 4.6	> 12.0

案例 16-2 分析 1

该患者出现了中度缺氧；判断依据：喘息 10 余年，口唇及四肢末梢明显发绀。

2. 吸氧适应证　血气分析检查是用氧的客观指标，动脉血氧分压 (PaO_2) 正常值为 10.6 ~ 13.3 kPa，当患者的动脉血氧分压低于 6.6kPa(50mmHg) 时，应给予吸氧。

(1) 呼吸系统疾病：如肺炎、肺气肿、肺不张、支气管哮喘、气胸等。

(2) 心肺功能不全：肺部充血而致呼吸困难者，如心力衰竭、心包积液等。

(3) 各种中毒引起的呼吸困难：如药物中毒、一氧化碳中毒等。

(4) 昏迷患者：如脑血管意外或颅脑损伤所致昏迷患者，使中枢受抑制而引起缺氧。

(5) 其他：某些手术前后、休克患者及分娩时产程过长或胎心音异常等。

考点： 吸氧程度的判断和吸氧适应证

3. 供氧装置

(1) 氧气管道装置（中心供氧装置）：病室墙壁有氧气管道接口。用氧时，将氧气流量表接在氧气管道接口上，接上湿化瓶，连接氧气管，打开流量表开关即可（图 16-2A）。中心制氧是采用高新技术，清除空气中的氮气和其他物质，以高纯度的氧气供医院患者使用（图 16-2B）。

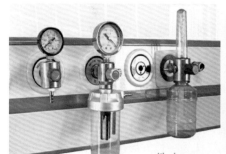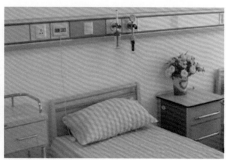

A. 中心供氧

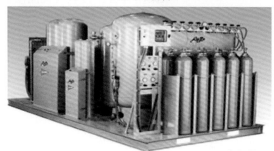

B. 中心制氧

图 16-2　中心供氧装置

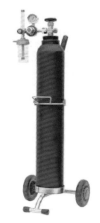

图 16-3　氧气筒及氧气表

（2）氧气筒及氧气表装置（图 16-3）

1）氧气筒：为圆柱形无缝钢筒，筒内能耐高压达 14.7MPa（150kg/cm²），容积 40L，能容纳氧气 6000L。氧气筒顶部有一总开关，控制氧气的进出。使用时，将总开关向逆时针方向旋转 1/4 周，即可有足够的氧气流出；停用时，向顺时针方向旋紧即可。氧气筒颈部的侧面有一气门，与氧气表相连，是氧气自筒中输出的途径。

2）氧气表：由压力表、减压器、流量表、湿化瓶及安全阀组成（图 16-4）。压力表可测知氧气筒内的压力，以 MPa（kg/cm²）表示。减压器是一种弹簧自动减压装置，将来自氧气筒内的压力减至 2 ～ 3 kg/cm²（0.2 ～ 0.3MPa），使流量平稳，保证安全。流量表用来测量每分钟氧气的流出量，流量表内有浮标，从浮标上端平面所指的刻度，可知每分钟氧气的流出量，用 L/min 表示。湿化瓶内装 1/3 ～ 1/2 蒸馏水或冷开水，通气管浸入水中，出气管和鼻导管相连。瓶内的水可湿润氧气，以免患者呼吸道黏膜受干燥气体的刺激。安全阀的作用是氧流量过大、压力过高时，安全阀内部活塞自动上推，过多的氧气由四周小孔流出，以确保安全。

3）装表法：氧气表装在氧气筒上，以备急用。方法如下：将氧气筒置于氧气架上，打开总开关，使少量气体从气门处流出，随即迅速关上，避免灰尘吹入氧气表。然后将氧气表稍向后倾置于氧气筒气门上，用手初步旋紧，再用扳手拧紧，使氧气表直立于氧气筒旁。接湿化瓶，先打开总开关，再打开流量开关，检查氧气流出是否通畅，各连接部位有无漏气，关紧流量开关，推至病房待用。

因此，装表法可简单归纳为一吹（尘）、二上（表）、三紧（拧紧）、四查检。

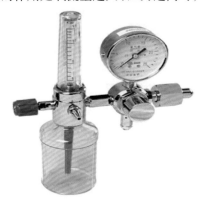

图 16-4　氧气表

4）卸表法：氧气筒需再次充气时，将氧气表从氧气筒上卸下。①放余气：旋紧总开关，打开流量调节阀，放完余气后，关好流量调节阀。②卸湿化瓶：卸下湿化瓶，取下通气管。③卸氧气表：一手持表，一手用扳手旋松氧气表的螺帽，然后再用手旋开，将表卸下。

（3）氧气枕代替供氧装置：在抢救危重患者或转移患者途中，可用氧气枕（图 16-5）代替供氧装置。同时，氧气枕也适用于家庭氧疗。氧气枕为一长方形橡胶枕，枕的一角有橡胶管。

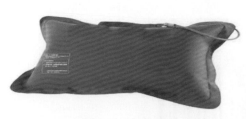

图 16-5　氧气枕

操作方法：将氧气枕灌满氧气，接上湿化瓶，连接导管，调节氧流量，让患者头枕氧气枕，借重力使氧气流出。

4. 给氧法种类

（1）双侧鼻导管法：是一种简单、舒适的给氧方法，适用于长期吸氧的患者。操作方法：先清洁鼻腔，将双侧鼻导管与橡胶管连接，调节适量氧流量，将双侧鼻导管插入双侧鼻孔约 1cm，再将导管绕过耳后，固定于下颌处（图 16-6）。

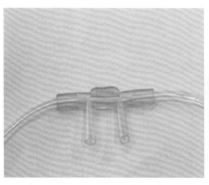
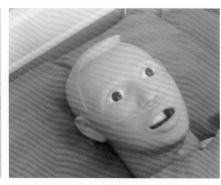

图 16-6　双侧鼻导管

（2）单侧鼻导管法：将一细导管从一侧鼻孔经鼻腔到达鼻咽部，末端连接氧气的供氧方法。鼻导管插入的长度为鼻尖至耳垂的 2/3（图 16-7）。此法因刺激鼻黏膜，患者不易耐受，导管容易被分泌物堵塞。因而，目前临床不常用。

（3）鼻塞法：鼻塞是一种用塑料制成的球状物，鼻塞法是将鼻塞塞入一侧鼻孔鼻前庭内，供给患者氧气的方法（图 16-8）。此法可交替两侧鼻孔使用，使用方便，患者感觉舒适，适用于长期吸氧的患者。

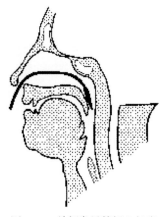
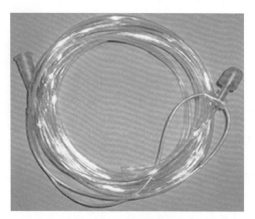

图 16-7　单侧鼻导管插入长度　　　　图 16-8　鼻塞吸氧管

（4）面罩法：将面罩置于患者的口鼻部，用松紧带固定后供给氧气的方法。氧气自下端输入，呼出的气体从面罩两侧孔排出（图 16-9）。由于口、鼻都能吸入氧气，效果较好。给氧时必须有足够的氧流量，一般需 6～8L/min。可用于张口呼吸、病情较重，氧分压明显下降者。但会影响患者谈话、进食、饮水、服药等活动，且翻身易移位。

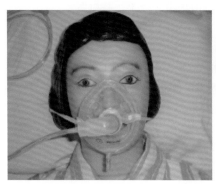
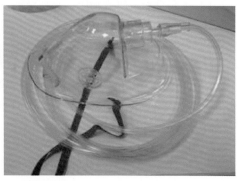

图 16-9　面罩吸氧

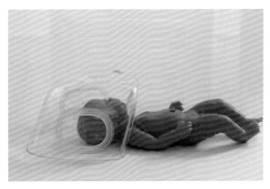

图 16-10　头罩法

（5）氧气头罩法：将患者头部置于头罩内，罩面上有多个孔，可以保持罩内一定的氧浓度、温度和湿度（图 16-10）。头罩与颈部之间要保持适当的空隙，防止二氧化碳潴留及重复吸入。此法简单、无刺激、透明的头罩便于观察病情，能根据病情调节氧浓度，主要用于小儿。

（6）氧气帐法：将患者的头胸部置于塑料帐幕内吸入氧气的方法。因设备复杂、造价高，故仅用于烧伤和新生儿的抢救。

链接

高 压 氧 舱

高压氧舱，各种缺氧症的治疗设备（图 16-11）。舱体是一个密闭圆筒，通过管道及控制系统把纯氧或净化压缩空气输入，患者在舱内吸氧治疗，增加血液和组织中的氧储量，舱外医生通过观察窗和对讲器可与患者联系。目前医院使用的有大、中、小型氧舱。高压氧治疗必须经过加压、稳压和减压吸氧三个阶段。高压氧可以治疗一氧化碳中毒、急性氰化物中毒、气性坏疽、脑外伤、肺水肿、脑缺血性疾病、重度神经衰弱、偏头痛、急性减压病等 100 余种疾病，也可对老年人进行保健治疗，改善心脑功能。

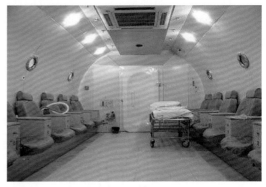

图 16-11　高压氧舱

5. 给氧操作方法（以氧气筒供氧系统的单侧鼻塞给氧法为例）

【目的】

考点：吸氧的目的
纠正各种原因引起的缺氧，提高动脉血氧分压（PaO_2）和动脉血氧饱和度（SaO_2），增加动脉血氧含量（CaO_2）。促进组织的新陈代谢，维持机体生命活动。

【评估】

（1）患者的年龄、意识、病情、治疗情况，心理状态及合作程度。

（2）患者的缺氧状况，鼻腔情况。

【准备】

（1）工作人员准备：仪表端庄，衣帽整洁，修剪指甲，洗手，戴口罩。

（2）用物准备

1）氧气筒。

2）治疗车上层：治疗盘内置压力表、通气管、湿化瓶（内装冷开水或蒸馏水 $1/3 \sim 1/2$）、吸氧管、治疗碗（内盛冷开水）、棉签、纱布、无菌小镊、弯盘、安全别针。治疗盘外置扳手、吸氧记录单、笔、表、手消毒液等。

3）治疗车下层：医用垃圾桶、生活垃圾桶。

（3）环境准备：温湿度适宜，光线充足，环境安静、整洁，远离火源和热源。

（4）患者准备：患者了解吸氧的目的、方法、注意事项及配合要点。体位舒适，情绪稳定，愿意配合。

【实施】

(1) 操作步骤：见表 16-3。

表 16-3　氧气筒单侧鼻塞给氧法

操作流程	操作要点
给氧	
核对、解释	物品备齐，携至床旁，核对床号、姓名，向患者及家属解释吸氧目的、方法、注意事项及配合要点
装氧气表	同前
检查漏气	检查流量表是否关闭，打开总开关，打开流量表开关，检查衔接处有无漏气，关紧流量表开关
连接瓶、管	连接通气导管和湿化瓶，连接橡胶管
再次检查	旋开流量调节阀，检查氧气流出是否通畅、有无漏气及全套装置是否适用，最后关上流量调节阀
清洁鼻腔	用湿棉签清洁鼻孔，避免分泌物堵塞
调节流量	连接吸氧管，开流量表开关，调节氧流量，鼻塞放入水中有水泡，确认氧气流出通畅
插管固定	将鼻塞轻轻插入一侧鼻孔，安置患者舒适卧位，告知用氧注意事项
记录、观察	整理用物，洗手，记录用氧时间和氧流量，并签全名。观察氧疗的效果，缺氧症状是否改善
停氧	
核对、解释	核对床号、姓名，向患者解释说明操作目的、过程及方法
拔鼻导管	轻轻拔出鼻导管
关闭氧气	关闭氧气筒总开关，待放完余气，关上流量表开关
卸下氧气表	必要时，卸下氧气表。方法同前
整理、记录	清洁患者面部，整理床单位；整理用物，分类处理；洗手，记录停氧时间和用氧效果

(2) 注意事项

1) 用氧前，检查氧气装置有无漏气，是否通畅。

2) 严格操作规程，注意用氧安全，做好"四防"，即防火、防热、防油、防震。氧气筒应放于阴凉处，周围严禁烟火及易燃品，至少距明火 5m，距暖气 1m；氧气筒搬运时避免倾倒、撞击；氧气、氧气表开关及螺旋口等严禁涂油，防止引起燃烧、爆炸。

3) 吸氧时，应先错开关，大量氧气突然冲入呼吸道而损伤肺组织。

4) 用氧过程中，应密切观察患者的缺氧症状有无改善，定时测量脉搏、血压，观察其精神状态、皮肤颜色和温度、呼吸方式等，以便选择适当的用氧浓度。

5) 持续吸氧的患者，应保持管道通畅，吸氧过程中，保持呼吸道通畅，及时清理呼吸道分泌物。持续单侧鼻导管用氧者，每日更换鼻导管 2 次以上，双侧鼻孔交替插管；鼻塞给氧应每日更换鼻塞；面罩给氧应 4 ～ 8 小时更换一次面罩。

6) 氧气筒内氧不可用尽，压力表指针降至 0.5MPa（5kg/cm²）时，不可再用，以免灰尘进入筒内再次充气时引起爆炸。对未用或已用空的氧气筒，应分别悬挂"满"或"空"的标志，以便于及时更换，避免急救时搬错，影响抢救速度。

考点：吸氧的注意事项

【评价】

(1) 患者缺氧症状改善，生命体征平稳，感觉舒适，操作规范，未发生呼吸道黏膜损伤及其他意外。

(2) 患者及家属了解安全用氧的知识。

6. 氧气吸入的浓度及其换算法

（1）氧气吸入浓度：掌握吸氧浓度对纠正缺氧起着重要的作用。

1）如氧浓度低于25%，则和空气中氧含量（20.93%）相似，无治疗价值。

2）如氧浓度高于60%，持续时间超过24小时，则会发生氧中毒，患者表现为恶心、呕吐、烦躁不安、干咳、胸痛、进行性呼吸困难等。

3）对缺氧和二氧化碳潴留同时并存者，应给予低流量、低浓度持续给氧。因慢性缺氧患者长期二氧化碳分压高，其呼吸主要依靠缺氧刺激颈动脉和主动脉体化学感受器，沿神经上传至呼吸中枢，反射性地引起呼吸。如给予高浓度吸氧，则缺氧反射性刺激呼吸的作用消失，从而导致呼吸抑制，甚至呼吸停止。

（2）吸氧浓度和氧流量的换算法：氧浓度和氧流量的换算公式如下。

$$吸氧浓度（\%）= 21 + 4 \times 氧流量（L/min）$$

案例 16-2 分析 2

该患者吸烟40年，慢性咳嗽、咳痰、喘息10余年，医疗诊断为慢性肺源性心脏病合并肺性脑病。因该患者缺氧伴有二氧化碳潴留，故护士在为患者吸氧时应遵循持续低流量低浓度给氧，即氧流量 $1 \sim 2L/min$、吸氧浓度 $< 30\%$。

附　氧疗副作用及预防

1. 氧中毒　长时间、高浓度的吸氧使患者会出现恶心、呕吐、烦躁不安、进行性呼吸困难，脉搏减弱、血压下降，甚至昏迷。预防：避免高浓度氧持续吸入，经常做血气分析，动态观察氧疗的效果。

2. 肺不张　吸入高浓度氧气后，肺泡内氮气被大量置换，一旦支气管有阻塞时，其所属肺泡内的氧气被肺循环血液迅速吸收，引起吸入性肺不张。患者出现烦躁、呼吸和心率增快、血压上升、继而出现呼吸困难、发绀、昏迷。预防：控制给氧浓度，鼓励患者做深呼吸，多咳嗽和经常改变卧位、姿势，防止分泌物阻塞。

3. 呼吸道干燥　氧气是一种干燥气体，吸入后可导致呼吸道黏膜干燥，分泌物黏稠，不易咳出。预防：氧气吸入前一定要先湿化再吸入，定期给予雾化吸入。

4. 晶状体后纤维组织增生　眼球的视网膜血管对高氧分压非常敏感，由于视网膜血管收缩，引起晶状体后纤维组织增生，从而导致不同程度的视力丧失或失明。预防：应控制氧浓度和给氧时间，定期监测视力。

5. 呼吸抑制　常见于慢性呼吸衰竭患者吸入高浓度氧，可使呼吸中枢抑制加重，甚至呼吸停止。预防：低流量、低浓度持续给氧，维持 PaO_2 在 8kPa（60mmHg）左右。

（二）吸痰法

吸痰法是利用负压吸引的原理，用导管经口、鼻或人工气道将呼吸道内的分泌物吸出，以保持呼吸道通畅的治疗方法。适用于各种原因引起的不能有效咳嗽和排痰者，如年老体弱、危重、昏迷、麻醉未清醒前与气管切开的患者等。

1. 吸痰法种类

（1）中心吸引装置吸痰法：将吸引器管道连接到各病房床单位，使用时，只需接上负压表，连接吸痰管，打开吸引开关，调节合适的负压，试吸通畅后，即可进行抽吸。

（2）电动吸引器吸痰法：由马达、偏心轮、气体过滤器、压力表、安全瓶、储液瓶组成（图16-12）。安全瓶和储液瓶可各储液1000ml，瓶塞上有两根玻璃导管，并通过橡胶管相互连接。

接通电源后马达带动偏心轮，从吸气孔吸出瓶内空气，并由排气孔排出，不断循环转动，使瓶内产生负压，连接吸痰管，将痰液吸出。

（3）注射器吸痰法：在紧急状态下，可用 50～100ml 注射器或手动吸引器，连接吸痰导管，抽吸出痰液或呕吐物。

2. 吸痰操作方法（以电动吸引器吸痰法为例）

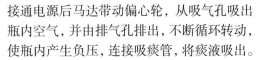

图 16-12　电动吸痰器

【目的】

（1）清除呼吸道分泌物，保持呼吸道通畅。改善肺通气，促进呼吸功能。预防窒息、吸入性肺炎等并发症。

（2）取痰标本做培养和药敏试验，协助诊断和治疗。

【评估】

（1）年龄、病情、意识状况、心理反应、合作程度。

（2）呼吸道分泌物的量、黏稠度、部位，排痰的能力。口、鼻黏膜有无异常，鼻腔有无阻塞，是否人工气道等。

【准备】

（1）工作人员准备：仪表端庄，着装规范，剪指甲，洗手、戴口罩。

（2）用物准备

1）治疗车上层：治疗盘内备有盖罐 2 只（一只盛无菌生理盐水，一只盛放 12～14 号无菌吸痰管数根）、弯盘、无菌纱布、无菌血管钳或镊子、手套、玻璃接管。必要时，备压舌板、开口器、舌钳。治疗盘外备：电动吸引器或中心吸引器，试管（内盛有消毒液，系于床挡处，用于消毒吸引器上玻璃接管），手消毒液。必要时，备电插板。

2）治疗车下层：医用垃圾桶、生活垃圾桶。

（3）环境准备：温、湿度适宜，光线充足，环境安静、整洁。

（4）患者准备：了解吸痰目的、方法及配合要点。

【实施】

（1）操作步骤：见表 16-4。

表 16-4　电动吸引器吸痰法

操作流程	操作要点
查对、解释	核对床号、姓名，向患者及家属解释吸痰的目的及配合要点
取体位	帮助患者取合适卧位，将患者的头转向操作者，检查患者口腔，取下活动义齿
检查、调压	连接导管，接通电源，打开开关，检查吸引器的性能，调节合适的负压为：成人 300～400mmHg（40.0～53.3KPa）；儿童＜300mmHg（＜40.0KPa）；婴幼儿 100～200mmHg；新生儿＜100mmHg
试吸	用无菌镊子或戴手套连接吸痰管，试吸生理盐水，润滑冲洗吸痰管，检查负压大小，吸痰管是否通畅
插管、吸痰	嘱患者张口，昏迷患者使用压舌板帮助其张口。一手将吸痰管末端折叠，以免负压损伤黏膜，另一手用无菌镊持吸痰管插入口腔咽部（图 16-13），放松折叠处，左右旋转，向上提拉，将口咽部分泌物吸出，先吸净口腔咽部的分泌物，再吸气管内分泌物。动作应轻柔、敏捷。每次吸痰时间不超过 15 秒，以防缺氧

续表

操作流程	操作要点
冲管、观察	每次导管退出后，立即用生理盐水抽吸冲洗。吸痰过程中，观察患者的反应，吸出液的颜色、性质及量等
消毒、整理	吸痰毕，关闭吸痰器开关，取下吸痰管，将玻璃管插入消毒液试管中浸泡，清洁患者的口鼻，脱手套，协助患者取舒适体位，整理床单位，清理用物
洗手、记录	洗手，记录患者吸痰后的情况，吸出液的量、颜色、性质等，吸痰时间不超过 15 秒，以防缺氧

考点： 吸痰操作要点

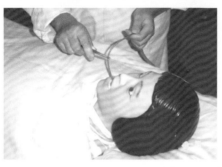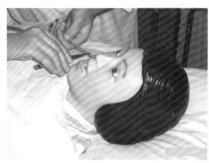

图 16-13　插管吸痰

（2）注意事项

1）密切观察病情，保持呼吸道通畅。如发现患者排痰不畅或喉头有痰鸣音，应及时吸痰。

2）吸痰时动作轻柔，插管时不可有负压，以免损伤呼吸道黏膜；吸痰管应左右旋转、缓慢上移、向上提拉，以利于呼吸道分泌物被充分吸引。

3）每次吸痰时间不宜超过 15 秒，以免造成缺氧；使用呼吸机或缺氧严重的患者，吸痰前后应增加氧气的吸入，以防缺氧。

4）吸痰过程中严格执行无菌操作，治疗盘内吸痰用物每天更换 1～2 次，吸痰导管应每次更换，并做好口腔护理。

5）痰液黏稠时，可协助患者变换体位，配合拍背、叩击、雾化吸入等方法，通过振动、稀释痰液，使之易于吸出。

6）昏迷患者可用压舌板或开口器协助张口，再进行吸痰。自口腔吸痰困难者，可由鼻腔进行。鼻腔、口腔、气道切开处需同时吸痰时，先吸气管切开处，再吸口腔，最后吸鼻腔。如为气管插管或气管切开患者，需经气管插管或套管内吸痰，应严格无菌操作。婴幼儿吸痰，吸痰管要细，负压不可过大，以免损伤黏膜。

7）储液瓶内的吸出液应及时倾倒，一般不应超过 2/3，以防痰液吸入，损坏。

案例 16-2 分析 3

　　因该患者咳嗽、咳痰，且痰液黏稠，故护士在为患者吸痰时，可配合翻身叩背、雾化吸入、湿化气道等方式稀释痰液。

考点： 吸痰的注意事项

【评价】

1. 患者和家属能理解吸痰的重要性，并能配合。

2. 患者呼吸道分泌物及时清除，呼吸道保持通畅，感觉舒适。吸痰过程中，患者呼吸道未发生损伤。

链接

经气管插管或气管切开吸痰法

对于气管插管或气管切开的患者，吸痰时先通过气管插管或气管切开处抽吸。戴手套，左手反折吸痰管末端，右手用无菌镊子或止血钳夹吸痰管前段，插入气管插管或气管切开处 10～15cm，然后松开导管末端，抽吸时左右旋转，缓慢向上提拉，每次导管退出后用生理盐水抽吸冲洗，注意严格无菌操作。

（三）洗胃法

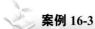

案例 16-3

患者，王某，女，30 岁。因与丈夫争吵，服农药自杀后被家人发现，送医院急诊。入院时，患者神志不清，呼之不应，瞳孔呈针尖样改变，小便失禁，口腔内闻及蒜臭味。经询问，得知患者服用敌敌畏农药，估计服用量约 30ml。诊断为有机磷中毒，医嘱立即为患者洗胃。

问题：1. 护士为患者洗胃时，应选择何种洗胃液？为什么？
　　　2. 如何正确洗胃？每次灌入洗胃液的量是多少？

洗胃法是将大量溶液饮入或通过胃管灌入胃内，以冲洗并排除胃内容物的方法。

1. 各种药物中毒的灌洗溶液和禁忌药物　见表 16-5。

表 16-5　常用洗胃溶液

毒物种类	常用溶液	禁忌药物
酸性物	镁乳、蛋清水、牛奶	强酸药物
碱性物	5% 醋酸、白醋、蛋清水、牛奶	强碱药物
氰化物	口服 3% 过氧化氢溶液后引吐，1：15 000～1：20 000 高锰酸钾洗胃	
敌敌畏、1605，1059，4049（乐果）	2%～4% 碳酸氢钠、1% 盐水、1：15 000～1：20 000 高锰酸钾洗胃 2%～4% 碳酸氢钠洗胃	高锰酸钾
敌百虫	1% 盐水或清水洗胃，1：15 000～1：20 000 高锰酸钾洗胃	碱性药物
DDT（灭害灵）、666	温开水或生理盐水洗胃，50% 硫酸镁导泻	油性药物
酚类、煤酚类、苯酚（石碳酸）	用温开水、植物油洗胃至无酚味为止，洗胃后多次服用牛奶、蛋清保护胃黏膜	液体石蜡
巴比妥类（催眠药）	1：15000～1：20000 高锰酸钾洗胃，硫酸钠导泻	硫酸镁
异烟肼（雷米封）	1：15000～1：20000 高锰酸钾洗胃，硫酸钠导泻	
灭鼠药（磷化锌）	1：15 000～1：20 000 高锰酸钾洗胃、0.1% 硫酸铜洗胃，口服 0.5%～1% 硫酸铜溶液，每次 10ml，每 5～10 分钟 1 次，催吐	鸡蛋、牛奶、脂肪及其他油类食物

链接

1. 蛋清水、牛奶可粘附于黏膜表面或创面上起到保护作用，并可减轻患者疼痛。

2. 氧化剂可将某些化学性毒物氧化，改变其性能，减轻或去除其毒性。

3. 1605、1509、4049（乐果）等禁用高锰酸钾洗胃，否则可氧化成毒性更强的物质。

4. 敌百虫遇碱性药物可分解出毒性更强的敌敌畏，其分解过程随碱性的增强和温度的升高而加速。

5. 巴比妥类药物采用硫酸钠导泻，是利用其在肠道内形成的高渗透压阻止肠道水分和残存的巴比妥类药物的吸收，使其尽早排出体外。硫酸钠对心血管神经系统没有抑制作用，不会加重巴比妥类药物的中毒。

6. 磷化锌中毒，可口服硫酸铜生成无毒的磷化铜沉淀，阻止吸收，促进排泄。磷化锌易溶于油类物质，忌用鸡蛋、牛奶、油类等脂肪类食物，以免加速磷的溶解，促进吸收，加重中毒反应。

案例 16-3 分析 1

护士为患者洗胃时，应选择 2%～4% 碳酸氢钠、1% 盐水、1：15000～1：20 000 高锰酸钾等洗胃液。因该患者口腔内闻及蒜臭味，瞳孔呈针尖样改变，并得知患者服用了敌敌畏农药。

2. 洗胃方法

【目的】

(1) 解毒：清除胃内毒物或刺激物，减少毒物吸收，还可利用不同灌洗液进行中和解毒。清除胃内毒物需尽早进行，服毒后 4～6 小时内洗胃最有效。

(2) 减轻胃黏膜充血水肿：幽门梗阻患者饭后常有滞留现象，引起上腹胀满、不适、恶心、呕吐等症状，通过洗胃，减轻潴留物对胃黏膜的刺激，减轻胃黏膜水肿、炎症。

考点：洗胃的目的

(3) 某些手术或检查前的胃肠道准备：如胃部、食管下段、十二指肠手术前。

【评估】

(1) 患者年龄、病情、医疗诊断、意识状态、生命体征、心理状态等。

(2) 患者口腔黏膜有无损伤，有无活动义齿，既往健康状况，对洗胃的耐受能力、合作程度等。

(3) 中毒的时间、途径，中毒物质的名称、量及浓度等。

【准备】

(1) 工作人员准备：仪表端庄，着装规范，剪指甲，洗手，戴口罩。

(2) 用物准备

1) 口服催吐法：①治疗盘内：量杯（或水杯）、压舌板、水温计、弯盘、塑料围裙或橡胶单（防水布）。②另备水桶 2 只（一个盛洗胃液，一个盛污水）。③洗胃溶液：按医嘱根据毒物性质准备洗胃液。一般量为 10 000ml～20 000ml，温度 25～38℃。④为患者准备洗漱用物。

2) 胃管洗胃法：①治疗盘内：无菌洗胃包（内有胃管、镊子、纱布或使用一次性胃管）、塑料围裙或橡胶单、治疗巾、检验标本容器或试管、量杯、水温计、压舌板、弯盘、棉签、50ml 注射器、听诊器、手电筒、润滑油、胶布、手套，必要时备张口器、牙垫、舌钳放于治疗碗中。②水桶 2 只。③洗胃溶液（同催吐法）。④洗胃设备：电动吸引器洗胃法备电动吸引器、Y 形三通管、调节夹或止血钳、输液架、输液瓶（输液器）。漏斗胃管洗胃法备漏斗洗胃管。全自动洗胃机洗胃法另备全自动洗胃机。

(3) 环境准备：整洁、安静、温度适宜、光线适中。必要时，用屏风或床帘遮挡。

(4) 患者准备：了解洗胃的目的、方法、注意事项及配合要点。

【实施】

(1) 操作步骤：见表 16-6。

考点：洗胃液的种类、量和温度

表 16-6　洗胃法

操作流程	操作要点
查对、解释	核对床号、姓名，告知患者洗胃的目的及配合方法，以取得合作
安置体位	根据洗胃方法选择体位：口服催吐法取坐位；胃管洗胃取坐位或半坐位；中毒较重者取左侧卧位；昏迷患者去枕平卧位，头偏向一侧
洗胃	
口服催吐法	服毒量少、清醒、愿意合作者。围好围裙，取下活动假牙，污水桶置于患者座位前，用压舌板刺激患者咽后壁或者舌根诱发呕吐，协助患者每次饮洗胃液 300～500ml，再呕吐。如此反复进行，直至吐出液澄清无味为止
自动洗胃机洗胃法	接通电源，检查机器性能，连接管道，将三根橡胶管分别与机器上的进液管（药管）、胃管、排污管的管口连接，将药管和污水管分别放于备好的洗胃液桶和污水桶内。围好围裙，取下活动假牙，弯盘置于口角旁。按鼻饲法插入胃管，证实胃管在胃内后，用胶布固定。将胃管连接至洗胃机，先按"手吸"键，吸尽胃内容物，遵医嘱留取毒物标本送检。调节参数启动"自动"键即可自动洗胃，每次注入洗胃液 300～500ml，至洗出液澄清无味为止（图 16-14），按"停机"键
电动吸引器洗胃法	利用负压吸引原理进行洗胃的方法。接通电源，检查吸引器功能，调节负压，保持在 13.3kpa 左右。将输液瓶连接输液管，下接 Y 形三通管主管，Y 形三通管另两端分别与胃管及储液瓶的橡胶管相连，将灌洗液倒入输液瓶内，夹紧输液管挂至输液架上。按鼻饲法插入胃管，固定。打开吸引器，吸出胃内容物后夹紧引流管，关闭吸引器，开放输液管，使洗胃液流入胃内 300～500ml 时，夹紧输液管，开放引流管，开动吸引器，吸出灌洗液。如此反复灌洗，直至洗出澄清无味液体为止
漏斗胃管洗胃法	按鼻饲法插入胃管，先将漏斗低于胃部水平位置，挤压橡皮球，抽尽胃内容物。必要时，留标本送检做毒物鉴定。漏斗上举距患者头部 30～50cm，将洗胃液缓慢倒入漏斗，一次 300～500ml，当漏斗内液体尚余少许时，将漏斗降至低于胃部的位置，倒置于污水桶内，引流出胃内灌洗液。利用虹吸原理，将胃内容物及毒物排除。引流不畅时，可挤压橡胶球，帮助引流。反复灌洗直至洗出液澄清无味为止（图 16-15）
注射器洗胃法	按鼻饲法插入胃管，证实胃管在胃内后用胶布固定好，先用注射器抽尽胃内容物后，再注入洗胃液每次约 200ml。如此反复灌洗，直至洗出澄清无味液体为止
观察	密切观察患者病情、生命体征变化及洗胃情况，观察洗胃液出入量的平衡，洗出液的颜色、气味。如有腹痛、休克现象或洗出液呈血性，应立即停止洗胃，及时报告医生，采取急救措施
整理	洗胃毕，反折胃管末端，拔出胃管。协助患者漱口，洗脸，取舒适卧位，清理用物
记录	洗手，记录：灌洗液的名称、量；洗出液性质、气味、颜色、量；患者的反应

考点：不同洗胃法的操作要点

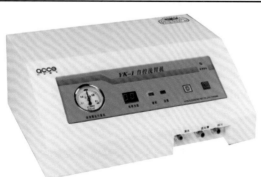

图 16-14　自动洗胃机

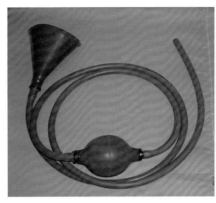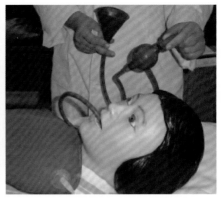

图 16-15 漏斗胃管洗胃法

(2) 注意事项

1）急性中毒患者应迅速采取口服催吐法，必要时进行洗胃，每次洗胃前应先吸尽胃内容物，才行洗胃，以减少毒物的吸收。洗胃插管时动作要轻快，切勿损伤食管或误入气管。

2）当中毒物质不明时，应抽出胃内容物送检，以明确毒物性质。先用温开水或生理盐水洗胃，待确定毒物性质后，再选用对抗剂洗胃。

3）吞服强酸、强碱等腐蚀性药物，禁忌洗胃，以免造成胃穿孔。可遵医嘱给予药物解毒或给予牛奶、豆浆、蛋清水等，以保护胃黏膜。

4）肝硬化伴食管胃底静脉曲张、近期曾有上消化道出血、胃穿孔的患者，禁忌洗胃；食管堵塞、消化性溃疡、胃癌等患者不宜洗胃；昏迷患者洗胃应谨慎，可采用去枕平卧位，头偏向一侧，以防窒息。

5）洗胃过程中密切观察病情，如有血性液体流出或出现休克、腹痛等现象，应立即停止洗胃，及时采取措施，并通知医生进行处理。每次灌入量以 300 ~ 500ml 为宜，不能超过 500ml，并保持吸入量与吸出量平衡，以免造成窒息或急性胃扩张。

6）幽门梗阻的患者洗胃，宜在餐后 4 ~ 6 小时或空腹进行，应记录胃内潴留量，以了解梗阻情况，供补液参考。

7）电动洗胃时，动作要轻快，负压不可过大（保持在 100mmHg 即 13.3kPa），以免造成食管及胃黏膜的损伤。

8）小儿洗胃灌入量不宜过多，婴幼儿每次以 100 ~ 200ml 为宜。小儿胃呈水平位，插管不宜过深，动作应轻柔。

考点：洗胃的注意事项

【评价】

(1) 动作轻巧，插管及灌洗顺利，达到洗胃目的。

(2) 爱护患者，患者无创伤或其他并发症。

(3) 护患沟通有效，患者及家属理解洗胃的目的，愿意接受并主动配合。

案例 16-3 分析 2

该患者因神志不清，呼之不应，故采用电动洗胃法。洗胃时应调节负压，保持在 13.3kPa。洗胃时，应先吸后洗，即抽吸胃内容物再灌入洗胃液，并将胃内容物立即送检。每次灌入液量 300 ~ 500ml；如太少，不利于稀释，且洗胃时间延长；太多则进入肠道，加速毒物吸收，液体还可反流，从口、鼻内涌出，引起呛咳、窒息，也可引起急性胃扩张等。洗胃液温度 32 ~ 35℃。温度过高，可使胃黏膜血管扩张，加速毒物的吸收；温度过低，可刺激胃蠕动，促进毒物推进肠腔而被吸收，且可使胃黏膜收缩，加深皱襞，毒物易残留。当灌洗液与抽吸液色泽相同，抽吸液且无色、无味时可停止洗胃。

（四）人工呼吸器使用法

人工呼吸器是进行人工呼吸最有效的方法之一。分为两种：一种是简易呼吸器；另一种是人工呼吸机。分别通过人工和机械装置产生通气，从而对无呼吸的患者进行强迫通气，对通气障碍的患者可进行辅助呼吸，达到维持和增加机体通气量，纠正低氧血症的目的。常用于各种原因所致的呼吸停止或呼吸衰竭的抢救及麻醉期间的呼吸管理。

1. 人工呼吸器的构造及原理

（1）简易呼吸器：简易呼吸器是一种结构最简单的、借助器械加压的人工呼吸装置。它由呼吸囊、呼吸活瓣、面罩及衔接管组成，需通过手工挤压呼吸囊来完成（图 16-16）。

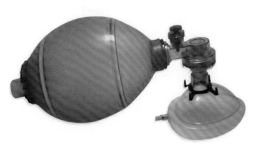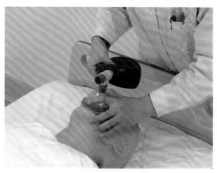

图 16-16　简易呼吸器

（2）人工呼吸机：人工呼吸机是一种能代替、控制或改变人的正常生理呼吸，增加肺通气量，改善呼吸功能，节约心脏储备能力的装置。是借助机械动力建立肺泡与气道通口（即肺泡与大气压）的压力差，使肺泡充气和排气。可分为定压型、定容型、混合型（图 16-17）。

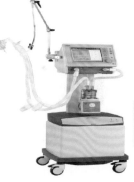

考点：人工呼吸器使用目的

图 16-17　人工呼吸机

2. 人工呼吸器使用法

【目的】

维持并增加机体通气量，纠正低氧血症。

【评估】

（1）患者的年龄、病情、生命体征、意识状态等。

（2）患者的呼吸状况，有无自主呼吸，呼吸道是否通畅，有无义齿。

（3）患者心理状况及配合程度。

【准备】

（1）工作人员准备：着装整齐、修剪指甲、洗手、戴口罩。

（2）用物准备

1）简易呼吸器、患者适宜的面罩、固定带及衔接管。必要时，备氧气装置。

2）人工呼吸机、电源等。

（3）环境准备：病室整洁、安静、空气新鲜。

（4）患者准备：了解人工呼吸器使用的目的、方法、注意事项及配合要点。

【实施】

（1）操作步骤：见表 16-7。

表 16-7　人工呼吸器使用法

操作流程	操作要点
核对、解释	核对患者床号、姓名，解释人工呼吸器使用的方法及如何配合
使用人工呼吸器	
简易呼吸器	在未行气管插管建立紧急人工气道的情况下及辅助呼吸机突然出现故障时使用
衔接呼吸器各管道	连接简易呼吸器、面罩。必要时，连接氧气管道
打开气道、体位正确	戴上一次性无菌手套，清除呼吸道分泌物，有义齿者取下；解开衣领、腰带，患者去枕仰卧，头后仰
扣紧面罩	操作者站在患者头侧，面罩紧扣患者口鼻部
挤压气囊	有节律地挤压气囊，每次挤压 500～1000ml 空气进入肺内频率是 16～20 次/分钟
人工呼吸机	用于危重患者，长期循环、呼吸支持者
连接、设置、开机检查	开机前连接电源、呼吸机各管道、湿化瓶等，设置好呼吸机各个参数，启动机器，检查呼吸机性能
连接呼吸机与患者气道	
面罩法	面罩盖住患者口、鼻后与呼吸机连接
气管插管法	气管内插管后与呼吸机连接
气管切开法	气管切开放置套管后与呼吸机连接
观察	观察胸廓起伏，判断通气量是否合适，患者呼吸是否改善，呼吸机工作是否正常，有无漏气，管路连接处有无脱落，定期进行血气分析和电解质测定
调节呼吸机参数	根据患者症状表现，调节呼吸机参数
使用呼吸机中记录	记录呼吸机参数、使用时间、效果、患者反应及测得的血气分析值
撤离呼吸机/停止挤压简易呼吸器	根据医嘱执行，分离面罩或拔出气管内插管，关闭呼吸机或停止挤压简易呼吸器
整理、记录	整理用物及床单位，清洁患者口鼻及面部并协助患者取舒适体位。记录呼吸机使用参数、时间、停用时间、患者情况等

考点：简易呼吸器操作要点

（2）注意事项

1）严密观察病情变化：观察生命体征、尿量、意识状态、心肺功能、是否有自主呼吸，呼吸机是否与之同步等，了解通气量是否合适。通气不足：因二氧化碳潴留，患者皮肤潮红、烦躁不安、多汗、血压升高、脉搏加快、表浅静脉充盈消失。通气过度：患者出现昏迷、抽搐等碱中毒的症状。通气合适：吸气时能看到胸廓起伏，肺部呼吸音清晰，生命体征较平稳。

2）保持呼吸道通畅：保持气道通畅，湿化吸入的气体，防止气道干燥，分泌物堵塞；多鼓励患者咳嗽、咳痰、深呼吸，协助翻身、拍背，促进痰液排出；必要时吸痰。

3）观察呼吸机工作情况：检查呼吸机各管道连接是否紧密，有无脱落、漏气等，各参数是否符合患者需要，遵医嘱定期监测血气分析及电解质的变化。

4）加强呼吸机的管理：调节呼吸机悬背（支架）或给患者翻身时，应妥善固定好人工气道，防止因管道牵拉，造成气管插管或套管脱出，导致患者窒息；长期使用呼吸机的患者，应每日更换雾化器、呼吸机各管道、螺纹管、呼吸机接口等，并用消毒液浸泡消毒；呼吸机上的过滤网应每天清洗；及时添加湿化瓶内蒸馏水；保持集水杯在管道的最低位，及时倾倒集水杯和管道内的冷凝水。

5）使用简易呼吸器时，患者如有自主呼吸，应注意与人工呼吸同步，当患者吸气时，顺势挤压呼吸囊，达到一定的潮气量后完全松开气囊，让患者自行完成呼气动作。

6）做好生活护理：患者生活不能自理，帮助患者做好口腔护理、皮肤护理、眼睛护理，保证安全，加强营养和水分的摄入，必要时给予鼻饲或静脉营养。

考点： 使用人工呼吸器的注意事项

【评价】

（1）患者呼吸功能改善，患者和家属都能理解、配合操作。

（2）操作方法正确，通气量适宜，无不良反应发生。

小结

危重患者尤其需要护理人员给予特殊关注和精心护理，要求护理人员必须具备敏锐的观察力和娴熟的操作技能，能及时观察患者的病情变化及正确使用给氧、吸痰、洗胃、心肺复苏等抢救技术。如准确判断患者的缺氧状况，及时给予吸氧；保持患者呼吸道的通畅，必要时吸痰；清除患者胃内毒物，正确进行洗胃；正确判断心搏骤停，实施心肺复苏等。因此，护理人员应熟练掌握危重患者的抢救技术的操作方法及注意事项，及时挽救患者的生命。

自测题

A₁ 型题

1. 查房时护士长让护士小刘为王先生观察瞳孔变化，下列哪项不属于观察的内容（ ）

   A. 形状　　　　　　　　B. 大小

   C. 对光反应　　　　　　D. 双侧对称性

   E. 暗适应

2. 以兴奋性增高为主的高级神经中枢急性失调状态称为（ ）

   A. 昏睡　　　　　　　　B. 嗜睡

   C. 意识模糊　　　　　　D. 昏迷

   E. 谵妄

3. 用药后的反应观察错误的是（ ）

   A. 用青霉素类药有无过敏

   B. 用退热药有无虚脱

   C. 用化疗药后观察毒不良反应

   D. 用利尿药观察有无水、电解质紊乱

   E. 用强心药不用观察心率

4. 意识模糊的表现是（ ）

   A. 尿失禁　　　　　　　B. 处于嗜睡状态

   C. 醒时答话含糊不清　　D. 暂时性意识丧失

   E. 错觉、幻觉

5. 护理危重患者，下列哪项措施是错误的（ ）

   A. 眼睑不能自行闭合，覆盖凡士林纱布

   B. 定时帮助患者更换体位

   C. 为患者定时作肢体被动运动

   D. 牙关紧闭、抽搐患者的病室光线要暗

   E. 发现患者心搏骤停，首先通知医生

6. 中度缺氧的患者动脉血氧分压低于（ ）

   A. 4.6kPa　　　　　　　B. 6.6 kPa

   C. 9.3 kPa　　　　　　　D. 12.0 kPa

   E. 13.3 kPa

7. 下述用氧方法正确的是（ ）

   A. 氧气筒应至少距火炉 1m、暖气 5m

   B. 氧气筒及螺旋口上应涂油润滑

   C. 用氧时，先插入鼻导管再调节氧流量

   D. 停用氧时，先拔出鼻导管再关闭氧气开关

   E. 持续用氧者，每周更换鼻导管 2 次

8. 吸氧浓度为 33%，每分钟氧流量为（ ）

   A. 1L　　　　　　　　　B. 2L

   C. 3L　　　　　　　　　D. 4L

   E. 5L

9. 哮喘患者不宜（ ）

A. 超声雾化吸入　　　　B. 蒸气吸入

C. 湿化吸氧　　　　　　D. 给予祛痰药物

E. 多饮水

10. 电动吸痰器吸痰的原理是（　　）

A. 正压原理　　　　　　B. 负压原理

C. 虹吸原理　　　　　　D. 空吸原理

E. 静压原理

11. 洗胃目的不包括（　　）

A. 清除胃内刺激物　　　B. 减轻胃黏膜水肿

C. 用灌洗液中和毒物　　D. 手术或检查前准备

E. 排除肠道胀气

12. 在不知毒物名称和性质的情况下，护士的正确处理方法是（　　）

A. 请家属立即查清毒物名称后洗胃

B. 抽出胃内容物送检，再用温开水洗胃

C. 用生理盐水洗胃、灌肠，减少毒物吸收

D. 鼻饲牛奶或蛋清水，以保护胃黏膜

E. 禁忌洗胃，待清醒后用催吐法排出毒物

13. 下列哪种药物中毒忌用碳酸氢钠溶液洗胃（　　）

A. 敌百虫　　　　　　　B. 敌敌畏

C. 乐果　　　　　　　　D. 1605 农药

E. 1059 农药

14. 急救时使用简易呼吸器挤压的频率是（　　）

A. 10～12 次/分　　　　B. 12～14 次/分

C. 14～16 次/分　　　　D. 16～20 次/分

E. 20～24 次/分

15. 气管内吸痰，一次吸引时间不宜超过 15s，其主要原因是（　　）

A. 吸痰器工作时间过长易损坏

B. 吸痰管通过痰液过多易阻塞

C. 引起患者刺激性呛咳造成不适

D. 引起患者缺氧和紫绀

E. 吸痰用托盘暴露时间过久造成细菌感染

16. 呼吸机辅助呼吸的目的不包括（　　）

A. 增加通气量　　　　　B. 减轻呼吸机做功

C. 改善换气功能　　　　D. 提高动脉血氧含量

E. 促进机体无氧代谢

17. 患者，男性，因敌百虫中毒急送医院，护士为其洗胃，禁用的洗胃液是（　　）

A. 高锰酸钾　　　　　　B. 生理盐水

C. 牛奶　　　　　　　　D. 温开水

E. 碳酸氢钠

18. 患者，女性，43 岁。车祸外伤昏迷，吸痰时，如痰液黏稠，下列哪项处理是错误的（　　）

A. 滴少量生理盐水　　　B. 协助更换卧位

C. 叩拍胸背部　　　　　D. 增大负压吸引力

E. 雾化吸入

A₂ 型题

19. 患者，女性，65 岁。因肺源性心脏病收住院治疗。护士收集资料时了解到：患者口唇发绀，呼吸困难，食欲缺乏，口腔溃疡，焦虑。应首先执行的护理措施是（　　）

A. 与其交谈，解除顾虑

B. 调节食谱，促进食欲

C. 通知家属来医院探望

D. 行口腔护理促进溃疡愈合

E. 吸氧，缓解缺氧

20. 患者，女性，42 岁。因车祸入院，吸氧时家属自行将氧流量调至 10L/min，半小时后患者出现烦躁不安、面色苍白、进行性呼吸困难。该患者最可能发生的情况是（　　）

A. 急性左侧心力衰竭　　B. 肺水肿

C. 肺气肿　　　　　　　D. 氧中毒

E. 气胸

21. 患者，27 岁。因交友情感受挫，自服有机磷农药，被同伴急送医院，护士为中毒者洗胃前先抽取胃内容物，再行灌洗的主要目的是（　　）

A. 送检毒物测其性质　　B. 减少毒物吸收

C. 防止胃管阻塞　　　　D. 预防急性胃扩张

E. 防止灌入气管

22. 患者，男性，21 岁。5 分钟前误服硫酸，目前患者神志清楚，应立即给予患者（　　）

A. 饮牛奶　　　　　　　B. 口服碳酸氢钠

C. 用碳酸镁导泻　　　　D. 用 2% 碳酸氢钠洗胃

E. 用 1：5000 高锰酸钾洗胃

23. 患者，男性，81 岁。肺源性心脏病，现呼吸困难，行气管切开，术后患者给氧方法宜采用（　　）

A. 头罩法　　　　　　　B. 鼻塞法

C. 漏斗法　　　　　　　D. 面罩法

E. 双侧鼻导管法

24. 患者，女性，35 岁。误食灭鼠药中毒，被送入急诊室，为患者洗胃首选（　　）

A. 温开水　　　　　　B. 生理盐水

C. 2% 碳酸氢钠　　　　D. 4% 碳酸氢钠

E. 1：15 000 高锰酸钾

25. 患者，男性，36 岁。因车祸后致脑出血入院。入院后呼之不应，无自主运动，对声、光刺激无反应，该患者的意识为（　　）

A. 嗜睡　　　　　　　B. 意识模糊

C. 昏睡　　　　　　　D. 昏迷

E. 定向力障碍

26. 患者无自主运动，呼之不应，瞳孔对光反射存在，压迫眶上神经出现痛苦表情，此情况属于（　　）

A. 嗜睡　　　　　　　B. 昏睡

C. 浅昏迷　　　　　　D. 深昏迷

E. 意识模糊

27. 患者，王某，男，65 岁。颅内出血，意识障碍，对其进行病情观察过程中重点观察的是（　　）

A. 体温　　　　　　　B. 脉搏

C. 瞳孔　　　　　　　D. 血压

E. 呼吸

A₃ 型题

（28～29 题共用题干）

患者女性，34 岁。因服毒昏迷不醒，被送入急诊室抢救。其家属不能准确说出毒物的名称及性质，观察患者双侧瞳孔为 1.5mm。

28. 根据患者瞳孔变化初步判断患者可能为何种毒物中毒（　　）

A. 有机磷、吗啡类中毒　B. 酒精中毒

C. 巴比妥类药物中毒　　D. 硫酸中毒

E. 强碱中毒

29. 护士正确的处理方法为（　　）

A. 禁忌洗胃　　　　　B. 生理盐水灌肠

C. 鼻饲蛋清　　　　　D. 鼻饲牛奶

E. 插入胃管抽出胃内容物送检，并用温开水洗胃

（30～31 题共用题干）

患者，男性，60 岁。因脑血管意外昏迷入院。查体：呼吸道有较多分泌物，肺部听诊呈湿啰音。

30. 护士为该患者吸痰时，错误的操作是（　　）

A. 调节负压至 40.0～53.3kPa

B. 患者头转向操作者

C. 先插管再启动吸引器

D. 吸痰管从深部向上提出、左右旋转吸痰

E. 吸痰前用超声雾化吸入

31. 为该患者吸氧时流量为 2L/min，其氧浓度是（　　）

A. 21%　　　　　　　B. 25%

C. 29%　　　　　　　D. 33%

E. 37%

（32～34 题共用题干）

患者，女性，62 岁。病情危重，嗜睡，呈潮式呼吸，体温 35.0℃，脉搏 56 次 / 分，呼吸 12 次 / 分，血压 80/50mmHg。

32. 为其实施支持性护理哪项不正确（　　）

A. 保持引流管通畅　　B. 注意安全

C. 保持呼吸道通畅　　D. 积极配合抢救

E. 准备后事

33. 观察患者过程中，哪项正确（　　）

A. 每半小时观察 1 次　B. 每 1 小时观察 1 次

C. 随时观察　　　　　D. 已没有观察意义

E. 每 2 小时观察 1 次。

34. 护士为患者做口腔护理每日（　　）

A. 1 次　　　　　　　B. 2～3 次

C. 4 次　　　　　　　D. 5 次

E. 无需做口腔护理

（舟国英）

17

第十七章 临终患者的护理

　　人生的自然发展过程包括生、老、病、死几个阶段，而临终和死亡则是生命的最后阶段。每个人都期望在此时能得到悉心的关心和照护。所以护理人员应了解临终患者的心身变化，提供必要的帮助，以减轻患者的痛苦，提高生存质量，使患者无痛苦地接受死亡。同时，护理人员还应对临终患者家属给予安抚，以保持其心身健康。

第一节 临终患者的心身反应及护理

案例 17-1

　　患者，男，78岁。肝癌晚期。患者极度消瘦，神志清楚，精神较差。表现为肝区疼痛剧烈，呼吸困难，并伴有恶心、呕吐，夜间睡眠时常被痛醒。住院期间，情绪不稳定，经常抱怨医护人员不尽力，谩骂家人不关心。

　　问题：1. 护士应如何调整患者的心理状态？
　　　　　2. 护士应如何减轻患者的身体不适？

一、临终概述

　　临终是指由于严重疾病和损伤的原因造成人体主要器官功能趋于衰竭，医疗技术无法治愈，生命活动趋于终止，濒临死亡的过程。对于生命即将结束的患者来说，生理和心理上都会发生巨大的改变，护理人员应提供全面的帮助使患者尽快适应这些变化。

二、临终患者的心理反应及护理

　　临终患者因疾病的长期折磨及对生命的渴望、对死亡的恐惧，故心理反应十分复杂。美国医学博士伊丽莎白·库勒·罗斯经过长期观察研究，提出临终患者的心理反应通常经历五个阶段，即否认期、愤怒期、协议期、忧郁期与接受期。但五个阶段并非完全按顺序发生和发展，某一阶段可以提前或推后，也可能重叠，各阶段的持续时间因人而异，也可因疾病不同而异。所以护理人员应仔细观察患者的心理和行为反应，以提供适当的帮助。

（一）否认期

　　1. 心理反应　　患者得知病情后，通常表现为震惊与否认，不承认自己患有绝症或病情正在恶化，认为医生误诊，要求复查、转院治疗。他们会说："你们搞错了！这不是真的！""否认"是患者得知自己的生命即将结束后的第一反应，在一定程度上可缓解心理上的应激。多数患者能很快停止否认，而有些患者会将此期延续到死亡。

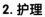

2. 护理

（1）护理人员应理解和接受患者的反应，不轻易揭穿患者的防卫机制，应以真诚的态度，保持与患者坦诚沟通。

（2）对患者的病情解答，医护人员及家属应注意保持说法一致。避免患者怀疑自己病情的严重程度。

（3）认真倾听患者的诉说并顺势诱导，进行人生观和死亡观的教育，使患者逐步面对现实。

（4）经常陪伴患者，让患者感受到护理人员的关爱。

（二）愤怒期

1. 心理反应 当得知自己的疾病严重时，患者情感上难以接受，表现为生气、愤怒、怨天尤人。常会愤愤地想："为什么是我，这不公平！"气愤命运作弄自己。有的人甚至迁怒于家属和医务人员，以谩骂或破坏性行为发泄心中的不满。愤怒在一定程度上可缓解患者内心的紧张与痛苦，但持续的愤怒不利于疾病的治疗。

2. 护理

（1）护理人员耐心倾听患者的抱怨，允许患者发泄不满，避免意外事件发生。

（2）给患者提供合适的发泄环境，以宣泄心中的愤怒和恐惧。

（3）做好患者家属及朋友的思想工作，避免冲突，给予患者关心和爱护。

（三）协议期

1. 心理反应 患者愤怒的心理逐渐消失后，开始接受事实，他们常会表现出："如果让我好起来，我会……"希望尽可能延长生命，以完成未尽心愿，并期望奇迹的出现。此时的患者变得非常和善、宽容，对生命抱有期望，能够积极配合治疗。

2. 护理

（1）护理人员积极与患者进行沟通，鼓励说出内心感受，积极教育和引导，使其更好配合治疗，减轻痛苦。

（2）尽量满足患者的合理需求。

（四）忧郁期

1. 心理反应 随着病情的恶化，患者已认识到协商无法改变死亡的事实，自己将不久于人世。主要表现为悲伤、失落、抑郁、绝望、哭泣、沉默寡言，反应迟钝等，此期患者希望有喜爱的人陪伴，并开始交待后事，少数患者有轻生的念头。

2. 护理

（1）护理人员经常陪伴患者，更多地给予同情和照顾，允许患者表达其悲哀的情绪。

（2）安排家属朋友陪伴，多给予鼓励和支持，尽量满足患者的合理要求。

（3）密切观察患者，给予心理疏导，预防意外的发生。

（五）接受期

1. 心理反应 此期患者对自己即将面临的死亡已有所准备，"好吧，既然是我，那就去面对吧。"患者情绪平静、安详，不再抱怨命运，喜欢独处，情感减退，睡眠时间增加。此时所有的事情已安排妥当，等待与亲人的最终告别。

2. 护理

（1）护理人员帮助患者完成心愿，满足合理需求。

（2）提供安静、舒适环境，不强迫与其交谈，减少外界干扰。

(3) 加强生活护理，继续提供关心支持，使其保持安静、安详。

案例 17-1 分析 1

考点：临终患者的心理反应及护理

该患者此时为愤怒期。护士应耐心倾听患者的抱怨，允许患者发泄不满，避免意外事件发生；给患者提供合适的发泄环境，以宣泄心中的愤怒和恐惧；做好患者家属及朋友的思想工作，避免冲突，给予患者关心和爱护。

三、临终患者的生理反应及护理

临终患者的生理变化是一个渐进的过程，各器官功能均趋于衰竭。护理人员应让患者在临终期间生理需要得到基本满足，症状得以控制，疼痛得以减轻，提高生存质量。

（一）临终患者的生理反应

1. 循环衰竭 表现为心音低弱，脉搏细速且不规则，血压逐渐下降或测不到，皮肤苍白、湿冷、出现淤血或斑点，大量出汗，口唇或指甲呈灰白色或青紫色。

2. 呼吸衰竭 表现为呼吸频率变快或变慢，呼吸深度变浅，出现鼻翼呼吸、张口呼吸等呼吸困难症状或有潮式呼吸。由于分泌物在支气管内潴留无法咳出，出现痰鸣音或鼾声呼吸。

3. 胃肠道功能减弱 表现为恶心、呕吐、食欲缺乏、腹胀，严重者可出现脱水、便秘或腹泻。

4. 肌张力丧失 表现为大小便失禁，吞咽困难，肢体软弱无力，无法维持良好、舒适的功能体位，不能进行自主躯体活动。面容消瘦、呈铅灰色，眼眶凹陷、目光呆滞、嘴微张、下颌下垂，即希氏面容。

5. 感知觉改变 表现为视觉逐渐减退，从视觉模糊到只有光感，最后视力消失，眼睑干燥，分泌物增多。听觉常是人体最后消失的一个感觉。

6. 意识改变 表现为睡眠障碍或淡漠、嗜睡、昏睡、昏迷，也可产生幻觉等。

7. 疼痛 多数临终患者都会出现疼痛，表现为烦躁不安、心率和呼吸变快，大声呻吟，甚至出现五官扭曲、眉头紧锁、咬牙等痛苦面容。

（二）护理

1. 观察病情 定期观察意识状态，监测生命体征、重要脏器功能，观察肢端循环状况。如有异常，及时进行处理。

2. 改善呼吸功能

(1) 定期通风换气，保持室内空气新鲜。

(2) 昏迷患者取仰卧位头偏向一侧，利于呼吸道分泌物流出，防止窒息或肺部并发症。清醒患者如病情允许，可采取半坐卧位或抬高头胸部，扩大胸腔容量，改善呼吸困难。

(3) 选择合适药物雾化吸入，并配合拍背，利于痰液咳出。必要时吸痰，保持呼吸道通畅。

(4) 根据患者情况给予氧气吸入，改善呼吸功能。长时间用氧时，注意观察氧疗的不良反应。

3. 饮食护理

(1) 解释恶心、呕吐的原因，以减轻患者的焦虑。

(2) 定期漱口，保持口腔清洁舒适，注意观察口腔情况，口唇干裂者涂石蜡油，有溃疡或其他感染者可酌情用药。

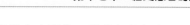

（3）给予流质或半流质饮食，便于患者吞咽，注意饮食多样化，增进患者食欲。

4. 皮肤护理

（1）保持皮肤及床单位的整洁、干燥。大小便失禁或大量出汗者，及时擦洗干净，勤换衣裤及床单。

（2）定时更换卧位，避免局部组织长期受压；按摩受压部位，促进血液循环，防止压疮发生。

5. 减轻感知觉改变的影响

（1）提供安静整洁、空气清新、光线适当的环境，增加患者的安全感。

（2）做好眼睛的清洁，及时用湿纱布擦去眼部分泌物。眼睑不能闭合者，定期涂眼药膏或覆盖凡士林纱布，防止角膜干燥发生溃疡或结膜炎。

（3）听觉是患者最后消失的感觉，护理人员应语气柔和，语言清晰并辅以非语言沟通方式，消除患者孤独感。切忌在床旁窃窃私语或讨论病情，避免不良刺激。

6. 注意安全
患者神志不清、躁动不安时，可使用床档、约束带等加以保护。

7. 减轻疼痛

（1）注意观察患者疼痛的部位、性质、程度、持续时间及发作规律。

（2）非药物的方法也可以缓解疼痛，如松弛疗法、音乐疗法、按摩等。

（3）帮助患者选择最有效的减轻疼痛的方法，一般采用WHO推荐的三阶梯疗法止痛，注意观察用药后的反应。

案例 17-1 分析 2

为解除该患者的不适，护士应采取以下措施：①应注意密切观察患者疼痛的部位、性质、程度、持续时间及发作规律，应遵医嘱用药并注意观察用药后的反应。②定期通风换气，保持室内空气新鲜；选择合适药物雾化吸入，并配合拍背，利于痰液咳出；必要时吸痰，保持呼吸道通畅，可根据患者情况给予氧气吸入，改善呼吸功能。③解释恶心、呕吐的原因，以减轻患者的焦虑；定期漱口，保持口腔清洁舒适，注意观察口腔有无异常，并及时处理。

考点：临终患者的生理反应及护理

 护考链接

A_2型题

患者，男性，76岁。因晚上上厕所不小心摔了一跤，突发脑出血入院，现处于临终状态。对此患者的护理错误的是（　　　）

A. 每天需进行口腔护理
B. 给予流质或半流质，患者饮食应多样化
C. 鼓励家属多陪伴
D. 在患者床旁讨论病情及治疗措施
E. 注意对患者进行保暖

分析：临终患者听觉是最后消失的感觉，因此护理人员要注意自己的语言对患者带来的伤害，在床旁讨论患者的病情是不妥的，所以正确答案应该是D。

四、临终关怀

随着医学模式和护理模式的改变，人口老龄化的趋势加快，临终关怀已被社会广泛认可和重视，享受临终关怀是人的一项基本权利。临终关怀不仅是一种服务，也是以临终患者的生理、心理发展和为临终患者提供全面照料，减轻患者家属精神压力为研究对象的一

门新兴学科。

（一）临终关怀概念

临终关怀（hospice care）是指社会各阶层组成的机构（医务工作者、社会志愿者、慈善人士等）向临终患者及家属提供生理、心理、社会等全面的照护，其目的是提高患者生存质量，使患者能够无痛苦、安详地走完人生最后旅程，并给家属提供慰藉，维护其身心健康。

链接

临终关怀的起源与发展

起源：古代的临终关怀开始出现于中世纪的欧洲，当时是指设立在修道院附近为朝圣者和旅行者提供中途休息和获得休养的场所。在这里，教士、修女无偿地为长途跋涉的朝圣者和旅游者提供膳宿和服务，精心照顾病患，安葬死去的人，并为之祈祷。在中国，临终关怀可以追溯到两千多年前的春秋战国时期。

发展：现代的临终关怀始于20世纪60年代，1967年桑德斯博士在英国创办了世界上第一所临终关怀护理院——圣克里斯多弗临终关怀院，标志现代临终关怀运动的开始。

1988年7月，在中国成立了第一个临终关怀研究中心——天津医学院临终关怀研究中心；1988年10月，在上海诞生了中国第一所临终关怀医院——南汇护理院。从而开始了国内临终关怀服务。1987年，中国老龄事业发展基金会在北京创立了我国第一所临终关怀医院——北京松堂关怀医院。

（二）临终关怀的理念

1. 以照料为主 对于临终患者应由传统的治愈为主的方式，转变为对症为主的照料，提供适度的姑息性治疗，以减轻痛苦，控制症状，使患者安详地离世。

2. 尊重患者的权利 维护患者的尊严，保护患者的隐私，允许患者保留原有的生活方式，尊重患者的权利，满足其合理的需求，鼓励其参与医护方案的制定。

3. 提高生存质量 由单纯的延长患者的生命转变为提高生存质量，应尽可能减轻疼痛，安排家人朋友陪伴，让患者做力所能及的、有意义的事情。

4. 加强死亡教育 帮助患者及家属科学、人道地认识死亡和对待死亡，耐心地倾听并与患者交流，注意沟通技巧，让患者对死亡持乐观、顺应的态度，使其安详、舒适地离开。

考点：临终关怀的概念、理念

5. 整体照护 一是指服务的对象包括患者和家属；二是指提供的服务是连续24小时；三是对患者的照护包括生理、心理、社会等；四是指整个临终过程。

第二节　死亡的概念和分期

一、濒死及死亡的概念

（一）濒死

濒死即临终。指患者已接受治疗性或姑息性的治疗后，虽然意识清楚，但病情加速恶化，各种迹象显示生命即将终结。是生命活动的最后阶段。

（二）死亡

死亡是指个体生命活动和新陈代谢的永久终止，是不可逆的。呼吸、心跳停止是传统

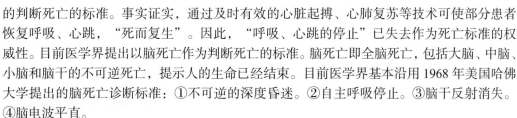

的判断死亡的标准。事实证实，通过及时有效的心脏起搏、心肺复苏等技术可使部分患者恢复呼吸、心跳，"死而复生"。因此，"呼吸、心跳的停止"已失去作为死亡标准的权威性。目前医学界提出以脑死亡作为判断死亡的标准。脑死亡即全脑死亡，包括大脑、中脑、小脑和脑干的不可逆死亡，提示人的生命已经结束。目前医学界基本沿用 1968 年美国哈佛大学提出的脑死亡诊断标准：①不可逆的深度昏迷。②自主呼吸停止。③脑干反射消失。④脑电波平直。

　　上述四条诊断标准于 24 小时内反复复查后结果无改变，并排除体温过低（＜ 32.2℃）及没有中枢神经抑制剂的影响，才可诊断脑死亡。

考点： 死亡的定义，脑死亡的标准

二、死亡过程的分期

　　死亡不是生命的骤然结束，是一个逐渐进展的过程。医学上一般将死亡分为三期：濒死期、临床死亡期及生物学死亡期。

（一）濒死期

　　又称临终期。机体主要器官生理功能趋于衰竭，脑干以上的神经中枢功能处于抑制或丧失状态，脑干功能依然存在。表现为意识模糊或丧失，反射迟钝，肌张力减弱或消失，循环功能减退，四肢发绀，皮肤湿冷，心跳减弱，血压下降，出现潮式呼吸或间断呼吸。此期若能得到及时、有效的治疗及抢救，生命可复苏。某些猝死患者可不经过此期，直接进入临床死亡期。

考点： 死亡的定义，脑死亡的标准

（二）临床死亡期

　　又称躯体死亡期。此期中枢神经系统的抑制过程由大脑皮质扩散至皮质下部位，延髓也处于深度抑制状态。临床表现：心跳、呼吸停止，各种反射消失，双侧瞳孔散大，但各种组织细胞仍有短暂而微弱的代谢活动。此期持续时间一般为 5 ～ 6 分钟，若得到及时、有效的急救措施，患者生命仍有复苏的可能。时间过长，则大脑将发生不可逆的变化。

（三）生物学死亡期

　　又称细胞死亡期。此期整个中枢神经系统和机体各器官的新陈代谢相继终止，出现不可逆变化。已无复苏可能。随着此期的进展，会相继出现一些尸体现象，如尸冷、尸斑、尸僵、尸体腐败等。

　　1. 尸冷　死亡后最先发生的尸体现象。死亡后，机体产热停止，散热继续，尸体温度逐渐下降。一般死亡 10 小时内，尸温下降约为每小时 1℃，10 小时后约为每小时 0.5℃，大约 24 小时后，尸温与环境温度相同。

　　2. 尸斑　死亡后由于血液循环停止，加之地心引力的作用，血液向身体最低处坠积，致该处皮肤呈暗红色斑块或条纹，称该斑或纹为尸斑。尸斑出现时间为死亡后 2 ～ 4 小时。

　　3. 尸僵　死亡后肌肉中的三磷酸腺苷不断分解却不能再合成，使肌肉收缩变硬。尸僵一般在死后 1 ～ 3 小时出现，12 ～ 16 小时达到高峰，24 小时后肌肉逐渐变软。

　　4. 尸体腐败　死亡后机体的蛋白质、脂肪和糖类因细菌的分解而发生尸臭、尸绿等现象。死后 24 小时最先在右下腹开始出现，然后波及至全身。

考点： 死亡的分期及表现

护考链接

A_2 型题

患者，李某，女性，肝癌晚期，症状表现显示已进入临床死亡期。判断指标主要是（　　）

A. 心跳、呼吸停止　　　　B. 瞳孔对光反射迟钝　　C. 桡动脉搏动未触及

D. 出现潮式呼吸及间断呼吸　　E. 肌张力松弛

分析：主要是理解死亡的各分期的主要表现。濒死期的典型表现是各种反应减弱；临床死亡期的典型表现为心跳、呼吸停止，但细胞还有微弱的活动；生物学死亡期的典型表现为所有的代谢活动停止。因此答案为 A。

链接

安 乐 死

安乐死指快乐、无痛苦地死亡。包括主动安乐死（如通过注射药物结束患者生命）和被动安乐死（如除去维持患者生命的仪器）。安乐死一般用于不治之症的患者在垂危状态下，不愿再受病痛折磨，经过医生和患者双方同意后而采取的了结生命的措施。安乐死是人类在生死观念上的进步，是精神境界上的升华。荷兰是世界上首个承认安乐死合法化的国家，但安乐死对于许多国家来说，仍是一个法律上的难题。就连一向以立法处于前沿而著称的美国，在安乐死立法上也是保守的。目前已允许安乐死的有俄勒冈州、华盛顿州和蒙大拿州等地。在我国，虽然上海等地有悄悄实施安乐死的案例，但安乐死并未获得合法地位。

第三节 死亡后的护理

患者死亡后的护理主要包括尸体护理和死者家属的护理。做好尸体护理不仅是对死者的尊重，也是对家属最大的安慰。

一、尸体护理

尸体护理是医生开具死亡诊断书后，护理人员尽快对尸体进行的一系列清洁、整理工作，是临终关怀的重要内容之一。护理人员在操作时，应持唯物主义的死亡观和严肃的态度。

【目的】

1. 使尸体整洁、面容安详、姿势良好。易于辨认。

2. 尊重死者，给家属以安慰，减轻哀痛。

【评估】

1. 患者的诊断、死亡原因及时间、死亡诊断书，是否有传染病。

2. 尸体的清洁程度、有无伤口、引流管等。

3. 死者的民族习惯、宗教信仰以及家属对尸体护理的态度。

【计划】

1. 护理人员准备　着装整齐、洗手、戴口罩、戴手套。

2. 用物准备

（1）治疗盘内：血管钳、剪刀、弯盘、松节油、绷带、棉签、不脱脂棉球、梳子、尸体识别卡（图 17-1)3 张。

（2）治疗盘外：衣裤、尸单、擦洗用具。死者有伤口者备敷料，有传染病时备隔离衣。

3. 环境准备 安静、肃穆。必要时，屏风遮挡。

尸体识别卡

姓名：_____ 住院号：_____ 年龄：_____ 性别：_____

病室：_____ 床 号：_____ 籍贯：_____ 诊断：_____

住址：_____

死亡时间：_____年_____月_____日_____时_____分

护士签名：_____

_____医院

图 17-1 尸体识别卡

【实施】

1. 操作步骤 见表 17-1。

表 17-1 尸体护理

操作流程	操作要点
填卡通知	接到死亡再次核对，填写 3 张尸体识别卡，并通知家属探视遗体
劝慰家属	携用物至床旁，屏风遮挡，劝家属节哀并离开病室
撤去用物	撤去一切治疗用物
安置体位	将床平放，尸体仰卧，头下垫枕，防止面部淤血变色。撤去被褥，用大单遮盖尸体
处理伤口	有引流管者，拔出后缝合或用蝶形胶布封闭并包装；有伤口者更换敷料
清洁全身	洗脸，有义齿者将其装上，闭合眼、口。眼睑不能闭合者，用毛巾湿敷或按摩眼睑使其闭合。口不能闭合者，按摩下颌或用四头带使其闭合。脱去衣裤，擦净全身，有胶布痕迹可用松节油擦净
填塞孔道	用血管钳夹棉球，填塞口、鼻、耳、阴道、肛门等孔道。以免体液外溢，注意棉球不外露
更衣系卡	穿衣裤，梳发。系一尸体识别卡于死者右手手腕上
包尸系卡	尸单斜放在平车上，移尸体于尸单上，先用尸单遮盖下肢，再包裹左右两侧，最后遮盖头部（图 17-2）。用绷带分别固定颈、腰、踝部（图 17-3），固定后系第二张尸体识别卡于腰部尸单上
运送系卡	盖大单于尸体上，送往太平间，置于停尸屉内，将第三张尸体识别卡系于停尸屉外
整理记录	取回大单与其他被服一并消毒处理，清洁消毒床单位及用物，传染病者按终末消毒处理 按出院手续整理病历，在当日体温单 40～42℃之间用红钢笔，纵向填写死亡时间，办理出院手续 清点遗物交给家属。家属不在，需由两人共同清点，并列出清单交护士长保存

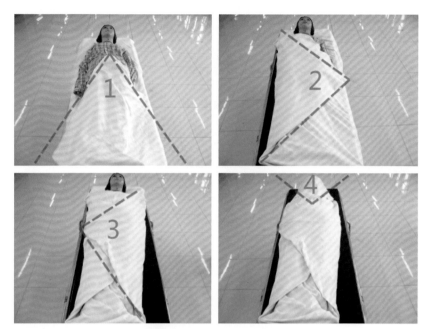

图 17-2 尸单遮盖尸体

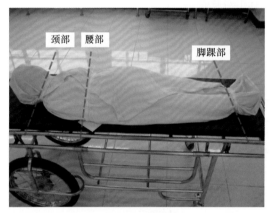

图 17-3 绷带固定

2. 注意事项

（1）尸体护理必须在医生开出死亡证明，并得到家属许可后实施。

（2）患者死亡后应及时进行尸体护理，以免尸僵造成护理困难，以及尸斑影响尸体外观。

（3）操作时，态度应严肃、认真，动作要轻柔，尊重死者。

（4）如为传染病患者，应用消毒液擦拭尸体，并用 1% 氯胺溶液浸泡的棉球填塞孔道，包裹尸体用一次性的尸单，并装入不透水的袋子中，外面做传染标志。

【评价】

1. 尸体整洁、表情安详、易于辨认。

2. 家属对尸体护理表示满意。

二、丧亲者的护理

死亡对患者来讲是痛苦的结束，对亲属来说是悲哀的延续，甚至丧亲者承受的痛苦在患者逝去后相当一段时间内都持续存在。护理人员应予理解和同情，尽量给予方便和帮助。使丧亲者能从悲伤中尽快解脱出来，恢复身心健康，回归正常的生活。护理内容主要有以下几个方面。

1. 心理疏导 护理人员创造适当的环境，耐心倾听丧亲者的诉说，鼓励发泄，哭泣是其最常见的情感表达方式。

2. 解决实际困难　了解丧亲者的家庭实际困难，尽量满足合理需要，对于无法满足的要求，可提出建议和教会处理问题的方法。

3. 协助建立新的人际关系　鼓励丧亲者参加各种社会活动，培养新的兴趣爱好，逐渐淡化悲伤。

考点：尸体护理的操作方法和注意事项

小结

　　临终患者的复杂心理反应分为五个阶段，即否认期、愤怒期、协议期、忧郁期与接受期。生理反应有循环衰竭、呼吸的衰竭、胃肠道功能减弱，肌张力丧失，感知觉、意识的改变及疼痛等。护理人员应及时发现患者的心理和生理的变化，并提供适当帮助。死亡是生命的结束，以脑死亡为判断标准。死亡分为濒死期、临床死亡期及生物学死亡期。做好尸体护理不仅是对死者的尊重，也是对家属的安慰。护理人员应严肃认真地做好尸体护理，并对家属进行安慰、指导。

自测题

A₁ 型题

1. 临终患者常常表示"如果能让我好起来，我一定……"，此心理反应属于（　　）
   A. 否认期　　　　　　B. 愤怒期
   C. 协议期　　　　　　D. 忧郁期
   E. 接受期

2. 尸体护理时，将尸体放平，头下垫一软枕的目的是（　　）
   A. 保持良好姿势
   B. 防止下颌骨脱位
   C. 便于进行尸体护理操作
   D. 避免头面部充血发紫
   E. 接近自然状态

3. 对于感知觉降低的临终患者，下列护理措施错误的是（　　）
   A. 每天清洁患者的双眼，必要时涂上眼膏以保护角膜
   B. 提供适宜、舒适的环境
   C. 避免在患者的周围窃窃私语
   D. 可采用触摸的非语言交流方式
   E. 减少与患者交流，让其安静地度过

4. 某患者的整个中枢神经系统和机体各器官新陈代谢相继终止，此阶段是（　　）
   A. 临床死亡期　　　　B. 躯体死亡期

   C. 生物学死亡期　　　D. 代谢衰竭期
   E. 濒死期

5. 临终患者肌肉张力丧失的表现是（　　）
   A. 吞咽困难　　　　　B. 食欲缺乏
   C. 皮肤苍白　　　　　D. 张口呼吸
   E. 视觉减退

6. 目前医学界逐渐开始以哪项作为死亡的判断标准（　　）
   A. 呼吸、心跳停止　　B. 咳嗽、吞咽反射消失
   C. 脑死亡　　　　　　D. 各种反射消失
   E. 瞳孔散大，对光反射消失

7. 对尸体护理不正确的是（　　）
   A. 患者如有义齿应装上，避免脸部变形
   B. 尸体仰卧，头下垫一软枕
   C. 传染患者按隔离技术进行尸体护理
   D. 洗脸，闭合眼睑
   E. 家属如不在，责任护士应清点遗物，并列出清单交护士长保管

A₂ 型题

8. 患者，唐某，男，54岁。肺癌广泛转移，病情日趋恶化.患者现在处于协议期。此时心理反应除了下面哪项都正确（　　）
   A. 患者很和善很合作
   B. 患者愤怒渐渐消失

C. 患者不再抱怨命运，喜欢独处

D. 患者有侥幸心理

E. 患者开始接受自己患不治之症的事实

9. 患者，女性，70 岁。乳腺癌晚期肝转移，极度衰竭。其护理措施应是（　　）

A. 让患者有尊严的度过余生

B. 提供根治疗法

C. 放弃特殊治疗

D. 延长生命过程

E. 实施安乐死

10. 患者，陈某，男，45 岁。工地上施工时不小心坠落，抢救无效，医生确定死亡后，护士进行尸体护理。下列操作哪项不正确（　　）

A. 填好尸体识别卡

B. 拔去身上的管腔

C. 脱衣擦净胶布与药液痕迹

D. 放平尸体，去枕仰卧

E. 用未脱脂棉花填塞身体孔道

A₃ 型题

（11 ～ 13 题共用题干）

患者，刘某，女性，39 岁，白血病晚期，治疗效果不佳，因化疗脱发、呕吐严重，口腔黏膜大面积溃疡、剧痛、张口困难，并不能进食。

11. 患者感到痛苦、悲哀，情绪低落，经常哭泣，此患者的心理反应属于（　　）

A. 否认期　　　　　　B. 愤怒期

C. 协议期　　　　　　D. 忧郁期

E. 接受期

12. 对临终患者医护人员应给予更多的关怀，其宗旨是（　　）

A. 延长生命

B. 减少死亡率

C. 提供姑息疗法，让患者舒适、安详

D. 放弃特殊治疗

E. 停止无望的救治

13. 患者呼吸、心跳停止，医生做出死亡诊断后，应尽快进行尸体护理。尸体护理的目的哪项是错误的（　　）

A. 使尸体整洁、面容安详

B. 预防尸僵的发生

C. 使尸体姿势良好

D. 易于辨认

E. 尊重死者，给家属以安慰

（曹梅琴）

18

第十八章　医疗护理文件的书写与保管

医疗护理文件是医院和患者的重要档案资料。它记录了患者在住院期间疾病的诊断、治疗、护理、发展及转归过程。也是教学、科研、管理及法律上的重要资料。因此，在临床护理工作中必须认真做好医疗护理文件的书写并妥善保管，以保证其原始性、完整性、正确性和规范性。

第一节　医疗护理文件的重要性及书写和保管要求

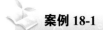 **案例 18-1**

王某，女，25 岁。诊断大叶性肺炎。于 2012 年 5 月 8 日 9 时 52 分入院，无青霉素过敏史，护士遵医嘱给患者做青霉素过敏试验，20 分钟后判断试验结果为阴性，遵医嘱静脉点滴青霉素，约半分钟患者突然出现胸闷、气促、呼吸困难。王医生对护士说"立即停止输液，马上皮下注射 0.1% 盐酸肾上腺素 0.5ml"。

问题：1. 医疗护理文件的作用是什么？应该如何书写和保管？

2. 护士将如何处理医生的口头医嘱？

3. 如何记录患者护理记录单？

一、医疗护理文件的重要性

1. 提供患者的信息资料　病案是对患者病情变化、诊断治疗和护理全过程的记录，便于各级医护人员全面、及时、动态地了解患者的情况，保证诊疗、护理工作的完整性、连贯性，加强医护间的合作与协调。

2. 提供教学及科研的重要资料　完整的病案资料是医学教学的最好教材，也是进行疾病调查、开展科研的原始材料。

3. 提供评价依据　完整的医疗护理文件可反映医院的医疗护理服务质量，是衡量医院管理、学术和技术水平的重要标志之一。同时也可作为医院等级评定、医护人员考核评定的参考资料。

4. 提供法律依据　完整的医疗护理文件具有重要的法律作用。在发生医疗纠纷、保险索赔及进行伤残处理等调查过程中，必须依据医疗护理文件记录加以判断，以明确相关人员的法律责任。

二、医疗护理文件的书写要求

1. 及时　医疗和护理文件记录必须及时，不可提早或拖延，更不能漏记，以保证记录的时效性。若因抢救或手术时不能及时记录，相关医护人员应在抢救结束后 6 小时内据实补写，并加以注明。

2. 准确 医疗和护理记录的内容必须准确、真实，不可主观臆断，描述应详细、客观，采用法定的计量单位。

3. 完整 医疗和护理文件的眉栏、页码、各项记录必须逐项填写完整，避免遗漏，记录应连续，不留空白，记录者签全名，以明确职责。

4. 简要 医疗和护理文件记录的内容应尽量简明扼要，语句通顺，重点突出，使用规范的医学术语，并使用公认的缩写，避免过多修饰、笼统及含糊不清。

5. 清晰 医疗和护理文件应分别使用红、蓝钢笔或签字笔书写，字体清楚、端正，不出格，不跨行，也不得涂改、剪贴，或滥用简化字，以保持文件的整洁。如有错误，应在相应文字上画双横线，就近书写正确文字并签全名。

考点：医疗和护理文件的书写要求

三、医疗护理文件的保管要求

1. 医疗和护理文件应按规定放置，记录或使用后必须放回原处。

2. 注意保持医疗和护理文件的清洁、整齐、完整，防止破损、污染、拆散和丢失，收到化验单等检验报告单应及时进行粘贴。

3. 患者及家属有权复印和复制病历资料，如体温单、医嘱单、护理记录单等，医疗机构应当提供服务，并在复印和复制的病历资料上加盖证明印记。

4. 医疗和护理文件应妥善保存。住院期间由病房负责保管，未经护士同意患者和家属不得随意翻阅，不得将病历带出病区；出院或死亡后，按要求整理好交病案室，并按卫生行政部门规定的保存期限保管。

 链接

卫生部有关病案的保存期限

我国《医疗机构管理条例实施细则》第 53 条规定，医疗机构的门诊病历的保存期不得少于 15 年，住院病历的保存期限不得少于 30 年。但由于信息科学的发展，有建议说病案的保存分三类：永久性保存（50 年以上），用于疑难病、典型或发生重大医疗纠纷与医疗事故的病案；长期保存为 16～50 年，用于多发病；短期保存为 15 年以下。

案例 18-1 分析 1

医疗护理文件的重要性，如上所述。其书写要求：必须及时；记录的内容必须准确、真实，不可主观臆断；填写完整；内容应尽量简明扼要，重点突出；书写字体清楚，保持文件的整洁。

四、病历排列顺序

（一）住院病历的排列顺序

1. 体温单。

2. 医嘱单。

3. 入院记录。

4. 病史及体格检查单。

5. 病程记录（手术、分娩记录单及特殊治疗记录单等）。

6. 会诊记录。

7. 各项检验和检查报告单。

8. 护理病历。

9. 住院病历首页。

10. 住院证。

11. 门诊病历。

（二）出院病历的排列顺序

1. 住院病历首页。

2. 住院证（死亡者加死亡报告单）。

3. 出院记录或死亡记录。

4. 入院记录。

5. 病史及体格检查单。

6. 病程记录。

7. 会诊记录。

8. 各项检验和检查报告单。

9. 护理病历。

10. 医嘱单（按时间先后顺序排）。

11. 体温单（按时间先后顺序排）。

门诊病历一般由患者自行保管

第二节　医疗护理文件的书写

一、医　嘱　单

医嘱是医生根据患者病情需要拟定的治疗计划和护理措施的书面嘱咐，是医生护士共同实施治疗和护理的重要依据。

（一）医嘱内容

医嘱眉栏包括：患者姓名、性别、年龄、科别、病室、床号、住院号。

医嘱内容包括：日期、时间、护理常规、隔离种类、护理级别、饮食、卧位、药物及剂量和用法、各种治疗、检查、术前准备、医生和护士的签名。

护士每天执行长期医嘱的给药单、输液单、治疗单等，由执行护士签名，不归入病历。

（二）医嘱的种类

1. 长期医嘱　写在长期医嘱单（表18-1）上，自医生开写医嘱起有效时间在24小时以上，至医生注明停止后医嘱方才失效。如护理级别、饮食种类、药物使用方法、各种特殊体位等。

2. 临时医嘱　写在临时医嘱单（表18-2）上，有效时间在24小时内，应在短时间内执行，一般仅执行一次。有的临时医嘱有限定执行时间，如会诊、手术、检验及各项特殊检查等；有的临时医嘱需立即执行，如鲁米那0.1mg　im st。另外，出院、转科、死亡等也列入临时医嘱。

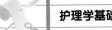

3. 备用医嘱 根据病情需要分为长期备用医嘱和临时备用医嘱两种。

（1）长期备用医嘱（prn）：医生写在长期医嘱单上，有效时间在 24 小时以上，必要时使用，由医生注明停止时间方为失效。如哌替啶 50mg im q6h prn。

考点：医嘱种类

（2）临时备用医嘱（sos）：写在临时医嘱单上，仅在医生开写 12 小时内有效，必要时使用，只执行一次。如安痛定 2ml im sos。

表 18-1　长期医嘱单

姓名　张某　　　科别　内科　　　病室 2　床号 3　　　　　　　　住院号 ××××

开始					停止			
日期	时间	医嘱	签名		日期	时间	签名	
			医生	护士			医生	护士
2015-02-06	4：00	内科护理常规	李强	丁华				
02-06		Ⅱ级护理	李强	丁华				
02-06		低盐流质	李强	丁华				
02-06		地高辛 0.25 mg qd	李强	丁华				
02-06		青霉素 80 万 U im bid	李强	丁华				
02-06		维生素 C 200 mg tid	李强	丁华				
02-06	10：00	氧气吸入 prn	李强	丁华	2-9	8：00	李强	丁华
02-07	8：00	硝酸甘油 10 mg / ivgtt qd	李强	丁华				

表 18-2　临时医嘱

姓名　张某　　　科别　内科　　　病室 2　床号 3　　　　　　　　住院号 ××××

日期	时间	医嘱	医生签名	执行时间	执行者签名
2015-02-06	8：00	心电图	李强	8：00	赵兰
02-06	8：00	X 胸片	李强	8：00	赵兰
02-06	8：00	血常规	李强	8：00	赵兰
02-06	8：00	尿常规	李强	8：00	赵兰
02-06	8：00	青霉素皮试（—）	李强	8：50	丁华
02-06	10：00	哌替啶 50 mg im st	李强	10：00	赵兰

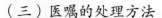

（三）医嘱的处理方法

1. 处理原则

（1）先急后缓：处理多项医嘱时，应首先判断需执行医嘱的轻重缓急，合理、及时地安排执行顺序。

（2）先临时后长期：需即刻执行的临时医嘱，应立即安排执行。

（3）医嘱执行者须在医嘱单上签全名。

2. 处理方法

（1）长期医嘱：护士将长期医嘱栏内的医嘱分别转抄至各种执行单上（如服药单、注射单、治疗单、饮食单），在执行栏内注明时间并签全名。定期执行的长期医嘱应在执行单上注明具体的执行时间。如地高辛 0.25mg bid，服药单上应注明地高辛 0.25mg 8：00 ～ 16：00。

（2）临时医嘱：需要立即执行的医嘱，护士在执行医嘱后必须写上执行时间并签全名。有限定执行时间的临时医嘱，护士应转抄在临时治疗本或交班记录本上。会诊、手术、检验等各种申请单应及时转送到有关科室。凡需下一班执行的临时医嘱应交班。

（3）备用医嘱：①长期备用医嘱：护士将长期备用医嘱抄写在执行单上，每次执行后，在临时医嘱单上记录执行时间并签全名，供下一班参考。每次执行前必须先了解上次执行的时间。②临时备用医嘱：可暂不处理，待患者需要时执行，执行后按临时医嘱处理。本班内未执行的临时备用医嘱，即失效，并用红色钢笔在该项医嘱栏内写"未用"。

（4）停止医嘱：在相应的执行单上或各种卡片上注销，然后在医嘱单原医嘱内容的停止日期栏内注明停止的日期与时间，最后签全名。

（5）重整医嘱：当长期医嘱调整项目较多时要重整并另换一页。在原医嘱最后一行下面用红笔划画一横线，在红线下面用红笔写上"重整医嘱"四字，红线上下均不得有空行。再将需要继续执行的长期医嘱按原来日期排列顺序，抄录在红线以下的医嘱单上，抄录完毕需要两人核对无误后，填写上抄写、核对者的签名。

当手术、分娩或转科后也要重整医嘱，即在原医嘱最后一行下面用红笔划一横线，以示前面医嘱一律作废，并在红线下面用红笔写上"转科医嘱"或"手术医嘱"或"分娩医嘱"，然后重新开写医嘱，核对后签名。

（四）处理医嘱的注意事项

1. 医嘱必须经医生签名后才有效。一般情况下不执行口头医嘱，但在抢救、手术过程中医生提出口头医嘱，护士必须复诵一遍，双方确认无误后方可执行，事后由医生及时补写在医嘱单上。

2. 处理医嘱时，应先急后缓，即先执行临时医嘱，再执行长期医嘱。

3. 不能机械的执行医嘱，若发现有疑问，必须查询清楚后再执行。

4. 医嘱应每班查对、每周总查对一次，查对后签时间和姓名。

5. 凡需下一班执行的临时医嘱要交班，并在护士交班记录上注明。

考点：医嘱的处理方法及注意事项

案例 18-1 分析 2

一般情况下不执行口头医嘱，但在抢救、手术过程中医生提出口头医嘱，护士必须复诵一遍，双方确认无误后方可执行，事后由医生及时补写在医嘱单上。

二、特别护理记录单

特别护理记录单是护士根据医嘱和病情需要，对危重、抢救、大手术后、特殊治疗或需严密观察病情变化的患者，所做的客观记录。目的是及时掌握患者的病情动态变化，观察治疗、抢救、护理后的效果（表18-3）。

（一）记录内容

包括患者的生命体征、神志、瞳孔、出入液量、用药情况、病情动态变化、给予的各种检查、治疗和护理措施及其效果等。

（二）记录方法

1. 眉栏各项用蓝墨水笔填写。

2. 当日7时至19时用蓝墨水笔记录，下午7时至次晨7时用红色水笔记录。

3. 首次书写特别护理记录单者，需有疾病诊断、目前病情，手术者应记录何种麻醉、手术名称、手术部位、术中概况、术后病情、伤口、引流等情况。

4. 及时准确地记录患者的病情变化、治疗、护理措施及效果，每次记录后应签全名。

5. 出入液量应每12小时进行一次小结，24小时做一总结。并用蓝笔把24小时总出入量填写在体温单相应栏内。

护考链接

A_1 型题

特别护理记录单正确的记录方法是（　　）

A. 眉栏部分用铅笔填写　　B. 白班用红钢笔书写

C. 夜班用蓝钢笔书写　　D. 护理记录单不入病案

E. 总结24小时出入量记录于体温单上

分析：特别护理记录单眉栏各项用蓝墨水笔填写；上午7时至下午7时用蓝墨水笔记录，下午7时至次晨7时用红色水笔记录；出入液量应每12小时和24小时作一总结，并用蓝笔把24小时总出入量填写在体温单相应栏内。因此答案为"E"。

三、病室报告

病室报告又称交班记录，是由值班护士对值班期间病室的情况及病区内患者的病情动态变化所作的书面交班记录（表18-4）。通过阅读和交接班，使医护人员能快速了解病区内患者的情况，使治疗和护理工作能够连续、有计划地进行。

（一）书写要求

1. 书写内容应全面、真实、简明扼要、重点突出。

2. 护士应在经常巡视和了解病情的基础上书写，于各班交班前书写完成。

3. 日间用蓝（黑）钢笔或签字笔书写，夜间用红色钢笔或签字笔书写，要求字迹清楚，不得随意涂改，并签全名。

4. 对新入院、转入、手术、分娩及危重患者，在诊断栏目下分别用红笔注明"新""转入""手术""分娩"，危重患者应作出特殊红色标记"※"，或用红笔注明"危"以示醒目。

（二）书写顺序

1. 用蓝墨水笔填写眉栏各项　包括科别、日期、页码、患者总数、入院、出院、转入、

表 18-3　特别护理记录单

姓名：李某　　床号：8　　科别：内科　　住院号：×××××

日期	时间	体温℃	脉搏次/分	呼吸次/分	血压mmHg	输入量(ml)项目	输入量(ml)数量	排出量(ml)大便	排出量(ml)小便	排出量(ml)其他	病情及处理	签名
2015-02-09	7:00	36	110	20	80/50	稀饭	100		200			李平
	8:00					输血	200					李平
	10:00					5%葡萄糖氯化钠	500		300			李平
	12:00					青菜汤	100					李平
						稀饭	100					李平
									300			李平
									800		经补液、输血，血压稍上升，未再出血，患者情况稳定，请严密观察	李平
	20:00	37	110	22	110/80	5%葡萄糖	500		500			张华
	22:00								500			张华
	23:00											张华
	中班小结						600		500		病情稳定，继续补液，能间断入睡	李平
											15:00	李平
											16:00	李平
											17:00	李平
02-10	4:00	36	100	20	110/75				500		白班小结	
	6:30					牛奶	200				19:00	
	夜班小结					24小时总入量	2400	24小时总出量	1800			
		37	116	22	90/70	水	100			100		
						10%葡萄糖	500			100		
						牛奶			1600	100		
							100			100		

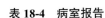

表 18-4 病室报告

日期		中班	夜班
床号姓名诊断	总数：39 入院：1 转出：1 出院：1 转入：0 死亡：0	总数：39 入院：0 转出：0 转入：0 死亡：0	总数：39 入院：0 转出：0 转入：0 死亡：0
	手术：0 分娩：0 病危：1	手术：0 分娩：0 病危：1	手术：0 分娩：0 病危：1
12 床　王某某 肺炎球菌性 肺炎	于 10：00 出院		
23 床　刘某 腹痛待查	于 14：00 转外科行阑尾切除 术		
18 床　刘某某 病毒性心肌炎 "新"	于 11：00 急诊入院，用平车推 入，体温 37℃，脉搏 96 次 / 分，呼吸 24 次 / 分，血 压 17/11kPa。主诉心慌、 胸闷 1 周，急诊心电图频 发室早。ST 段压低，T 波 倒置。给予：Ⅰ级护理， 半流质，5% 葡萄糖注射 液 500ml 加丹参静滴，补 液于 16：00 结束，无不 良反应。心慌、胸闷稍有 好转。明晨空腹抽血	20：00：体温 37℃，脉搏 90 次 / 分，呼吸 21 次 / 分。主诉心慌， 对病室环境不习惯，难以入睡。 医嘱：地西泮 5mg po st.。明 晨空腹抽血以告知患者	18：00：体温 36.8℃，脉搏 88 次/分，患者主诉胸闷稍缓解， 睡眠好，空腹已抽血

转出、病危、分娩、手术、死亡的人数等，如无则写 "0"。

2. 书写交班报告的顺序

（1）先写当日离开病室的患者：即出院、转出、死亡的。

（2）再写进入病室的新患者：即新入院、转入。

（3）最后写病室内重点护理的患者：即手术、分娩、危重、特殊情况的患者。

（三）交班内容

1. 出院、转出、死亡的患者　出院患者说明离开医院的时间；转出患者注明转往何院、何科；死亡患者注明抢救过程及死亡时间（表 18-4）。

2. 新入院或转入的患者　应报告入科的时间和方式（步行、平车、轮椅等），报告生命体征，患者主诉和主要症状、体征，给予的治疗、护理措施及效果，需要重点观察的项目及注意事项。

3. 危重患者　应报告患者的生命体征、瞳孔、神志、病情动态变化、抢救治疗、护理措施及治疗效果及注意事项等。

4. 手术后患者　应报告实施何种麻醉、手术名称及过程、清醒时间、回病室的情况，如生命体征、切口敷料有无渗血、是否已排气、各种引流管是否通畅，输液、输血和镇痛药的应用等。

5. 产妇　产前应报告胎次、胎心、宫缩及破水情况；产后应报告产式、产程、分娩时间、新生儿性别及评分、会阴切口及恶露情况、自行排尿时间等。

6. 准备手术、检查和行特殊治疗的患者　应报告将要进行的手术、治疗和检查项目、术前用药、准备情况和注意事项等。

7. 每班书写完毕，在表格下相应位置签名。

此外，还要根据患者具体情况，报告上述患者的心理反应及合作程度、睡眠情况、治疗效果、药物反应和需要重点观察项目、注意事项等。

护考链接

A_1 型题

书写病室交班报告应先书写的对象是（　　）

A. 危重患者　　　　　　B. 转出患者　　　　　　C. 手术患者

D. 新入院患者　　　　　E. 出院患者

分析：书写病室交班报告应先填写离开病室的患者，即出院、转出、死亡者；再填写进入病室的新患者，即新入院、转入的患者；最后填写病室内重点护理患者，即手术、分娩、病危、病重等患者，每项依床号顺序书写。正确答案应为 E。

四、护理病历

护理病历是护理人员在临床护理活动过程中，对患者病情的动态变化、医疗护理过程的记录，具有法律效力，并有保存价值。其组成包括首次护理记录单、护理记录单、各项专科护理单（如经外周穿刺中心静脉导管置入术护理单、压疮风险护理单、跌倒护理单等）以及出院护理记录单等。

（一）首次护理记录单

首次护理记录单是责任护士通过观察、交谈、体格检查、查阅记录及诊断报告等方式，对新入院的患者进行的首次全面评估和提出护理重点的护理记录（表 18-5）。按照专科特点选用不同的首次护理记录单，内容主要包括患者的个人资料、护理评估、住院告知、护理重点等，采取选项打"√"的方式填写。

表 18-5　首次护理记录单

姓名——床号——科别——病室——住院号——

（一）一般资料

姓名 ____ 性别 _____ 年龄 ____ 职业 ____ 民族 _____ 籍贯 _____ 婚姻 ____

文化程度 _____ 宗教信仰 _____ 联系地址 _____ 联系人 _____

电话 _____ 主管护士 _____ 护士 _____ 收集资料时间 _____

入院时间 _____ 入院方式：扶行　　　轮椅　　　平车

入院医疗诊断 _____

入院原因 _____

既往史 _____

过敏史：无　　　有（药物 _____ 食物 _____ 其他 _____）

家族史：高血压、冠心病、糖尿病、肿瘤、癫痫、精神病等。_____ 传染病、_____ 遗传病

其他 _____

（二）生活状况及自理程度

1. 饮食　基本饮食：普食　　软饭　　半流质　　流质　　　禁食

食欲：正常　　　增加　　亢进 _____ 天/周/月　　　　下降/厌食 ____ 天/周/月

近期体重变化：无　增加/下降 ____kg / ___ 月（原因 ____）

其他 _____

2. 睡眠/休息

　休息后体力是否容易恢复：是 否（原因 _____）

睡眠：正常　入睡困难　　　　易醒　　早醒 多梦　　　　噩梦 失眠

辅助睡眠：无 药物 其他方法　其他 _____

3. 排泄

排便：____ 次/天　性质 _____ 正常/便秘/腹泻/便失禁　　造瘘

排尿：____ 次/天　颜色 _____ 性质 _____ 尿量 _____ / 24h　　　尿失禁

4. 烟酒嗜好

吸烟：无 偶尔吸烟 经常吸烟 _____ 年 _____ 支/天　　　　已戒 _____ 年

饮酒/酗酒：无　偶尔饮酒 经常饮酒 _____ 年 ____ml / d已戒 _____ 年

5. 活动

　自理：全部　　　障碍（进食　　　沐浴/　卫生穿着/修饰 如厕）

步态：稳 不稳（原因 _____）

医疗/疾病限制：医嘱卧床　　持续静滴 石膏固定 牵引　　瘫痪

6. 其他 _____

（三）体格检查

T___℃ P____ 次/分 R____ 次/分 BP___mmHg 身高 ____cm 体重 ___kg

1. 神经系统

意识状态：清醒　　意识模糊 嗜睡　　谵妄　　　昏迷

语言表达：清醒　　含糊　　语言困难 失语

定向能力：准确　障碍（自我 时间　地点　　人物）

2. 皮肤黏膜

皮肤颜色：正常　　潮红　　苍白　　发绀　　黄染

皮肤温度：温　　凉　　热

皮肤湿度：正常　　干燥　　潮湿　　多汗

完整性：完整　　皮疹　　出血点 其他 _____

压疮（Ⅰ/Ⅱ/Ⅲ度）（部位/范围 _____）

口腔黏膜：正常　　充血　　出血点 糜烂溃疡　疱疹　　白斑

其他：_____

3. 呼吸系统

呼吸方式：自主呼吸 机械呼吸

节律：规则　　异常　　频率 _____ 次/分 深浅度：正常　　　深　　　浅

呼吸困难：无　　轻度　　中度　　重度

咳嗽：无 有

痰：无 容易咳出 不易咳出　痰（色 ___ 量 ____ 黏稠度 ____）

其他：_____

4. 循环系统

心率：规则　　心律不齐 心率 _____ 次/分

水肿：无 有（部位/程度 _____）

其他：_____

5. 消化系统

胃肠道症状：恶心　　呕吐（颜色 _____ 性质 _____ 次数 _____ 总量 _____）

嗳气　　泛酸　　烧灼感　　腹痛（部位 / 性质 _____）

腹水（腹围 _____ cm）

其他：_____

6. 生殖系统

月经：正常　　　　紊乱　　　痛经　　　　月经量过多　　　　绝经

其他：_____

7. 认知 / 感受

疼痛：无　有　　　部位 / 性质 _____

视力：正常　　　　远 / 近视　失明（左 / 右 / 双侧）

听力：正常　　　　耳鸣　　　重听　　　耳聋（左 / 右 / 双侧）

触觉：正常　　　　障碍（部位 _____）

嗅觉：正常　　　　减弱　　　缺失

思维过程：正常　　注意力分散　　　　远 / 近期记忆力下降　思维混乱

其他：_____

（四）心理社会方面

1. 情绪状态　　　　镇静　　　易激动　　焦虑　　　恐惧　　　悲哀　　　无反应

2. 就业状态　　　　固定职业　　　　　丧失劳动力　失业　　　　　　待业

3. 沟通　　希望与更多的人交往　语言交流障碍　　　　　　　　　不愿与人交往

4. 医疗费用来源　　自费　　　劳保　　公费医疗保险　　　　　　其他

5. 与亲友关系　　　和睦　　　冷淡　　紧张

6. 遇到困难最愿意向谁倾诉　　父母　　　　　配偶　　子女　　　　　其他

（五）入院介绍

负责自己的医生、护士姓名，病室环境，病室制度（查房、进餐、探望、熄灯时间）及粪、尿常规标本留取法

（二）护理记录单

护理记录单是患者在整个住院期间，护士对患者实施整体护理全过程的客观记录。内容主要包括病情观察和评估、护理措施执行情况、医嘱执行情况以及效果评价等。包括文字式护理记录单（主要采取文字记录的方式）和表格式护理记录单（采取表格记录的方式）两种，各专科可根据情况予以选用。

（三）专科护理单

为了适应专科护理发展，增加了各种专科护理单，如糖尿病足护理单、经外周穿刺中心静脉导管置入术（PICC）护理单、Braden 压疮风险护理单（表 18-6）、跌倒护理单、产后尿潴留护理单等，专科护理单由护理评估和护理措施两部分组成，是护士对患者病情进行连续不断的观察和护理全过程的记录。

（四）出院护理记录单

护理记录单是对准备出院的患者进行健康状况的概括，并针对性提出患者出院后在饮食、服药、休息、功能锻炼及定期复查等方面的注意事项，以保证护理的连续性和完整性，更好地促进患者的身心健康。记录的主要内容为出院小结、出院指导。

表 18-6　Braden 压疮风险护理单

姓名：张某某　　性别：男　　年龄：62 岁　　　　诊断：左下肢股骨颈骨折

科室：骨外科　　床号：15　　住院号 /ID 号：×××××

日期		2012-08-01	08-02	08-07	08-11
时间		10：00	8：30	8：30	8：30
评估项目					
感觉	完全受限 1 分　非常受限 2 分	3	4	4	4
	轻度受限 3 分　未受损害 4 分				
潮湿	持久潮湿 1 分　非常潮湿 2 分	3	4	4	4
	偶尔潮湿 3 分　很少潮湿 4 分				
活动	卧床不起 1 分　局限于椅 2 分	1	2	3	3
	偶尔步行 3 分　经常步行 4 分				
移动	完全不能 1 分　严重受限 2 分	1	2	3	3
	轻度受限 3 分　不受限 4 分				
营养	非常差 1 分　　可能不足 2 分	3	3	3	3
	适当 3 分　　　良好 4 分				
摩擦和剪切力	有问题 1 分　有潜在问题 2 分	1	2	2	3
	无明显问题 3 分				
得分		12	17	19	20
护理措施					
1.体位转换	鼓励转动体位	√	√	√	
	帮助更换体位	√	√	√	
	每天下床坐椅子			√	
	其他				
2.减少摩擦力和剪切力	移动患者时正确使用移动技巧	√	√	√	
	摩擦点处粘贴保护膜	√			
	保持半卧位，床头摇起 ≤30°，特殊情况除外				

案例 18-1 分析 3

　　护理记录单是患者在整个住院期间，护士对患者实施整体护理全过程的客观记录。记录内容主要包括病情观察和评估、护理措施执行情况、医嘱执行情况及效果评价等。在记录时有文字式护理记录单（主要采取文字记录的方式）和表格式护理记录单（采取表格记录的方式）两种，根据具体情况进行记录。

小结

　　医疗护理文件记录了为患者进行治疗和护理的全过程,具有重要意义。因此,填写必须及时、准确、真实、完整,还要重视并按规定保管。体温单用于记录患者的生命体征及有关情况,体温、脉搏的绘制要求准确、清晰、点等大等圆、线直。医嘱分为长期医嘱、临时医嘱和备用医嘱,应学会正确处理各种医嘱。凡危重等需严密观察病情变化的患者,应做好特别护理记录单的填写。病室报告是由值班护士对病区内患者的动态变化所作的书面交班记录。护理病历包括首次护理记录单、护理记录单、各项专科护理单以及出院护理记录单等。

自测题

A₁ 型题

1. 住院患者的病历首页为(　　)

　　A. 体温单　　　　　　　B. 入院单

　　C. 特殊记录　　　　　　D. 病程记录

　　E. 门诊记录

2. 体温单的用处是(　　)

　　A. 绘制体温、脉搏、呼吸曲线

　　B. 记录出入液量

　　C. 记录大小便、体重

　　D. 记录分娩、手术、出入院、转科、死亡等

　　E. 以上都是

3. 下列不属于长期医嘱的一项是(　　)

　　A. 内科护理常规

　　B. 地高辛 0.25mg qd

　　C. 二级护理

　　D. 庆大霉素 8 万单位 im bid

　　E. 阿托品 0.5mg H st

4. 长期医嘱的有效时间为(　　)

　　A. 24 小时以上　　　　B. 24 小时以内

　　C. 20 小时　　　　　　D. 18 小时

　　E. 1 周以上

5. 有关医疗文件的书写规则,不正确的内容是(　　)

　　A. 记录及时、准确　　B. 内容通俗易懂

　　C. 字迹清楚　　　　　D. 叙述简明扼要

　　E. 用红蓝钢笔书写

6. 关于重整医嘱,不正确的论述是(　　)

　　A. 手术或分娩后应予重整

　　B. 在最后一行医嘱下面用红笔画一横线

　　C. 重整后的医嘱要写整理当日日期

　　D. 用红笔写"重整医嘱"

　　E. 核对后填写重整者的姓名

7. 关于护理记录单,不正确的论述是(　　)

　　A. 是患者病情危急的记录

　　B. 可记录患者的健康问题

　　C. 记录实施护理措施后患者和家属的反应及效果

　　D. 书写时采用 PIO 护理记录格式

　　E. 记录多个问题时,加数字表示序号

8. 处理医嘱时应首先执行(　　)

　　A. 停止医嘱　　　　　B. 临时备用

　　C. 临时医嘱　　　　　D. 定时执行的医嘱

　　E. 新开出的长期医嘱

9. 书写病室报告的顺序首先写的患者是(　　)

　　A. 当日手术者　　　　B. 转入的新患者

　　C. 危重患者　　　　　D. 新入院的患者

　　E. 出院的患者

10. 患者出院后病案应保存于(　　)

　　A. 出院处　　　　　　B. 住院处

　　C. 医务处　　　　　　D. 护理部

　　E. 病案室

A₂ 型题

11. 患者,男性,55 岁。肺癌晚期,诉胸部疼痛,医嘱为哌替啶 50mg im prn。该医嘱为(　　)

A. 长期医嘱　　　　　B. 临时医嘱

C. 长期备用医嘱　　　D. 临时备用医嘱

E. 口头医嘱

12. 某患者术后需药物止痛，护士对医嘱"哌替啶 10mg im st"有疑问，护士应（　　）

A. 凭自己的经验执行

B. 询问护士长后执行

C. 与另一位护士核对后执行

D. 询问医生，核对无误后再执行

E. 立即执行，及时询问患者药效

13. 患者，女性，40 岁，因患有"应激性精神障碍"，经常失眠，医生 8：00 开医嘱"安定 5mg po sos"，此项医嘱的失效时间是（　　）

A. 当日 17：00　　　B. 当日 20：00

C. 次日 20：00　　　D. 次日 11：00

E. 至医生开停止时间为止

14. 患者，王某，45 岁。因患"病毒性心肌炎"收住院，今日上午康复出院。出院后其医疗护理文件整理后应保管于（　　）

A. 住院处　　　　　B. 收费室

C. 护理部　　　　　D. 病案室

E. 医务处

A₃型题

（15～16 题共用题干）

患者，杨某，男，60 岁，以"冠心病"收住院，医生为其开医嘱：地高辛 0.25mg po qd。

15. 此医嘱属于（　　）

A. 临时医嘱　　　　　B. 长期备用医嘱

C. 临时备用医嘱　　　D. 长期医嘱

E. 指定时间的医嘱

16. 此医嘱有效时间为（　　）

A. 只执行一次

B. 12 小时，必要时使用

C. 24 小时以上，医生注明停止时间后失效

D. 24 小时内有效

E. 12 小时内有效

（李成莲）

参 考 文 献

陈照坤，付能荣 . 2012. 护理技术 . 北京：科学出版社

丁淑贞，王桂琴 . 2013. 基础护理学 . 第 2 版 . 北京：人民军医出版社

付能荣 . 2013. 护理技术（上册）. 第 3 版 . 北京：科学出版社

古海荣，吴世芬 . 2013. 基础护理技术 . 北京：人民卫生出版社

黄惠清 . 2014. 基础护理学笔记 . 北京：科学出版社

黄人健，张小静 . 2012. 常用 50 项护理操作技术 . 西安：中华医学电子音像出版社

姜安丽 . 2013. 新编护理学基础 . 北京：人民卫生出版社

姜小鹰 . 2012. 护理学综合实验 . 北京：人民卫生出版社

景钦华，安秋月 . 2014. 护理学基础 . 北京：清华大学出版社

李丽娟，付能荣 . 2015. 基础护理与技术，北京：中国医药科技出版社

李丽萍 . 2010. 临床基础护理技术 . 上海：上海科学技术出版社

李玲，蒙雅萍 . 2015. 护理学基础 . 第 3 版 . 北京：人民卫生出版社

李小寒，尚少梅 . 2013. 基础护理学 . 第 5 版 . 北京：人民卫生出版社

李小萍 . 2012. 基础护理学 . 第 2 版 . 北京：人民卫生出版社

李晓玲 . 2011. 基础护理技术 . 北京：人民卫生出版社，

李晓松 . 2011. 基础护理技术 . 北京：人民卫生出版社

李晓松 . 2012. 护理学基础 . 第 2 版 . 北京：人民卫生出版社

廖文玲，曾庆兰 . 2012. 基础护理技术 . 上海：复旦大学出版社

刘美萍 . 2011. 护理学基础 . 北京：科学出版社

龙霖，付能荣 . 2016. 基础护理 . 北京：人民卫生出版社

吕淑琴 . 2015 护理学基础 . 第 9 版 . 北京：中国中医药出版社

彭小燕，宋博 . 2012. 护理学基础实训与学习指导 . 北京：北京大学医学出版社

史云菊 . 2013. 护理基本技术 . 郑州：郑州大学出版社

王慧玲 . 2015. 护理学基础 . 北京：科学出版社

王静 . 2015. 护理学基础 . 北京：人民军医出版社

王静 . 2011. 基础护理技术 . 上海：复旦大学出版社

吴姣鱼，张亚妮 . 2010. 护理学基础 . 第 2 版 . 北京：科学出版社

辛瑞莲，毛红云，周香凤 . 2013. 护理学基础 . 武汉：华中科技大学出版社

颜文贞 . 2011. 护理学基础 . 北京：中国协和医科大学出版社

殷磊 . 卧位与安全教学录像 . 北京：人民卫生出版社

余剑珍 . 2014. 护理概论 . 第 3 版 . 北京：科学出版社

余菊芬 . 2011. 护理学基础 . 北京：高等教育出版社

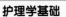

钟玲 . 2012. 基础护理服务规范 . 北京：军事医学科学出版社

周春美，邢爱红 . 2010. 基础护理学技术 . 北京：科学出版社

周葵 . 2015. 护理学基础 . 北京：科学出版社

周美荣，程乐和，郧淑芝 . 2011. 实用基础护理操作技术 . 济南：山东大学出版社

周意丹 . 2013. 护理学基础 . 北京：中国中医药出版社

朱春梅，周庆华 . 2010. 常用护理技术 . 上海：第二军医大学出版社

庄华英，朱明瑶 . 2015. 护理基本技术 . 北京：科学技术文献出版社

邹金梅 . 2014. 护理学基础 . 南京：南京出版社

《护理学基础》教学大纲

（供护理、助产专业用）

一、课程性质和任务

护理学基础是中等卫生职业教育中，护理、助产专业的一门重要专业基础课程，是护理专业的核心课程之一，在教学中占有非常重要的地位。主要内容包括护理学的基本概念、护理程序、护理安全与防护、医院感染的预防与控制、生命体征的评估与护理、危重患者的抢救与护理，以及基本的护理技术操作等。本课程的任务是使学生初步掌握护理学的基本概念、基本理论，确立以护理对象为中心的整体护理观，掌握护理学的基本知识和基本技能，能运用护理程序的科学方法进行护理，能正确书写医疗护理文件，培养和形成良好的职业素养，使之基本具备护理工作的职业能力，并为各临床专科护理课程的学习和临床工作奠定良好的基础。

二、课程教学目标

（一）知识目标

掌握护理的基本概念、理论和基本知识，为技能学习和临床实践打下坚实的基础。

（二）能力目标

1. 具有规范、熟练的基础护理操作技能。
2. 具有严格的无菌技术操作观念，具备严谨求实的工作作风。
3. 具有科学的分析和解决临床常见护理问题的实际能力。
4. 具有良好的人际沟通能力、团队合作精神。

（三）思想教育目标

具有良好的护士职业素质、行为习惯和职业道德修养。热爱护理专业，关心、爱护患者。

三、教学内容和要求

章	教学内容	教学要求	教学活动参考	参考学时	
				理论	实践
第一章 绪论	第一节 护理学的发展史		理论讲授	3	0
	一、护理学的形成与发展	了解	情景教学		

续表

章	教学内容	教学要求	教学活动参考	参考学时	
				理论	实践
	二、我国护理事业的发展	熟悉	讨论		
	第二节 护理学的性质、任务、范畴及 工作方式		多媒体教学		
	一、护理学的性质				
	二、护理学的任务	熟悉			
第一章 绪论	三、护理学的范畴	掌握			
	四、护理工作方式	熟悉			
	第三节 护理的基本概念	掌握			
	一、基本概念	掌握			
	二、基本概念的相互联系	熟悉			
	三、整体护理	熟悉			
	第一节 护理程序的概述	了解		4	
	一、护理程序概述				
	二、护理程序的理论基础				
	第二节 护理程序的步骤				
第二章 护理程序	一、评估	掌握			
	二、护理诊断				
	三、护理计划				
	四、实施				
	五、评价				
	第一节 护理安全防范		理论讲授	3	0
	一、概述	了解	情景教学		
	二、护理安全的影响因素	掌握	多媒体演示		
第三章 护理安全与防护	三、护理职业安全的防范措施	掌握	讨论		
	第二节 护理职业防护				
	一、概述	了解			
	二、护理职业损伤危险因素	掌握			
	三、护理职业损伤的防范措施	掌握			
	第一节 医院概述		理论讲授	4	
	一、医院的性质和特点	掌握	情景教学		
	二、医院的任务	掌握	多媒体演示		
	三、医院的种类	熟悉	讨论		
第四章 医院和住院环境	四、医院的组织结构	熟悉			
	第二节 门诊部的设施及护理工作				
	一、门诊	熟悉			
	二、急诊	熟悉			

章	教学内容	教学要求	教学活动参考	参考学时	
				理论	实践
	第三节 病区				
	一、病区的设置和布局	熟悉			
	二、病区的环境管理	掌握			
	三、病床单位及其设备	熟悉			
第四章 医院和住院环境	四、铺床法	掌握			
	实践1：参观医院	学会	见习		8
	实践2：铺备用床	熟练掌握	示教		
	实践3：铺暂空床	熟练掌握	技能实践		
	实践4：铺麻醉床	熟练掌握			
	第一节 患者入院的护理		理论讲授	4	
	一、入院程序	熟悉	情景教学		
	二、患者入病区后的初步护理工作	掌握	多媒体演示		
	三、分级护理	掌握	讨论		
	第二节 患者出院的护理	熟悉			
	一、出院方式	掌握			
	二、患者出院前的护理工作	掌握			
第五章 患者入院和出院的护理	三、患者出院后的护理工作				
	第三节 运送患者法				
	一、轮椅运送法	掌握			
	二、平车运送法	掌握			
	三、担架运送法	熟悉			
	实践1：轮椅运送技术	熟练掌握	示教		2
	实践2：平车运送技术	熟练掌握	技能实践		
	实践3：担架运送技术	学会			
	第一节 患者的卧位		理论讲授	2	
	一、卧位的性质	熟悉	情景教学		
	二、常用卧位的安置	掌握	多媒体演示		
	第二节 协助患者更换卧位的方法		讨论		
	一、协助患者翻身法	掌握			
第六章 卧位和安全的护理	二、协助患者移向床头法	掌握			
	第三节 保护具的应用				
	一、保护具常用种类	熟悉			
	二、保护具使用技术	掌握			
	实践1：安置各种卧位	熟练掌握	示教		2
	实践2：协助病人更换卧位	熟练掌握	技能实践		

章	教学内容	教学要求	教学活动参考	参考学时 理论	实践
	实践3：保护具的使用技术	熟练掌握			
	第一节 医院感染概述		理论讲授	6	
	一、医院感染的概念及分类	熟悉	情景教学		
	二、医院感染的条件	掌握	多媒体演示		
	三、医院感染的主要因素	掌握			
	四、医院感染的预防与控制	掌握			
	第二节 清洁、消毒和灭菌				
	一、清洁、消毒、灭菌的概念	掌握			
	二、清洁的方法	熟悉			
	三、消毒、灭菌的方法	掌握			
	第三节 无菌技术				
	一、概　念	掌握			
	二、无菌技术操作原则	掌握			
	三、无菌技术基本操作法	掌握			
第七章 医院感染的预防和控制技术	第四节 隔离技术				
	一、隔离的概念	熟悉			
	二、隔离病区的管理	掌握			
	三、隔离消毒原则	掌握			
	四、隔离技术基本操作	掌握			
	实践1：物理、化学消毒技术	学会	技能实践		10
	实践2：无菌技术基本操作法	熟练掌握	见习		
	实践3：隔离技术基本操作法	熟练掌握			
	第一节 口腔护理		理论讲授	8	
	一、口腔护理相关解剖知识	了解	情景教学		
	二、口腔护理相关评估	熟悉	多媒体演示		
	三、口腔清洁护理操作法	掌握	讨论		
	第二节 头发护理				
	一、床上梳头、洗头	掌握			
	二、头虱及虮灭除法	熟悉			
第八章 清洁护理技术	第三节 皮肤的清洁护理				
	一、淋浴、盆浴和床上擦浴法	掌握			
	二、压疮的预防和护理	掌握			
	第四节 会阴部护理	熟悉			
	第五节 卧有患者床整理及更换床单法	掌握			
	第六节 晨晚间护理				
	一、晨间护理	熟悉			

续表

章	教学内容	教学要求	教学活动参考	参考学时	
				理论	实践
	二、晚间护理	熟悉			
	实践1：特殊口腔护理法	熟练掌握	多媒体演示		10
第八章 清洁护理技术	实践2：床上洗头法	熟练掌握	示教		
	实践3：床上擦浴法	熟练掌握	技能实践		
	实践4：卧有患者床整理法	熟练掌握			
	实践5：卧床患者更换床单法	熟练掌握			
	第一节 体温的评估及护理		理论讲授	6	
	一、体温的评估及其异常时的护理	掌握	情景教学		
	二、体温测量法	掌握	多媒体演示		
	第二节 脉搏的评估及护理				
	一、脉搏的评估及其异常时的护理	掌握			
	二、脉搏测量法	掌握			
第九章 生命体征的评估及护理	第三节 呼吸的评估及护理				
	一、呼吸的评估及其异常时的护理	熟悉			
	二、呼吸测量法	掌握			
	第四节 血压的评估及护理				
	一、血压的评估及其异常时的护理	掌握			
	二、血压测量法	掌握			
	第五节 体温单				
	一、体温单的内容	掌握			
	二、体温单的填写	掌握	示教		
	实践1：生命体征的测量	熟练掌握	技能实践		4
	实践2：体温单绘制	熟练掌握	多媒体演示		
	第一节 医院饮食		理论讲授	6	
	一、基本饮食	掌握	情景教学		
	二、治疗饮食	掌握	讨论		
	三、试验饮食	掌握			
	第二节 一般饮食的护理				
第十章 饮食护理	一、营养状况评估	熟悉			
	二、患者的一般饮食护理	掌握			
	第三节 鼻饲法	掌握			
	第四节 出入液量记录法				
	一、记录内容与要求	掌握			
	二、记录方法	掌握	多媒体演示		
	实践1：患者喂食	学会	示教		6
	实践2：鼻饲法	熟练掌握	技能实践		

护理学基础

续表

章	教学内容	教学要求	教学活动参考	参考学时 理论	实践
	第一节 排便护理		理论讲授	6	
	一、与排便有关的解剖和生理	熟悉	情景教学		
	二、与排便有关的评估	掌握	多媒体演示		
	三、排便异常患者的护理	掌握			
	四、与排便有关的护理技术	掌握			
	第二节 排尿护理				
	一、与排尿有关的解剖和生理	熟悉			
	二、与排尿有关的评估	掌握			
	三、排尿异常患者的护理措施	掌握			
	四、与排尿有关的护理技术	掌握			
第十一章 排便和排尿护理	实践1：不保留灌肠术	熟练掌握	示教		8
	实践2：保留灌肠术	熟练掌握	技能实践		
	实践3：肛管排气法	熟练掌握			
	实践4：女性患者导尿术	熟练掌握			
	实践5：男性患者导尿术	熟练掌握			
	实践6：留置导尿术	熟练掌握			
	实践7：膀胱冲洗术	熟练掌握			
	第一节 概述		理论讲授	3	
	一、冷、热疗法的概念	熟悉	情景教学		
	二、冷、热疗法的效应	掌握	多媒体演示		
	三、影响冷、热疗法效果的因素	掌握			
	第二节 冷疗法				
	一、冷疗法的作用	掌握			
	二、冷疗的禁忌证	掌握			
	三、冷疗的方法	掌握			
	第三节 热疗法				
第十二章 冷、热疗技术	一、热疗法的作用	掌握			
	二、热疗的禁忌证	掌握			
	三、热疗的方法	掌握			
	实践1：冰袋、冰囊使用法	熟练掌握	示教		2
	实践2：冰帽使用法	熟练掌握	技能实践		
	实践3：冷湿敷法	熟练掌握			
	实践4：温水（乙醇）擦浴	熟练掌握			
	实践5：热水袋使用法	熟练掌握			
	实践6：烤灯使用法	熟练掌握			
	实践7：热湿敷法	熟练掌握			

章	教学内容	教学要求	教学活动参考	参考学时	
				理论	实践
	第一节 给药的基本知识		理论讲授	10	
	一、概述	掌握	情景教学		
	二、给药原则	掌握	多媒体演示		
	三、给药途径	掌握			
	四、给药时间及时间间隔	掌握			
	第二节 口服给药法	掌握			
	第三节 吸入给药法				
	一、目的	熟悉			
	二、常用药物	掌握			
	三、常用方法	掌握			
	第四节 注射法				
	一、注射原则	掌握			
	二、注射用物	熟悉			
第十三章 给药技术	三、药液抽吸法	掌握			
	四、常用注射技术	掌握			
	第五节 药物过敏试验法				
	一、药物过敏反应的特点	熟悉			
	二、常用药物过敏试验法	掌握			
	实践1：口服给药技术	熟练掌握	示教		14
	实践2：超声波雾化吸入法	熟练掌握	技能实践		
	实践3：氧气雾化吸入法	熟练掌握			
	实践4：药液抽吸法	熟练掌握			
	实践5：皮内注射法	熟练掌握			
	实践6：皮下注射法	熟练掌握			
	实践7：肌内注射法	熟练掌握			
	实践8：静脉注射法	熟练掌握			
	实践9：青霉素皮试液的配制及过敏试验法	熟练掌握			
	第一节 静脉输液法		理论讲授	6	
	一、静脉输液的目的	熟悉	情景教学		
	二、常用溶液	熟悉	多媒体演示		
第十四章 静脉输液和输血技术	三、常用输液部位	掌握			
	四、静脉输液技术	掌握			
	五、输液速度与时间的计算	掌握			
	六、常见输液故障及排除方法	掌握			
	七、常见输液反应及其防治	掌握			

章	教学内容	教学要求	教学活动参考	参考学时 理论	参考学时 实践
	第二节 静脉输血法				
	一、静脉输血的目的及原则	掌握			
	二、血液制品的种类	熟悉			
	三、静脉输血方法	掌握			
	四、输血反应及护理	掌握			
	实践1：密闭式周围静脉输液法	熟练掌握	示教		10
第十四章 静脉输液和输血技术	实践2：头皮静脉输液法	熟练掌握	技能实践		
	实践4：外周静脉留置针输液法	学会			
	实践5：间接静脉输血法	学会			
	第一节 标本采集的原则		理论讲授	3	
	一、按照医嘱采集标本	掌握	情景教学		
	二、采集前做好充分准备	掌握	多媒体演示		
	三、严格执行查对制度	掌握			
	四、正确采集标本，及时送检	掌握			
	第二节 各种标本采集法				
	一、血标本采集法	掌握			
	二、尿标本采集法	掌握			
	三、粪便标本采集法	掌握			
	四、痰标本采集法	掌握			
	五、咽拭子标本采集法	熟悉			
第十五章 标本采集技术	六、呕吐物标本采集法	熟悉			
	实践1：静脉血标本采集	熟练掌握	示教		2
	实践2：动脉血标本采集	学会	多媒体演示		
	实践3：尿标本采集	熟练掌握	技能实践		
	实践4：粪便标本采集	熟练掌握			
	实践5：痰标本采集	熟练掌握			
	实践6：咽拭子标本采集	学会			
	第一节 危重患者的支持性护理		理论讲授	8	
	一、危重患者的病情观察	掌握	情景教学		
	二、危重患者的支持性护理	掌握	多媒体演示		
第十六章 危重患者的护理及抢救技术	第二节 危重患者的抢救技术				
	一、抢救工作管理	熟悉			
	二、常用抢救技术	掌握			
	实践1：给氧法	熟练掌握	多媒体演示		8
	实践2：吸痰法	熟练掌握	示教		

章	教学内容	教学要求	教学活动参考	参考学时	
				理论	实践
	实践3：洗胃法	熟练掌握	技能实践		
	第一节 临终患者的心身反应及护理		理论讲授	2	
	一、临终概述	熟悉	情景教学		
	二、临终患者的心理反应及护理	掌握	多媒体演示		
	三、临终患者的生理反应及护理	熟悉			
	四、临终关怀	熟悉			
	第二节 死亡的概念和分期				
	一、濒死及死亡的概念	掌握			
第十七章 临终患者的护理	二、死亡过程的分期	掌握			
	第三节 死亡后的护理				
	一、尸体护理	掌握			
	二、丧亲者的护理	熟悉	示教		
	实践：尸体护理	掌握	技能实践		1
	第一节 医疗护理文件的重要性及书写和保管要求		理论讲授	2	
	一、医疗护理文件的重要性		情景教学		
	二、医疗护理文件的书写要求	熟悉	多媒体演示		
第十八章 医疗护理文件的书写与保管	三、医疗护理文件的保管要求	掌握			
	四、病历排列顺序	掌握			
	第二节 医疗护理文件的书写	熟悉			
	一、医嘱单	掌握			
	二、特别护理记录单	掌握			
	三、病室报告	掌握			
	四、护理病历	熟悉			

四、教学大纲说明

（一）适用对象与参考学时

本教学大纲主要供中等卫生职业教育护理（五年高职）、助产专业使用。总学时为178学时。其中，理论86学时（机动，2学时）；实践教学92学时（机动，4学时）。6学时机动，各学校根据自己教学的实际情况灵活调整。

（二）教学要求

1. 本大纲对理论教学要求分"了解"、"熟悉"、"掌握"三个层次。"了解"指对基本知识、基本理论能有一定的认识，能够记忆所学的知识要点；"熟悉"指能够领会概念、原理的基本涵义，解释护理现象；"掌握"指对基本知识、基本理论有较深刻的认识，并能综合、灵活地运用所学的知识解决实际问题。

2. 本大纲重点突出以能力为本位的教学理念，在实践技能方面的教学要求分为"熟练

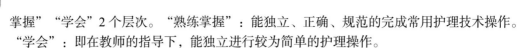

掌握""学会"2个层次。"熟练掌握"：能独立、正确、规范的完成常用护理技术操作。"学会"：即在教师的指导下，能独立进行较为简单的护理操作。

（三）教学建议

1. 建议采用理实一体化教学。时间分配比例，参考理论和实践教学的时间分配比例。

2. 教学中应根据教学内容，借用"爱医课"互动教学平台，采取灵活多样的教学方法。用好文中案例，使学生有身临其境的感觉，进入护士角色，从而提高教学效率。

3. 教学过程中，借用"爱医课"互动教学平台，结合书中的护考链接、课后检测题和技能操作情况，对学生的学习情况随时和分阶段地进行综合评价，以便及时评估教学效果，有针对性地采取矫正措施，提高教学质量。

学时分配建议（共 178 学时）

序号	教学内容	学时		
		理论	实践	合计
1	绪论	3	0	3
2	护理程序	4	2	6
3	护理安全与防护	3	0	3
4	医院和住院环境	4	8	12
5	患者入院和出院的护理	4	2	6
6	卧位和安全的护理	2	2	4
7	医院感染的预防和控制技术	6	10	16
8	清洁护理技术	8	10	18
9	生命体征的评估及护理	6	4	10
10	饮食护理	6	6	12
11	排便和排尿护理	4	6	10
12	冷、热疗技术	3	2	5
13	给药技术	10	14	24
14	静脉输液和输血技术	6	10	16
15	标本采集技术	3	2	5
16	危重患者的护理及抢救技术	8	8	16
17	临终患者的护理	2	1	3
18	医疗护理文件的书写与保管	2	1	3
	机动	2	4	6
	总计	86	92	178

《护理学基础》自测题答案

第1章

1.A 2.C 3.C 4.D 5.C 6.E 7.A 8.D 9.B 10.B 11.E 12.B 13.B 14.B
15.C 16.C 17.C 18.D 19.E 20.E 21.A 22.C

第2章

1.C 2.C 3.B 4.A 5.E 6.A 7.C 8.E 9.B 10.A 11.D 12.E 13.B 14.C
15.C 16.C 17.C 18.C 19.B 20.C 21.A 22.B 23.D 24.E

第3章

1.A 2.B 3.C 4.A 5.A 6.A 7.C 8.B 9.E 10.A 11.A 12.D 13.E 14.B
15.D

第4章

1.B 2.E 3.B 4.B 5.C 6.E 7.A 8.C 9.E 10.B 11.A 12.D 13.B 14.A
15.B 16.D 17.A 18.B 19.D 20.B 21.A 22.D 23.D 24.E 25.B 26.A

第5章

1.C 2.D 3.D 4.D 5.B 6.A 7.B 8.E 9.A 10.C 11.B 12.B 13.D 14.B
15.B 16.D 17.A 18.E 19.C 20.C 21.E

第6章

1.B 2.C 3.E 4.E 5.E 6.A 7.A 8.E 9.D 10.C 11.E 12.C 13.C 14.C
15.A 16.E

第7章

1. D 2.C 3.D 4.A 5.B 6.E 7.B 8.C 9.E 10.E 11.D 12.A 13.B 14.D
15.D 16.C 17.C 18.B 19.A 20.B 21.D 22.D 23.B 24.E 25.E 26.E 27.D
28.A 29.D 30.B 31.C 32.A 33.C 34.D 35.D 36.E

第8章

1.B 2.C 3.E 4.E 5.A 6.A 7.D 8.B 9.A 10.C 11.C 12.B 13.C 14.B
15.D 16.E 17.E 18.E 19.B 20.D 21.A 22.B 23.C 24.E 25.D 26.C 27.A
28.E 29.C 30.D 31.D 32.E 33.E 34.E 35.A 36.E 37.D 38.C

第9章

1.A 2.C 3.E 4.A 5.D 6.E 7.B 8.B 9.D 10.E 11.D 12.D 13.D 14.B
15.E 16.E 17.C 18.B 19.C 20.C 21.C 22.C 23.B 24.B 25.A 26.C 27.D
28.E 29. E

第10章

1.E 2.D 3.E 4.E 5.E 6.E 7.D 8.D 9.D 10.D 11.D 12.D 13.E 14.E

15.D　16.D　17.C　18.C　19.E　20.D　21.A　22.E　23.D　24.C　25.D　26.C　27.A
28.D　29.D

第 11 章

　　1.D　2.C　3.E　4.E　5.B　6.B　7.C　8.A　9.C　10.B　11.A　12.D　13.C　14.D
15.D　16.D　17.C　18.B　19.C　20.D　21.A　22.B　23.E　24.D　25.B　26.B　27.C
28.E　29.C　30.E　31.D　32.D　33.B

第 12 章

　　1.B　2.D　3.C　4.D　5.D　6.B　7.E　8.E　9.A　10.A　11.D　12.C　13.B　14.C
15.B　16.E　17.D　18.A　19.D　20.E　21.B

第 13 章

　　1.C　2.C　3.D　4.D　5.C　6.C　7.D　8.C　9.D　10.E　11.B　12.C　13.A　14.E
15.A　16.C　17.D　18.A　19.C　20.E　21.D　22.D　23.C　24.A　25.D　26.B　27.C
28.A　29.B　30.E　31.A　32.D　33.B　34.D　35.E　36.C　37.D　38.E　39.A　40.E
41.E　42.A　43.B　44.D　45.D　46.D　47.D　48.B　49.B　50.B　51.B

第 14 章

　　1.D　2.E　3.C　4.E　5.C　6.E　7.A　8.E　9.B　10.C　11.C　12.C　13.A　14.D
15.C　16.C　17.A　18.B　19.D　20.E　21.D　22.A　23.D　24.A　25.C　26.E　27.E
28.E　29.A　30.D　31.C　32.E　33.C　34.E　35.A

第 15 章

　　1.A　　2.C　　3.B　　4.E　　5.E　　6.C　　7.A　　8.D　9.E　10.B　11.B　12.C　13.C
14.D　15.B　16.A　17.C　18.B　19.C　20.C　21.E　22.　A　23.E　24.D　25.E　26.D
27.A　28.A

第 16 章

　　1.E　2.E　3.E　4.E　5.E　6.B　7.D　8.C　9.C　10.B　11.E　12.B　13.A　14.D
15.D　16.E　17.E　18.D　19.E　20.D　21.B　22.A　23.C　24.E　25.D　26.C　27.C
28.A　29.E　30.C　31.C　32.E　33.C　34.B

第 17 章

　　1.C　　2.D　　3.E　　4.C　　5.A　　6.C　　7.E　　8.C　　9.A　　10.D　　11.D
12.C　　13.B

第 18 章

　　1.A　2.E　3.E　4.A　5.B　6.C　7.C　8.C　9.E　10.E　11.C　12.D　13.B　14.D
15.D　16.C